DIANA

Das Buch

Studs Terkel gilt als der Mann, der Amerika interviewt hat, Menschen aller Schichten, aller Schattierungen, jeden Alters. Er hat sie nach ihren Kriegserlebnissen, ihren Träumen und ihrem Arbeitsalltag befragt, und aus diesen Gesprächen sind in mehr als dreißig Jahren vierzehn Bücher entstanden, die den mittlerweile neunzigjährigen Rundfunkmann und Schriftsteller zur Legende gemacht haben.

In *Amerikanische Bilder* beschäftigt sich Terkel mit den Gedanken und Gefühlen der einfachen Leute, den Geschichten der »unbekannten Helden des Alltaglebens« mit der ihnen eigenen Beredsamkeit und Poesie. Ob ein Feuerwehrmann davon erzählt, wie er den Tod seines Kollegen erlebt; ob eine Frau berichtet, wie sie Hiroshima überlebte, ob es die Erfahrung ist, zwei Jahre unschuldig in der Todeszelle gesessen zu haben, – in all diesen berührenden Geschichten wird deutlich, »dass wir einen Großteil unseres Lebens über den Tod nachgrübeln – und dass wir uns keine Vorstellung von unserem jetzigen Leben machen können, wenn wir nicht anerkennen, dass es irgendwann ein Ende haben wird.«

Der Autor

Studs Terkel, geboren 1912 in der Bronx, moderierte fast fünfzig Jahre lang täglich eine einstündige Radiosendung, und er veröffentlichte bisher vierzehn Interviewbücher, mit denen er die Tradition der *oral history* mitbegründete. Ein Bilderbogen amerikanischen Lebens. Terkel interviewte Prominente wie Arthur Miller und Tennessee Williams, seine eigentliche Leidenschaft aber galt und gilt den einfachen Menschen, Kellnerinnen, Stahlarbeitern, Arbeitslosen, Hausfrauen. Für *The good war* erhielt Terkel 1985 den Pulitzer-Preis.

Studs Terkel

Amerikanische Bilder

Gespräche um Leben und Tod

Aus dem Englischen
von Inge Leipold

DIANA VERLAG
München Zürich

Die Originalausgabe
»Will the Circle be Unbroken?«
Reflections on Death, Rebirth, and Hunger for a Fa th«
erschien bei The New Press, New York 2001

Das Buch erschien bereits unter dem Titel
»Gespräche um Leben und Tod«
Grenzerfahrungen, Ängste, Wünsche und Hoffnungen

In Gedenken an Ida

Taschenbucherstausgabe 08/2004

Printed in Germany 2004
Umschlagillustration: Chris Walker
Umschlaggestaltung: Hauptmann und Kampa Werbeagentur,
München Zürich
Druck und Bindung: GGP Media, Pößneck
Gedruckt auf chlor- und säurefreiem Papier
ISBN: 3-453-88017-X
http://www.heyne.de

Dies einsam Tal mußt einsam du durchschreiten,
Keins Menschen Seel wird dich dabei geleiten.
Keins Menschen Seel den Weg dir kann bereiten:
Dies einsam Tal mußt einsam du durchschreiten.

aus einem Lied, gesungen von Richard Dyer-Bennett

Denn vor Gericht mußt du bestehen,
Allein für dich und ganz auf dich gestellt.
Niemand kann dort für dich einstehen,
Auf dich allein bist du gestellt.

aus einem Lied, gesungen von Big Bill Broonzy

Wir liebten Menschen, die in Glorie eingegangen,
Deren vertraut Gestalt noch in Gedanken wir umfangen.
Wenn wir beschließen unsern Lebenskreis,
Werden wir mit ihnen sein in jenem Preis?
Wird dieser Kreislauf je durchbrochen,
Ganz nach und nach, Herr,
Sehr gemach.
Ein besseres Zuhaus erwartet uns
Weit jenseits des gestirnten Himmelszelts.

aus einem Lied, gesungen von Doc Watson

… Hin auf immer!
Ich weiß, wenn einer tot und wenn er lebt:
Tot wie die Erde!
… Ein Hund, ein Pferd, 'ne Maus soll Leben haben,
Und du nicht einen Hauch? – Oh, du kehrst nimmer wieder,
Niemals, niemals, niemals, niemals, niemals!

William Shakespeare, King Lear, Akt V, Szene III

INHALT

DANK

Einer Legion von Fremden wie auch Freunden und Bekannten schulde ich Dank. Vor allem jedoch gilt er den Helden, deren Zeugnis nicht in das Buch aufgenommen wurde, obwohl sie mir so großherzig ihre kostbare Zeit opferten. Ihnen entbiete ich eine tiefe Verbeugung und leiste Abbitte.

Sie sind, zusammen mit den Wegbereitern, die mich zu ihnen und zu jenen brachten, deren Berichte die folgenden Seiten füllen, in alphabetischer Reihenfolge aufgeführt: ein Einbrecher, dessen Name mir entging, Charlie Andrews, Anndrena Belcher, Dean Alison Boden, Laurie Cannon, Susan Catania, Dr. Mardge Cohen, Carlos Cortez, Chaz Ebert, Cathy Fagan, Tony Fitzpatrick, Linda Gagnon, Tom Geoghegan, Dennis Hamill, Pete Hamill, Jim Hapgood, Justin Hayford, Claire Hellstern, Carol Iwata, Jane Jacobs, Jewell Jenkins, Bessie Jones, Tony Judge, Jamie Kalven, Soyun Kim, Tom Kok, Donna Blue Lachman, Jack Lawrence, Alan Lomax, Bonnie Miller, Rory Moina, Erskine Moore, Dick Muelder, Charlie Pachter, Kid Pharao, Andrea Raila, Bob Rasmus, Dr. Sharon Sandell, Florence Scala, Dr. Gordy Schiff, Mary Schmich, Helen Sclair, Helen Shaver, Dan Terkel, Tish Valva, Rob Warden, William Warfield, Bob und Laura Watson, Yoriko und Dr. Quentin Young.

Ebenso danke ich dem Präsidenten der Chicago Historical Society, Lonnie Bunch, und deren Mitarbeitern, insbesondere Usama Alshaibi, dem genialen Techniker, der wie ein Alchimist meine schlampigen, nahezu unbrauchbaren Tonbandaufnahmen in Gold verwandelte.

Und den Großen Drei – ihnen vor allem ist das Buch zu verdanken: Sydney Lewis, die nicht nur die Texte transkribierte und meine nachlässig hingekritzelten, unleserlichen Hieroglyphen auswertete, sondern zudem meine wichtigste Kundschafterin sowie Tag für Tag meine Mitarbeiterin war und der ich unschätzbare Vorschläge verdanke. Ohne Tom Engelhardt, den unvergleichlichen Lektor, dem es auf verblüffende Weise gelang, die Spreu vom Weizen zu sondern (was mir selbst unmöglich war), und dem die Gestaltung des Buches hauptsächlich zu verdanken ist, würde ich immer noch vor lauter Bäumen den Wald nicht sehen. Und selbstverständlich gilt mein Dank André Schiffrin, seit fünfunddreißig Jahren mein Verleger und Herausgeber; er hatte die Idee zu dieser »oral history« und war im Verlauf zwölf solcher Abenteuer mein Cicerone.

EINFÜHRUNG

Seit ich sechs Jahre alt war, stehe ich mit dem Tod auf vertrautem Fuß; damals litt ich an Asthma. Jeder mühsame Atemzug, jedes Keuchen wurde unausweichlich von einem leisen Pfeifen begleitet. Mein ältester Bruder saß auf der Bettkante und pfiff, um mich zu trösten, im Takt zu meinem Schnaufen »I'm Forever Blowing Bubbles«. Lustig war das und angenehm, allerdings nicht sonderlich hilfreich.

Dadurch und wegen einiger schlimmer Mittelohrentzündungen, bei denen man mir den Kopf mit Bandagen umwickelte, war es für mich stets eine etwas unsichere Angelegenheit, ob ich am nächsten Morgen wieder aufwachen würde oder nicht. Mich beunruhigte nicht so sehr, ob ich es schaffte, sondern eher, daß ich dann die launig-unterhaltsame Fürsorglichkeit meines Vaters und meiner beiden Brüder nicht mehr genießen würde. Meine Mutter war ein ganz anderer Fall; ihre übertriebene Fürsorge verstärkte meine Beschwerden eher.

Der Tod als solcher war damals eine zu abstrakte Vorstellung für mich, obwohl ich, wenn auch nur auf oberflächliche Weise, mit der *Tatsache* des Sterbens durchaus vertraut war: Ungefähr eine Woche lang hing an der Tür des Hauses, das an unseres grenzte, ein Schild mit der Aufschrift: SCHARLACH – ANSTECKUNGSGEFAHR

Einen Tag, nachdem das Mädchen gestorben war, entfernte man das Schild. Sie war genauso alt gewesen wie ich. Trotzdem, und obwohl sie nebenan gewohnt hatte, ließ der Vorfall mich irgendwie kalt, und ich war nur ein bißchen traurig. Meine Leiden waren zwar ernst, hatten aber nicht die Dimension einer Seuche. Außerdem hatte das arme Mädchen keine zwei Brüder, keinen liebevoll besorgten Vater gehabt, die ihr immer wieder ein verschleimtes Lachen entlockt hätten.

Natürlich hatte ich Schwierigkeiten, genauer gesagt: Ich hatte Angst einzuschlafen. Schäfchen zu zählen hätte vielleicht geholfen, wäre ich das Kind eines baskischen Schäfers in Idaho gewesen. Aber von Schafen hatte ich keine Ahnung, auch wenn ich durchaus nichts gegen sie hatte. Wir wohnten aber in Chicago, wo bei kräftigem Südwind der

Geruch von geschlachtetem Vieh in der Luft lag, von den Schlachthöfen bis zu unserer Pension in der Flournoy Street hereingeweht. Nein, Kühe zählen hatte wirklich nichts besonders Schlafförderndes.

Mein Bruder, ein leidenschaftlicher Zeitungsleser, schlug vor, berühmte Namen vor mich hinzusagen, Namen, die Schlagzeilen machten: Charlie Chaplin. Caruso. Und so weiter. In einem Augenblick der Erleuchtung ließ er die Namen der berühmten Liebenden Ruth Snyder und Judd Gray fallen, die gerade hingerichtet worden waren, weil sie ihrem Mann mit einem schweren Fensterrahmen aus Blei den Kopf eingeschlagen hatten! Das hat leider auch nicht gegen meine Schlaflosigkeit gewirkt.

Komischerweise funktionierte es ausgerechnet mit Baseball, zumindest ein, zwei Jahre lang. 1920 hatten die Cleveland Indians bei den World Series* die Brooklyn Dodgers geschlagen. Nacht für Nacht sagte ich mir nun die Namen dieser neuen Sterne am Ruhmeshimmel vor, bis ich schließlich eindöste.

Nach ein paar Jahren – mittlerweile hatte ich mich von meinen Kindheitsbeschwerden erholt – ließ die Wirkung dieses Rituals nach. Jetzt hatte die Angst, ich könnte tatsächlich im Schlaf sterben, mich fest im Griff. Das führte zu einer Gewohnheit, die ich nie ganz abgelegt habe. Immer wenn ich am Einschlafen bin, löse ich ganz bewußt die Hände und lege sie neben mich, nur nicht auf meine Brust. Jede Nacht. Bis auf den heutigen Tag.

Hatte es etwas mit der Photographie zu tun, die vor achtundsiebzig Jahren auf der Titelseite der Morgenzeitung den aufgebahrten Papst Benedikt XV. zeigte? Er lag auf einem Katafalk und hatte die Hände auf der Brust gefaltet. Es war das erste Bild von einem Toten in einem Sarg, an das ich mich erinnere. Gelegentlich schlugen meine jungen katholischen Freunde vor, ich solle beten. »Sollt ich denn sterben, eh' ich erwach …« Aussichtslos. Ich brauchte keinen Herrn, um meine Seele bei sich aufzunehmen, denn ich beharrte stur darauf, am nächsten Morgen aufzuwachen.

Glücklicherweise hatte ich, als ich dreizehn war, in meinem ersten

* Baseballausscheidungskämpfe zwischen den Gewinnern der wichtigsten Ligen der USA (Anm. d. Übers.).

Jahr an der McKinley Highschool einen jungen Englischlehrer, der mit seinem spärlichen Schnurrbart und seinem tuberkulösen Gesicht verblüffende Ähnlichkeit mit Robert Louis Stevenson hatte. Er gab uns als Hausaufgabe Coleridges *The Rime of the Ancient Mariner* auf. Und – bingo! – eine fünfzeilige Strophe erwies sich als *das* Zaubermittel:

O Schlaf, das ist ein sonderbar Ding
Und ein Wunder, ein heilsamer Trank!
Maria, Mutter, gelobt sei ihr Namen!
Sie sandte Schlummer, den wundersamen,
*Der tief in die Seele mir drang.**

Jahrelang murmelte ich stets diese Zeilen vor mich hin, bis ich einschlief. Und es funktionierte in gewisser Hinsicht. (Ironischerweise hatten meine jungen katholischen Freunde recht behalten und mir außerdem etwas voraus: Sie wußten, wer die Mutter Maria war – ich nicht.)

Doch jetzt, im Alter von achtundachtzig Jahren und – nebst weiteren medizinischen Abenteuern – nach einer Operation, bei der mir ein fünffacher Bypass eingesetzt wurde, haben die Worte ihren Zauber eingebüßt. Zu viele meiner alten Freunde und Zeitgenossen sind gestorben. Glücklicherweise habe ich etwas Neues entdeckt, das mir beim Einschlafen hilft. Ich zähle die Namen der dahingeschiedenen Kumpel auf. Leider wurde die Liste in den letzten paar Jahren exponentiell länger: Jeden Monat, jede Woche entdecke ich mehr mir bekannte und vertraute Namen in den Sterbeanzeigen.

Vielleicht klingt es sarkastisch, aber es ist ein keineswegs unangenehmes Einschlafritual. Ich erinnere mich an lustige Geschichten, Witze, sogar an eingebildete Liebschaften. Vor allem nach ein paar Drinks, beispielsweise im Riccardo's, einer beliebten Kneipe in Chicago, die jetzt allerdings zu einem jener »In«-Lokale der Generation X umgestaltet wurde. Ich habe eine Menge junger Freunde – eine ergötzliche Gesellschaft, großherzig, witzig, alles, was man sich wünscht. Und doch ist da dieser leichte Schmerz – eine Art Heimweh.

* Zitiert nach der engl.-dt. Ausgabe: Samuel Taylor Coleridge, *Der alte Seefahrer.* Frankfurt a. M.: Insel Verlag, 1963. Fünfter Teil, S. 27 (Anm. d. Übers.).

Mein Altersgenosse Charlie Andrews erklärt das so: »Kennst du den Witz von dem alten Kerl, der eine viel jüngere Frau geheiratet hat? Ein paar Jahre lang geht alles gut. Eines Tages begegnet er einem Freund, und der Alte berichtet ihm, daß sie sich getrennt haben. ›Sie hat die Lieder nicht gekannt.‹« Meine jungen Freunde sind Balsam für meine Seele, wann immer ich sie treffe, aber sie kennen die Lieder nicht.

Natürlich schlage ich mittlerweile in einer Zeitung als erstes nicht den Sportteil oder das Feuilleton oder den Wirtschaftsteil auf, auch nicht die Seite mit dem Leitartikel, sondern die mit den Todesanzeigen. Ein alter Knittelvers hat als mein ganz persönliches Mantra die Zeilen von Coleridge verdrängt:

Allmählich, ganz langsam erwach' ich am Morgen,
Ich nehme die Zeitung und les', wer verstorben.
Steht mein Name nicht drin, dann weiß ich, ich lebe, ich
bin noch gesund.
Ich kriech in die Federn und schlaf noch 'ne Rund'.

***

Nie hätte ich gedacht, daß ich ein solches Buch wie dieses hier schreiben würde. Es war ein zu gewichtiges Thema für mich, zu abstrakt, fiel eher in die Zuständigkeit des Metaphysikers oder des Pfarrers. Doch schon vor ungefähr dreißig Jahren wurde die Idee dazu geboren.

War es 1970? 1971? An der Bar des Hotels Ambassador East schlug Gore Vidal den Tod als Thema eines Buches vor. Ich starrte in mein Glas. Das sagte mir nichts. Meine Arbeit hatte immer etwas mit dem Leben und seinen Ungewißheiten, nicht aber mit dem Tod und seiner unzweifelhaften Gewißheit zu tun gehabt.

In allen meinen Büchern hatten meine Informanten – meist unbekannte Helden des Alltagslebens – in ihren eigenen Worten erzählt, was für ein Leben sie hinter sich hatten, welche Zeiten sie durchgestanden hatten. Was war es für ein Gefühl gewesen, eine bestimmte Person zu sein, die unter bestimmten Umständen eine bestimmte Epoche des 20. Jahrhunderts in den USA durchlebt hat? Wie war es gewesen, wenn man als Zwölfjähriger während der großen Depression gesehen hatte, wie der Vater eines Tages um elf morgens mit seinem Werkzeugkasten über der Schulter nach Hause getrottet kam und dann zehn Jahre lang arbeitslos war? Wie hatte man sich gefühlt, wenn man während des Zweiten Weltkriegs als verwöhntes Muttersöhnchen plötzlich eingezwängt in einem der Landungsboote saß, die den Kanal Richtung Normandie durchquerten? Wie hatte der Arbeitsalltag eines Lehrers, einer Kellnerin, eines Punktschweißers oder eines Ladenbesitzers ausgesehen? Was hatten die Schwarzen wirklich von den Weißen gehalten und umgekehrt? Was für ein Gefühl war es für die Alten, in einer Gesellschaft zu leben, in der mit zunehmendem Alter ihr Einfluß immer geringer wurde?

Das waren Herausforderungen, mit denen ich umgehen konnte – etwas, das ich in den Griff bekam. Wenn sie sich an das tatsächliche Geschehen erinnerten, fanden meine Kollegen, die eigentlichen Urheber dieser Werke, ihre eigene Sprache, ihre eigene Beredsamkeit und Poesie. Aus dem Mund von Leuten, die sich angeblich nur schlecht ausdrücken konnten, schienen die Worte wie Wein zu strömen. Und gelegentlich überraschte sie das ebenso wie mich.

Stellen Sie sich eine junge Mutter in einem sozialen Wohnungsbau, einem integrierten Gebäudekomplex für Arme vor. Ich weiß nicht mehr, ob sie eine Weiße oder eine Schwarze war. Jedenfalls, das Gespräch fand in den sechziger Jahren statt. Das Tonbandgerät war noch etwas Besonderes, kein alltäglicher Gebrauchsgegenstand wie er heute in jedem Haushalt vorhanden ist; ihre drei kleinen Kinder hopsten herum und wollten unbedingt Mamas Stimme vom Band hören. Ich spulte es also zurück. Als sie sich selbst sprechen hörte, schnappte sie nach Luft. Mit der Hand vor dem Mund murmelte sie: »Ich hatte ja keine Ahnung, daß ich das so empfinde …« Volltreffer! Für mich wie für sie. Eine Erfahrung, die eine Offenbarung für sie selbst war.

Doch wie ist das mit einer Erfahrung, die keiner von uns je gemacht hat, die aber uns allen bevorsteht: mit dem Tod? Jetzt, im Alter von fast neunzig Jahren, kam mir Gore Vidals Vorschlag wieder in den Sinn und verfolgte mich regelrecht. Wie soll man sich an eine Zeit und an einen Ort erinnern, an den noch keiner von uns je gelangt ist? Mann – was für eine Herausforderung! Diesmal starrte ich nicht in mein Glas. Ich kippte meinen Martini hinunter, denn jetzt fing bei mir etwas zu klingeln an.

Im folgenden werden Sie vielleicht ebenso überrascht sein wie ich, als ich beim Aufstöbern von Geschichten feststellte, daß wir einen Großteil unseres Lebens hindurch wie verrückt über den Tod nachgrübeln. Die hier versammelten Geschichtenerzähler sind kaum zu bremsen, wenn sie erst einmal angefangen haben. Sie *wollen* darüber sprechen; ob es nun Kummer oder Schuldgefühl oder beides zusammen bei den Hinterbliebenen ist; ob es Gedanken über ein Weiterleben nach dem Tod sind – gibt es ein Jenseits oder nicht? Sie werden ganz unterschiedliche Stimmen und Meinungen hören; einige glauben daran, andere fordern einen Beweis: »Zeigen Sie es mir!«

Und immer wieder hörte ich den einen Satz, wie einen Refrain: »Ich bin nicht religiös, aber ich glaube an etwas Höheres«, als wollten sie sich von der Institution Kirche absetzen, obwohl sie im Grunde genommen gläubig sind.

Durch die Bank fällt es denen, die an etwas glauben – ob man dies nun religiös oder spirituell nennen will –, leichter, den Verlust eines Menschen zu verkraften. Der Glaube an ein Danach tröstet sie – auf irgendeine Weise, in irgendeiner Form werden sie wieder mit den Dahingegangenen zusammensein, vielleicht sogar verschmelzen. Nicht-Gläubigen bleibt diese Tröstung versagt. Sie halten es mit Gertrude Stein, die in einem anderen Zusammenhang bemerkte: »Da gibt es kein Da.« *Nada.*

All die Ärzte, die ich kennen und schätzen lernte, einschließlich meines Kardiologen, meines Chirurgen und meines Internisten*, drängten mich, dieses Thema in Angriff zu nehmen. Natürlich beschäftigen wir uns nur dann gedanklich mit dem Tod, bringen Hoffnung und Furcht zum Ausdruck, wenn jemand, der uns nahesteht, im Sterben liegt oder gestorben ist. Doch warum sollten wir nicht darüber sprechen, solange wir bei bester Gesundheit sind? Wie können wir uns eine Vorstellung vom Leben machen, von unserem jetzigen Leben, wenn wir nicht anerkennen, daß es irgendwann ein Ende haben wird?

* Quentin Young ist seit vierzig Jahren unser Hausarzt. Ich bin sicher, sein jugendlicher Überschwang, seine Umgänglichkeit und sein Können waren von ausschlaggebender Bedeutung dafür, daß ich schon viel länger lebe, als mir eigentlich zusteht.

Eine irgendwie reizvolle Vorstellung, daß das erste Buch, das ich im 21. Jahrhundert verfasse (und das vielleicht mein letztes ist), vom Tod handelt. Doch diese Zeugnisse sprechen auch vom Leben, wie unschätzbar es ist; sie bieten Visionen, so unausgereift sie auch sein mögen, von einem besseren Leben hier unten – und, möglicherweise, dort oben.

***

Mein Vater und meine beiden Brüder sind gestorben, als sie Mitte fünfzig waren. Angina pectoris. Miserable Pumpe. Ich war ebenfalls anfällig dafür. Irgendwie liegt das in der Familie, schätze ich. Meine Mutter, ein zäher kleiner Spatz, hat ihre letzten Tage in einem Pflegeheim ausgefochten. Sie hat mit siebenundachtzig den Löffel abgegeben.

Seit ich fünfzig war und bis Mitte Achtzig, waren die Nitroglyzerintabletten, die man unter der Zunge zergehen läßt, Muttermilch für mich. Immer wenn die unnachgiebige Faust mich umkrampfte oder mich in die linke Seite hieb, schob ich eine solche Pille unter die Zunge, und alles war gut. Eine Zeitlang. Nach wie vor trage ich die kleine Dose in meiner Westentasche mit mir herum. 1996, als ich mir das NBA-Endspiel* zwischen den Chicago Bulls und den Seattle Sonics ansah, durchzuckte mich ein stechender Schmerz, der wie wild den linken Arm hinauf- und hinunterkribbelte. Ich schwitzte wie verrückt: kalter Schweiß.

Das Angiogramm am nächsten Tag fiel nicht gerade großartig aus. Meine Arterien waren ein einziger Verhau. Einhellige Meinung meiner Ärzte: Wenn man nicht sofort etwas unternähme, hätte ich vielleicht noch ein halbes Jahr zu leben. Sie schlugen einen fünffachen Bypass vor. *Fünffach!* Ich war beeindruckt, obwohl es mich irgendwie aus der Fassung brachte, da ich mitten in der Arbeit an einem neuen Buch steckte.

»Wie stehen die Chancen?« Sehr gut, beruhigte mich der Chirurg. Er hatte diese Operation schon etliche Male durchgeführt. Irgend etwas von wegen zehn zu eins zu meinen Gunsten, meinte er. Das sagte

* NBA = National Basketball Association, die amerikanische Basketballprofiliga (Anm. d. Übers.)

mir zu, und das Ganze funktionierte. Seit 1996 habe ich die Faust kein einziges Mal mehr gespürt, ganz zu schweigen von dem stechenden Schmerz; trotzdem muß ich immer noch gelegentlich nach der kleinen Dose mit den Nitroglyzerinpillen tasten. Natürlich ist mir klar, der Tod wartet, vielleicht schon an der nächsten Ecke, wartet nur darauf zuzuschlagen. Eine meiner Karotisarterien hat sich aus dem Bindegewebe gelöst, die andere hält gerade noch, allerdings beharrlich. Schlaganfall, verschone mich – zumindest vorläufig.

Alles in allem habe ich mich recht gut gehalten. Ich gehe jetzt auf die neunundachtzig zu und wurde in dem Jahr geboren, als die *Titanic* sank. Wer möchte schon neunzig werden? Churchill hat darauf angeblich geantwortet: »Jeder Neunundachtzigjährige.« Ein nimmersatter Haufen sind wir, stimmt's? Heimlich singen wir Alten den Song des nahezu unbekannten Barden Ralph Hodgson:

Zeit, du alte Zigeunerin,
willst du nicht ein wenig bleiben.
Deinen Wagen stellen hin,
Nur einen Tag dir hier zu vertreiben?

Neuerdings muß ich ständig an meinen Vater und an meine Brüder denken. Sie starben in der sogenannten Blüte ihrer Jahre. Und mir, dem verhätschelten, kränkelnden kleinen Kind, das sie alle so gern hatten (selbst meine Mutter, wenn auch auf die ihr eigene, ungestüme Weise), ist es so viel besser ergangen. Zwar habe ich meine Brüder betrauert, doch der Tod meines Vaters – er war der erste in unserer Familie, der starb – war für mich so schmerzlich, daß ich es kaum ertragen konnte.

In der Pension meiner Mutter war mein Vater der Kränkelnde; die meiste Zeit war er ans Bett gefesselt. Bis zur Pubertät schlief ich immer in einem Bett mit ihm. In New York war mein Vater, ehe er krank wurde, ein hervorragender Schneider gewesen. Meine Mutter, mit den Fingern fast so flink wie mit dem Verstand, war eine großartige Näherin. Ich sehe sie immer noch vor mir, wie sie auf dem Boden kniet, zwischen den Lippen Stecknadeln, und der Nachbarin ein neues Kleid anpaßt. Und ich sehe nach wie vor, wie mein Vater aus dem Sanatorium nach Hause kommt, bleich, erschöpft, aber tapfer: Er bestand darauf, wieder zu arbeiten. Doch es sollte nicht sein.

1920 brachen wir nach Westen auf. Chicago. Ein einigermaßen wohlhabender Onkel gab uns das Geld, um eine Pension im Westen der Stadt zu mieten, mitten in der Gegend, in der sich die großen Krankenhäuser der Stadt befinden. Zu unseren Gästen zählten Lernschwestern, Praktikanten und Assistenzärzte, ein Friseur und eine Nutte. Ein Mädchen aus Terre Haute. Herrenbesuch war ihr untersagt. In unserem Haus lief da nichts.

Meine Mutter war eine Kreuzung aus einer etwas mitgenommenen Ruth Gordon und Eliza Gant, der Mutter in *Schau heimwärts, Engel.* Mich hat's beinahe umgehauen, als ich das Buch gelesen habe. Thomas Wolfes Mutter Eliza war eine Doppelgängerin meiner Mutter Annie. Elizas Pension in Asheville war Annies Pension in Chicago. Beide ähnelten sie Spatzen, waren zäh und ausdauernd: kosteten das Leben voll aus. Vielleicht zu sehr.

Mein Vater und ich hatten ein Radio, das auf unserem Nachttisch stand und in dem wir, wenn wir lange genug damit herumspielten, alle möglichen Sender reinbekamen. Jeder von uns kriegte einen der Kopfhörer; durch das Radio waren wir immer auf dem laufenden. 1925 wurde die Pension verkauft. Nach einem Familienstreit weigerte mein Vater sich, weiterhin den Kranken zu spielen, schwaches Herz hin oder her. Er mietete eine Männerpension im Norden der Stadt, Wells-Grand. Fünf Jahre lang, sogar noch bis in die Zeit des New Yorker Börsenkrachs und der Weltwirtschaftskrise hinein, führte er sie tapfer und mit Erfolg. Unser Vermieter Henry L. Flentye, ein anständiger Mensch, der die sture Beharrlichkeit meines Vaters bewunderte, kam ihm entgegen, und auf die Weise schafften wir es irgendwie gerade so. 1931 starb mein Vater dann ganz plötzlich.

Ich fand ihn in seinem Bett, die Brille schief auf der Nase. Für genau diesen Tag hatten wir einen Besuch in Mr. Flentyes spärlich möbliertem Büro im Souterrain eines Hauses in der North LaSalle geplant. »H.F.« hatte meinen Vater gemocht. Er war damals bereit gewesen, ihm noch weiter entgegenzukommen. Der neue Vertrag war bereits ausgearbeitet und in Reinschrift abgefaßt, wartete nur darauf, unterschrieben zu wereden.

Ich blieb seltsam unberührt, bis ich am nächsten Tag ohne ein bestimmtes Ziel mit der Straßenbahn durch die Grand Avenue fuhr und unvermittelt und, für mich selbst völlig überraschend, unkontrolliert zu schluchzen begann. Verlegen versuchte ich, mein Heulen zu unterdrücken, doch ich flennte weiter vor mich hin; schließlich hastete ich ans Ende des Waggons, um irgendwo abzuspringen, nur um mir meinen Kummer nicht anmerken zu lassen.

Erst achtundsechzig Jahre später – nach einem unsteten Leben als Schauspieler, Diskjockey, Rundfunkkommentator und Autor – verspürte ich einen weit tieferen, obwohl diesmal nach außen hin gedämpfteren Kummer.

An diesen Ausbruch in der Straßenbahn mußte ich denken, als ich für dieses Buch Antoinette Korotko-Hatch interviewte und sie einen Vorfall in einem Bus beschrieb: Sie hatte einem Mann geholfen, der einen Herzanfall erlitten hatte. »Die Leute im Bus«, so berichtete sie, »grummelten irgendwas von wegen zu spät zur Arbeit zu kommen. Da habe ich zu dem Busfahrer gesagt: ›Schmeißen Sie die Leute da raus, sagen Sie ihnen, sie sollen einen anderen Bus nehmen.‹« Der Mann wollte, obwohl er starke Schmerzen hatte, »niemandem irgendwelche Scherereien machen«. Es war ihm peinlich, all die Leute aufzuhalten.

Die Erwähnung, wie unangenehm der Vorfall dem Mann gewesen war, löste die Erinnerung an den neunzehnjährigen Jungen aus, dem es so peinlich gewesen war, die Trauer um seinen Vater laut herauszuheulen. Alles in diesem Buch wurde für mich unerwartet eine Reise zurück zu lange unterdrückten Erinnerungen und allen möglichen zwiespältigen Gefühlen, derer ich mir gar nicht bewußt gewesen war.

Myra MacPherson spricht bei der Erinnerung an den Tod ihrer Mutter von »unerlaubtem Schmerz«. Im Verlauf eines Gesprächs erklärte sie: »Ich fiel in diese Kategorie. Das bedeutet, man erwartet von dir, keinen Schmerz zu empfinden, erst recht nicht, ihn zu zeigen. Ich war Ende fünfzig, als meine Mutter starb. Einundachtzig Jahre alt war sie geworden. Die Leute sind mit den üblichen Phrasen dahergekommen: ›Schließlich und endlich hatte sie ein erfülltes Leben‹; ›Sie dürfen sich nicht so in Ihren Kummer vergraben.‹ Das ist Schwachsinn. Und der Grund, warum wir im Grunde genommen mit dem Tod nicht zurechtkommen. Wir wollen uns auf einen Kummer beschränken, den man uns nicht ansieht. Kein Mensch möchte auch nur ein Wort darüber hören. Man soll ihn irgendwo hinterlegen, wie in einer Bank.«*

Als ich am 23. Dezember 1999 mit der Arbeit an diesem Buch begann, starb meine Frau Ida im Alter von siebenundachtzig Jahren. Sechzig Jahre lang war sie meine Gefährtin gewesen. Ein paar Monate später platzte ein Freund, den meine gelegentliche Niedergeschlagenheit irgendwie störte, heraus: »Verdammt noch mal, du hast sechzig großartige Jahre mit ihr verbracht!« Myra MacPherson hatte genau ins Schwarze getroffen.

Ida hat die gängige Lebenserwartung von siebzig um siebzehn Jahre überlebt. Gelegentlich höre ich sie noch verdutzt vor sich hin murmeln: »Warum fühle ich mich eigentlich immer noch wie ein junges Mädchen?«

Seit ich sie zum ersten Mal gesehen hatte – 1937 war das gewesen, und sie hatte damals ein kittelähnliches kastanienbraunes Kleid getragen –, war unser gemeinsames Leben eine Berg- und Talfahrt gewesen. Einen Großteil jener stürmischen Jahre der Großen Depression, des Zweiten Weltkriegs, des Kalten Kriegs, der McCarthy-Ära, der Bürgerrechts- und Friedensbewegung hindurch war sie Sozialarbeiterin gewesen. Sie hatte sich, wie man so sagt, »engagiert«. Garry Wills erinnert sich, wie sie ihn etliche Jahre nach dem Ende des Vietnamkriegs folgendermaßen begrüßte: »Oh, sind wir nicht gemeinsam verhaftet worden, damals in Washington?«

Etwa ein Jahr vor ihrem Tod schaute unsere Nachbarin Laura Watson aus dem Fenster »und sah ein junges schlankes Mädchen in Jeans, das sich eine Blume ins Haar gesteckt hatte und Unkraut jätete«. Schließlich richtete sich das Mädchen auf, und »natürlich war es Ida«. Und Gwendolyn Brooks behauptete immer, sie könne »auf einem Mondstrahl tanzen«.

Es stimmt, sie hat das hohe Alter von siebenundachtzig Jahren erreicht, aber das macht den Schmerz um sie nicht geringer. Noch immer sehe ich das Mädchen in dem kastanienbraunen Kleid vor mir, das Margeriten so gerne mochte.

* Myra MacPherson, *She Came to Live Out Loud: An Intimate Family Journey Through Illness, Loss, and Grief.* New York: Scribner, 1999.

Jede Woche stelle ich eine Vase mit frischen Margeriten neben die Urne mit ihrer Asche auf den Fenstersims. Gelegentlich, wenn ich wegen irgend etwas empört oder aber erfreut bin, murmle ich: »Und was sagst du dazu, Kleines?« Sie hatte die Dinge immer mit einer solchen Klarsicht betrachtet …

Wir haben ein Kind, einen Sohn. Dan ist mein Kumpel geworden, der Schwierigkeiten aus dem Weg räumt, ein Fels in der Brandung. Es gibt ein Lied, das Lotte Lehmann gesungen hat und das von einem Berghang erzählt, an den man sich lehnt, wenn man müde ist oder um etwas Verlorenes trauert. Genau das ist mein Sohn jetzt für mich.

Eine letzte persönliche Anmerkung: Die aus ihrem Innersten kommenden, ungemein ehrlichen Bekenntnisse, die die Helden dieses Buches mir anvertrauten, waren ein Beruhigungsmittel, das nicht auf Rezept zu haben ist.

Es gab einmal ein »Gedicht«, das fälschlicherweise Gabriel García Márquez zugeschrieben wurde. Der Romancier war, durchaus verständlich, empört. Dennoch kommen die Worte, die von irgendeinem Pseudophilosophen, Kaffeehausgelehrten oder Witzbold stammen, mir im Augenblick recht zupaß:

> Ich würde die Alten lehren, daß der Tod keine Sache des Alters ist, sondern des Vergessens … Ich würde weitergehen, wenn andere stillstehen, ich würde wachen, wenn andere schlafen, ich würde zuhören, wenn andere sprechen, und wie sehr würde ich mich über ein gutes Schokoladeneis freuen!

Und davon handelt dieses Buch hoffentlich: vom Tod, versteht sich, doch nur in dem Sinne, daß man vorher das lange Vorspiel dazu, das Leben gelebt hat.

PROLOG

BRÜDER

Tom Gates

ist pensionierter Feuerwehrmann; früher war er Polizist. Die Worte sprudeln nur so aus ihm heraus, als käme ihm alles erst jetzt so richtig zu Bewußtsein.*

Sechzig bin ich schon! Gerade habe ich mein Testament gemacht, und jetzt fühle ich mich viel besser. Mein Sohn wird Rechtsanwalt, und meine Tochter arbeitet als Gerichtsangestellte in Pennsylvania – aufs College geht sie auch. Darauf freue ich mich: was aus meinen Kindern wird.

Leben und Tod? Nie habe ich mich so lebendig gefühlt wie als Feuerwehrmann. In ein Feuer reinzugehen, die Hitze und die Angst, und das Leben der Leute steht auf dem Spiel … Ich erinnere mich, wenn du im Juli oder August aus dem Feuer rausgekommen bist, und der Schweiß ist dir in Strömen runtergeronnen, und du hast einen Schluck kaltes Wasser getrunken – das hat besser geschmeckt als irgendwas sonst auf der Welt. Besser als irgendwelche Drogen, von denen ich nichts verstehe, aber ich weiß, wie kaltes Bier und kaltes Wasser schmecken, und was Besseres gibt es nicht.

Wenn man tot ist, dann weiß man nicht, daß man tot ist, oder? Was also ist daran so großmächtig, wenn man es genau nimmt? Wer leidet, das ist ja die Familie, sind die Freunde. Die schmerzt es, wenn sie an dich denken.

* Kennengelernt habe ich ihn vor siebenundzwanzig Jahren. Von ihm und seinem Bruder Bob, von Beruf Polizist, sowie ihrem Vater Harold ist in *Working* die Rede: Studs Terkel (Hrsg.), *Working: People talk about what they do all day and how they feel about what they do.* New York: Pantheon Books, 1974.

Ich erinnere mich, 1956, damals war ich sechzehn Jahre alt, da haben wir auf einer Parkbank einen Mann gesehen. Im Prospect Park. Ungefähr einundvierzig war er, hatte einen Bart. Wir sind zu ihm hingegangen. »Warum heulen Sie denn?« Er hat geantwortet: »Ich habe gerade meine Mutter verloren.« Wir haben gefragt: »Wie alt war denn Ihre Mutter?« – »Vierundsechzig.« Da haben wir zu lachen angefangen. »Vierundsechzig – das ist doch wirklich ein Alter! Sie hat ohnehin lange gelebt.« Er hat uns nur angeschaut und dann gesagt: »Hört mal gut zu, es ist völlig egal, ob eure Mutter vierundsechzig oder hundertundvier Jahre alt ist, wenn sie stirbt, wird sie euch fehlen. Vergeßt nicht, was ich gesagt habe.«

1981, da bin ich mal aus der Feuerwache gekommen, und an der Ecke hingen so ein paar Teenager rum. Ich bin zu ihnen hingegangen und hab sie aufgefordert, sie sollen einen Eignungstest für den öffentlichen Dienst machen und Feuerwehrmann oder Polizist werden. Man hat eine sichere Stelle, kriegt eine Rente, und es gibt keine bessere Arbeit, als der Allgemeinheit zu dienen. Wie ich wieder weggegangen bin, ist ein anderer Junge dazu gekommen und hat gefragt: »Was wollte der Alte denn?« Der hat *mich* gemeint! Da mußte ich an damals denken, 1956, an den einundvierzig Jahre alten Mann mit Bart ... wie eine Rückblende war das. Ich hab mich umgedreht und gesagt: »Hört mal – wie heißt es doch: So wie ich jetzt bin, so werdet ihr mal sein.«

In meinen Augen ist das Leben ein Staffellauf. Du wirst müde und gibst du den Stab an einen Jüngeren weiter, der kräftiger und frischer ist. So ist es doch im Leben, oder? Das Allerälteste im Menschen ist Sperma, stimmt's? Sperma, das reicht zurück bis zum Anbeginn der Zeit. Ich hab einen Sohn und eine Tochter, und die werden weitermachen. Irgend jemand hat mal gesagt, die Erde sei ein Raumschiff, und manchmal dauert die Fahrt, wie bei Ihnen, Studs, achtundachtzig Jahre. Ich bin seit sechzig Jahren in dem Raumschiff, das Erde heißt. Manche fliegen nur einen Tag lang mit. Wir können also von Glück reden.

Wenn man sechzehn ist, hat man keine Ahnung vom Tod. Alle deine Freunde sind jung, deine Onkel und Tanten sind so Ende dreißig oder vierzig. Jetzt, wo ich älter werde, lebt die Hälfte meiner Freunde nicht mehr. Meine Tanten und Onkel sterben einer nach dem anderen. Mein

Vater ist 1988 gestorben. Darmkrebs. Einundachtzig ist er geworden. Vor seinem Tod hat er zwei Monate lang bei mir gewohnt. Damals hab ich so ein Bett besorgt, das man hochwinden kann. Ich hab ihn also hochgekurbelt und mich auf die Couch direkt ihm gegenüber gelegt. Ein paar Nächte, ehe er gestorben ist, da ist er jede Viertelstunde aufgewacht, hat sich vom Bett runtergeschwungen und sich eine Camel angezündet. Zweimal hat er dran gezogen, dann hat er sie ausgedrückt. Fünf Minuten später die nächste Camel. Die ganze Nacht durch. Ich hab gesagt: »Was soll das denn, verdammt noch mal?« Ich fluche nur selten, aber allmählich bin ich durchgedreht. Ich hab gesagt: »Hör auf zu rauchen.« Er hat mich angeschaut und gesagt: »Siehst du die Uhr da oben?« – »Welche Uhr?« hab ich gefragt. Es war dunkel – vier Uhr in der Früh. Er: »Ich bin um zwölf Uhr auf die Welt gekommen. Die Zeiger wandern weiter, und meine Zeit wird um zwölf Uhr ablaufen.« Unglaublich.

An die einen Meter siebzig war er, ein kräftiger Kerl, Lastwagenfahrer, Schauermann, Vater – alles war er. Hundertsechsunddreißig Pfund hat er gewogen, dann noch einundsiebzig. Ich erinnere mich, wie ich ihm mal die Hose gewechselt und saubergemacht habe; ihm war das fürchterlich peinlich. Da hab ich gesagt: »In gewisser Hinsicht ist das gar nicht so schlecht, Dad – auf die Weise sparen wir Klopapier.« Lachend ist er aus dem Bad gerannt und hat gerufen: »Fang mich, wenn du das schaffst!« Und ist durch die ganze Küche gerast, ich immer hinterher. Da hab ich zum ersten Mal in den ganzen einundachtzig Jahren die Beine von meinem Vater gesehen. Richtig knochig waren sie, auch nicht dicker als meine.

Ständig war ich die ganze Nacht auf, und mit der Zeit bin ich echt wütend geworden, weil er mir regelrecht das Leben ausgesaugt hat. Ehrlich – ich habe meinen Vater sehr gemocht – er war großartig.* Immer magerer ist er geworden, wollte einfach nichts essen … Eines Nachts hat er schwer geatmet und dann plötzlich aufgehört. Hat gekeucht, und dann nichts mehr, fünf oder zehn Minuten lang. Da hab ich mir gesagt: »O mein Gott, er ist tot.« Und hab mich entspannt. Hab mir gedacht:

* Als Schauermann und Gewerkschaftsmitglied war Harold Gates einer der Unabhängigen, die gegen die Schläger in den Docks von New York vorgingen. Er ist der Held eines Romans von Thomas McGrath.

»Jetzt sag ich noch keinem was davon. Der Familie geb ich erst am Morgen Bescheid.« Ich wollte nur noch die Augen zumachen und ein paar Stunden schlafen, weil ich völlig erschöpft war. Genau in dem Augenblick hat er wieder zu atmen angefangen, und ich hab' gesagt: »Scheißkerl!« Eine völlig natürliche Reaktion – ich war stocksauer. Zwei Tage lang hat er es noch gemacht. Ich hab dann ein schlechtes Gewissen gehabt, aber ich weiß, er hätte das gleiche gesagt. Wenn ich soweit bin, will ich einfach loslassen, den Stecker rausziehen – weil ich nicht will, daß meine Familie und meine Freunde leiden. Meine Mutter war damals in den Siebzigern. Sie lebt noch, ist achtundachtzig jetzt. Ich hab gesehen, daß es allmählich abwärts geht. Wir fahren alle in die Grube. Ein Freund von mir hat auf ziemlich ungewöhnliche Weise Selbstmord begangen. Seine Frau und sein Sohn waren gestorben. Ständig hat er sich Videos ausgeliehen, Tag und Nacht ist er dagesessen und hat Schnaps gesoffen, Scotch. Als sie ihn gefunden haben, ist der Videorecorder gelaufen. Er war erst so um die fünfzig.

Wenn du noch am Leben und gesund bist, dann ist das großartig. Mein Vater hatte ein altes Bild mit allen seinen Freunden in einem Ford, Modell T; sie haben hinten auf den Klappsitzen und auf dem Trittbrett gesessen. Er hat zu mir gesagt: »Der da ist gestorben, der da ist im Krankenhaus, und der da ist auch hinüber.« Ich hab gemeint: »Dad, das macht dich traurig.« Darauf er: »Das wird dir genauso ergehen. Aber es ist prima, so lange durchzuhalten, weil man dann alle seine Feinde überlebt!«

Meinen Vater, den werde ich nie vergessen. Ich war mal irgendwo in Pennsylvania, und plötzlich war da ein Mann, der hat wie mein Vater ausgesehen. Er hat eine Camel geraucht – mein Vater hat unglaublich gern Rauch in die Luft geblasen. Wie ein Tanz war das. Der Kerl hatte mir den Rücken zugedreht und hatte einen Hut auf wie mein Vater, die gleiche Größe. Ich hab gesagt: »Das ist mein Dad!« Bin dagesessen und hab ihn angeschaut, und da sind die Erinnerungen hochgekommen – alte Gerüche, alte Lieder. Dann ist er aufgestanden, und es war nicht mein Vater.

Wie Sie, Studs – Sie sehen auch wie mein Vater aus. Sie verstehen, was ich meine? Ich würde gern Sie interviewen. Wann wollen Sie aufgeben? Sie sind achtundachtzig! *Unglaublich* … Die Medizin heutzutage, großartig, man kann neunzig oder hundert werden. Aber man muß im Vollbesitz seiner Kräfte sein. Das macht die Freude am Leben aus, Essen und gute Gesellschaft und Lachen. Lachen jagt dir Adrenalin ins Blut …

Schon was Komisches, so Erinnerungen. Wenn ich jetzt zurückblicke – meine Mutter war die wirklich Starke in der Familie. Fünf Kinder, und meine Mutter hat die Familie zusammengehalten. Mein Vater, der ist ein paarmal abgehauen, aber deine Mutter, die ist *immer* da.

Aber reden wir mal von Feuerwehrleuten. Januar 1976. Ich hab gerade Urlaub gemacht, da mußten Charlie Sanchez und neun andere von meiner Feuerwache ins Souterrain eines A&P-Ladens. Charlie Sanchez ist dabei umgekommen, und die meisten haben die neun anderen ebenfalls für tot gehalten. Man hat gehört, wie die Feuerwehrmänner über die Funkgeräte nach ihren Müttern gejammert haben, und die draußen haben auch geheult. Der Feuerwehrhauptmann ist hingekommen und hat erklärt, sie sollen aufgeben, die da unten seien tot, und sie sollten ihre Walkie-Talkies abschalten. Da haben sie ihm geantwortet, er soll, verdammt noch mal, Leine ziehen. Sie haben ihre Arbeit erledigt. Schließlich haben sie mit einem Rammbock eine Bresche in die Mauer gebrochen – eine fast einen halben Meter dicke Ziegelmauer. So um 1800 war das eine Gefängniszelle für Sklaven gewesen. Sie haben die neun Feuerwehrleute gepackt und durch das Loch herausgezogen.

Ich bin ins Krankenhaus; ich erinnere mich an Paul Matula, einen großen Polen – Abteilung 131. Riesige Hände hat der gehabt. Ich hab ihn gefragt: »Paul, hast du zu Gott gebetet?« An Kirchen glaube ich eigentlich nicht. Für mich sind Kirchen Geschäftemacherei – trotzdem, da oben könnte es jemanden geben. Paul hat geantwortet: »Na ja, ich habe geglaubt, ich sterbe, also habe ich Gott ein paarmal einen Gruß zugerufen.« Besser kann man's nicht machen

Gordon Sepper, der hatte zuviel Kohlenmonoxyd abgekriegt, dazu noch der Rauch; er ist allmählich eingeschlafen, mit dem Kopf nach unten, hat gewußt, es geht zu Ende mit ihm. Genau in dem Augenblick, so sagt er, ist eine siebeneinhalb Meter lange Steigleiter vor ihm aufgetaucht, und da hat er gewußt, er könnte es schaffen. Also hat er nach oben gelangt, ist die Sprossen hinaufgeklettert; als er auf der obersten angekommen war, da hat sein Verstand seiner Hand gesagt, sie soll sich an den Boden des A&P-Ladens klammern – schließlich und endlich hatte er durch das ganze Kohlenmonoxyd, das ihm ins Gehirn gestiegen war, jede Orientierung verloren. Und genau da haben zwei Feuerwehrleute seine Jacke zu fassen bekommen und ihn rausgezogen. Noch einer war da unten, Joe Pennington. Als das A&P-Geschäft in sich zusammengekracht und alles ins Untergeschoß gefallen ist, da hat Joe die achtzehn Stufen bis zur Straße hinauf gezählt – das hat er gerade noch fertiggekriegt, die Stufen zu zählen. Nebenan sind sie achtzehn Stufen runtergestiegen und haben die Mauer durchbrochen. Vor solchen Leuten habe ich Respekt. Der großartigste Beruf, den man sich denken kann: Feuerwehrmann …

Die meisten Feuerwehrleute sterben kurz nach ihrer Pensionierung, acht bis zehn Jahre früher als der Bevölkerungsdurchschnitt. Krebs, Emphysem, solche Sachen. Das Einatmen von Rauch – da sammelt sich was an. Chemikalien und Plastik brennen. Mein Bruder Billy war fünfunddreißig Jahre bei der Feuerwehr – er ist ziemlich krank, kann nicht richtig atmen: Asthma, Emphysem – dabei hat er nie geraucht. Früher war er mal Marathonläufer.

Sie sind sogar schlimmer dran als die Bergleute, die alles mögliche abbekommen, Staublunge, Stolleneinbrüche, einfach alles. Ich bin mit einer Frau zusammen, deren Vater hat im Kohlebergwerk von Scranton/Pennsylvania gearbeitet. Sie erinnert sich, wie ihr Vater, als sie noch klein war, nach einem Unfall in der Mine nach Hause gekommen ist, und ein Finger hat ihm gefehlt. Er hat den Finger genommen, der noch im Handschuh gesteckt hat, und ihn ins Feuer geworfen. Ein paar Tage danach ist er wieder in die Arbeit … Seitdem sind wir ein ganzes Stück weitergekommen, aber trotzdem: Das sind meine Helden – Leute aus der Arbeiterklasse. Das habe ich von meinem Vater.

Ich erinnere mich an den 2. August 1978. In Brooklyn sind sechs Feuerwehrleute ums Leben gekommen. Louise O'Connor, drei Kinder hat sie, wollte ihren Mann in der Feuerwache nahe der Sheepshead Bay abholen. Sie hatten vor, übers Wochenende nach Jersey zu fahren, ans Meer … Reine Routinesache, der Brand. Ihr Mann hat auf dem Dach des Ward-Bond-Ladens gestanden – hat ihr zugewinkt, als das Dach eingestürzt ist.

Ich hab damals Urlaub gemacht und bin eine Landstraße entlangspaziert. Plötzlich ist mein Vater auf mich zu gerannt. »Sechs Feuerwehrmänner sind hops gegangen.« Das ist, als wäre Krieg, und man selbst sitzt zu Hause rum. Ich hab gesagt: »Ich muß hin. Ich muß einfach hin.« Und meine Frau fragt mich: »Wieso mußt du da hin?« Weil, so hab ich ihr erklärt, weil das meine Familie ist, meine zweite Familie. Darauf sie: »Du bleibst hier.« Ich: »Nein, ich muß reinfahren.« Dann bin ich unter die Dusche, weil ich nicht wollte, daß sie sieht, wie ich heule. Ich hab das Wasser aufgedreht und hab angefangen zu brüllen: »*Verdammt, verdammt, verdammt noch mal!*« Dann bin ich reingefahren und war drei Tage lang verschwunden. Bin zu so vielen Begräbnissen, wie ich geschafft habe – es waren nämlich zwei oder drei verschiedene Kirchen. Das war vor zweiundzwanzig Jahren.

1988 bin ich Louise O'Connor noch mal begegnet, am Platz der American Legion; dort wurde ein anderer Feuerwehrmann geehrt, der bei einem Brand umgekommen war. Sie hat mich ihrem Sohn vorgestellt, der jetzt Polizist in New York ist. Ich hab gesagt: »Der Junge da war zwei Jahre alt, als Ihr Mann gestorben ist.« So geht es immer weiter; es hört nie auf.

Ich hasse Schießeisen. Als Polizist war ich nicht gut, weil ich normalerweise keine Kugeln in der Pistolenkammer hatte; die habe ich immer in die Hosentasche gesteckt. Ständig hab ich Witze darüber gemacht und erklärt, wenn jemand auf mich losgeht, dann nehm ich einfach die Kugeln und bombardiere ihn damit. *(Lacht)*

Ein paarmal habe ich die Pistole gezogen. Einmal bin ich aufs Dach von so einer Baustelle, und am oberen Ende der Treppe ist ein riesiger Schwarzer gestanden, fast zwei Meter groß, mit dem Rücken zu mir. Ich hab gesagt: »Hey, du da, dreh dich um.« Er hat geantwortet: »Schon gut, wart einen Augenblick, Mann.« Darauf ich: »Dreh dich um und leg die Hände an die Wand.« Er: »Ist ja gut, gleich.« Da ist mir gedämmert, daß sich seine Waffe vielleicht in seinem Gürtel verhakt hat und daß er versucht, sie zu ziehen. »Verdammt noch mal ...«, hab ich gemurmelt. Also habe ich meine Pistole rausgeholt und gesagt: »Du Scheißkerl, ich schieße jetzt.« In Null Komma nichts hatte er die Hände oben. Sein Pimmel hing ihm aus der Hose; der hatte nur versucht, seinen Reißverschluß zuzumachen; in der Ecke ist ein Mädchen gestanden, das habe ich aber nicht sehen können. So ein Kerl also, der sich einen runterholen lassen wollte, und fast jeder andere hätte ihn wahrscheinlich erschossen. »*Verdammte Scheiße, ich hätte dich beinahe umgebracht.*« Er hat zu zittern angefangen, und die Pistole in meiner Hand hat gewackelt wie verrückt. Ich hab gesagt – wahrscheinlich habe ich gebrüllt –, ich hab also gesagt: »Verdammt noch mal, hau ab …« Damals habe ich beschlossen, den Dienst bei der Polizei zu quittieren und Feuerwehrmann zu werden.

Mein Bruder Billy ist fünf Jahre vor mir zur Feuerwehr. Er hat erzählt: »Das ist ein ganz anderes Leben – es ist großartig.« Er war bei einem Brand in einem Hochhaus dabei und hat im Badezimmer Fensterscheiben eingeschlagen. Die Badewanne hat nachgegeben, und er ist durch den Fußboden gesackt. Die bringen einem bei, daß man die Ellbogen seitlich abwinkeln soll, wenn man nach unten fällt. Er hat sich am Boden abgefangen, und andere Feuerwehrleute sind reingekommen und haben ihn gepackt. Da hat er gesagt: »Nein, laßt mich runterfallen, ich falle ins nächste Stockwerk und will euch nicht unbedingt mitnehmen.« Die beiden anderen Feuerwehrler haben widersprochen: »Wenn du runterfällst, fallen wir mit« – so gehört es sich.

1988 habe ich den aktiven Dienst quittiert und war dann bis 1995 Feuerschutzleiter. Jetzt sind das alles nur noch Erinnerungen. Ich lehne mich einfach zurück und schaue zu, wie die Welt sich weiterdreht. Was das Sterben angeht – es wirkt sich auf alles aus, was ich tue. Ich habe das Gefühl, das Leben ist wie die Vierundzwanzig-Sekunden-Uhr bei einem Basketballspiel. Ich bin jetzt am Ball und muß einen Punkt machen. Damit meine ich, ich will reisen, mehr von der Welt sehen. Ich hab noch vierundzwanzig Sekunden, und die will ich voll ausnützen. Aber wenn die dich an so Schläuche anschließen, und neben dir steht der Monitor, und du bist monatelang ohne Bewußtsein, dann ist das doch ein Witz, da mach ich nicht mit. Die vierundzwanzig Sekunden sind dann abgelaufen.

Wir hatten einen großartigen Feuerwehrhauptmann, Bill Huber. Als der gestorben ist, bin ich zur Totenwache und zur Beerdigung. Er hat in einem schlichten Sarg aus Kiefernholz gelegen, der schon zugenagelt war, und obendrauf war ein Bild von ihm in einer Feuerwehruniform. So will ich es haben. Mit einer roten Hose, feuerrot. Und dann sollen sie mich einäschern und meine Asche in einen wunderschönen Teich in Jersey streuen. Und jemand soll singen: »I'll be seeing you«. *(Singt)*

An all jenen Orten,
Die meinem Herzen wohlvertraut,
Dort überall, die ganze Nacht,
Bin ich dann bei dir, und wir halten Wacht …

Ist das nicht wundervoll? Alle ehemaligen Freundinnen, die alten Nachbarn …

Ich erinnere mich an einen Film, den ich vor vielen Jahren mal gesehen habe, mit Laurel und Hardy, wie sie in den Ersten Weltkrieg ziehen. Hardy fragt: »Wenn wir sterben, als was willst du dann zurückkommen?« Laurel meint: »Ich will als ich selbst zurückkommen.« Hardy regt sich fürchterlich auf: »Du spinnst wohl, du kannst nicht als du selbst wiedergeboren werden, nur als was anderes. Du kommst bestimmt als Esel wieder auf die Welt.« Beide sterben sie, und Hardy wird als Esel wiedergeboren.

Ich hab immer gesagt, daß ich gern als ich selbst wiedergeboren werden möchte, aber mit einer prima Stimme. Na ja, und da bin ich einmal aus Versehen in der Neunundsiebzigsten aus der U-Bahn gestiegen, und da sitzt ein Schwarzer, so um die Fünfzig, ganz zerlumpt, und vor ihm steht ein Beutel, in den man Geld werfen soll. Und der singt »My Funny Valentine«. Wie Sammy Davis jr., eine wunderschöne Stimme – unglaublich. Da hab ich mir gesagt: *Herrgott noch mal* – ich wollte lediglich als ich selbst wieder auf die Welt kommen, mit einer großartigen Stimme, aber dann kann es einem trotzdem passieren, daß man auf der Straße und bei der verdammten Wohlfahrt landet, ohne einen Penny in der Tasche.

Bis jetzt ist soweit noch alles in Ordnung mit mir. Zwar höre ich nicht mehr so gut und habe Ohrensausen. Und sehen tu ich auch nicht mehr so besonders. Aber schmecken, das kann ich nach wie vor – immer noch esse ich für mein Leben gern.

Inzwischen steige ich aus dem Auto wie früher mein Vater: Ich klammere mich ans Dach und ziehe mich hoch – ich hab's mit dem

Rücken. Mein Vater hat den Stab an mich weitergegeben, und ich übergebe ihn meinen Kindern.

Über das Leben im Jenseits mach ich mir weiter keine Gedanken. Vor ein paar Monaten hat meine Schwester in aller Herrgottsfrühe einen Anruf bekommen. Die von der Polizei haben ihr gesagt, sie hätten ihren Mann in seinem Bett gefunden, tot. Sie waren geschieden, haben sich aber immer noch sehr gemocht und einander jeden Tag angerufen. Ungefähr um zwei Uhr morgens hab ich sie hingefahren. Meine Schwester hat mir erzählt, sie hätte ein paar Tage zuvor geträumt, daß eine Hand sich nach ihr ausstreckt. Ich bin ins Schlafzimmer, in dem ihr Mann gelegen ist – mit ausgestreckter Hand. Er war noch jung, fünfundfünfzig. Wie gesagt, es ist ein Raumschiff, und wir müssen weiter rumgondeln.

So, da bin ich also noch, ein Feuerwehrmann in Rente, der beinahe im Meer ertrunken wäre. 1994 war das, drunten auf den Bermudas. Ich bin am Strand entlangspaziert. Kaum ein Mensch war im Wasser. Ein wunderschöner Tag. Ich bin reingegangen. Schwimmen kann ich nicht besonders gut. Ehe ich es richtig gemerkt habe, hat die Flut mich rausgetragen. Bis zur Brust ist mir das Wasser gestanden. Die Wasserwacht war auf einem Hügel, die konnten mich nicht schreien hören. Ich hab mir gedacht, das war's also, ich sterb auf den Bermudas. Alles ist mir durch den Kopf gegangen, die Kinder, Erinnerungen – daß das alles vorbei ist. Das Wasser hat mir schon weit über die Brust gereicht, und die Flut hat mich immer weiter rausgezogen. Also hab ich tief Atem geholt und bin getaucht, aufs Ufer zu. Hab mit den Beinen gestrampelt und mit den Händen gewedelt und gehofft, daß ich dann kein Wasser mehr unter den Füßen habe, wenn ich untergehe, und als ich ans Ufer gekommen bin, war ich wie … *(keucht)* … ich hab kaum mehr Luft gekriegt. Hatte es gerade noch geschafft. Das war 1994. Ich bin sechzig Jahre alt und habe noch einmal eine Chance bekommen. Stimmt, über den Tod denke ich immer öfter nach, aber ich kann nichts dagegen machen. Er wird kommen. Nehmen wir mal an, jemand sagt: »Du kannst ewig leben, aber du mußt den Rest deines Lebens durch den Holland-Tunnel fahren.« Was würden Sie machen? Würden Sie ewig leben und durch den Holland-Tunnel fahren wollen?

Bob Gates

Toms Bruder ist einundsechzig Jahre alt, war vormals Polizist in New York City und ist seit dreizehn Jahren pensioniert; ursprünglich arbeitete er beim Notdienst, später bei der Kriminalpolizei, Morddezernat.

Notdienst, das ist wie ein Rettungstrupp. Man reagiert auf jeden Anruf, jeden Zwischenfall: ein Mann, der unter einen Zug geraten ist, Leute, die von einer Brücke springen wollen, solche, die auf dem Wasser treiben, Spinner, die erst andere umbringen und sich dann verbarrikadieren. Um solche Leute haben wir uns gekümmert. Ein bißchen zu aufregend war das manchmal schon. Ein paarmal hatte ich das Gefühl, ich würde nicht mehr nach Hause kommen.

Haben Sie mal was von dem Einsatz auf der Freiheitsstatue gehört? Da war ein Kerl, der ist bis ganz oben raufgeklettert; er hatte die Scheibe des mittleren Bullaugenfensters zerbrochen und ist oben auf der Krone gestanden. Über eine Stunde lang. Der hat für irgendeine Sache gekämpft und dabei uns in Lebensgefahr gebracht. Hat gedroht, von der Krone auf den Kopf runterzuspringen.

Wir haben eine Zeitlang mit ihm geredet, und dann hat mein Partner eine Gelegenheit gesehen, ihn zu packen; er hat ihm Handschellen angelegt und ihn festgehalten. Wir waren an einem Seil festgebunden, aber das war unter uns. Wenn der einen von uns beiden runtergestoßen hätte, dann hätte die plötzliche Überlastung des Seils genügt, uns umzubringen.

Und der Einsatz im World Trade Center? Hundertzehn Stockwerke hat das. Irgend so ein Kerl hatte die Sicherheitsleute ausgetrickst. Ein Rabbi war schon da, ein Priester unterwegs. Der Kerl war ganz oben raufgeklettert und hatte sich ungefähr einen Viertelmeter runtergehangelt, auf einen schmalen Vorsprung für die Fensterputzer, so an die vier Zentimeter breit. Mein Partner und ich haben von oben zu ihm runtergeschaut, haben versucht, ihn zu überreden reinzukommen. Sein

Problem war, daß er als Jude geboren, jetzt aber Christ war. Er war fürchterlich wütend auf die Juden, weil die, so hat er behauptet, für die Kreuzigung von Christus verantwortlich waren. Da habe ich zu ihm gesagt: »Angenommen, sie hätten ihn nur zu siebeneinhalb bis fünfzehn Jahren verknackt, was wäre dann? Dann wären wir heute nicht katholisch.« Da hat er zu dem Rabbi gesagt: »Ich möchte, daß der Polizist da zu mir runterkommt und mit mir redet.« Ich bin also hin und hab weiter auf ihn eingeredet. Irgendwann hab ich ihm eine Zigarette gegeben und ihn dann fest umklammert, und beide sind wir an dem Seil hin und her geschwungen, oben auf dem World Trade Center. Wenn man mal davon absieht, daß es gefährlich war, ist das ein herrlicher Ausblick … Aus dieser Höhe sieht es so aus, als sei der East River nur eineinhalb Zentimeter breit. Während ich mit ihm geredet habe, wollte ich mich nur darauf konzentrieren, daß er mich nicht packt, denn ich war mir nicht sicher, ob er ein Messer hatte. Das wäre in dem Augenblick wirklich lebensgefährlich gewesen. Ganz kurz hab ich ans Sterben gedacht, aber meine Partner waren ja da, die haben mir Rückendeckung gegeben – außerdem ist alles sehr schnell gegangen.

Man kommt gar nicht dazu, Angst zu haben, weil man sich psychologisch darauf einstellen, darauf konzentrieren muß, was man als nächstes zu tun hat – man hat was zu erledigen. Wenn man die Sirenen hört und die Blaulichter sieht, denkt man über seine Ausrüstung nach, wer wohl das Seil hält, wer diese Morrissey-Riemen umgelegt hat, die wie eine Sicherheitsnadel aussehen … Man ist derart aufgeputscht und aufgedreht, daß man seinen eigenen Herzschlag hört.

Wenn es um irgendeinen Spinner geht, der sich verbarrikadiert hat – wenn der eine Kanone hat und damit droht, rauszukommen und jemanden zu erschießen, dann konzentrierst du dich auf diese Person, darauf, den Kerl nicht umzubringen. »Umbringen« – das Wort soll man nicht mehr verwenden – jetzt heißt es: jemanden »zum Aufgeben bewegen«. Aber es geht einfach darum, daß du da bist und alles tust, um dem Kerl das Leben zu retten. Wenn das nicht hinhaut, mußt du dir was anderes einfallen lassen.

Du betrachtest solche Leute immer als ein anderes menschliches Wesen und probierst, sie in ein Gespräch zu verwickeln und ihnen zu sagen, was sie alles aufgeben. Und du versuchst herauszufinden, ob sie

Familie haben. Manchmal ist es allerdings nicht so gut, wenn sie eine haben, weil sie vielleicht genau auf die wütend sind. Sobald die dann aufkreuzen, springen sie möglicherweise oder erschießen sich.

Und dann die Leute, die auf dem Wasser treiben, solche, die ertrinken und schließlich nach oben steigen. Einmal haben wir einen Jungen aus einem Teich gefischt. Man schaut ihn an, und in seinem Auge steckt noch der Greifhaken. Eine Frau hat mich gefragt: »Welche Hautfarbe hatte der denn?« Ich hab geantwortet: »Hören Sie mal – der Junge da war zehn Jahre alt – was spielt denn *das* für eine Rolle?« Darauf sie: »Sie haben ihn rausgezogen, Sie müssen das doch wissen.« Ich hab sie einfach stehenlassen. Mir ist es nie in den Sinn gekommen zu überlegen, ob der jetzt weiß war oder schwarz. Es ist darum gegangen, ein Menschenleben zu retten, aber es war zu spät.

Und dann die Leute, die sich aufhängen … wenn der Körper eine Zeitlang da rumbaumelt, zersetzt er sich allmählich. Wir nennen das manchmal den »Geruch des Todes«. Du kommst in eine Wohnung, und die Leiche hängt schon seit ein paar Wochen da, sondert säurehaltige Gase ab. Der Körper bläht sich auf, und diese Gase sind überall, sie steigen dir in die Nase, wenn du die Leiche abschneidest. Vielleicht sollten einige Leute mal bei so einem Rettungseinsatz dabeisein, in die Schuhe eines Polizisten schlüpfen, um zu sehen, wie das ist, was man da durchmacht. Die durchschnittliche Lebenserwartung eines Polizisten liegt heute bei neunundfünfzig Jahren – zwölf Jahre weniger als im Durchschnitt.

Der Tod … Am lebhaftesten ist mir folgender Vorfall in Erinnerung: Ein Mann ist von einem Zug erfaßt worden und zwischen den Bahnsteig und den Zug gefallen. Als wir hingekommen sind, haben gerade die von der Bahnhofspolizei mit ihm geredet. Er hatte Familie, etliche Kinder, und jetzt war er in einen zehn Zentimeter breiten Spalt eingeklemmt. Der Oberkörper war unverletzt, und deshalb war er noch am Leben: Das Herz hat nach wie vor Blut durch den Körper gepumpt. Man konnte sich also mit ihm unterhalten. Recht viel mehr war nicht zu machen. Die Sanitäter haben gesagt, in dem Augenblick, wenn wir den Zug wegstemmen, stirbt er. Du konntest praktisch seinen Tod vorhersagen, aber vorläufig hast du erst mal mit ihm geredet.

Ich mußte an seine Familie denken, als wir mit einer Art Wagenheber den Zug vom Bahnsteig weggestemmt haben. Den schiebt man zwischen die Kugellager auf der Unterseite des Waggons und den Bahnsteig. Auf die Weise hatten wir noch mal fünfzehn Zentimeter mehr, um den Mann rauszuziehen. Der Körper war ganz plattgerollt. Der Mann ist einfach eingeschlafen, auf der Stelle gestorben. Er hat noch gefragt: »Was machen die jetzt mit mir? Was passiert jetzt?« Ich hab also auf ihn eingeredet: »Wir tun unser Bestes.« – »Ich spüre meine Beine nicht mehr ...« – »Genau darum kümmern wir uns gerade – ein paar Leute sind unter den Zug gekrochen ... Wo arbeiten Sie denn?« – einfach so Fragen, um ihn abzulenken.

Bei unseren Einsätzen hat man ungeheures Herzklopfen; Adrenalin schießt dir ins Blut, du hast die Hand am Abzug, kannst ihn mit der leisesten Berührung auslösen. Du machst das, weil das dein Beruf ist, und wenn du töten mußt, dann tötest du – aber du willst nicht töten. Du hast Angst, aus Versehen an den Abzug zu kommen. Aber über diese Angst denkst du erst später nach. Wenn du ein Menschenleben retten kannst, dann tust du das. Das Nachdenken darüber, daß es tödlich ausgehen könnte, und über deine Sicherheit, das kommt meist erst im nachhinein.

Seit wir beide uns zum ersten Mal begegnet sind, habe ich geistlichen Trost und Beistand gefunden. Gelegentlich gehe ich jetzt in eine Kirche rein. Ich glaube an ein Leben nach dem Tod. O ja. Aber mir gehen auch Fragen durch den Kopf. Warum müssen junge Leute sterben? Warum müssen Leute damit drohen, sich umzubringen?

Einmal hatte ich einen Einsatz in einem Privathaus; dort hat sich ein Mann eine 12-Kaliber-Schrotflinte ans Kinn gesetzt und sich den Kopf weggeschossen. Die Hälfte des Schädels klebte an der Decke, die andere an den Wänden. Wir mußten das Ganze photographieren und alle Einzelheiten aufschreiben. Mir ist aufgefallen, wie friedlich so etwas wirkt, wenn jemand tot ist, wie ruhig. Als ich am Küchentisch saß und notiert habe, wie die Leiche aussah, hat sich ein Teil des Schädels und des Gesichts von der Decke gelöst und ist mir auf die Schultern gefallen. Ich hab mir gesagt: »Es regnet Tod, in der Küche hier regnet es Tod«, nichts weiter. Manchmal nervt es einen ein bißchen – wenn jemand sich umbringen will, warum muß er dann so einen Saustall hinterlassen? Wenn sie fest entschlossen sind ... *(Unvermittelt)* Bei

Polizeibeamten ist die Selbstmordrate mit am höchsten – wegen der ständigen Anspannung, der Belastung, all der Probleme. Ich habe einen Kerl gekannt, der sich umgebracht hat, einen Polizisten. Damals bin ich da hingegangen. Er hat oben auf der Treppe gesessen. Ein Bild von seiner Frau und seinen Kinder lehnte vor ihm an der Wand, und er schoß sich in den Kopf.

Auf solche Gedanken bin ich nie gekommen, Gott sei Dank. Aber wenn ich je an dem Punkt anlange, wo die mich an irgendwelche Schläuche und Röhrchen hängen und ich nur noch dahinvegetiere, möchte ich noch soweit bei klarem Verstand sein, daß ich zu denen sage: »Zieht den Stecker raus.« Falls ich in ein Altersheim komme und noch im Besitz meiner Kräfte bin, möchte ich, daß meine Kinder mir Kekse mit Schokoladesplittern bringen, mir den Mund abwischen und meinen Rollstuhl in den Schatten rollen.

TEIL EINS

ÄRZTE

Dr. Joseph Messer

Chefkardiologe des presbyterianischen Rush-St. Luke's-Krankenhauses in Chicago. Ehemaliger Vorstandsvorsitzender des American College of Cardiologists.

Ich wurde 1931 in Watertown, South Dakota, dreißig Meilen südlich der Grenze zu Minnesota, geboren. Dort lebte ich, bis ich 1949 aufs College ging.

Dad war Begräbnisunternehmer. Seit fünf Generationen wurde der Beruf in der Familie weitervererbt; diese Tradition reicht bis zu Tischlern in Maine zurück. Sie waren die für den Bezirk zuständigen Methodistenprediger, die auch die Bäume bestimmten, aus denen Melasse gezapft werden sollte. Das war um 1600 … Da sie ständig mit Holz umgingen, wurden sie schließlich Schreiner.

In kleinen Ortschaften waren die Tischler gleichzeitig die Begräbnisunternehmer. So war es auch beim Vater meines Vaters – und zwar seit etlichen Generationen. Mein Vater stieg jedoch aus, war eher am Bankwesen und Finanzgeschäften interessiert. Als er einmal durch Watertown kam, lief er dem Bankier der Stadt in die Arme, der ihm eine Stelle anbot. Und dessen Tochter er heiratete. Ein interessanter Zufall: Die mütterliche Seite der Familie war im Begräbnisgeschäft. Mein Vater gab seine Stelle bei der Bank auf und landete schließlich doch wieder in der Beerdigungsbranche. Daher wuchs ich als Sohn eines Bestattungsunternehmers auf.

Oft spielten wir in der Beisetzungskapelle, rannten die Gänge auf und ab. Ich spielte gern Klavier. Als ich so um die zehn, elf war, schaffte mein Vater eine Hammondorgel für die Kapelle an – und darauf zu spielen machte mir wirklich Spaß. Ständig ermahnte man mich, ernste Musik zu spielen. Gelegentlich begleitete ich meinen Vater – er hatte eine wundervolle Stimme –, wenn er bei Beerdigungen die alten Hymnen sang.

Als ich zehn war, arbeitete ich dort, wenn die Schule aus war: Ich kümmerte mich um die Leichenwagen, die Limousinen. Deshalb war ich bei vielen Begräbnissen dabei, und als ich alt genug war, fuhr ich die Limousinen und die Krankenwagen selbst. In Kleinstädten waren die Begräbnisunternehmer auch für den ärztlichen Notdienst zuständig – die Leichenwagen konnten ohne weiteres umfunktioniert werden; das war vor der Zeit der Sanitäter.

Ich wuchs mit Kummer auf, obwohl ich selbst keinen verspürte, denn ich gehörte nicht zu den trauernden Familien. Daß Leute starben, war Teil des Lebens, wie ich es gewöhnt war. Ich erinnere mich, welch ungeheure Achtung mein Vater vor den Dahingeschiedenen hatte – und er bestand darauf, daß jedermann in dem Haus, in dem jemand gestorben war, dem Toten den gleichen Respekt zollte. Das war von großer Bedeutung für mein Leben. Ich weiß noch, wie ich zusammen mit meinem Vater zu Farmhäusern fuhr, in denen jemand gestorben war. Ich half ihm beim »Aufräumen«, wie er es nannte. Er faßte die Bahre an dem einen Ende, ich am anderen. Und ich bekam mit, wie mein Vater auf die trauernden Angehörigen des Toten einging. Er behandelte alle Leute, egal, welcher wirtschaftlichen und gesellschaftlichen Klasse, gleich. Und ich bin mir sicher: daß ich ihm zusah, wie er mit Leuten umging, die unter großer Belastung standen, hat mir mehr als alles andere, mehr als jeder Unterricht geholfen, ein guter Arzt zu werden – zumindest hoffe ich das.

Ich glaube, wirklichen Kummer habe ich zum ersten Mal empfunden, als der Junge, der uns gegenüber wohnte, im Zweiten Weltkrieg getötet wurde. Damals war ich ungefähr elf oder zwölf. Er war ein wunderbarer Mensch gewesen. Als wir erfuhren, daß er gefallen war, hat mich das wirklich getroffen. Das ist meine erste Erinnerung an echtes Trauern.

Eigentlich war es das Lebensziel meines Vaters gewesen, Arzt zu werden. Er hatte bereits mit dem Medizinstudium begonnen, mußte es aber aufgeben, da sein Vater an Tuberkulose erkrankte – ein damals keineswegs seltenes Leiden. Auf die Weise kam mein Vater in das Geschäft, denn schließlich mußte jetzt er für den Lebensunterhalt der Familie sorgen. Vor Ärzten hatte er zweifelsohne die größte Hochachtung.

Ich vermute, seinen Wunsch hat er bis zu einem gewissen Grad stellvertretend an uns ausgelebt, denn mein vier Jahre älterer Bruder und ich wurden beide Ärzte. Den Knochenbau des Menschen lernten wir im Alter von sechs Jahren. Als ich sieben oder acht war, kannte ich jeden einzelnen Knochen im Körper. Er hatte alle möglichen medizinischen Lehrbücher und brachte mir so einiges über Blutgefäße, Venen und Arterien bei. Oft habe ich ihm beim Einbalsamieren zugesehen. Dabei werden konservierende Chemikalien eingespritzt, die das Blut ersetzen, damit sich die sterblichen Überreste nicht zersetzen.

Mein Bruder und ich wurden regelrecht darauf programmiert, Ärzte zu werden. Und wissen Sie was – meine Tochter, die Enkelin meines Vaters, ist ebenfalls Ärztin. *(Lacht leise)* Ich habe versucht, sie nicht allzusehr zu beeinflussen – ich habe sie nicht vorprogrammiert.

Mein Vater hingegen hat eindeutig versucht, unsere Berufswahl zu beeinflussen. Ich bin mit Scheuklappen aufs College. Für mich gab es nur eines: Arzt zu werden. Auf die Weise habe ich möglicherweise einige andere Sachen verpaßt, die mich vielleicht interessiert hätten …

Unsere medizinische Trutzburg, die den nachhaltigsten Einfluß auf uns ausübte, war die Mayo-Klinik. Dorthin gingen alle Leute aus South Dakota, wenn sie ernstlich krank waren. Für meinen Dad bin ich unzählige Male von Watertown nach Mayo gefahren. Eine ziemlich lange Strecke, ungefähr 375 Meilen. Behinderte Kinder lagen meinem Vater besonders am Herzen. Er träumte davon, mein Bruder – der mittlerweile verstorben ist – und ich würden nach dem Vorbild von Mayo eine Messer-Klinik gründen.

Mein Bruder mußte zum Militär, als der Zweite Weltkrieg schon fast zu Ende war. Er hatte von einer Stadt an der Ostküste namens Harvard gehört – für uns in Watertown nichts weiter als ein Name. Unsereiner besuchte natürlich die University of Minnesota. Mein Bruder entschied sich allerdings, sehr zur Bestürzung meines Vaters, für Harvard. Meine Mutter meinte: »Wenn er dorthin will, dann laß ihn doch.« Ich bin dann auch aufs Harvard College, absolvierte dort meine Ausbildung, mein Praktikum und schließlich meine Assistenzzeit in Kardiologie.

Anschließend arbeitete ich in der Wright Patterson Air Force Base. Das war zur Zeit der Astronauten – man versuchte herauszufinden, wie man sie in den Weltraum befördern könnte. Der Sputnik umkreiste bereits die Erde; das Ganze war daher eine Art Wettlauf mit den Russen. Ich befaßte mich mit der Fliehkraft bei Menschen – Schwerkraft und Zentrifugalkraft Immer wieder ließen wir Leute um sich selbst herumwirbeln, um die ungeheuren Zentrifugalkräfte einer Rakete zu simulieren – ein wunderbares Erlebnis.

Dann bin ich wieder ans Boston City Hospital, eines meiner bevorzugten Krankenhäuser für Kardiologie. Im Anschluß daran kam ich als Leiter der Kardiologieabteilung ins Rush-St. Luke's-Presbyterian-Hospital nach Chicago.

Im Verlauf der ersten achtzehn Jahre meines Lebens oder so betrachtete ich den Tod ganz nüchtern als etwas, das eben passiert – gefühlsmäßig berührte mich das nicht sonderlich. Jetzt, da mein Leben sich seinem Ende nähert, trifft es irgendwie mich ganz persönlich – gelegentlich sogar sehr emotional –, wenn einer meiner Patienten stirbt … Bei jedem einzelnen Todesfall gehe ich zu den Familien, rede mit den Angehörigen und spreche ihnen mein Beileid aus. Die Erinnerung an meinen Vater, wie er als Begräbnisunternehmer auf die betroffenen Familien einging, hilft mir dabei sehr. Natürlich rede ich mit den Leuten nicht wie ein Leichenbestatter, doch die Fähigkeit zum Mitleiden, dazu, an ihren Gefühlen teilzuhaben – die rührt, glaube ich, daher, daß ich das bei meinem Vater beobachtet habe.

Wenn ich mir ansehe, wie meine Kollegen auf den Tod ihrer Patienten reagieren, stelle ich eine ziemliche Vielfalt von Verhaltensmustern fest. Eine gewisse Fähigkeit, sich gefühlsmäßig von der Atmosphäre zu distanzieren, die einen Kranken umgibt, der im Sterben liegt, ist notwendig, um objektiv zu bleiben, um die richtigen Entscheidungen hinsichtlich der Versorgung des Patienten zu treffen. Wenn man ein guter Arzt sein will, muß man meiner Ansicht nach in der Lage sein, einen gewissen Abstand zu seinen Patienten zu wahren. Einige von uns haben diese Fähigkeit bis zum Extrem vervollkommnet. Wenn man sich allzusehr darauf einläßt … Aus diesem Grund behandeln wir unsere

Angehörigen auch nicht selbst: Es ist ein Problem, mit Krankheit bei den Menschen fertigzuwerden, die einem nahestehen. Vielleicht ist das ein Abwehrmechanismus, um nicht in einen gefühlsmäßigen Strudel zu geraten. Manchmal ist es wahrhaft herzzerreißend zu sehen, was Kranke aushalten müssen. Wenn man immer wieder zuläßt, diese Art von emotionalem Trauma durchzumachen, wirkt sich das sehr zerstörerisch aus. Es bedarf eines gewissen Maßes an Abschottung – was trotzdem, so glaube ich, Mitleid nicht ausschließt.

Ein Großteil davon beruht auf Erfahrung. Ich hatte das Glück, einen wahren Meister im Umgang mit Trauer beobachten zu können, meinen Vater, der dennoch den notwendigen Abstand hielt – er mußte den Anforderungen seines Berufs genügen und sich um die anstehenden Probleme der jeweiligen Familie kümmern. In den Vereinigten Staaten ist die Auseinandersetzung mit dem Tod beinahe ein Tabu. Über Tod und Sterben als gesellschaftliches Problem reden wir nicht, obwohl es immer mehr zu einem solchen wird …

Für viele Leute ist dies ein äußerst heikles Thema – vielleicht weil es alle möglichen Ängste und Befürchtungen hinsichtlich ihres eigenen Todes heraufbeschwört. Doch wir müssen lernen, darüber zu sprechen, darüber nachzudenken, uns darauf vorzubereiten. Als eine Folge dessen wird sich meiner Ansicht nach die Beziehung zwischen Arzt und Patient vertiefen.

Wenn Patienten sterben, ist uns oft klar, es ist unausweichlich. Wir wissen, die Krankheit, an der sie leiden, ist unheilbar – in dieser Hinsicht plagen einen keinerlei Selbstzweifel. Die Frage lautet vielmehr immer: »Hätten wir dem Patienten das Sterben leichter machen, uns besser um ihn kümmern können?« In manchen Fällen allerdings hat man stets Zweifel: Wir standen an einer Weggabelung, als wir unsere Entscheidung über die weitere Behandlung trafen – Operation ja oder nein. Eine Operation birgt, das wissen wir, gewisse Risiken in sich, verspricht aber größeren Nutzen. Verzichtet man auf eine Operation, so sind zwar die Risiken geringer, aber auch die Vorteile. »Hätten wir uns für den anderen Weg entscheiden sollen?« Jetzt, da man weiß, wie es ausgegangen ist … Diese Rückschau – wunderbar, um daraus zu lernen, doch unerträglich und gefährlich, wenn man sich selbst bestraft, indem man zurückblickt und erklärt: »Hätten wir es nur so oder so gemacht!« Natürlich arbeiten wir in der Medizin ständig damit, und das sollten wir auch. Man blickt zurück, um herauszubekommen, wie man es das nächste Mal besser machen kann – das ist der eigentliche Grund für eine Obduktion.

Als Ida* starb, bewegten mich ein Dutzend verschiedenartigster Empfindungen. Eine war unermeßliche Traurigkeit, weil sie gestorben war, denn ich hatte sie sehr gemocht und ungeheure Achtung vor ihr gehabt. Und dann eine Art Schuldgefühl: Hatten wir die falsche Entscheidung getroffen, als wir ihr diese spezielle Therapie empfahlen? Zurückgehen und eine Analyse im nachhinein anstellen. Haben wir etwas übersehen? Was war schiefgelaufen? Sodann: Wie soll ich Ihnen gegenübertreten? Ich hatte erfahren, daß ich ausersehen war, Ihnen mitzuteilen, daß sie die Operation nicht überlebt hatte. Wie sollte ich Ihnen und Ihrem Sohn das beibringen? Welche Worte würde ich dafür finden? Wie würden Sie darauf reagieren? Wie würden wir in dieser schrecklich schwierigen Phase Ihres und auch meines Lebens miteinander umgehen? Wie könnte ich Ihnen helfen, nachdem dies geschehen war? Was wäre als nächstes zu tun? Deshalb war ich ungemein dankbar, als ich gesehen habe, daß Ihr Sohn und andere Leute bei Ihnen waren.

Im Umgang mit einem Patienten muß ein Arzt immer ehrlich sein. Sobald dieser nämlich auch nur eine Spur von Unglaubwürdigkeit bemerkt, untergräbt dies die gesamte Beziehung. Und gelegentlich bedeutet Aufrichtigkeit eben, eine schlechte Nachricht überbringen zu müssen. Dann versuche ich – und ich bin sicher, man könnte es besser machen –, dem Patienten die nackten Tatsachen vor Augen zu führen. Und tue mein Bestes, um ihn darauf hinzuweisen, daß es Möglichkeiten gibt, das Problem in den Griff zu bekommen. Das ist möglicherweise eine Art Beschwichtigung: Wir können Sie zwar nicht heilen, doch wir werden die Beschwerden lindern. Ich glaube wirklich, praktisch jede Diagnose, die wir heute stellen, birgt die Hoffnung eines Durchbruchs in absehbarer Zukunft in sich. Darauf weise ich meine Patienten gern hin. Im Augenblick gibt es vielleicht kein Heilmittel oder keine Behandlungsmethode für diese oder jene Krankheit, doch auf dem Gebiet passiert so viel …

* Ida war meine Frau; sie starb nach einer Herzoperation. (S.T.)

Mein Sohn litt an der Hodgkin-Krankheit – eine Art Krebs der Lymphknoten. Als wir das erfuhren, war ich am Boden zerstört. Die wundervolle Ärztin, die ihn in ihre Obhut nahm, wies mich darauf hin, auf diesem Gebiet ändere sich alles so rasch, daß wir die Hoffnung nicht aufgeben sollten – und sie hatte recht! Mittlerweile sind seit der Behandlung sieben oder acht Jahre vergangen, und die Krankheit ist nicht wieder aufgeflackert. Wenn man mit einer unheilbaren Krankheit konfrontiert wird, ist es das Allerwichtigste, dem Patienten ein Gefühl von Hoffnung zu vermitteln, ohne unaufrichtig zu sein.

Kummer und Schuldgefühle sind etwas Bedrohliches, und zwar desto mehr, je älter wir werden … denn nun nähern wir uns dem eigenen Tod immer mehr.

Meiner Ansicht nach wurde dies zu der Zeit problematisch, als unsere Nation immer mehr verweltlichte. Als Kind habe ich aus den Erfahrungen mit meinem Vater gelernt, welch wichtige Rolle Religion spielt, wenn es darum geht, sich mit dem Tod auseinanderzusetzen – der Glaube an ein Leben nach dem Tod, Rettung und Erlösung … Die anläßlich Beerdigungen gehaltenen Predigten, die Totenmessen, die Erwartung, daß es jenseits von alldem etwas anderes gibt – all dies half den trauernden Familien über diese schreckliche Zeit hinweg.

Mein Vater war sehr fromm, Methodist. Er ging regelmäßig in die Kirche und tat alles, was man in einer kleinen Gemeinde von den Gläubigen erwartet, Spenden und derlei. Doch am deutlichsten kam seine Religiosität in seiner Lebensweise zum Ausdruck.

Meine Kinder wuchsen mit Religion als festem Bestandteil unseres Lebens auf, denn ich bin überzeugt, daß es unmöglich ist, als Erwachsener zum Glauben zu finden, wenn man dies nicht bereits als Kind erfahren hat. Allerdings macht es mir meine wissenschaftliche Schulung schwer, bestimmte Annahmen der organisierten Religion zu akzeptieren. Meine Erfahrung mit einigen dieser institutionalisierten Glaubensrichtungen läßt Zweifel in mir aufkommen, ob sie wirklich religiös sind – wenn man sich ansieht, wie es um ihr Mitleid für und ihre Sorge um Menschen und deren Bedürfnisse steht. Und ich bezweifle auch, daß es ein Leben im Jenseits gibt – wahrscheinlich ist dies das erste Mal, daß ich das gesagt habe. *(Lacht)* Aber es wäre recht nett, wenn es derlei gäbe. Obwohl ich mir vorstellen kann, welch ungeheure Schwierigkeiten sich ergeben könnten, wenn tatsächlich ein Jenseits existierte, das von all meinen Vorfahren bevölkert wäre!

Ich denke dabei an Leute, die wie ich einen geliebten Menschen verloren haben – meine erste Frau ist vor zehn Jahren gestorben – und dann später wieder heiraten. Wie wird das funktionieren, wenn wir alle da droben sind und plötzlich zwei Ehefrauen haben? Vielleicht hatten die Mormonen gar nicht so unrecht. *(Lacht)* Das war jetzt nicht respektlos gemeint … Dennoch, von einem wissenschaftlichen, rationalen Standpunkt aus erscheint es mir ein wenig schwierig anzunehmen, es gebe ein Leben im Jenseits. Aber ich schätze, im Grunde ist mir das ziemlich egal. Wichtig ist doch vor allem, wie wir unser Leben gestalten, solange wir hier sind, und der Einfluß, den wir auf Menschen ausüben, solange wir leben. Und wenn es einigen Menschen hilft zu glauben, im Jenseits gebe es eine Belohnung für ihre guten Taten – wie der Calvinismus und die jüdisch-christliche Ethik behaupten –, sei's drum. In meinen Augen ist die Motivation nicht so wichtig wie der Trost, den dies für die Hinterbliebenen bedeutet.

Seit jeher habe ich einen Widerwillen gegen Einäscherung. Meine erste Erfahrung damit – als Sohn des Bestattungsunternehmers – war, daß es mich gefühlsmäßig abstieß. Ich weiß nicht, ob ich je darüber hinweggekommen bin. Als meine Frau starb, waren meine Kinder überzeugt, Einäscherung sei das Richtige; meine Frau hätte ihnen selbst gesagt, daß sie das wolle. Wir beide hatten nie miteinander darüber gesprochen … Ich selbst bin mir nicht sicher, ob ich mich tatsächlich entschieden habe, was ich eigentlich will. Das überlasse ich meinen Hinterbliebenen.

Meiner Ansicht nach sollten wir uns etwas mehr darum kümmern, was nach unserem Ende mit uns geschieht. Wenn man nicht fähig war, mit seinen Kindern über den Tod und das Sterben zu sprechen, dann läßt man sie völlig im Dunkeln tappen, wie man es sich gewünscht hätte. Die meisten von uns sind nicht in der Lage, dies in den letzten Lebensmonaten zu tun. Jedermann hat das Recht auf einen würdevollen Tod. Leider lassen wir die Leute nicht mehr zu Hause sterben, teilweise aufgrund eines Widerwillens dagegen, den Vorgang des Sterbens mitzuerleben. Viele Familien wollen keinen kranken Menschen in ihrer Wohnung haben, der im Sterben liegt.

Letzte Woche habe ich im Theater O'Neills *Desire Under the Elms** gesehen. In dem Stück war die Rede von der guten Stube, die niemand mehr betreten hat, seit die Leiche der Ehefrau dort aufgebahrt wurde. Von dem Zeitpunkt an benutzte die Familie das Zimmer nicht mehr. Deshalb wird es oft auch das Trauerzimmer genannt, wie in alten Zeiten. Der Gottesdienst wurde in der Kirche abgehalten, doch dann brachte man die sterblichen Überreste nach Hause, und die Aufbahrung sowie die Totenwache fanden dort statt.

Hierzulande ist Sterben ein sehr heikles Thema. Leute, die dafür keinerlei Vorkehrungen getroffen haben, verschulden meiner Meinung eine enorme gefühlsmäßige Belastung und eine Menge finanzieller Probleme. Es bürdet den Familien eine unnötige Last auf, weil sie nicht wissen, was der verstorbene Elternteil möglicherweise wollte.

Als ich noch klein war, sagte meine Mutter zu mir: »Es gibt bestimmte Dinge, Joseph, über die man in besseren Kreisen nicht spricht. Politik, Religion und Sex, all das wird mit keinem Wort erwähnt.« Tod hat sie dabei nie mit aufgeführt, doch ich würde dies als Tabuthema hinzufügen – denn im allgemeinen hat man Angst, beim anderen einen wunden Punkt zu treffen, ihn an einen kürzlichen Todesfall zu erinnern oder seine Angst und Furcht wegen einer Krankheit, an der er leidet, zu wecken. Ich will damit nicht sagen, daß dies von vorrangiger Bedeutung ist, doch ich halte es für wichtig, darüber zu sprechen, um endlich einmal unsere Ängste und Befürchtungen zum Ausdruck zu bringen, ihnen ins Auge zu blicken und uns dann mit ihnen auseinanderzusetzen.

* Eugene O'Neill, *Desire Under The Elms.* Theaterstück in drei Akten; Uraufführung: New York, 11.11.1924./Dt.: *Gier unter Ulmen*; Erstaufführung: Berlin 1925 (Anm. d. Übers.)

NOTAUFNAHME

Dr. John Barrett

ist der Leiter der Abteilung für Traumatologie im Cook County Hospital in Chicago. Sein irischer Akzent ist nach wie vor unverkennbar.

Unsere Trauma-Abteilung war 1966 die erste ihrer Art in ganz Amerika. Sie ist nicht so sehr für Kranke, sondern für Leute gedacht, die Verletzungen erlitten haben – Opfer einer sogenannten vorsätzlichen Körperverletzung, Opfer von Gewalt: Schuß- und Stichwunden sowie andersartige tätliche Angriffe auf eine Person. Andere Traumata-Zentren behandeln hauptsächlich Opfer nicht vorsätzlicher Verletzungen: nach Autounfällen oder Stürzen. Unsere Erfahrungen beziehen sich auf Leute, die aus der sozialen Unterschicht einer Großstadt kommen: vorwiegend jung, vorwiegend männlich, vorwiegend Angriffstraumata: Schuß- und Stichwunden.

Ich bin der dritte von vier Brüdern. Mein Vater war Postbote, meine Mutter Damenschneiderin in Cork. Die Familie hatte hart zu kämpfen, um allen Söhnen ein Universitätsstudium zu ermöglichen. Meine beiden älteren Brüder entschieden sich für Naturwissenschaften – Chemie und Physik. Ich wollte mich mit etwas beschäftigen, das wissenschaftlich war, bei dem ich jedoch gleichzeitig mehr mit Menschen zu tun hätte. In der Familie hatte es bislang niemand gegeben, der sich mit Medizin befaßte, doch genau das schien meinen Vorstellungen entgegenzukommen. Ich kann mich noch erinnern, wie mein ältester Bruder Frank erklärte: »Das ist eine fürchterliche Zeitverschwendung – um Arzt zu sein, bedarf es keinerlei Intelligenz.«

Natürlich ist es nicht gerade eine anspruchsvolle Wissenschaft. In der Medizin gibt es nichts schrecklich Schwieriges zu verstehen, nur eine Menge Dinge, die man im Kopf behalten muß. Eigentlich wollte ich Allgemeinarzt werden. Im Verlauf meines letzten Jahres an der medizinischen Fakultät versah ich abwechslend mit dem damaligen Chirurgieprofessor den Dienst, und das machte mir unglaublich Spaß. Gegen Ende des Turnus fragte er mich: »Nun, Barrett, was werden Sie jetzt machen?« Ich antwortete: »Na ja, Mr. Kiley, Sir, ich will Allgemeinarzt werden.« Er sah mich an und erklärte: »Barrett, dann geht ein hervorragender Chirurg an Ihnen verloren.« Also entschied ich mich für Chirurgie. Allmählich wurde mir klar, im Grunde interessierten mich Verletzte. Es ist ein derart einschneidendes Geschehen: Der Patient ist vollkommen gesund, dann passiert irgend etwas Traumatisches, und binnen weniger Sekunden ist er verletzt: eine große chirurgische Herausforderung, weil er meistens blutet, aber im allgemeinen sofort operiert werden muß. Der Inbegriff solcher Verletzungen ist eine Schußwunde. Trotz all der schrecklichen Dinge, die Sie über Nordirland und die Gewalttätigkeit dort hören, im Süden, wo wir wohnten, habe ich nie auch nur eine einzige Schußwunde gesehen. Ich mußte erst in dieses Land kommen, um derlei zu Gesicht zu bekommen.

Wie ich festgestellt habe, entsprechen Chirurgen einem ganz bestimmten Persönlichkeitstypus. Sie neigen zu Hyperaktivität, sind ungemein selbstbezogen und oft übertrieben optimistisch – insbesondere Trauma-Chirurgen, die ungemein schnell handeln müssen, auch wenn sie nur über ein Minimum an Informationen verfügen. Vermutlich sind sie nicht gerade diejenigen, die man sich als Anwalt oder Beichtvater wünscht, aber genau so jemanden braucht man als Trauma-Chirurgen. Meist sind sie ungeheuer selbstsicher, und das ist auch der Grund, warum viele Leute sie nicht mögen, denn sie neigen dazu, andere recht herablassend zu behandeln. Das hat etwas mit dem Gebiet zu tun, auf dem sie arbeiten, denn du mußt schon verdammt großes Selbstvertrauen haben, wenn es deine Aufgabe ist, ohne lange zu überlegen, einen Menschen aufzuschneiden. Wenn die Leute hören, du bist Chirurg, starren sie sofort deine Hände an, weil sie meinen, Chirugen müßten über eine einzigartige Fingerfertigkeit verfügen. Das ist völlig falsch gedacht. Es heißt, man könne gelehrigen Affen beibringen, wie man operiert – ich bin mir nicht sicher, ob das stimmt –, aber es geht um die Entscheidungsfindung, nicht um die Operationstechnik.

Sie wollen, daß ich Ihnen etwas über das Leben und den Tod erzähle? Nun, als erstes denke ich dabei an meine Patienten. Allmählich wird einem nämlich klar, es gibt keine scharfe Trennungslinie zwischen Leben und Tod. Wann ist eine Person noch am Leben, und wann ist sie bereits tot? Beispielsweise werden gelegentlich klinisch tote Patienten gebracht: Ihr Herz hat zu schlagen aufgehört, sie atmen nicht mehr, ihre Pupillen sind starr und geweitet. Aber jetzt haben wir sie hier. Die Sanitäter der Feuerwehr von Chicago sind hervorragend – sie bringen diese Leute unglaublich schnell her, die folglich nur kurze Zeit keinerlei Lebenszeichen mehr gezeigt haben. Einige kann man tatsächlich noch wiederbeleben, zurückholen …

Wie lange ist das jetzt her – zwei Wochen? Da hatten wir einen Mann mit einem Messerstich ins Herz; als er eingeliefert wurde, war er klinisch tot. Wir haben sofort den Brustkorb geöffnet, den Druck von seinem Herzen genommen, zugenäht, und er hat sich tatsächlich erholt. Er kann nicht tot gewesen sein, schließlich haben wir ihn zurückgeholt, aber vom Klinischen her *war* er tot gewesen. Es gibt keine klare Grenzlinie, nur einen allmählichen Übergang vom Leben zum Tod. Die Toten, die ich zu sehen bekomme, sind meist junge Leute, die in etwas Verhängnisvolles hineingeraten sind – und erschossen wurden. Man tut sein Bestes. Entweder sind sie schon tot, wenn sie hier eintreffen, oder aber sie sterben kurz nach der Einlieferung, und es ist unmöglich, sie wiederzubeleben. Als erstes geht mir dann durch den Kopf, was für eine ungeheure Vergeudung das ist … Du betrachtest einen menschlichen Körper, und als Chirurg kennst du ihn in allen Einzelheiten: den Knochenbau und die Sehnen, die Arterien und die Venen. Und jetzt ist er tot. Diese wunderbare, vollkommene Maschinerie existiert nicht mehr. Oft ist es eine Winzigkeit, die ihn umgebracht hat. Ein Messerstich ins Herz tötet den einen, während der nächste ihn überlebt. Ungeheuer willkürlich erscheint einem das. Wirklich Kopfzerbrechen bereitet es mir, wenn Kinder sterben. Solange es sich um Erwachsene handelt, die an einem Trauma sterben, hat man das Gefühl, in gewissem Maße sind sie selbst daran schuld, weil sie sich bewußt zu dieser bestimmten Zeit an diesem bestimmten Ort aufgehalten haben. Stirbt jedoch ein Kind, dann denkt man: *Warum mußte das geschehen?* Fünf Minuten nur, und alles wäre anders gekommen. Und die Eltern fragen dich das gleiche: »Warum ist das passiert, Herr Doktor?« Dann versucht man zu erklären: »Er ist erschossen worden; wir haben unser Möglichstes getan.« Doch das ist nicht die Antwort, die sie hören wollen. Sie wollen wissen, warum dieser Mensch, der am Morgen noch wach, am Leben und gesund war, jetzt tot sein soll. Eine Erklärung dafür kannst du als Chirurg ihnen nicht geben.

Als erstes verspüre ich Wut, Zorn darüber, daß sie gestorben sind, daß ich nicht in der Lage war, sie zu retten. Für mich stellt das fast eine persönliche Niederlage dar. Ich weiß, logisch gesehen stimmt das nicht. Ich habe sie nicht erschossen. Es ist nicht meine Schuld, daß die Leute mit einem Schießeisen in der Hand rumlaufen.

Wissen Sie noch, wie ich den Chirurgen als Typus charakterisiert habe? Als ungemein selbstsicher. Wir entreißen die Verletzten den Klauen des Todes, wir führen das Skalpell, wir fällen die Entscheidungen, uns steht die gesamte Technologie zur Verfügung, und alles in dem Krankenhaus hier ist darauf ausgerichtet, sie zu retten. Doch man kann sie nicht alle retten. Viele sind es nicht, die sterben, aber sie sterben. Deshalb empfinde ich als erstes Wut. Allerdings geht das ziemlich schnell wieder vorbei, weil ich mir selbst sage: *Was hätten wir tun können, haben es aber nicht getan?* Genauer gesagt: Wir sprechen miteinander darüber – hätten wir noch schneller reagieren, rascher die Situation erfassen können? Denn selbst wenn dieser Patient jetzt tot ist, so können wir es doch beim nächsten vielleicht besser machen. Und dann schießt es mir durch den Kopf: *Was für eine Vergeudung!* Eine absolute, vollkommene *Vergeudung*. Vor allem jetzt. Ich bin mittlerweile fünfundfünfzig Jahre alt. Da fängt man an, über die eigene Sterblichkeit nachzudenken. Im Grunde genommen ist es uns gar nicht bewußt, was für ein kostbares Geschenk Leben ist. Wir betrachten es als etwas Selbstverständliches. Meine Kinder werden allmählich erwachsen; meine Tochter fängt dieses Jahr mit dem College an; ich selbst werde älter, doch ich bin umgeben von Leuten, die eingeliefert werden und von denen manche sterben. Unser Leben – es ist etwas sehr, sehr Gefährdetes, ganz plötzlich kann es vorbei sein. Und dann die Sachen, deretwegen man sich Sorgen macht … Soll ich das Haus dieses Jahr neu streichen? Der Keller steht gelegentlich unter Wasser. Verdammt, ständig ist irgend etwas mit dem Auto … Das alles ist so banal … Wir sollten uns dessen wirklich bewußt werden: Das größte Geschenk, das wir haben, ist Zeit, denn das bedeutet: Wir leben.

Wenn der Patient eingeliefert wird, ist er möglicherweise blutüberströmt. Doch ich sehe nicht das Blut, ich sehe einen Menschen, der technische Herausforderungen an mich stellt. Bei einer Schußwunde in die Brust, die innere Blutungen ausgelöst hat, müssen wir intubieren, feststellen, wie stark die Blutung ist, und dann die entsprechenden Maßnahmen ergreifen. In dem Augenblick hänge ich also keinerlei großartigen philosophischen Spekulationen nach, sondern bin völlig auf ein mechanisch-operatives Vorgehen eingestellt. Das geht dann Schlag auf Schlag … wie ein sehr sorgfältig, bis in alle Einzelheiten choreographierter Tanz. Aber schließlich stirbt der Patient dann doch. Dann sagt man sich: »Sehen wir uns den Tanz noch einmal an. Haben wir irgend etwas falsch gemacht, hätten wir irgend etwas besser machen können?« Mit zunehmendem Alter neigt man dazu, etwas nachdenklicher zu werden. Ich bin überzeugt, die Lösung für diese ganze Gewalttätigkeit sind nicht Chirurgen. Vielmehr müssen wir irgendwie die Gewalt als solche verhindern.

Ich stamme aus Irland, einem Land mit medizinischer Versorgung für jedermann – jeder Einwohner ist versichert. Jetzt bin ich amerikanischer Staatsbürger, und zwar ausgesprochen gerne, doch ich verstehe einfach nicht, warum wir es nicht schaffen, eine angemessene medizinische Versorgung aller Amerikaner sicherzustellen. Ich bin ungeheuer froh, hier am County Hospital arbeiten zu können, denn zu unserem Auftrag gehört es, niemanden wegzuschicken. Die Leute nennen uns »Das Krankenhaus zur letzten Zuflucht«. Ich finde das eine sehr ehrenvolle Bezeichnung.

Die Leute fragen mich: »Warum sind Sie hiergeblieben?« Mir erscheint dies völlig logisch. Hier habe ich genau das, was ich wollte: Ich wollte als Chirurg mit Patienten arbeiten, bei denen ein operativer Eingriff notwendig ist. Das ist bei Schußwunden der Fall. Außerdem will ich anderen etwas beibringen. Ich halte es für wichtig, die eigenen Fähigkeiten an andere weiterzugeben. Und ein bißchen Forschung betreiben wollte ich auch, um möglicherweise die Versorgung der Patienten zu verbessern. Mich um Patienten kümmern, unterrichten und forschen – all das kann ich hier machen. Die Bezahlung ist nicht gerade umwerfend, und gelegentlich ist es frustrierend, im öffentlichen Sektor zu arbeiten –, aber wenn ich bedenke, was es mir gegeben hat, schätze ich mich wahrhaft glücklich. Ich würde sogar dafür bezahlen, hier arbeiten zu dürfen. Aber die bezahlen mich auch noch für das, was ich leidenschaftlich gern tue.

Wenn dir ein Patient stirbt … ich glaube, jeder Arzt versucht auf seine ganz persönliche Art und Weise, damit zurechtzukommen. Das wird einem auf der medizinischen Hochschule nicht beigebracht, obwohl es eigentlich unbedingt auf dem Lehrplan stehen müßte. Ärzte und im medizinischen Bereich Tätige überhaupt sollten ihren Patienten und deren Angehörigen weit mehr Mitgefühl entgegenbringen. Mir hat kein Mensch erklärt, wie man den Angehörigen beibringt, daß die Person, die ihnen nahesteht, tot ist. Vor allem, wenn es sich um einen plötzlichen Tod handelt, wie eben bei einem Trauma. Es ist eine Sache, wenn ein Patient beispielsweise Krebs hat; er wird krank und stirbt schließlich – das ist eher ein Prozeß, in dessen Verlauf man jedoch seinen Arzt näher kennenlernt; und wenn einem schließlich klar wird, der Tod ist unausweichlich, dann hat man meistens noch genügend Zeit, mit seinen Angehörigen, mit dem- oder derjenigen darüber zu sprechen, der oder die einem nahesteht.

Bei einem Trauma ist das ganz anders. Wenn jemand unter Schock steht, ist etwas in der Art passiert: Ein Achtzehnjähriger verläßt morgens völlig gesund das Haus. Um zwei klingelt dann bei seiner Mutter das Telephon – die Trauma-Station des Cook County Hospital: »Ihr Sohn ist angeschossen worden. Bitte kommen Sie her.« Wenn sie eintritt, sieht sie mich. Sie kennt mich nicht, hat mich noch nie gesehen, aber ich werde ihr jetzt sagen, daß ihr Sohn tot ist. Wie stelle ich das an? Als erstes versuche ich, mich in ihre Lage zu versetzen. Die Leute wollen nur eines wissen: Ist er noch am Leben, oder ist er tot. Ich finde, das muß man ihnen sagen. Manche Leute fangen an und erzählen irgendwas, von wegen daß er angeschossen und hiergebracht wurde und daß wir dies und jenes gemacht haben. Im Grunde genommen möchten sie bei der Familie mit dem, was sie geleistet haben, um ihn am Leben zu halten, Eindruck schinden. Das interessiert die Familie aber am allerwenigsten – sie wollen hören, ob er lebt oder tot ist. Und ich sage ihnen das. Ich erkläre: »Sie kennen mich nicht – ich bin Dr. Barrett und heute abend der zuständige Arzt hier.« Nicht einmal meinen Namen werden sie sich merken. Dann lasse ich sie Platz nehmen und setze mich zu ihnen. Blicke ihnen in die Augen. Wenn möglich, sollte man sie regelrecht fixieren und dann erklären: »Es sieht schlecht aus.« Und jetzt fragen sie: »Ist er tot?« Oder sie schauen einen einfach an. Man muß das Wort aussprechen, es sagen: »Er ist tot.« Wenn man drumrumredet und erklärt, er sei »verschieden« oder »dahingegangen«, dann nehmen sie das gar nicht richtig wahr. Man muß es wirklich aussprechen: »Er ist tot.« Dann, und erst dann, reagieren sie. »Nein nein, das stimmt nicht – das kann ich nicht glauben … Wie konnte das passieren …« Oder sie fragen: »Das kann nicht sein – sind Sie wirklich sicher?« Ich sage dann weiter nichts – sie sollen ihrem Schmerz freien Lauf lassen können.

Meiner Ansicht nach hilft es ihnen, wenn sie die Leiche sehen. Das ist, glaube ich, wichtig. Er ist blutüberströmt, überall hängen irgendwelche Schläuche aus ihm raus. Das tut nichts zur Sache. Sie wollen diesen Menschen sehen, dieses Gesicht sehen. Ich erkläre: »Es ist völlig in Ordnung, wenn Sie ihn noch einmal in den Arm nehmen, ihm einen Kuß geben, mit ihm reden möchten.« Meiner Meinung nach ist das wichtig, denn später wird ihnen genau diese Szene immer wieder durch den Kopf gehen. »Ich erinnere mich, wie an dem Abend jemand vom County angerufen hat. Ich bin reingefahren, und dann war es so und so …« Es ist ungeheuer wichtig, sich in ihre Lage zu versetzen, aber das eine Wort muß man aussprechen: »Tot.« Man muß ihnen die Endgültigkeit, Unwiderruflichkeit des Ganzen vermitteln.

Gelegentlich frage ich Assistenzärzte: »Wie würden Sie sich verhalten?« Sie bemühen sich, der Familie zu erklären, was sie unternommen haben: »Er ist eingeliefert worden, wir haben ihn künstlich beatmet, dann haben wir das und das gemacht; wir haben ihm eine Bluttransfusion gegeben und Wiederbelebungsmaßnahmen ergriffen.« Die Angehörigen hören nicht einmal zu! Sie hören einfach nicht zu. Sobald man ihnen erklärt hat, daß er tot ist, nehmen sie ziemlich lange überhaupt nichts auf. Wenn sie sich dann beruhigt haben, ist es wichtig, ihnen die volle Wahrheit zu sagen. »Ich habe keine Ahnung, wie es zu der Schießerei gekommen ist, aber soweit ich sagen kann, hat er, kurz nachdem ihn jemand angeschossen hatte, sehr schnell das Bewußtsein verloren und ist nicht wieder zu sich gekommen. Ich glaube nicht, daß er leiden mußte.« Man muß ihnen einfach die Wahrheit sagen, das ist immer das Beste.

Wenn man stirbt, dann stirbt man eben. Der Körper verwest. Jeder weiß das, da gibt es nichts herumzudeuteln. Doch in uns ist auch etwas Geistiges. Wenn Sie wollen, können Sie es Seele nennen. Ich stelle es mir eher als etwas vor, das es uns ermöglicht, uns für das Gute oder das Böse zu entscheiden. Irgendwie steht man entweder auf der einen oder auf der anderen Seite, auf der des Guten oder aber auf der des Bösen. Man kann sich das als Gott und Teufel vorstellen. Aber was auch immer es ist, ich glaube, es besteht fort, wenn der Körper tot ist. Ich bin mir nicht sicher, ob dieses Etwas, das nach meinem Tod weiterexistiert, zu sich selbst sagt: »Ich bin John Anthony Patrick Barrett und erinnere mich an alles, was ihn betrifft« – ich vermute, so einfach ist das nicht. Zwar glaube ich wirklich an ein Leben nach dem Tod, aber ich stelle es mir nicht so vor, daß es irgendwo da oben in den Wolken stattfindet, wo Engel um einen rumfliegen und mit den Flügeln schlagen und Gott so ein alter Typ mit einem langen Bart ist.

Ich will mal versuchen, es anders auszudrücken. Man tut Dinge, die auch nach dem Tod weiterbestehen. Jeder von uns beeinflußt auf seinem Lebensweg andere Menschen. Man hinterläßt eine regelrechte Erbschaft: was man getan und wie man auf andere Menschen eingewirkt hat. Selbst wenn man nicht an ein Leben nach dem Tod glaubt – man hat einen Einfluß ausgeübt. Manche Leute sagen: »Ich nicht. Was habe ich denn schon geleistet? Mein Leben lang habe ich in einem Stahlwalzwerk gearbeitet – aber getan habe ich eigentlich nichts Besonderes. Ich habe geheiratet, ein paar Kinder gehabt ...« Nun, genau das ist es – du hast auf deinem Lebensweg Spuren hinterlassen und entweder Gutes oder nichts weiter Bedeutsames oder Schlechtes getan – und das wirkt fort. Ich habe zwei Kinder, und deren Verhalten wird sich auf andere Menschen auswirken; auch sie werden bestimmte Dinge tun. Außerdem bin ich Lehrer: Ich habe viele Leute ausgebildet, Hunderte, tausend vielleicht, die ich damit auf sehr grundlegende Weise beeinflußt habe. Viele von ihnen sind ihrerseits Chirurgen geworden – kleine

Bruchstücke von mir leben in alldem fort. Man mag zwar tot sein, aber man ist nicht einfach weg.

Wenn Sie mich fragen würden: »Was, glauben Sie, unterscheidet Sie von anderen Ärzten?«, wäre meine Antwort kurz und bündig: Ich weiß es nicht … Doch ich sage Ihnen eines – es gibt ein Wort, und das heißt Einfühlungsvermögen. Ich bin in der Lage, wie jemand anderer zu denken und zu fühlen. Woher ich das habe, weiß ich nicht, es ist etwas beinahe Instinktives. Vielleicht ist es genau das, was Ärzte haben müssen. Wenn Ärzte trösten sollen, müssen sie verstehen können, daß der andere leidet – irgendwie muß man sich in den anderen hineinversetzen. Mir ist es egal, ob es um einen Hindu oder einen Juden oder einen Atheisten geht, das ist völlig unwichtig. Ich glaube keineswegs, daß es nur eine wahre Religion und nur einen einzigen wahren Gott und nur eine einzige Möglichkeit gibt, in den Himmel zu kommen. Wenn Sie einer bestimmten Religion angehören, respektiere ich das. Sie kommen genauso schnell in den Himmel wie ich, in Wirklichkeit wahrscheinlich sogar schneller.

Ich erinnere mich an den ersten Toten, den ich je gesehen habe – den Vater meiner Mutter. So um die vier oder fünf war ich da wohl. Ich weiß noch, zu Hause waren alle ganz aufgeregt; irgend jemand hat mich gewaschen und angezogen, und ich war ganz besonders brav. Er war in einem Leichenschauhaus aufgebahrt. Ich weiß noch genau, wie die Leiche ausgesehen hat. Er hat in dem Sarg gelegen, einem offenen Sarg, hat aber überhaupt nicht wie Großpapa ausgesehen. So ein blasses, wächsernes Gesicht – das war nicht er. Der zweite Tote, das war in Irland. Damals war ich, glaube ich, so achtzehn oder neunzehn. Ich war mit dem Fahrrad unterwegs. Irgend so ein Kerl war mit dem Motorrad in ein Auto reingerast. Als ich vorbeigekommen bin, haben sie ihn gerade rausgezogen – er war tot, und überall war Blut. Eine Ewigkeit habe ich nicht mehr an diesen Vorfall gedacht. Aber an eines erinnere ich mich: Als sie ihn da rausgeholt haben, da habe ich gesehen, er hatte eine Armbanduhr, und der Minutenzeiger hat noch funktioniert. Wieso ich mich ausgerechnet daran erinnere? Ich glaube, das ist es, wovon ich vorhin gesprochen habe. In dem einen Augenblick war alles in Ordnung mit ihm, und im nächsten ist er tot … doch die Uhr tickt weiter.

Wären Sie vor hundert Jahren geboren worden, Studs, dann hätten Sie nicht so lange gelebt. Doch Sie führen nach wie vor ein sehr produktives, erfülltes Leben. Allerdings kommt einmal der Zeitpunkt, da muß man abwägen. Wie trifft man derlei Entscheidungen? Denn die kann und soll nicht allein Ihr Arzt fällen. Vor allem keiner von denen, die hauptsächlich technisch denken. Hätten Sie eine tödliche Krankheit, gegen die ich mit einer Operation etwas unternehmen kann, würde ich versuchen, Sie zu einem solchen Eingriff zu überreden. Allerdings könnten Sie das Leben unter einem ganz anderen Blickwinkel sehen. Das muß ein Mediziner meiner Ansicht nach jedem zugestehen. Manchmal sagt nicht der Patient, sondern seine Familie: »Ich möchte, daß alles getan wird.« Inwieweit steht dahinter der Gedanke, daß sie später behaupten können: »Wir haben alles Menschenmögliche getan«? Denn dann können sie sich beruhigt zurücklehnen …

Eigentlich ist das, wenn es um Traumata geht, gar kein so großes Problem, denn wir versuchen wirklich, alles zu tun, und zwar ganz einfach, weil es um junge Leute geht. Wenn ich jedoch an einem Punkt ankomme, an dem ich absolut überzeugt bin, der Patient wird zwar sterben, aber ich kann ihn noch länger am Leben halten, dann, so finde ich, sollte man die Familie nicht fragen: »Was wollen Sie, daß ich jetzt mache?« Ich frage sie vielmehr: »Wenn der Patient hier jetzt mit uns sprechen könnte, was, glauben Sie, würde er sagen? Sie kennen ihn, er war Ihr Sohn oder Ihr Mann. Sie kennen seine Einstellung zum Leben. Was würde er Ihrer Ansicht nach jetzt sagen?« Da fangen sie dann an nachzudenken: *Was würde er sagen?* Sie sind nur Stellvertreter. Mich interessiert nicht, was sie wollen, denn sie haben Schuldgefühle und Angst, und die einen wollen dies, die anderen jenes. Ich will aber, daß sie mir sagen, was er tun würde.

Und dann stellt sich noch die Frage nach einer aktiven Sterbehilfe durch den Arzt. Zwar kann ich die Logik dahinter verstehen, die einem sagt, der Patient leidet Todesqualen, er will sterben, und er will, daß ich ihm dabei helfe – aber ich kann das nicht gutheißen. Meiner Ansicht nach besteht ein Riesenunterschied, ob man jemanden in einen Fluß stößt, damit er ertrinkt, oder ob man sieht, wie jemand im Fluß ertrinkt, und nichts dagegen unternimmt. Mann, schauen Sie sich doch mal die Fälle aktiver Sterbehilfe an – da muß man sich schon verdammt sicher sein, daß man wirklich das Richtige macht. Verdammt sicher. Ich meine, sicherer als bei der Todesstrafe. Man muß sich sicher sein, daß die Krankheit, an der der Patient leidet, absolut unheilbar ist und man auch die Schmerzen nicht lindern kann. Sie wollen sterben, weil Sie unerträgliche Schmerzen haben? Dagegen können wir etwas machen, ich meine, das können wir wirklich. Dieses Gefühl, wenn jemand plötzlich sagt: »Töten Sie mich, Herr Doktor …« Er ist doch nicht etwa einfach deprimiert? Kann man wirklich *nichts* gegen diese Depression machen? Ich glaube, ich persönlich wäre nie so anmaßend, derlei zu tun.

Ehrlich gesagt, ich bin für die Todesstrafe. Passiert wohl selten, daß ein Arzt das sagt, denn Ärzte werden dafür ausgebildet, menschliches Leben zu bewahren. Und wahrscheinlich kommt es noch seltener vor, daß ein praktizierender Katholik das sagt. Aber ich glaube, es gibt Menschen, die man umbringen sollte. Es gibt berechtigte Gründe, jemanden zu töten – hauptsächlich Notwehr. Wenn jemand dich umbringen will und die einzige Möglichkeit, dein Leben zu retten, die ist, daß du den anderen umbringst, dann hast du das Recht, ihn zu töten. Das kann man ausdehnen auf einen gerechten Krieg, wenn es denn so etwas gibt. Doch uns geht es hier um den einzelnen Menschen. Aus Gründen der Abschreckung sollte man meiner Ansicht nach nie jemanden töten, auch wenn es die endgültige Abschreckung für die Person ist, die hingerichtet wird. Ich glaube, es gibt Menschen auf dieser Welt, die schlecht sind: Sie bringen andere Menschen um. Es muß also jemand sein, der abscheuliche Verbrechen begangen hat, und dazu zähle ich auch Vergewaltigungen.

Auch bei Leuten, die Polizisten oder sogar Politiker umbringen, bin ich dafür, denn die beschützen uns. Aber ich müßte auch wissen, daß man sie nicht wieder in die Gesellschaft eingliedern kann. Doch das würde bedeuten, daß sie das öfter gemacht haben. Ich müßte wissen, ob sie nach wie vor eine Gefahr darstellen. Viele Leute sagen: »Dann soll man sie eben für den Rest ihres Lebens einsperren.« Ich habe solche Menschen gesehen. Sie werden versuchen, Mitgefangene zu töten. Und sie werden versuchen, die Aufseher umzubringen, die Wachmänner. Sie sind von Grund auf schlecht. Sie lassen sich nicht rehabilitieren und stellen für diejenigen, die sie gefangengenommen haben, auf Dauer eine Gefahr dar. Sie verdienen es, zu sterben, weil sie eine Bedrohung für uns sind, nicht weil wir andere Leute abschrecken wollen, damit sie nicht das gleiche Verbrechen begehen. Sie müssen über jeden vernünftigen Zweifel hinaus schuldig sein. Es gibt solche Leute – ich habe sie gesehen. Es gibt solche Menschen auf dieser Welt.

Wenn ich tot bin, wird so ein Ding übrigbleiben wie die Leiche meines Großvaters. Was man damit macht, ist mir egal. Das ist genauso, wie wenn ich zum Friseur gehe. Er schneidet mir Haare ab. Interessiert es mich, was er mit den Haaren macht? Das ist mir verdammt egal. Man will mich einäschern? Auch recht. Na ja, wer auch immer dann da ist, um sich um meine Leiche zu kümmern, der muß sich wohl auch an ein bestimmtes Ritual halten. Bestimmt wird also ein kleiner Gottesdienst stattfinden, und man singt Lieder und zündet Kerzen an, verbrennt Weihrauch, und die Glocken läuten. Mir ist es egal, was sie machen. Denn dieses Ding da in dem Sarg, das bin nicht ich.

Ich bin jetzt fünfundfünfzig, und da mache ich mir tatsächlich Gedanken über das Sterben. Als ich zwanzig oder dreißig oder auch vierzig war, habe ich mir darüber nicht den Kopf zerbrochen. Aber jetzt gehe ich auf die Sechzig zu. Und es gibt eine ganze Menge Sachen, die ich noch machen will. Ich habe große Pläne. Meine Mutter lebt noch; sie ist neunzig Jahre alt; mein Vater ist sechsundachtzig geworden. Hoffentlich lebe auch ich lange. Aber ich kann mich jetzt schon damit auseinandersetzen: Ich kann mir vorstellen, daß ich sterbe. Das eigentliche Sterben ist wahrscheinlich ziemlich unschön und auch schwierig. Daß der Tod unausweichlich ist, wäre, glaube ich, kein sonderliches Problem für mich. Ich sehne mich nicht nach dem Tod, aber ich habe auch keine Angst davor. Außerdem hat man in der Zeit, die man auf dieser Welt verbracht hat, Dinge getan, die in irgendeiner Weise, Gestalt oder Form für immer bestehen bleiben. Wenn ich tot bin und Leute zu meinem Grab kommen und sich den Grabstein ansehen – wissen Sie, welche Frage sie dann stellen werden? »Was für ein Mensch war er?« Das werden sie sagen. Sie wollen wissen, wer ich eigentlich bin? Wenn ich eine Inschrift auf meinem Grabstein haben will, dann folgende: »Fragen Sie meine Kinder oder meine Schüler.« Darüber habe ich, ehrlich gesagt, bis jetzt noch nie so recht nachgedacht. Wäre eigentlich keine schlechte Grabinschrift.

Marc und Noreen Levinson

MARC: Ich bin hier in Chicago aufgewachsen und arbeite seit fünfundzwanzig Jahren als Sanitäter bei der Feuerwehr. Mittlerweile bin ich Einsatzleiter.

NOREEN: Und ich bin seit zwanzig Jahren Krankenschwester; 1979 bin ich nach Chicago gezogen. Mark habe ich 1981 in der Notaufnahme des Rush-St. Luke's-Presbyterian kennengelernt. Er war einer von den Sanitätern, die die Patienten hergebracht haben.

MARC: In der Notaufnahme landen die Patienten, die in besonders kritischem Zustand sind. Meistens ist es der am leichtesten zugängliche Eingang zu Krankenhäusern, mittlerweile, in den meisten städtischen Zentren, die wichtigste Anlaufstelle der Gesundheitsfürsorge. Es handelt sich dabei um das Arbeitszimmer eines Arztes, in das die Sanitäter Schwerverletzte bringen, die dort wiederbelebt werden, aber auch andere, die nicht in derart kritischem Zustand sind. In Chicago kümmert sich die Feuerwehr um die, die noch leben; die Polizei ist für die zuständig, die schon tot sind.

NOREEN: Als Krankenschwester in der Notaufnahme bekommt man es wirklich mit allem zu tun – von Babys, die auf dem Rücksitz eines Autos zur Welt kommen, bis hin zu Leuten, die ihren letzten Atemzug tun. Meistens sind die Leute ziemlich angespannt, gefühlsmäßig völlig durcheinander. Viele von ihnen haben wir sterben sehen.

MARC: Wir kennen beide die Belastung, die dieser Beruf mit sich bringt. Und deshalb hat es zwischen mir und Noreen gefunkt. Wir haben einfach verstanden, wie der Arbeitsalltag des anderen aussieht. Meine Schicht in der Notaufnahme dauert jeweils vierundzwanzig Stunden, die von Noreen acht bis zehn. Dreizehneinhalb oder sogar vierzehn Jahre habe ich für den Noteinsatzdienst der Stadt gearbeitet. Wenn ein Notruf durchgekommen ist, waren wir immer als erste an Ort und Stelle, noch vor der Polizei. Ich habe Leute bei sich zu Hause und im Unfallwagen sterben sehen. Es war eine Ehre, diese Verantwortung zu übernehmen: als erste das jeweilige Haus zu betreten, wenn die Leute – die Nichte oder sonst ein Verwandter oder der Hausmeister – angerufen und erklärt haben: »Na ja, seit ein paar Tagen haben wir nichts mehr von Mr. oder Mrs. Soundso gehört …« Wir haben dann die Tür aufgebrochen, und da sind sie dann gelegen – tot. Am angenehmsten, zumindest für mich, waren die Wohnungen von älteren Leuten, so um die achtzig oder neunzig. Sie liegen entweder auf dem Fußboden oder in ihrem Schlafzimmer und sind unter Umständen schon seit vierundzwanzig Stunden tot. Und alles wirkt so friedlich. Überall sieht man ganz persönliche Dinge: Bilder aus den zwanziger Jahren und ihr Hochzeitsphoto mit dem Mann oder der Frau, die gestorben ist – und von den Kindern. Und an der Wand hängen kleine Urkunden. Der Kerl liegt auf dem Bett, und beinahe ist es so, als würde der Tote sagen: »Verdammt noch mal – hier lebe ich, das war mein Leben, und hier bin ich gestorben.« Es ist eben nicht nur eine Leiche auf dem Bett, bei der die Totenstarre eingesetzt hat. Kein Gewaltverbrechen, sondern ein natürliches Ende.

Ich bin mit zwanzig zur Feuerwehr. Damals hatten wir manchmal zwei oder drei solcher Einsätze pro Woche. Man sieht einfach das Schöne am Leben eines Menschen, und mir ist dann immer durch den Kopf gegangen: Da haben sie gelebt, entweder in einem ukrainischen Dorf oder auf der West Side, und es hat keine Rolle gespielt, welche Hautfarbe sie hatten, welche Religion oder so – der Tod ist für alle gleich. Wenn sie friedlich gestorben waren, habe ich mir jedesmal das Sterbezimmer genau angesehen. Verstehen Sie, da stört man niemanden mehr. Man schaut sich einfach in dem Zimmer um, betrachtet all die Sachen, und es ist einfach wunderschön, wenn man weiß, diese Leiche da, das war ein Mensch, der eine Geschichte hatte, die für den Rest der Welt vielleicht nicht besonders wichtig war, für diese Person aber schon. Das Leben eines jeden Menschen ist bedeutungsvoll. Und da liegen sie dann, tot.

Ein gewaltsamer Tod, das ist etwas ganz anderes – die grausigen, die grauenhaften Tode, die Selbstmorde. Die meisten Selbstmörder haben die Pistole noch in der Hand. Sie haben sie nicht fallen lassen. Mein Gott, es ist ein Alptraum …

Oder der Junge im Unfallwagen, der zu einer Bande gehörte und da draußen auf der Straße noch vor ein paar Minuten ein harter Kerl war, ehe er zwei 9-Millimeter-Kugeln in den Bauch gekriegt hat; er hat vielleicht eine Stunde, um es bis zum Trauma-Zentrum zu schaffen. Ein kleiner Junge – und jetzt muß man dahinterkommen, ob er vierzehn ist oder schon fünfzehn und in eine Notaufnahme für Erwachsene gebracht werden muß. Die Traumata-Zentren wurden erst so um 1987 eingerichtet. Vorher haben wir sie einfach überallhin gebracht. Und da hat man dann so einen Jungen; auf der Straße, da war er ein harter Bursche, aber jetzt schaut er dich an, und in seinen Augen liest du: »Ich bin doch eigentlich nur ein kleines Kind und habe fürchterliche Angst.« Man legt eine Infusion an, man tut, was man kann ... Sie sind noch bei Bewußtsein, man braucht sie nicht wiederzubeleben, sie geben immer noch Lebenszeichen von sich, aber sie sind in kritischem Zustand. Du könntest gut die letzte Person sein, die sie sehen, ehe sie das Bewußtsein verlieren. Oder wenn sie dann in der Notaufnahme ankommen; dann müssen die Ärzte und die Schwestern wirklich ran und möglicherweise noch auf der Tragbahre mit der Herzmassage anfangen. Du bist also der letzte, an den er sich dann erinnert, daß er mit ihm gesprochen hat, falls er überlebt. Da mußt du dir schon genau überlegen, was du sagst; schließlich willst du diesen Menschen nicht irgendwie demütigen – willst kein Urteil über ihn fällen. Du hältst seine Hand. »Es wird alles wieder gut«, recht viel mehr kannst du nicht sagen. Dann bricht ihm der Schweiß aus, der Blutdruck sackt ab, der Puls geht plötzlich rasend schnell, und die Atemfrequenz wird höher. Dann hältst du einfach seine Hand und sagst: »Es wird schon wieder ...« Und er schaut dich an, und du schaust ihn an. Die Augen sprechen miteinander. Er weiß, er steckt in Schwierigkeiten, und du weißt das auch, aber du willst ihm nicht sagen: »Du mußt sterben.« Also sagst du: »Ich bin ja hier bei dir. Wir bringen dich so schnell wie möglich ins Krankenhaus. Und sobald du erst mal dort bist, werden die alles tun, was sie können, also halt jetzt durch.« Von den Jungen einer Straßenbande kriegst du keine Bekenntnisse auf dem Sterbebett zu hören. Die sagen nicht: »Herrje, es tut mir leid, was ich gemacht habe.« Das sind einfach kleine harte Burschen, die zu überleben versuchen.

NOREEN: Ich bin dort die zuständige Krankenschwester. Zwar arbeite ich nicht in einem Trauma-Zentrum, aber wir haben schon eine Menge Leute hier gehabt, mit denen es zu Ende gegangen ist. Als ich neu war, haben sie manchmal welche eingeliefert, die haben mir in die Augen gesehen und gesagt: »Ich weiß, ich muß sterben.« Ich habe dann ihre Hand genommen und versucht, sie zu trösten. »Wir werden alles für dich tun, was in unserer Macht steht.« Als ich dann etwas mehr Erfahrung gehabt habe, ist mir allmählich aufgegangen, der Tod gehört mit zum Leben, ist ein Teil davon. Und wenn sie mich jetzt angesehen und gesagt haben: »Ich weiß, ich muß sterben«, dann habe ich geantwortet: »Vielleicht stirbst du wirklich. Aber was kann ich jetzt für dich tun, um es dir leichter zu machen? Soll ich deine Angehörigen holen lassen? Möchtest du jemanden anrufen? Willst du, daß ich hier bei dir bleibe?« Meine ganze Einstellung, wie ich mit Leuten umgehe, die im Sterben liegen oder das Gefühl haben, daß sie sterben müssen, hat sich geändert.

Wenn so ein Mensch dich anschaut und sagt: »Ich weiß, ich muß sterben«, dann stirbt er meistens auch. Jedenfalls habe ich diese Erfahrung gemacht. Irgendwie wissen sie, daß es zu Ende geht. Ich habe festgestellt, am meisten hilft es ihnen, wenn man einfach bei ihnen bleibt. Vom medizinischen Standpunkt aus hat man uns beigebracht, jedes Menschenleben zu retten – wenn sie eingeliefert werden, versucht man es mit Wiederbelebung. Aber das hilft auch nicht immer. Manchmal ist man der letzte Mensch, mit dem sie sprechen. Und ich habe folgendes gelernt: Man muß den Angehörigen reinholen, den Mann, die Frau, die Tochter, den Enkel, wer auch immer voller Angst draußen im Wartezimmer sitzt. Damit sie ihren letzten Atemzug in Anwesenheit eines Angehörigen tun oder die letzten Worte an ihn richten – nicht an jemanden, der sie eigentlich gar nicht kennt.

Wenn jemand mit Herzstillstand eingeliefert wird, versuchen die Sanitäter es mit Herzmassage ... Das Herz hat zu schlagen aufgehört, und allzuviel können wir da nicht machen. Du vermeidest es, dem Patienten direkt ins Gesicht zu sehen, denn du weißt, wenn jemand in deiner Gegenwart stirbt, wirkt sich das immer irgendwie auf dich aus. Am längsten bleiben jeweils die Leute bei mir, die im Sterben liegen. Die meisten, die mit Herzstillstand eingeliefert werden, überleben nicht. Was die Leute im Fernsehen vorgesetzt kriegen – in Wirklichkeit läuft das ganz anders ab. Wenn sie dann, nachdem wir alles versucht haben, um sie wiederzubeleben, einfach daliegen, bleiben nur die Krankenschwestern bei der Leiche; sie holen die Angehörigen rein. Man sieht die Person an und überlegt: »Was für ein Mensch war das?« Die gleiche Erfahrung, die Marc macht, wenn er die Wohnung dieser Leute betritt und sie dort zu Gesicht bekommt. Bei uns passiert das erst, wenn die Angehörigen kommen. Und obwohl sie trauern und der Verlust furchtbar für sie ist, merkt man, diese Person war wichtig für sie und irgendwie auch für die Welt. Schlimm sind die Fälle, wenn wir die Person nicht identifizieren können. Der Junkie, den sie von der Straße auflesen und der stirbt, und kein Mensch weiß, wer er ist. Ich denke mir dann: Ein vergeudetes Leben. Das sind die Leute, die niemanden haben. Und genau die machen mir am meisten zu schaffen.

MARC: Wir stehen auf einer so hohen Stufe. Das macht mir Angst am Menschsein. Wir, unsere Gefühle sind so hoch entwickelt. Man kann den Tod nicht einfach so hinnehmen, ohne darüber nachzugrübeln. Irgendwie muß man mit dem Verstand erfassen, was geschehen ist und wer diese Person war. Wenn man keinen Gedanken darauf verschwendet, wer dieser Mann oder diese Frau waren, dann hat man kein Herz. Allerdings kann man sich nicht lange damit aufhalten, denn kaum geht man zur Tür raus, kommt der nächste Anruf. Das ist das wirklich Gute daran: In Notaufnahmestationen herrscht immer ziemlicher Betrieb. Noreen muß den Patienten waschen und so herrichten, daß sie ihn den Angehörigen zeigen kann. Doch gleich darauf wird schon der nächste eingeliefert.

In unserem Berufsleben laufen ganz andere Dinge ab als in unserem Privatleben. Mein Vater ist an Lungenkrebs gestorben. Ich hatte reinen Tisch mit ihm gemacht und eine prima Beziehung zu ihm. An dem Tag, als die Diagnose gestellt wurde, hat meine Mutter mich angerufen und mir gesagt, man habe im Gehirn und in der Lunge Metastasen festgestellt. Das ist ein Todesurteil – vom Verstand her habe ich das schon vorher gewußt. Niedergeschmettert hat es mich also eigentlich nicht. Die Diagnose hat er nur zwei Monate überlebt; das hat ihm eine Menge Schmerzen und Ängste erspart. Eines Nachts ist er, friedlich und ohne allzusehr leiden zu müssen, einfach von uns gegangen – wohin auch immer. Er hat Glück gehabt. Ungefähr achtundvierzig Stunden, ehe er gestorben ist, waren wir im Krankenhaus, Noreen und ich, und irgend etwas ist da passiert, daß ich plötzlich gefühlsmäßig gewußt habe, das war's: Mein Vater wird in ein, zwei Tagen sterben, und ich werde ihn nie wiedersehen. Das hat mich innerlich völlig fertiggemacht; ich bin zusammengebrochen und habe ungefähr eine halbe Stunde lang geheult. In mir war nur noch Entsetzen. Mir ist gedämmert: Das war's, und der Daddy von damals, als ich noch ein kleiner Junge war, der Geruch seiner Kleidung und wie sie sich angefühlt hat – wie das T-Shirt gerochen hat, das er angehabt hat, auch wenn es nach Nikotin gestunken hat –, das war für mich mein Vater … All die Erinnerungen. Das war das Beste, was mir je geschehen ist, denn ich konnte seine Hand halten und Abschied von ihm nehmen. Doch der ungeheure Schmerz, der mich überwältigt hat – nie zuvor hatte ich so etwas durchgemacht. Das hört einfach nicht auf. Die Ärzte können nichts dagegen machen, niemand kann etwas dagegen machen: Er wird sterben, und ich werde ihn nie wiedersehen. Ich werde ihn nicht mehr anrufen, nicht mehr einfach zu ihm rüberfahren können. Jetzt ist er in meinem Unterbewußtsein näher bei mir denn je, denn fast jeden Tag denke ich an ihn. Als er noch gelebt hat, da habe ich nicht so oft an ihn gedacht. Das ist der Unterschied zwischen Berufs- und Privatleben.

NOREEN: Wenn in unserer Ambulanz jemand stirbt, richten wir die Leiche her. Wir ziehen die Schläuche raus und so, damit die Angehörigen reinkommen können.

MARC: Sie wollen ihre Leute nicht umgeben von all den medizinischen Apparaten sehen. Ich bin froh, daß ich nichts mit dem zu tun habe, was Noreens Aufgabe ist.

NOREEN: Wenn die Angehörigen kommen, geht der Arzt rein und sagt es ihnen. Manchmal begleitet die Krankenschwester ihn, vor allem wenn es ein junger, unerfahrener Arzt ist. Oft ist auch ein Pfarrer dabei. Ganz am Anfang war ich nicht darauf vorbereitet, wie die Angehörigen reagieren. Ich hatte keine Ahnung, daß die Leute einfach losschreien …

MARC: Dieses Aufheulen, wenn ein Angehöriger gestorben ist, das ist unbeschreiblich. Die Mutter, die eben erst erfahren hat, daß ihr Kind tot ist. Das hallt durch das ganze Krankenhaus.

NOREEN: Man kann sie einfach nicht trösten. Das Jammern, das Schreien, wie sie sich auf den Boden werfen, fast so, als hätten sie einen

Anfall. Derlei hatte ich vorher nie erlebt. Einmal hatten wir eine Zigeunerfamilie hier; die haben sich zu ihrer Mutter gelegt. Es gibt keine Möglichkeit, sie zu trösten. Sie sind am Boden gelegen und haben gezittert. Mir ist aufgefallen, daß bei der afroamerikanischen Gemeinde oft ihr Geistlicher mitkommt. Sie sagen immer: »Wir warten, bis der Reverend kommt.« Er versammelt die Familie, und sie stellen sich um die Leiche herum auf und beten. Das scheint in einer solchen Situation wirklich zu helfen.

MARC: Ich habe das auch schon erlebt. In der afroamerikanischen Gemeinde auf der West Side haben sie sich im Kreis um den Krankenwagen herum aufgestellt, um zu beten, während wir drinnen Wiederbelebungsversuche gemacht haben. Ich hab aufgeschaut, und mit einem Mal haben sie sich rund um den Krankenwagen versammelt, sich an den Händen gefaßt und gebetet. Die Nachbarn hatten es erfahren und sind aus der Kirche gekommen. Das hat mich wirklich beeindruckt. Am liebsten wäre ich gar nicht mehr weggegangen.

NOREEN: Wir erleben es oft, daß die Leute beten. Was kann man ihnen denn mehr sagen, als daß es einem leid tut, daß man alles versucht hat. Recht viel mehr kann das medizinische Personal nicht sagen. Die Gebete dagegen lenken sie von der Gegenwärtigkeit des Todes ab, versetzen sie woandershin.

MARC: Verschiedene Arten des Sterbens lösen verschiedenartige Reaktionen aus. Jemand erschießt einen anderen, und die Hälfte der Angehörigen will den Kerl kriegen, der ihn erschossen hat, sie wollen Rache … Wenn jemand überfahren worden ist, wollen sie den Fahrer – sie wollen Gerechtigkeit. *Ungeheure* Wut kommt da auf. Ein Verlangen nach Gerechtigkeit. Und Zorn. Außerdem wollen sie ganz genau wissen, was man unternommen hat: »Hätten Sie ihn denn nicht retten können?« Das habe ich ein paarmal zu hören gekriegt – ob ich nicht mehr hätte tun können. Aber ich habe nie das Gefühl gehabt, daß mein Kollege und ich nicht alles Menschenmögliche getan hätten. Wir haben uns immer hundertprozentig eingesetzt. Das ist einer der Gründe, warum ich abends die Augen zumachen und meinen Beruf mögen kann, denn in unserem Krankenwagen, da wird nicht geschlampt.

Ständig mit dem Tod konfrontiert zu sein macht mich noch dankbarer, daß ich gesund bin. Und wenn wir mal Streit kriegen, wie das bei allen Ehepaaren gelegentlich passiert, oder wenn ich meine Kinder anschreie, dann fällt es mir leichter, gleich darauf zu sagen: »Es tut mir leid«, und einzusehen, daß es nichts bringt, sich über derlei Kleinigkeiten aufzuregen, denn in meinem Beruf passiert soviel wirklich Schlimmes.

Lloyd (Pete) Haywood

Wir sind in Stateway Gardens, einer völlig heruntergekommenen, ganz und gar unpassend inmitten einer wohlhabenden Wohngegend gelegenen Sozialsiedlung im Süden von Chicago. Auf der einen Seite befindet sich das Illinois Institute of Technology, ein Meisterwerk des großartigen Architekten Mies van der Rohe. Auf der anderen Seite grenzt sie an Comiskey Park, den Sitz der White Sox von Chicago. Und über alldem ragt das neue Polizeipräsidium auf.

Der freiberufliche Journalist Jamie Kalven ist mein Führer, als wir uns den düsteren, nur schwach beleuchteten Gebäudekomplexen nähern. Außerdem ist er von Amts wegen der Ombudsmann für die Bewohner der Siedlung – offenbar der einzige Weiße, dem sie trauen. In den kalten, dunklen Korridoren begegnen wir Gestalten, die einfach rumhängen. Ihre Gesichter kann ich nicht erkennen. Aber natürlich erkennen sie meinen Begleiter und grüßen uns beiläufig.

In der Nähe des Aufzugs bleiben wir stehen. Erstaunlich klein ist er für ein Gebäude, in dem so viele Menschen hausen. Wir begrüßen Pete, der uns erwartet hat. Er deutet auf den Lift: »Hier bin ich angeschossen und als tot liegen gelassen worden.«

Der Lift rattert in eines der oberen Stockwerke hinauf. Petes winziges Apartement steht in krassem Gegensatz zu allem anderen rundherum; es ist luftig, voller Licht, ungeheuer ordentlich. Auf einer leicht ramponierten Couch sind ein paar bauschige Kissen verteilt. Auf dem Tisch daneben liegt ein zerlesenes Taschenbuch: John Steinbecks The Pearl*. *Und an der Wand hängt ein Bild, das einem sofort ins Auge sticht. Offenbar eine Art Friedhof oder Gedächtnisstätte.*

»Meine Familie, meine Urgroßmutter und meine Großmutter, ja, die gehen jeden Sonntag in die Kirche. Früher bin ich oft mitgegangen.«

Er gehörte zu einer Jugendbande. »Wir nannten uns die Del Vikings.« Mittlerweile hat er dieses Leben aufgegeben und versucht, zu sich selbst zu finden.

* John Steinbeck, *The Pearl.* New York, 1947. Dt. *Die Perle.* Zürich, 1949 (Anm. d. Ü.)

In der Nacht, in der es passiert ist, hat meine Großmutter mir ziemlich viel Geld gegeben. Für die Lotterie. Irgendwie habe ich schließlich alles ausgegeben. Ich hatte gewürfelt und dann versucht, das Geld zurückzugewinnen. Am Schluß habe ich tatsächlich wieder ein paar Dollar gehabt, und ein Freund hat mir geliehen, was noch gefehlt hat. Aber dann bin ich einem anderen Freund in die Arme gelaufen, und wir sind zu ihm nach Hause, haben Whiskey getrunken und ein bißchen Hasch geraucht. Eine Freundin, die wir von klein auf kennen, war auch dabei; sie war betrunken. Die Kerle haben ihr die Bluse hochgezogen, aber dann ist die Mutter von meinem Freund auf die Veranda rausgekommen, wo wir gesessen haben, und hat gefragt: »Könnt ihr sie nicht nach Hause bringen?« Da hab ich zu ihm gesagt: »Komm schon, Mann, deine Mutter hat recht, das weißt du ganz genau ...« Mehr oder weniger haben wir sie weggeschleppt, zu sich nach Hause, weil sie betrunken war. Und da sind die Kerls aus dem anderen Viertel aufgetaucht, eine andere Bande, die G.D.'s – *(Kalven erklärt:* die Gangster Disciples*). Die waren hinter uns her. Um zu dem Haus zu kommen, in dem diese Freundin wohnte, mußten wir durch das Territorium von denen. Bis zu dem Abend hatte ich nie irgendwelche Probleme gehabt. So ungefähr drei Kerle von der Bande waren es. Irgendwas ist vorher passiert, eine Schießerei mit Leuten, die aus unserem Revier stammten. Das haben sie jedenfalls behauptet. Wir haben das Mädchen also nach Hause gebracht und sind in den Aufzug, der dann plötzlich steckengeblieben ist. Ich hab versucht rauszukommen und *»Hilfe«* gebrüllt, damit jemand die Feuerwehr ruft.

Die Kerls, die uns nachgegangen waren, haben so getan, als wollten sie uns aus dem Lift raushelfen, der auf einer Etage steckengeblieben war. Ein Stück von der richtigen Stelle weg hat sich die Tür einen Spaltbreit öffnen lassen. So ungefähr sechs oder sieben Leute waren in dem Aufzug. Ob jemand die Feuerwehr holen könnte? Der Kerl hat erklärt: »Geduldet euch nur ein bißchen, wir holen euch alle da raus.« In dem Moment ist eine Frau in die Eingangshalle gekommen und hat gefragt: »Was ist denn hier los?« Und hat erklärt: »Ich rufe die Feuerwehr an.« Da hat der Kerl ihr geantwortet: »Lady, das geht Sie nichts an – darum

* Gangster Disciples = Gangsterlehrlinge, Gangsterapostel (Anm. d. Ü.)

kümmern wir uns.« In dem Augenblick war mir klar, das bedeutet Schwierigkeiten. Dann hat der Typ in den Aufzug reingebrüllt: ›Wer ist denn alles in dem beschissenen Aufzug?« – entschuldigen Sie das Fluchen. Wir haben also die Tür von innen aufgestemmt, bis sie ungefähr halb offen war. Ein Freund von mir, Andre heißt er, ist rausgegangen, und der Kerl hat auf ihn geschossen. Die hatten die Kanonen schon gezogen. Er hat ihn in den Bauch getroffen. Wir haben *gar nichts* gehabt. Irgendwie haben die ununterbrochen geschossen. Wenn einer sein Magazin leergeschossen hatte, war der nächste an der Reihe. Er ist also zur Tür raus, und der Kerl hat ihn in den Bauch geschossen, so daß er nach hinten geflogen ist – nie zuvor hab ich gesehen, daß jemand so nach hinten geschleudert worden ist. Und nachdem der Kerl auf ihn geschossen hatte, hat er mir die Kanone an den Kopf gedrückt, zwischen die Augen. Der Kleine, der mit uns im Aufzug war, ein anderer Freund, Howard, hat versucht, sich die Knarre zu schnappen …

Wahrscheinlich bin ich unter Schock gestanden. Ich konnte mich nicht bewegen – ich *habe mich nicht bewegt,* weil, das war alles so unwirklich. Und die Kanone ist losgegangen, aber die Kugel hat mich nicht in den Kopf getroffen. Ich schätze, der Junge, der probiert hat, sich die Pistole zu schnappen, hat den Arm von dem Typen nach unten gedrückt, so daß die Kugel mich in die Brust getroffen hat, obwohl er auf meinen Kopf gezielt hatte. Alle meine Freunde sind durcheinandergekrochen. Jeder hat versucht, zuunterst zu liegen, und ich hab mir irgendwie gedacht: »Na ja, ich bleib einfach liegen, als wär ich tot – vielleicht hören sie auf …« Sie hatten mich in die Brust und in die Hüfte geschossen, aber das hab ich da noch nicht gewußt. Sobald ein Kerl sein Magazin leergeschossen hatte, hat der nächste angefangen. Als würden sie sich abwechseln. Und die ganze Zeit bin ich einfach dagelegen. Meine Freunde haben gesagt, im Lift ist es dunkel gewesen. Aber ich behaupte mittlerweile, daß das Licht gebrannt hat.

KALVEN *(schaltet sich ein):* »Deine Freunde sagen, im Aufzug war es dunkel, aber du hast Licht gesehen.«

Ich weiß nicht, ob das war, weil ich fast gestorben bin, aber ich erinnere mich, daß ich gesagt habe: »Mein Gott, hört das denn *nie* mehr auf?« Ich wollte nach meiner Großmutter rufen, aber das durfte ich nicht, weil ich ja so getan habe, als sei ich tot; aber die Augen habe ich offengelassen, damit ich sehen konnte, was da ablief. Und der Aufzug war hell erleuchtet. Als die Kerls mit dem Schießen fertig waren, ist es ganz still geworden; das einzige, was man gehört hat, war einer meiner Freunde, der hat geschrien: »*Meine Augen, meine Augen!*«, und der andere hat gestöhnt: »*Mein Bauch ... so helft mir doch.*« Ich habe zu dem Mädchen, das wir herbegleitet hatten, gesagt, sie soll aus dem Aufzug schauen, ob irgend jemand draußen in der Eingangshalle ist. Und als sie das gemacht hat, ohne daß jemand geschossen hat, bin ich über sie drübergestolpert, um aus dem Aufzug rauszukommen und nach oben zu rennen.

KALVEN: »Wir sind in diesem winzigkleinen Lift raufgefahren, in genau dem, wo sie das Feuer auf sieben oder acht Leute eröffnet haben.«

Gott sei Dank ist keiner gestorben. Ich und Andre, wir zwei waren schwer verletzt. Ich habe damals nicht gewußt, daß ich angeschossen worden war. Ich hab mir also gedacht, ich geh zu irgend jemand in die Wohnung, egal zu wem, wer eben aufmacht. Ich wollte einfach irgendwo rein und erst wieder rauskommen, wenn die Polizei da ist. Also bin ich die Treppe raufgerannt und habe an die Türen gehämmert, *bumm-bumm-bummm.* Und die Leute haben gefragt: »Wer ist da?« Ich wollte keinen Namen sagen, weil manchmal machen die Leute die Tür auf, wenn man einfach erklärt: »Ich bin's.« *(Lacht)* »Ich bin's – mach auf, du hörst doch, daß da geschossen wird.« Aber kein Mensch wollte mir aufmachen. Ich bin weiter die Treppe raufgerannt, hab's in jedem Stockwerk probiert. Mittlerweile hat mein Freund die Polizei gesehen, unten vor der Tür; wir selbst waren im elften Stock. Mein Freund hat also zur Polizei runtergebrüllt – ich schätze, die haben Verstärkung gerufen und sind dann raufgekommen. Aber noch ehe sie oben waren, habe ich plötzlich so ein komisches Gefühl im Rücken gehabt, als würde jemand dich auf den Arm schlagen, so daß du ihn nicht mehr bewegen kannst – genau so hat sich mein Rücken angefühlt. Und ich war so müde, viel müder als sonst, und irgendwie habe ich gedacht: *Ich glaube, die haben mich getroffen.*

Mein Freund hat gesagt: »Laß mal sehen.« Er hat mein Hemd hochgezogen und ein Loch in meinem Rücken gesehen, ein großes Loch. Er hat gesagt: »Mensch, Pete, du stirbst, Mann ...« Okay, ich sage also zu mir selbst: *Nur die Ruhe bewahren*, aber irgend etwas in mir hat *Angst, Angst* gebrüllt! Allmählich ist mir ganz schwach geworden. *(Lacht müde)* Jetzt konnte ich mich auch nicht mehr bewegen. *O mein Gott, ich sterbe wirklich.* Das war mein einziger Gedanke. Ich erinnere mich, wie die Polizei raufgekommen ist: »Hände hoch und auf den Boden legen.« Ich saß einfach da, an die Wand im Treppenhaus gelehnt. Ich weiß noch, daß ich zu den Polizisten gesagt habe: »Wie stellt ihr euch das eigentlich vor – mich hinlegen, wo ich doch angeschossen bin.« Die Polizisten haben uns abgeklopft und all das, haben überall rumgesucht, ob wir auch wirklich keine Waffen haben. Irgendwie hat mich das wütend gemacht, und da habe ich ein paar freche Sachen gesagt, so in der Art: »Glauben Sie vielleicht, ich wäre jetzt in einem solchen Zustand, wenn ich eine Waffe hätte?« Ein paar von meinen Freunden haben ebenfalls die Polizisten angepflaumt: »Warum rufen Sie nicht endlich einen Krankenwagen?« In der Eingangshalle hatten sich eine Menge Leute versammelt, Gaffer. Und ich hab gespürt, wie mir ganz anders wird, daß ich gleich das Bewußtsein verliere, aber das wollte ich nicht, habe versucht, dagegen anzukämpfen. Um mich wachzuhalten, habe ich zu den Leuten gesagt, sie sollen für mich beten, obwohl die mich gar nicht gekannt haben und ich ihnen wahrscheinlich sowieso egal war. Ich hab also gesagt: »Betet alle für mich«, denn ich wollte nicht sterben. Und jetzt sind auch die Sanitäter gekommen. Ein unheimliches Gefühl – ich kann das nicht erklären. Allmählich ist vor meinen Augen alles verschwommen. Als letztes erinnere ich mich daran, wie ich zu einem kleinen Mädchen hinschaue, so elf oder zwölf Jahre alt ...

Ich weiß noch, wie ich das Gesicht des kleinen Mädchens angesehen habe, ehe sie mich die Treppe hinuntergetragen haben und ich allen gesagt habe, sie sollen für mich beten. Ich weiß nicht, ob das kleine Mädchen für mich gebetet hat. Sie hat ausgesehen, als fürchte sie sich.

Die Sanitäter haben irgendwie an mir rumgemacht, ein bißchen Sauerstoff und so; dann haben sie mich auf die Tragbahre gelegt und die Treppe runtergetragen. Als wir an dem kleinen Mädchen vorbeigekommen sind, habe ich versucht, die Hand nach ihm auszustrecken und ihm zu sagen, daß alles wieder gut wird. Sobald sie mich in den Krankenwagen geschoben hatten, haben die Sanitäter mich gefragt, was passiert ist, ob ich mich bewegen kann und bestimmte Dinge spüre. Ich habe ihnen erklärt, daß ich alles spüre, aber entsetzliche Schmerzen habe – und habe sie gefragt, ob sie mir nicht etwas gegen die Schmerzen geben könnten. Sie haben gesagt: »Nein«, weil ich etwas getrunken hatte. Darauf ich: »Ihr wollt mich wohl sterben lassen.« In der Gesäßtasche hatte ich noch eine Halbliterflasche Whiskey; also habe ich verkündet: »Na schön, wenn ihr mir nichts gebt, kann ich zumindest noch einen Schluck Whiskey trinken.« Hab mir einfach gedacht, wenn ich schon sterbe, kann ich genausogut besoffen sterben. Sie haben widersprochen: »Nein, das darfst du nicht«, und haben die Flasche weggeworfen. Ich glaube, ungefähr zwanzig Minuten oder so bin ich da in dem Krankenwagen gelegen, ehe sie losgefahren sind.

Sie haben mich ins Michael Reese* gebracht. Ich erinnere mich, wie die Ärzte mich die ganze Zeit gefragt haben, ob ich zu Hause anrufen will, aber das wollte ich nicht – ich hatte Angst, daß meine Großmutter dann einen Herzanfall bekommt. Eine von den Krankenschwestern hat sie trotzdem angerufen, und ich habe sie gebeten, sie soll mich mit ihr sprechen lassen. Und dann habe ich meiner Großmutter erklärt, daß alles wieder gut wird und daß sie sich keine Sorgen zu machen braucht. Und hab zu ihr gesagt, sie soll für mich beten. Dann hat sie meinen Vater benachrichtigt, und er und meine Stiefmutter sind ins Krankenhaus gekommen. Und da hab ich dann gedacht, ich muß sterben. Der Doktor hat ihnen erklärt, eigentlich müßte ich tot sein oder zumindest gelähmt, und daß sie nicht wüßten, wie ich es geschafft habe, am Leben zu bleiben, und was mich am Leben hält. Doch wundersamerweise bin ich durchgekommen – und zwar ohne daß sie mich operiert haben.

An dem Sonntag, an dem sie mich aus dem Krankenhaus entlassen haben, bin ich zu Fuß gegangen. Und als es dunkel geworden ist, hat eine Gruppe von Kerlen vor dem Gebäude gestanden, in dem ich ge-

* Eine Klinik im Südteil von Chicago. Jahrelang war es die renommierteste der Stadt; seit sie in das öffentliche Gesundheitswesen eingeliedert wurde, hat sie an Ansehen eingebüßt.

wohnt habe – Mädchen und ein paar Jungs. Zufällig hatte ich gemerkt, wie sie auf mich gezeigt haben, als ich über das freie Gelände auf das Haus zugegangen bin. Ich schätze, es waren wieder ein paar von diesen Typen. Die wollten das zu Ende bringen, was sie in der Nacht im Aufzug begonnen hatten. Gekannt habe ich keinen von denen, habe nur irgendwie gespürt, daß da was nicht stimmt. Ich bin gehinkt und vornübergebeugt dahingeschlurft, und jetzt habe ich angefangen auch noch rumzustolpern, als sei ich betrunken. Als ich näher gekommen bin – bei allen diesen Häusern stehen unten so Säulen –, sind die Kerls hinter diese Säulen gegangen, und als sie wieder vorgekommen sind, hatten sie unter ihren Hemden Kanonen rausgezogen. Ich habe das gesehen, aber die haben gedacht, ich hätte es nicht gemerkt. Sie haben gewartet, daß ich zu dem Haus gehe. Aber ich habe weiter so getan, als sei ich betrunken und würde gar nicht darauf achten, was los ist; ich mußte mir irgendwas überlegen, wie ich wegkomme. Also habe ich mir gesagt, ich torkle einfach weiter so dahin und halte mich auf dem Weg über den Spielplatz, in Richtung auf das Gebäude, in dem wir jetzt sind. Zumindest bis zur Ecke; sobald ich es bis dahin geschafft hätte, wollte ich reinrennen.

Als ich bei der Hausecke angekommen und einen Augenblick lang aus der Schußlinie war, bin ich losgerannt. Obwohl ich Schmerzen gehabt habe, bin ich gerannt; dann habe ich mich umgesehen und gemerkt, daß sie hinter mir herlaufen. Ich bin durch das Haus hier gerast, dann durch das erste Gebäude in der 35. und raus auf die Bundesstraße. Und dort ist ein Streifenwagen die Straße runtergekommen. Ich bin darauf zu gerannt und habe »Polizei, Polizei!« gebrüllt. Die Polizisten haben angehalten, und das werde ich nie vergessen, es waren zwei Weiße. Ich hab gesagt: »Ich bin gerade aus dem Krankenhaus entlassen worden; jemand hatte auf mich geschossen.« Und weiter: »Die Typen da wollen mich umbringen. Können Sie mich bitte nach Hause bringen?« Die Polizisten haben zu den Kerls hingeschaut, die hinter mir aus dem Gebäude aufgetaucht sind – sie haben diese Typen mit ihren Kanonen gesehen. Der erste Polizist hat erklärt, ich könne nicht in ihr Auto einsteigen. Aber als die Kerle so nahe waren, daß sie losballern konnten, hat er gesagt, ich soll auf den Rücksitz kriechen. Doch kaum war ich in dem Auto drin, da hat der Polizist auch schon erklärt: »Wir können dich nur bis zur Wabash mitnehmen« – da ist so ein Kentucky Fried Chicken-Imbiß. Darauf ich: »Was soll das heißen? Ich bin *angeschossen* worden, Sie sehen doch, daß diese Typen mich umbringen wollen.« Er hat geantwortet: »Weiter als bis dahin können wir dich nicht mitnehmen. Dort muß ich dich dann bitten auszusteigen.« Und genau das hat er auch getan, hat mich einfach abgesetzt. Anschließend bin ich ein paar Wochen lang nicht mehr hierhergegangen, sondern wieder zu meiner Großmutter.

KALVEN: »Pete, wie lange hat es nach diesem Vorfall gedauert, bis du eine Gelegenheit gehabt hast, dich an einem der Kerle zu rächen, die dich angeschossen hatten?«

Ungefähr zwei oder drei Wochen bin ich nicht mehr dahin. Das alles ist Anfang August passiert; jetzt war es so um das Wochenende zum Tag der Arbeit rum, im September – 1986 oder '87 ... Eines Nachts war ich mit ein paar Kumpeln zusammen; ein paar von ihnen waren so alt, wie ich jetzt bin, sechsunddreißig, aber die Typen wollten immer noch als Bande rumziehen und alles mögliche anstellen. Der Kerl, der geglaubt hat, er hätte mich in den Kopf geschossen, mich aber nur in die Brust getroffen hatte, der war zufällig auf der Treppe, und ich war mit einem Typ zusammen, der ihn gesehen hatte. Der hat jetzt gesagt: »Pete, erinnerst du dich, wie du angeschossen worden bist? Wenn du einem von diesen Mistkerlen begegnen würdest, was würdest du dann machen?« Ich hab versucht, ganz cool zu bleiben, und hab erklärt: »Ich weiß nicht ...« Der andere hat gesagt: »Würdest du ihn umbringen? Weil, mir gefällt nicht, was die mit dir gemacht haben, und ich finde, wir sollten uns diese Nigger vorknöpfen.« Ich hatte einiges getrunken. Also habe ich gesagt: »Yeah, genau das werd ich tun.« Wir haben uns also den Kerl geschnappt, der in dieser Nacht damals auf mich geschossen hat, und haben ihn auf dem Spielplatz in die Enge getrieben. Dann hat der andere mir seine Kanone gegeben und mich aufgefordert: »Pete, jetzt hast du ihn, also los, bring ihn um, den Nigger.« Ich hab den Kerl angeschaut – immer wieder hat mein Freund gesagt: »Los, mach schon, bring den Nigger um, wegen alldem, was er dir angetan hat.« Aber ich hab gesagt: »Nein ...« Ich hab erklärt: »Ich lebe gerne, und ich möchte weiterleben.«

Ich hab erklärt, ich will, daß das alles vorbei und vergessen ist, denn mein Gott vergibt, und damit er mir meine Sünden vergibt, muß auch ich vergeben – daran glaube ich. Und ich habe zu den anderen gesagt: »Nein, ich möchte nicht, daß dem kleinen Bruder da etwas passiert.« Ich hab erklärt, ich wolle alles so lassen, wie es ist, und mein Leben weiterleben, und er soll sein Leben weiterleben. Ich habe gehofft, daß er sich nach dieser Nacht ändert, verstehen Sie, ganz von selbst. Aber jetzt haben die Typen rumgemeckert, mit denen ich zusammen war: »Du feiges Arschloch.« Darauf ich: »Nein, ich bringe keinen um, nur weil ihr wollt, daß ich ihn umbringe.« Wir haben ein bißchen gestritten, aber ich hab mich nicht weiter drum gekümmert. Sondern hab den Jungen laufen lassen. Ein paar Jahre später hatte ich eine eigene Wohnung hier in dem Haus, in der ich Drogen verkauft habe. Und der Kerl, der auf mich geschossen hatte – ich hab nicht gewußt, daß ich seinen Bruder kenne. Sein Bruder ist öfter bei mir vorbeigekommen.

Eines Tages waren wir oben bei mir – ich, er, ein paar andere Freunde – und haben Musik gehört und Bier getrunken; ich weiß nicht, ob er gewußt hat, was zwischen seinem Bruder und mir passiert war. Er hatte seinen Bruder zu mir mitgebracht. Als der zur Tür reingekommen ist, habe ich ihn erst gar nicht gesehen. Als ich dann hochgeschaut und gemerkt habe, daß das der Kerl ist, den ich auf dem Spielplatz in die Enge getrieben, aber laufen lassen hatte, da habe ich mich plötzlich entschuldigt – weil ich ihn völlig durcheinandergebracht habe. Man braucht jemanden nur anzuschauen und sieht die Angst – er hat gezittert. Ich hab ihn beruhigt, hab gesagt, es stimmt, was ich auf dem Spielplatz gesagt habe – daß es mir am liebsten wäre, das alles zu vergessen, daß ich ihm vergeben habe, was er getan hat, und dankbar bin, am Leben zu sein. Er war erleichtert, obwohl ich glaube, so ganz hat er mir damals nicht getraut, weil jetzt war er in dem Haus, zusammen mit mir und einer ganzen Menge Leute, mit denen ich immer zusammen war. Aber ich hab ihm erklärt, daß das nichts zu bedeuten hat. Wir haben uns hingesetzt und ein paar Bier zusammen getrunken und Musik gehört. Wir treffen uns immer noch, unterhalten uns, quatschen gelegentlich ein bißchen miteinander. Aber er ist ziemlich beschäftigt, verkauft Autos. Jetzt redet er meistens von seinen Geschäften.

Es gibt Dinge, die ich vielleicht nicht verstehe, aber Gott, der bedeutet mir alles. Mein Gott vergibt. Und er ist eifersüchtig. Sehr eifersüchtig. Ich habe ihm nicht gedient, wie ich sollte, aber ich bitte ihn immer wieder um Vergebung meiner Sünden, weil ich weiß, was ich mache, ist falsch. Manchmal weiß ich selbst nicht so recht, was ich eigentlich tue. Doch ich bitte Gott um Vergebung.

Ed Reardon

Ich bin ein echter Chicago-Junge, im Norden der Stadt geboren und dort aufgewachsen. Ungefähr fünfzehn Jahre lang habe ich als Sanitäter in sämtlichen Vierteln von Chicago gearbeitet. Angeblich sind wir so etwas wie die Augen und Ohren eines Arztes. Wenn kein Doktor am Unfallort sein kann, schicken sie Leute wie uns los. Ich bezeichne uns gerne als Gossenärzte, denn wir arbeiten wirklich in der Gosse – wo auch immer wir einen Patienten aufgabeln. Manchmal verschlägt es einen dabei in recht abenteuerliche Gegenden, und man findet sich in ziemlich seltsamen Situationen wieder.

Bei der Polizei haben sie keine Sanitäter. Die Sanitäter von Chicago unterstehen einzig und allein der Feuerwehr. Wir sind jeweils vierundzwanzig Stunden im Dienst, fangen um acht Uhr morgens an und hören um acht Uhr morgens auf. Dann setzt man zwei Tage aus, und jeden vierten Tag kriegt man frei – also praktisch fünf Tage hintereinander, so daß man Zeit hat, die Spannung abzubauen. Als ich angefangen habe, da haben wir während einer Vierundzwanzigstundenschicht ohne weiteres fünfundzwanzig Einsätze geschafft, das heißt mindestens einen pro Stunde. Kaum hatten wir einen Patienten eingeliefert, mußten wir schon den nächsten auflesen. Und so ging das den ganzen Tag über, vierundzwanzig Stunden lang. Nach einer solchen Schicht war nicht mehr viel von einem übrig.

Am ersten Tag rennt man dann halb betäubt durch die Gegend. Am zweiten erholt man sich allmählich, und dann heißt es wieder: an die Arbeit. So war es in meinen ersten zehn Berufsjahren. Uns hat man gerufen, wenn ihnen niemand anderer eingefallen ist. Sie haben uns bei Ehekrächen geholt. Sie haben uns geholt, wenn die Polizei ein Problem hatte, mit dem sie nicht zurechtgekommen ist. Als Sanitäter waren wir so eine Art Verbindungsglied zwischen der Polizei und der Feuerwehr – wir standen mit jeweils einem Bein in jeder der beiden Abteilungen. Mit den Feuerwehrleuten sind wir losgefahren, wenn es irgendwo gebrannt hat – für den Fall, daß es dabei Verletzte gibt. In anderen Fällen haben wir die Polizisten begleitet: Bei einem Familienkrach zum

Beispiel, wenn irgend so ein Typ seine Frau geschlagen hat. Und wenn so ein Bursche auf ein Fenstersims geklettert ist, haben sie uns gerufen. Einfach immer, wenn sie mit ihrer Weisheit am Ende waren. Ist es dann mal um einen Verrückten gegangen, wenn beispielsweise jemand behauptet hat, in der Eingangshalle stinkt es, dann haben sie uns gerufen; sie haben die 911 angerufen, und sobald die Polizisten dort waren, haben sie Sanitäter angefordert, nur für den Fall, daß es sich irgendwie um ein medizinisches Problem handelt. Manchmal haben Leute zwar die 911 gewählt; sie wollten aber keinen von der Polizei, sondern haben darum gebeten, Sanitäter zu schicken. Nicht selten sind wir hingefahren, und kein einziger Polizist war dort zu sehen, obwohl es oft ein Fall für die Polizei war, etwas, wo wir keine Ahnung gehabt haben, was da zu tun ist. Gelegentlich hat es sich auch um einen Fall für die Fürsorge gehandelt: ausgesetzte Kinder oder Leute, die nicht mehr in der Lage waren, für sich selbst zu sorgen. Und manchmal ist es um Leben oder Tod gegangen … *(seufzt)* … Traumata, medizinische Notfälle, Herzanfälle, Diabetikerkomas … *(seufzt)* … Morde, Messerstechereien, Schießereien, Autounfälle. In einer Vierundzwanzigstundenschicht hat man es wirklich mit *allem* zu tun gekriegt.

Es hat so eine festgelegte Prozedur gegeben, an die wir uns halten mußten. Manchmal ist das Leben nicht schwarzweiß, sondern nichts als Schattierungen von Grau. Laut Gesetz können wir niemanden für tot erklären. Das darf nur ein Arzt. Aber wenn man dann ein Skelett vor sich hat, weiß man schließlich, der Kerl ist tot. Oder Totenflecken – wenn das ganze Blut sich in den unteren Körperpartien angestaut hat und es wahrhaftig keine Möglichkeit zur Wiederbelebung mehr gibt. Enthauptung: Der Kopf ist ab. Fortgeschrittene Totenstarre, wenn die Leiche steif wie ein Brett ist und sich nicht bewegen läßt. Dann braucht man kein medizinisches Genie zu sein, um zu sehen, daß der Mensch tot ist. Doch von Gesetzes wegen sind wir verpflichtet, zumindest zu versuchen, den Kerl wiederzubeleben.

Manchmal muß man zu einem Einsatz, bei dem man wirklich alles aufs Spiel setzt. Einmal wurden wir beispielsweise in eine Wohnung gerufen; der Typ hatte Krebs. Er ist in seinem Bett gelegen, seine Familie war um ihn versammelt, und man hat gesehen, daß die Krankheit ihn völlig zugrunde gerichtet hatte. Er hatte das Bewußtsein verloren, hat aber nach Luft geschnappt – hat seine letzten Atemzüge getan. Ich hab im Krankenhaus angerufen und gesagt: »Hören Sie, die Situation hier ist so und so. Die Angehörigen wollen keine Wiederbelebungsversuche. Es hat einfach keinen Sinn. Was sollen wir machen?« Die haben nicht gewußt, was sie sagen sollen. Sie selbst wollten die Verantwortung nicht übernehmen – sie wollten nicht geradeheraus sagen: »Okay, dann eben keine Wiederbelebung.«

Das war, ehe es die Möglichkeit gegeben hat, schriftlich zu erklären, man wolle keine künstliche Verlängerung des Lebens, wenn keine Aussicht auf Heilung besteht. In dem Fall damals habe ich gewußt, wenn wir nicht eine Entscheidung treffen, dann werden die letzten Minuten im Leben dieses Mannes äußerst entwürdigend. Wir exerzieren dann die ganze Skala der Wiederbelebungsmaßnahmen durch, versuchen es mit Herzlungenmassage, führen einen Schlauch in seinen Hals ein. Unter solchen Umständen wäre das erniedrigend. Er ist noch nicht so weit, daß er nur noch dahinvegetiert, aber wirklich lebensfähig wird er nie mehr werden. Und während wir so dasaßen, hat er im wahrsten Sinne des Wortes seinen letzten Atemzug getan. Hat einen Schrei ausgestoßen und zu atmen aufgehört. Ich schaue mich um und merke, es sind Katholiken, und wir sind nur einen Block von St. Andrew entfernt, der Kirchengemeinde, in der ich groß geworden bin. Und weil ich katholisch erzogen worden bin, habe ich mich zu den Leuten gewandt und erklärt, ich hätte bereits einen Priester verständigt; er sei auf dem Weg hierher. Und dann habe ich vorgeschlagen: »Versammeln wir uns um ihn und beten zu St. Joseph« – dem Patron für einen glücklichen Tod. Eigentlich ist der heilige Joseph für praktisch alles zuständig, aber in dem Fall ist es eben um einen seligen Tod gegangen. Und die Familie war einverstanden; die hielten es für eine wunderbare Idee. Auf die Weise haben wir dafür gesorgt, daß sie die Fassung bewahren. Dann haben wir den Toten genommen, ihn in den Krankenwagen gelegt und zum Krankenhaus gebracht, wo er für tot erklärt worden ist. Und da habe ich mich gefragt, ob ich wohl jemandem in die Arme laufe, einem Arzt oder einer Krankenschwester, die mich zur Verantwortung ziehen. Es hat sich herausgestellt, der Arzt hat unsere Einstellung verstanden, und schließlich war ja der Priester gekommen. Und die Familie war einverstanden gewesen. Er war tot und würde tot bleiben.

Jede Situation ist anders. Nicht weit von hier, drüben beim St. Josephs-Krankenhaus, hat in einem Wolkenkratzer mit direktem Blick auf St. Joseph ein altes Paar gewohnt. Bei denen brauchte man nur aus dem Fenster zu schauen, dann hat man den rückwärtigen Eingang zum Krankenhaus gesehen. Der Alte, er war schon über achtzig, hat noch ziemlich vital gewirkt: Er hatte ein gutes Leben hinter sich. An den Wänden waren Familienphotos aufgehängt, und überall sind so kleine Sachen rumgestanden, Sie wissen schon, die man kauft und aufhebt, weil sie einen daran erinnern, wo man gewesen ist und wer man ist. Wir sind gekommen, als er, buchstäblich am Boden, seinen letzten Atemzug getan hat. Wir haben gleich angefangen, defibrilliert, Elektroden angelegt, ihm Elektroschocks versetzt, für das Herz. Und haben ihn tatsächlich wieder zum Leben erweckt! Im wahrsten Sinne des Wortes auferweckt. Seine Herzschlag hatte ausgesetzt, er hatte keinen Blutdruck mehr gehabt, hatte nicht mehr geatmet. Und jetzt hat er mit uns geredet, und war alles andere als gut gelaunt: »Was geht hier eigentlich vor? Was wollen Sie hier?« Ich habe versucht, ihn zu beschwichtigen: »Jetzt beruhigen Sie sich, wir bringen Sie ins Krankenhaus rüber.« – »Wieso denn? Was ist passiert?« Er hat also uns rumkommandiert, verstehen Sie?

Wir haben ihn dann auf die Tragbahre gelegt und zugedeckt, um ihn in den Krankenwagen zu tragen. Mittlerweile hatten wir eine Infusion angelegt, um ihm, falls nötig, Medikamente einzuflößen. Wir kommen zum Aufzug – ich, mein Kollege, die Frau von dem Mann und zwei Polizisten –, steigen ein und fahren nach unten. Da schaut er seine Frau an, ruft sie bei ihrem Namen und sagt: »Ich möchte, daß du weißt, es war wirklich großartig. Ich danke Dir vieltausendmal« – und, *bumm,* tot war er. Das war's: Er hatte seinen letzten Atemzug getan, und wir konnten machen, was wir wollten, wir konnten ihn nicht zurückholen. Im Krankenwagen haben wir alles Denkbare versucht, und dann in der Notaufnahme auch. Aber es war aus und vorbei: Er war tot. Da fragt man sich wirklich. Er hat seine Frau sehr entschieden angesehen, sehr eindringlich. Ob er gewußt hat, was los ist? Hat er es vorhergesehen? Hatte er irgendwie eine Vorahnung, daß genau das ablief? Noch fünf Minuten zuvor war er völlig Herr der Lage gewesen, hat uns rumkommandiert, erklärt, *nein,* ich gehe *nicht* ins Krankenhaus.

Du versuchst, dich nicht beeinflussen zu lassen. Schließlich wirst du lediglich mit der Wirklichkeit konfrontiert, jeden Tag ein paarmal, es gehört zu deinem Beruf, zu dem, was du machst. Der Körper und auch der Verstand, die bilden eine dicke Schicht von Abwehrmechanismen. Man macht das nicht bewußt – ich glaube, man legt sich mit der Zeit eine gewisse Dickfelligkeit zu. Man identifiziert sich nicht mehr mit dem Opfer. Es hat eine andere Lebensweise als du, gehört nicht deiner Klasse, deiner Rasse an. Bei einem Familienmitglied würde derlei nie passieren, egal, wie sehr es ihm vielleicht ähnelt, denn so etwas würden wir einfach nicht machen. Sie verstehen, was ich meine? Es gibt da so etwas wie ein Nicht-wahrhaben-Wollen: du schaffst einen Abstand zwischen dir und dem Opfer. Und dazu bedienst du dich jeden erdenklichen Tricks. Denn wenn du das nicht machst, dann schleppst du schließlich derart viele Belastungen mit dir herum, die zu tragen du dir einfach nicht leisten kannst. Sie werden viel zu schwer. Ich kenne ein paar Typen, die sind damit nicht mehr zurechtgekommen. Doch diese Art Hornhaut, die man entwickelt, die fordert ihren Tribut. Billig kommt das nicht zu stehen. Ich habe vor zehn Jahren mit dieser Arbeit aufgehört, und ich glaube, mittlerweile habe ich mich davon befreit – ich glaube, ich bin endlich diese Dickfelligkeit losgeworden, die ich vorher hatte.

Du kriegst die Art von Humor in einem solchen Krankenwagen mit. Galgenhumor. Das ist nichts als Abwehr. Das gleiche stellt man bei Bullen fest, auch bei Feuerwehrleuten und bei den Ärzten und Krankenschwestern in den Notaufnahmen. Einen Vorteil hatten wir als Sanitäter: Wir waren immer nur kurz dort, sind nicht bei dem Patienten geblieben. Beispielsweise bin ich nie dabeigewesen, wenn jemand dahingesiecht ist, so wie ein Pfleger in einem Heim oder ein Hausarzt. Wir kommen an, kümmern uns um den Patienten, sind für kurze Zeit bei ihm, möglicherweise in den intimsten Augenblicken seines Lebens, doch dann übergeben wir ihn anderen Sanitätern und fahren wieder weiter, verschwinden aus seinem Leben – das hat etwas für sich. Andere, die im Gesundheitswesen arbeiten, haben nicht dieses Privileg. Als Rettungssanitäter sind wir in Null Komma nichts an Ort und Stelle, wir sind die Helden, wir holen sie raus, wir bringen sie in die Notaufnahme, und dort laden wir sie ab. Wir behaupten, daß wir nie einen toten

Patienten einliefern; das stimmt zwar nicht, aber solange wir unsere Zauberkunststückchen an ihm versuchen können, ist er am Leben. So ist es nun mal.

Du kannst es dir nicht leisten, dich ganz oder auch nur mit einem Teil von dir selbst auf irgendeines der Opfer einzulassen. Kummer ist Kummer. Und Leugnen ist Leugnen.

Ich glaube, nichts hat mich je so geärgert wie Selbstmorde. Der schlimmste, den ich je gesehen habe, war gar nicht mal grausig oder so. Sondern wirklich dezent sozusagen: ein Neunzehnjähriger, der eine Pistole genommen, sie in den Mund gesteckt und abgedrückt hat. Aus irgendeinem Grund war nicht überall Gehirn und Blut verspritzt, wie man es eigentlich erwarten würde. Er saß ganz einfach da, an eine Wand gelehnt. Diese Haltung, in der wir ihn gefunden haben, die Leiche mit nackten Füßen, das war es. Wie ein Kind hat er ausgesehen, wie ein kleiner Junge. Und das war mein großer Fehler – genau hinzusehen. Man muß sich von den Dingen loslösen und sich eine dicke Haut zulegen. Versuchen, sich nicht mit den Leuten zu identifizieren, mit denen man es zu tun bekommt. Also, dieser Junge hatte einen Brief an seinen Vater und seinen Bruder hinterlassen, wie leid er es sei, behandelt zu werden, als sei er zurückgeblieben, nur weil er schwerhörig war. Er hatte nicht richtig sprechen und nicht hören können. Und das hat dieses Kind in den Selbstmord getrieben. Mein großer Fehler war es, daß ich mir, anstatt ihn anzusehen, mich dann umzudrehen und zu gehen und ihn zu vergessen, die Mühe gemacht habe, den Brief zu lesen. Und deshalb ist es mir einfach nicht mehr aus dem Kopf gegangen, hat mich nicht mehr losgelassen.

Wir sind die Boten – wir bringen nie gute Nachrichten. Wenn du ein Botschafter bist, der schlechte Neuigkeiten bringt, kann alles mögliche passieren. Haben Sie je einen Kriegsfilm gesehen? Nie hört man irgend jemand sagen: »Sanitäter, kommen Sie doch bitte mal her.« Immer heißt es: *»Sanitäter!«* – ärgerlich, ungeduldig. Das vermittelt dir irgendwie so ein Gefühl, als hättest *du* das getan, als seist *du* schuld daran: Tu was, um es wieder in Ordnung zu bringen! Das ist nur so ein Gefühl, und nach einer Weile kommt man darüber hinweg. Man versteht allmählich. Aber die anfängliche Reaktion ist: »Hey, nicht *ich* habe das getan. Tut mir leid, aber *meine* Schuld ist das nicht.«

In uns ist eine Energie, die uns Kraft gibt und, so glaube ich, manchmal über unseren Körper hinausreicht. Man weiß es genau, wenn ein Mensch stirbt. Man braucht kein Arzt zu sein, um zu sehen, wie das Licht seinen Körper verläßt. Um den Augenblick zu erkennen, wenn der Körper eine leblose Masse wird. Man weiß es einfach. Ob jemand nun im Koma liegt oder nur mehr ein zermanschter Fleischklumpen ist, wenn du siehst, wie das Licht den Körper verläßt, ganz genau siehst, wie die Lebensgeister schwinden, dann weißt du es einfach. Für mich ist das ein übersinnliches Empfinden, ob Ihnen das paßt oder nicht. Sind wir denn nicht diese Kraft, diese Vitalität, die uns belebt? Für mich war es immer ein Rätsel, daß irgend etwas den einen umbringt, und einen anderen direkt daneben trifft genau das gleiche oder noch Schlimmeres, und der überlebt. Ich habe Leute gesehen, denen hat ein Rohrkabel direkt unter dem Kinn rausgestanden; es hatte den ganzen Kopf durchrammt, aber die haben keinen Augenblick lang das Bewußtsein verloren. Ein anderer wäre auf der Stelle tot gewesen. Ein Mann war bei einem Motorradunfall regelrecht zweigeteilt worden, und der hat überlebt. Ich habe Leute gesehen, die sich in den Kopf geschossen und trotzdem weitergelebt haben. Und dann die kleinen Dinge, an denen Leute sterben. Es ist verrückt. Irgend so ein Typ rempelt an den Eßtisch, und eine Stunde später ist er verblutet – eine simple kleine Wunde, er hat nicht mal richtig gemerkt, daß er verletzt ist. Milzriß. Ist einfach ausgeblutet. Hat aber keine Schmerzen gehabt. Wirklich rätselhaft.

Ich glaube, jeder, der sagt, er habe keine Angst vor dem Tod, macht sich selbst was vor. Ich weiß nicht, ob wir den Tod als solchen fürchten, ich weiß nicht, ob wir überhaupt verstehen, was Tod bedeutet. Und eben deshalb haben wir Angst davor, weil es etwas ist, das wir unmöglich begreifen können. Wie es ist, durch diese Tür zu gehen. Egal, wie oft wir es miterlebt haben, egal, wie oft wir Menschen begraben haben, die wir lieb hatten, Menschen, denen wir ungeheuer nahestanden: unsere Eltern, unsere Frau … Keiner von uns versteht, was es heißt, hinüberzugehen. Wir können sagen: »Ich habe keine Angst vor dem Tod, er ist nur die Kehrseite des Lebens. Ich habe schließlich auch keine Angst davor gehabt, geboren zu werden.« Mark Twain hat irgendwo mal geschrieben: »Die einzigen Menschen, die sich bei einer Geburt freuen und bei einem Begräbnis trauern, sind die, die nicht unmittelbar daran beteiligt sind.« Meiner Ansicht nach lügt, wer angeblich keine Angst vor dem Sterben hat, oder er macht sich etwas vor.

Ob ich an ein Leben nach dem Tod glaube? Keine Ahnung. Ich halte mich für ein geistiges Wesen, ich glaube wirklich, was ich *bin,* ist nicht nur mein Körper. Denn ich weiß, wie schnell der zu Abfall wird. Nicht mal Dünger kann man draus machen. Am liebsten möchte ich eingeäschert werden, und dann soll man die Asche aus einer Kanone schießen und dabei die »Ouverture von 1812« spielen, mit der das Feuerwerk im Grant Park immer anfängt. Das wäre ein schöner Abschied. Aber im Grunde ist es mir ziemlich egal. Man soll mich so billig und so schnell wie möglich beseitigen.

Die Hoffnung ist es, die uns am Leben hält. Daß man als letzter lacht, diesmal das beste Stück vom Kuchen abkriegt.

RECHT UND ORDNUNG

Robert Soreghan

Als er siebzehn war – sechs Jahre, ehe er bei der Polizei von Chicago anfing –, trat er während des Vietnamkriegs ins Marinekorps ein. »Elf Monate war ich im Feld. Wir wurden mit dem Hubschrauber irgendwohin geflogen und mußten uns dann in zwei Wochen einen Weg zurück suchen und unsere Spuren verwischen. Damals war ich noch jung, und es war ein Abenteuer. Solange, bis man eine Zeitlang drüben war. Dann hört es irgendwie auf, ein Abenteuer, etwas Aufregendes zu sein. Dann kommt die Angst vor dem Unbekannten. Nie hat man gewußt, woher oder wann es kommen würde. Klare Fronten gab es da keine. Es war ein Dschungelkrieg, und wir mitten drin. Am meisten Angst hatte ich vor dem Unbekannten. Und diese Angst ist geblieben.«

Ich bin jetzt dreiundfünfzig und seit dreißig Jahren Polizeibeamter in Chicago. Hauptsächlich habe ich es mit Gewaltverbrechen zu tun. Ich bin verheiratet, habe zwei Söhne und zwei Enkelkinder. Mein ältester Sohn ist jetzt auch bei der Polizei, der jüngere arbeitet für eine Sicherheitsfirma, die Transporte mit gepanzerten Autos erledigt. Wir sind praktizierende Katholiken, allerdings nicht so engagiert, wie es vielleicht wünschenswert wäre. In meine Zuständigkeit fallen Verbrechen gegen Personen: Schießereien, Messerstechereien, Morde, Vergewaltigungen, Raubüberfälle, Schlägereien – alles, was eine Person einer anderen Schlimmes antut.

1972 bin ich in eine Schießerei geraten. Ich war auf dem Nachhauseweg vom Gericht drunten in der North LaSalle 321 und war noch in Uniform. In der Milwaukee Avenue, auf der Höhe der Evergreen Street, habe ich beobachtet, wie zwei Leute die Straße entlang hintereinander hergejagt sind. Einer von ihnen ist in eine Ladenpassage gerannt, Ben's Schuhladen in der North Milwaukee 1424. Der andere ist ihm nach, hat eine Kanone gezogen und zweimal auf ihn geschossen. Das alles habe ich beobachtet. Es war halb fünf Uhr nachmittags, Stoßzeit, Verkehrsstau und kein Vorwärtskommen. Also bin ich ausgestiegen, ich in meiner Uniform, habe den Revolver gezogen, mich ausgewiesen, und derjenige, der geschossen hatte, hat sich umgedreht, hat mich gesehen und seine Kanone auf mich gerichtet. Glücklicherweise habe ich zuerst geschossen und ihn verletzt. Daraufhin hat er die Pistole fallen lassen und ist davongerannt. Ungefähr einen Viertelblock weit ist er gekommen, dann ist er zusammengebrochen. Er war nur verletzt – gestorben ist er nicht. Ich habe ihn aufs Revier gebracht, und dort haben sie ihn eingesperrt.

Vor meinem Vorstellungsgespräch bei der Polizei mußte ich lange mit meiner Frau darüber sprechen. Sie hatte furchtbare Angst; geheiratet hatte sie mich nämlich, ehe ich zur Polizei bin. Ich habe damals die Bewerbungsunterlagen für die Feuerwehr und die für den Polizeidienst ausgefüllt. Auf die Antwort von der Feuerwehr warte ich heute noch. *(Lacht)* Als die von der Polizei mir mitgeteilt haben, daß sie mich einstellen wollen, hatte meine Frau Angst, mir würde etwas zustoßen – das war ihre Furcht vor dem Unbekannten. Aber ich habe mit ihr geredet und ihr erklärt: »Ich könnte jederzeit sterben, egal wo – das muß nicht unbedingt bei der Arbeit passieren.«

Zwar hat man es nicht ständig mit dem Tod zu tun, aber man hört laufend davon. Du schaltest den Polizeifunk ein, und es ist immer das gleiche. Das einzige, was sich wirklich ändert, ist, wie schlimm es ist. Es kann sich um etwas so Simples wie einen Ehestreit handeln oder um eine harmlose Schlägerei, um einen Streit in einer Bar und so weiter, bis hin zu einer besonders abscheulichen Art von Mord. Ich versuche, gar nicht erst daran zu denken, daß ich getötet werden könnte. Ich hatte zwei Freunde … *(seufzt)* Bill und Bruce waren beide Polizisten in einer Sondereinheit. 1973 waren sie hier im zwanzigsten Bezirk auf Streife. Plötzlich ist so ein Typ aus einer Bar gekommen; in der Hand hat er eine Tüte gehabt. Sie haben ihn gesehen, er hat sie gesehen und die Tüte fallen lassen. Sie sind ausgestiegen und haben in die Tüte geschaut: eine Schrotflinte mit abgesägtem Lauf. Sie sind in die Bar gerannt, um den

Kerl festzunehmen – er hatte sich im Vorraum versteckt. Der erste Polizist ist reingerannt, aber der Täter, Jacob Cohen hieß er, hatte auch noch eine Pistole. Kaum war Bruce drinnen, hat der andere ihm einen Kopfschuß verpaßt; Bruce ist einfach umgefallen. Jetzt ist auch sein Partner Bill reingerannt und hat ihn gepackt; da ist Cohen auf ihn los und hat ihn ebenfalls erschossen. Hat beide auf der Stelle umgebracht. Wir waren als erste am Tatort. Erst eine halbe Stunde zuvor hatten wir mit den beiden zu Abend gegessen. Sie waren enge, sehr enge Freunde von meinem Partner und mir gewesen. Und hatten eben noch erzählt, daß sie sich gerade neue Motorräder vom gleichen Typ abgeholt hatten. Sie waren gute Freunde gewesen. Und eine halbe Stunde später sind sie tot auf dem Boden dieser Kneipe gelegen. Damit fertigzuwerden war ziemlich schwer. Mein Partner hat sich zu einer anderen Einheit versetzen lassen. Mich hat es auch sehr getroffen.

Wenn ich ans Sterben denke, kommt mir sofort das Wort Gruft in den Sinn. Ich möchte nicht beerdigt werden – irgendwie habe ich eine Abneigung dagegen. Lieber will ich in einem oberirdischen Grabgewölbe beigesetzt werden. Vielleicht ist das klaustrophobisch, aber mir behagt die Vorstellung einfach nicht, fast zwei Meter unter dem Erdboden zu liegen. Und auch mit der Idee einer Einäscherung kann ich mich nicht anfreunden. Ich habe mit meiner Frau darüber gesprochen, und ich glaube, wir sind uns einig. Man wird ja trotzdem in einen Sarg gelegt, dann aber in einem Gewölbe aus Beton oder Marmor eingeschlossen. Vielleicht ziehe ich auch nach New Orleans. Das liegt über dem Meeresspiegel, folglich sind alle Friedhöfe oberirdisch.

Mein Hauptanliegen ist es, daß meine Familie sorgenfrei leben kann. Solange ich lebe, kümmere ich mich um sie, so gut ich kann, und für die Zeit nach meinem Tod sorge ich vor. Meine Frau und ich haben darüber gesprochen: Was ist, wenn es jetzt passiert? Wir haben beredet, wen sie anrufen und benachrichtigen muß. Ich habe Versicherungen bei etlichen Organisationen – bei der Armee, bei der Polizei, bei den Freimaurern, beim Verein für Auslandsveteranen und der Amerikanischen Legion, bei all denen bin ich Mitglied, und bei allen bin ich versichert; sie soll deshalb wissen, wo die jeweiligen Unterlagen dafür sind. Meiner Ansicht nach ist unser ganzes Leben vom Augenblick unserer Geburt an eine Vorbereitung auf das Sterben. Irgend jemand hat einmal gesagt – möglicherweise habe ich das in einem Film aufgeschnappt –, von dem Zeitpunkt an, da man geboren wird, lebt man auf den Tod hin. Und das entspricht so ziemlich der Wahrheit. Es geht darum, sein Leben so gut zu gestalten wie möglich und sich auf das Unausweichliche vorzubereiten.

Delbert Lee Tibbs

verbrachte zwei Jahre im Todestrakt des Staates Florida; eine nur aus Weißen bestehende Jury hatte ihn der Vergewaltigung und des Mordes schuldig gesprochen. Jahre später hob der Oberste Gerichtshof von Florida das Urteil mangels Beweisen auf.

Ich bin gemischter Abstammung: in mir fließt afrikanisches, indianisches und bestimmt auch europäisches Blut; zumindest lassen meine Nachforschungen darauf schließen. Ich bin Vater, Bürger der Vereinigten Staaten und ein Mensch auf dem Planet Erde. Geboren wurde ich vor ungefähr sechzig Jahren auf der Plantage eines Farmpächters in Mississippi. Dort wuchs ich auf, bis ich zwölf Jahre alt war; zu der Zeit sind wir nach Chicago gezogen, meine Mutter und ich. Meine Mutter hatte zwölf Kinder, wie die zwölf Stämme Israels. Ich war der Jüngste. Ihr Baby hat sie mich genannt. In Chicago habe ich verschiedene staatliche Schulen besucht, von der fünften Klasse an bis zur Highschool; später war ich dann eine Zeitlang auf einem College. Von 1970 bis 1972 war ich am theologischen Seminar von Chicago eingeschrieben.

Meine Mutter war eine schwarze baptistische Fundamentalistin. Ich bin spirituell orientiert. Das Seminar habe ich eigentlich nicht besucht, um Prediger zu werden – sondern weil ich in der Schule nur herumgealbert hatte. Damals habe ich mich für ungebildet gehalten. Als ich mit zwölf aus Mississippi hierhergekommen bin, war ich praktisch Analphabet. Bei schwarzen Kindern hat man keinen Wert auf eine solide Ausbildung gelegt – in den fünfziger Jahren in Mississippi schwarz und gebildet zu sein, war sogar gefährlich. Wenn man aus einer schwarzen Familie, sagen wir mal der Mittelschicht, stammte, schwebte man allein aufgrund der Absicht, sich Wissen aneignen zu wollen, in Gefahr. Daß ich keine richtige Schulbildung hatte, das hat mich immer geärgert – der Wunsch, vielleicht doch noch ein gebildeter Mensch zu werden, hat mich zum Bücherwurm gemacht. In der fünften Klasse hat eine Lehrerin mich dazu gebracht hat, viel zu lesen, und seitdem habe ich nicht mehr damit aufgehört. Es war auch eine Ablenkung von den Schrecknissen des Lebens in dieser Stadt. In der Zeit meines Heranwachsens wurde Lesen zu einer Flucht vor der elenden Verkommenheit, vor den Banden in Chicago. Anfangs habe ich schlechterdings alles gelesen, aber mit der Zeit habe ich dann angefangen, »wichtige« oder bedeutende Werke zu lesen, egal von wem. Ich habe meiner Mama versprochen, eine Ausbildung zu machen.

Eines hat mich wirklich motiviert: Ich hatte in Englisch versagt. Grundkenntnisse hatte ich zwar durch meine Lektüre, aber von Grammatik hatte ich keine Ahnung. Ich konnte einen guten Aufsatz schreiben und gut lesen, folglich haben die Lehrer mich in Ruhe gelassen. Die haben einfach nicht gemerkt, daß ich die Grammatik nicht beherrscht habe. In Mathematik war es genau das gleiche, irgendwie habe ich mich durchgemogelt. Als ich dann aber die Abendschule besucht habe, bin ich in Englisch durchgefallen, und das hat mich regelrecht verstört.

Mittlerweile arbeitete ich in den Salzminen, über Tage, unten bei der alten Lakeside-Druckerei, in der Telephonbücher, Sears Roebuck sowie *Sports Illustrated, Life* und *Look* gedruckt wurden: einer der rassistischsten Orte, die es je auf Erden gegeben hat. Aber hier hatte ich Gelegenheit, den ganzen Tag zu lesen – vermutlich hat mich das abgehalten, auf einen der Osteuropäer loszugehen und ihn zu erwürgen. Manchmal sage ich zu meinem Sohn mit einer kaum vorstellbaren Leidenschaft: »Hey, Mann, ich weiß nicht, ob deine Mama dir das erzählt hat, aber für dich habe ich ziemlich viel Opfer gebracht, denn sonst hätte ich nie und nimmer sieben Jahre lang diese verdammteArbeit gemacht; jeden einzelnen Tag habe ich verflucht.« Vor kurzem sind sie gerichtlich belangt worden. Eine Sammelklage, weil man uns in all den Jahren verboten hat, den Gewerkschaften beizutreten.

Ich habe keine Ahnung, ob die gewußt haben, daß ich eine Schule besuchte – ich habe auch keinen besonderen Wert darauf gelegt, daß sie das wissen. Dabei muß ich an einen der Vorarbeiter denken. Ich weiß noch, wie er mich eines Tages aufgefordert hat, Überstunden zu machen, und ich mich geweigert habe. Was er natürlich nicht wußte, war, daß ich nach der Arbeit zur Schule gegangen bin. Wäre ich ein weißer Junge gewesen, hätte ich ihm das sagen können, und er hätte erklärt:

»Schon in Ordnung, geh nur.« Aber ich habe einfach nein gesagt, und da hat er geantwortet: »Na schön, vielleicht sind ja auch die acht Stunden schon zuviel für dich.« Ich habe einen Wutanfall bekommen, habe ihn alles mögliche geschimpft. Natürlich nicht laut ... *(lacht)* Also habe ich beschlossen: »Die können mich mal, *da* gehe ich nicht mehr hin.« Jedenfalls war mir das eine Lehre. Es hat mir gezeigt, wenn man ein bißchen Mut hat und ein wenig an Gott glaubt, dann paßt der auf einen auf. Mag sein, daß dir die Art und Weise, wie er das tut, nicht immer behagt, aber er läßt dich nicht im Stich. Ich habe also gekündigt, und nach einigen Scherereien habe ich Arbeitslosenunterstützung bekommen, und da bin ich dann den ganzen Tag in die Schule gegangen. Damals war ich Delbert Superman – denn zu jener Zeit haben wir Ausbildung für den Balsam von Gilead, das Allheilmittel gehalten –, haben geglaubt, mit Bildung könnten wir alles erreichen. Ich meine, kein »Geht in Ordnung, Chef« mehr. Ganz so war es aber nicht ...

In meiner Jugend wollte ich Abenteurer werden, das Leben voll auskosten, in Gegenden fahren, wo ich noch nie gewesen war. Zu den Leuten habe ich immer gesagt, mein Ehrgeiz sei es, die Welt zu durchstreifen und mit allen möglichen Frauen auf der ganzen Welt zu schlafen, die Weine Spaniens und Sake in Japan zu trinken und so weiter. Mit nichts in der Hand kehre ich Lakeside den Rücken, ohne wirklich zu wissen, wohin ich gehen soll. Ich bin da dreiundzwanzig und habe einen vier- oder fünfjährigen Sohn und eine Frau, von der ich allerdings getrennt lebe. Die Arbeitslosenunterstützung läuft aus, noch ehe ich meinen Abschluß machen kann, und der Mann, der die Miete kassiert, hämmert an die Tür – folglich muß ich mir Arbeit suchen. Und das habe ich auch gemacht. Nie zuvor in meinem Leben hatte ich den *Defender** gelesen. Nie hatte ich im *Defender* nach einer Stelle gesucht, weil Schwarze keine Arbeit kriegen, bei der sie genügend verdienen, um ihre Familie durchzubringen. Aber jetzt mache ich es eben. Und da ist ein Stellenangebot für einen Sachverständigen in Schadensersatzfragen, bei der Checker Taxi-Gesellschaft. Verdammt, ich habe keine Ahnung, was ein Schadenssachverständiger überhaupt ist, aber ich bin einen Meter achtundachtzig groß, habe noch alle Zähne, und mein Verstand ist mes-

* Jahrelang war der *Chicago Defender* die meistgelesene afroamerikanische Zeitung.

serscharf, wie ein Toledo-Schwert. *(Lacht)* Also bewerbe ich mich um die Stelle. Und dieser Texaner stellt mich tatsächlich ein. Ich sehe so aus, als könnte ich ganz gut selbst auf mich aufpassen. Denn zu der Zeit wirbeln die Brüder soviel Staub auf, daß es für weiße Sachverständige gefährlich ist, sich einer schwarzen Gemeinde auch nur zu nähern. Zum ersten Mal in meinem Leben arbeite ich also als Angestellter. Jeden Tag ziehe ich einen Anzug und an und binde mir eine Krawatte um. Zwei, drei Jahre lang mache ich das und halte mich sehr gut. *Verdammt* ... ich weiß mich auszudrücken, und mein Chef hat gesagt: »Mr. Tibbs, wissen Sie, warum Sie so erfolgreich sind? Weil die Leute Ihnen glauben.« Ich habe geantwortet: »Na ja, im allgemeinen lüge ich sie nicht an. Ich sage ihnen, wie die Sache läuft. Ich erkläre ihnen: ›Hey, ich kann Ihnen jetzt dreitausend auf die Hand geben, oder aber Sie kriegen später fünftausend, und davon kassiert ein Anwalt ein Drittel, und ein Arzt kriegt den Rest.‹« Das liegt an meinen Vorbehalten gegenüber Versicherungsgesellschaften. Schadensersatzansprüche habe ich also auf die Weise geregelt. Und kein einziges Mal ist jemand gekommen und hat gesagt: »Hey, Sie haben mich ausgetrickst.«

Aber die Arbeit war höllisch langweilig. Um mich herum ist alles mögliche geschehen, die Bürgerrechtsbewegung und so weiter. Ich verdiene gutes Geld, aber das ist nur für mich, und für meine Leute tue ich nichts. Ich tue auch nichts, um mich weiterzubilden, sondern vergeude eine Menge Zeit auf Zechtouren. Nach ein paar Jahren habe ich eine wunderhübsche junge Dame kennengelernt, Miss Julie Tyler, die ganz anders war als all die jungen Frauen, die ich bisher kennengelernt hatte. Sie war eine bürgerliche Schwarze und hat beim Hyde Park gewohnt. Ihr Daddy gehörte der oberen Mittelschicht an. Mit sechzehn war sie von zu Hause weggelaufen, um sich Martin Luther King anzuschließen, und war Mitglied des SNCC* geworden. Ich habe meine Stelle gekündigt, und wir haben eine Wohnung in der Altstadt gemietet und es uns das nächste Jahr einfach gutgehen lassen.

Damals ist ein schwarzer Geistlicher in die weißen Seminare gegangen und hat erklärt: »Hey, bei euch machen jedes Jahr zwei- oder

* SNCC = Student Non-Violent Coordinating Committee (Koordinationskomitee gewaltfreier Studenten; Anm. d. Ü.)

dreihundert Seminaristen ihren Abschluß, aber nur ein oder zwei davon sind Schwarze.« Ich hatte von einem Drei-Jahres-Programm gehört, in dessen Rahmen man einen Abschluß in Kunst und Theologie machen konnte. Die haben jetzt auch ausgewählte Schwarze zugelassen, ob man nun einen Schulabschluß hatte oder nicht. Reichlich zynisch habe ich mir gesagt: »Na ja, die suchen jemanden, der die Scheiße am Überkochen hindert, die da am Brodeln ist. Aber ich mache es, denn ich glaube, Friede ist besser als Krieg, Freundschaft und all das ist besser als Feindseligkeit. Ich werde bestimmt nicht der Onkel Tom von irgend jemandem, aber ich werde tun, was ich kann …« Damit könnte ich auch das Versprechen erfüllen, das ich meiner Mama gegeben habe: Ich werde einen akademischen Abschluß haben. Das war wirklich herrlich: Ich konnte den ganzen Tag lesen, ohne deswegen ein schlechtes Gewissen zu haben, denn es war ja für meine Ausbildung.

Und dann haben diese *verrückten* Geschichten angefangen. Innerhalb von ein, zwei Jahren sind ungefähr fünf Freunde von mir gestorben, junge Kerle. Und das hat mir höllisch Angst gemacht. Ganz zu schweigen davon, was auf den Straßen los war. Wie die Bullen einfach [die Black Panthers] Mark Clark und Fred Hampton erschossen haben. Ich bin aus dem Seminar ausgestiegen.

Und dann diese Geschichte im Haus eines ehemaligen Schulfreundes: Ich habe Orangensaft getrunken, aber der Kerl hatte, glaube ich, LSD reingetan. Das war wirklich irrwitzig. Ich bin gegangen und habe eine unserer Freundinnen nach Hause gebracht. Doch als ich das Mädchen angeschaut habe, hatte sich ihr Gesicht verändert. Ich habe ziemlich aggressiv reagiert, wenn auch nur verbal; dabei bin ich wirklich nicht gewalttätig. Das hat ihr, glaube ich, einen gehörigen Schrecken eingejagt. Ich habe sie bei sich zu Hause abgesetzt, und dann habe ich am ganzen Leib unkontrolliert zu zittern angefangen – LSD löst solche Reaktionen aus. Irgend etwas ist mit meinem Körper passiert, aber ich habe nicht gewußt, was. Die ganze Nacht durch bin ich mit dem Auto rumgefahren, weil ich gewußt habe, schlafen könnte ich ohnehin nicht.

Ich bin also aus dem Seminar ausgestiegen und habe plötzlich nicht mehr gewußt, was ich mit mir anfangen soll. Irgendwie war eine Unruhe in mir, und da habe ich mir gesagt: »Also gut, ich hau ab. Außer in Mississippi, Michigan, Illinois und Indiana bin ich noch nie irgendwo gewesen.« Ich habe mir gedacht, möglicherweise hast du sowieso nicht lange zu leben, also bin ich los, und zwar zu Fuß. Nach Kalifornien wollte ich.

Das war 1972. Mein Auto habe ich meinem Bruder verkauft. Wenn man einen Meter achtundachtzig und schwarz ist, nimmt einen nicht so ohne weiteres jemand mit. Die meiste Zeit bin ich deshalb zu Fuß gegangen; später bin ich dann auf Güterzüge aufgesprungen. Zwischendurch habe ich zwei, drei Tage gearbeitet, das hat mir zwanzig Dollar pro Tag eingebracht, und das hat dann wieder für ein paar Wochen gereicht. Meine Zigaretten habe ich mir selbst gedreht und unter Brücken und in Autos geschlafen. Durch ganz Amerika bin ich auf die Weise gezogen, war in allen Bundesstaaten außer vielleicht drei. Schließlich bin ich in Florida gelandet. Und da ist dann diese irre Geschichte losgegangen, mit dem Mord und der Vergewaltigung – wie heißt es immer: »Du warst zur falschen Zeit am falschen Ort.« Vom Philosophischen her kann ich das nicht unterschreiben. Aus welchen Gründen auch immer – es war mir bestimmt, das durchzumachen, was ich erlebt habe. Ich glaube, Gott wollte mich von meiner Angst vor dem Tod befreien, das glaube ich wirklich. Deshalb war ich im Todestrakt. Ich schätze, Gott wollte mir damit sagen: »Okay, ich werde dir zeigen, daß du dort nichts und niemanden zu fürchten brauchst außer mir. Ich schicke dich ins Haus des Todes« – so nennen sie es, das Haus des Todes –, »aber ich hole dich wieder raus.« *(Lacht)* Und genau das ist passiert.

In der Zeit, als ich in Florida war, ist dieser Bursche umgebracht und die junge Weiße angeblich vergewaltigt worden. Was genau passiert ist, weiß ich nicht, denn ich war ja nicht dabei. Aber eines weiß ich: Ich war es nicht. Ich glaube, das Ganze ist so gelaufen: Das Mädchen war ungefähr sechzehn und wirklich hübsch. Aus Rhode Island. Sie hat drunten in St. Pete mit einem Photographen zusammengelebt, der so um die vierzig war.

Eines Tages ist ein junger weißer Bruder aus dem südlichen Illinois, der gerade seinen Dienst bei der Marine absolviert hatte, vorbeigekommen. Sie hat erzählt, ein paar Tage lang hätten sie Hasch geraucht; ehrlich gesagt, ich glaube, daß der junge Ex-Matrose möglicherweise den Stoff transportiert hat. Damals haben die Leute oft so was gemacht, und in Florida hat man wirklich gutes Gras gekriegt. Dieser junge Kerl, der,

der umgebracht worden ist, der ist also vorbeigekommen und in der Wohnwagensiedlung in St. Petersburg geblieben, wo das Mädchen mit seinem alten Photographen gehaust hat. Und als der Junge weitergezogen ist, da ist sie mitgegangen, ist ihrem alten Kerl davongerannt. Während des Prozesses hat mein Anwalt, der aus Chicago stammte, zu ihr gesagt: »Es trifft doch zu, daß Sie diesem Typen davongelaufen sind? Der Photograph ist Ihnen gefolgt und hat Sie auf dem Highway eingeholt, den jungen Mann umgebracht und Ihnen gedroht, Sie auch zu töten, wenn Sie nicht zu ihm zurückkommen.« Da ist sie zusammengebrochen und hat zu heulen angefangen. Der bleichgesichtige Richter, der immer auf der Seite weißer Frauen aus den Südstaaten ist, hat eine Vertagung anberaumt. Und der alte Angsthase von schwarzem Anwalt hat das Thema nicht mehr zur Sprache gebracht, weil er die Weißen nicht verärgern wollte. Ich versteh das ja – ich stamme schließlich selbst aus den Südstaaten. In ihren Augen war der Grund für meine Anwesenheit in Florida, daß ich quer durchs Land streifen wollte – das ist typisch für Schriftsteller und Künstler und so weiter, aber nicht für Schwarze. Bei Jack Kerouac ist das in Ordnung, nicht aber bei Delbert Tibbs.

Von noch einer Annahme gehe ich aus: Dies ist mein Land, und ich kann gehen, wohin ich will. All das ist um den 4. Februar 1974 herum passiert. Am 6. Februar haben Polizisten aus Florida mich angehalten und wollten meinen Ausweis sehen. Den habe ich ihnen auch gezeigt und erklärt, ich sei im Süden von Florida gewesen und hätte dort auf einer Farm gearbeitet. Ich schätze, die haben mich ausgefragt, weil Ocala so ungefähr zweihundert Meilen von Fort Myers entfernt ist – also in der Nähe des Tatorts. Die Bullen haben mich also verhört, und dann haben sie mich gehen lassen, aber vorher haben sie noch gefragt, ob es mir was ausmacht, wenn sie Photos von mir machen. Ich habe gesagt: »Nein, geht schon in Ordnung.« Sie haben also vier Polaroidschnappschüsse gemacht. Einer der Bullen hat gesagt: »Mr. Tibbs, ich glaube nicht, daß Sie irgendwas mit der Sache zu tun haben, deshalb tue ich Ihnen einen Gefallen.« Denn offenbar sind die aus diesem Nigger nicht so recht schlau geworden. Ich hatte einen Ausweis von der University of Chicago in der Tasche und einen Personalausweis mit Photo und all das, und trotzdem war ich in Florida und hatte Arbeitskleidung an. Er hat gemeint: »Ein schweres Verbrechen ist begangen worden, und Sie werden wohl einige Male angehalten werden, weil die Typen von der Polizei alle möglichen Leute stoppen werden, die hier fremd sind.« Er hat mir also so eine Art Bescheinigung ausgestellt, in der es hieß: »Diese Person, Delbert Tibbs, wurde am 6. Februar 1974 von mir befragt; ich bin überzeugt, daß er nicht die Person ist, die in Zusammenhang mit den Verbrechen gesucht wird« – welche Verbrechen an dem und dem Tag in der Nähe Fort Myers passiert sind, das hat er nicht gesagt. Dann hat er mich gehen lassen.

Später bin ich dann, glaube ich, noch einmal angehalten worden. Ich bin nach Mississippi; dort wohnt eine Tante von mir. Der habe ich erklärt, wahrscheinlich würde ich jetzt nach Memphis gehen, ungefähr hundert Meilen entfernt, und dort eine Zeitlang bei meinem Onkel wohnen. Von dort aus wollte ich meinen Bruder Ray anrufen, der damals Lieutenant im Büro des Sheriffs war, und ihn bitten, mir hundert Dollar zu schicken. Die haben mich für verrückt gehalten, weil ich meinen Job hingeschmissen hatte und einfach quer durch die Landschaft gezogen bin. Junge Schwarze machen derlei eigentlich nicht. Aber ich bin ich, und ich entscheide mich nicht immer für das, was die machen – und genau deshalb bin ich in Schwierigkeiten geraten. Ich habe mich nicht *so verhalten, wie ein Nigger sich verhalten sollte.*

Nachdem ich ein paar Wochen bei meiner Tante verbracht hatte, habe ich auf dem Highway eine Polizeistreife bemerkt, die in entgegengesetzter Richtung gefahren ist. Der Polizist ist an mir vorbeigefahren, hat dann kehrtgemacht, und es folgte wieder die gleiche Prozedur: »Zeigen Sie mir Ihren Ausweis.« Ich habe ihm meine Papiere hingehalten. »Sie sind Delbert Tibbs? Sie werden steckbrieflich wegen Vergewaltigung und Mord gesucht.« Ich habe erwidert: »Ich habe hier einen Brief.« Er hat gemeint: »Von irgendwelchen Briefen weiß ich nichts, ich weiß überhaupt nichts, nur, daß Sie steckbrieflich gesucht werden.« Er hat mir Handschellen angelegt und mich ins nächstgelegene Gefängnis gebracht, in einem kleinen Ort mit Namen Clarksdale.

Zur der Zeit habe ich nicht gewußt, was los war, aber die hatten die Photos von mir nach Fort Myers geschickt. Das Mädchen hatte den Täter ursprünglich als schwarz und ungefähr einen Meter fünfundsechzig bis siebzig groß mit einer buschigen Afrofrisur beschrieben. Ich habe einen kurzen Afroschnitt, bin einen Meter achtundachtzig und habe eine relativ helle Haut. Die Polizei hat verzweifelt versucht, jemanden zu finden, schließlich lief ein schwarzer Mörder und Vergewaltiger frei herum. Die Bullen nehmen also die Polaroidphotos, und mittlerweile bin ich sicher, die haben sie regelrecht eingeschüchtert, weil es niemanden gab, auf den sie mit dem Finger zeigen konnte, aber die Leiche, die war nun mal da. Sie haben sie also gefragt: »Ist das der Kerl?« Und sie hat ja gesagt. Deshalb konnten sie den Steckbrief rausgeben. Aber inzwischen stimmte die Beschreibung des Kerls nicht mehr mit ihrer ursprünglichen überein, stimmt's? Das alles habe ich damals nicht gewußt, aber genau das ist passiert.

Doch mittlerweile hatte ich eine geistige Wandlung durchgemacht und habe die Leute kaum mehr als Schwarze und Weiße gesehen. Zwei Jahre lang hatte ich unter freiem Himmel geschlafen. Ich nenne das mein ›Wildnis‹-Erlebnis. Zwei Jahre lang war ich mehr oder weniger auf die Barmherzigkeit der Welt angewiesen gewesen. Eines Abends, irgendwo, habe ich in der Tür eines Güterwaggons gesessen; Leute in ihren Autos und Lieferwagen haben darauf gewartet, daß der Zug losfährt, damit sie über die Gleise und weiterkönnen, und da habe ich einen kleinen Jungen gesehen. In einem Lastwagen hat so ein Kerl gesessen, der wahrscheinlich auf dem Rücksitz ein Gewehr liegen hatte, und der kleine Junge ist aus dem Auto gehüpft, acht oder zehn Jahre alt war er. Ich denke mir: *Was ist denn jetzt los?* Er rennt auf mich zu und gibt mir einen Karton mit Kentucky Fried Chicken, weil sein Daddy zu ihm gesagt hat: »Bring das dem Kerl da drüben, dem Landstreicher; er soll das essen.« Sie verstehen, was ich damit sagen will? Er hat einen hungrigen Menschen gesehen, nicht einen Schwarzen.

Vorfälle wie dieser – und es hat viele gegeben –, da habe ich Einzelwesen gesehen, Menschen. Das ist befreiend und gefährlich zugleich. Ich habe mir also gedacht: Warum sollte ich eigentlich nicht nach Florida zurück? Das Ganze ist offensichtlich ein Mißverständnis. Dadurch, daß ich hier rumsitze, schaffe ich es nicht aus der Welt. Wäre ich realistisch gewesen, hätte ich die Bundesstaaten Mississippi und Florida sich streiten lassen; Florida hätte beweisen müssen, daß sie mich aus gutem Grund haben wollen. Sie hatten nichts außer dem Mädchen, das gesagt hat, ich sei es gewesen. Aber ich bin nach Florida zurück.

Ich hätte wissen müssen, daß da etwas Irrwitziges abläuft. Die

Fahrt hat so an die fünfzehn Stunden gedauert; ich war mit Handschellen gefesselt, und meine Füße waren mit Ketten festgebunden. Als wir auf dem Revier angekommen sind, stand gleich draußen einer, der mit einer Minikamera Photos gemacht hat. Sie haben mich reingebracht, die Fingerabdrücke abgenommen und mir ein paar Decken gegeben. Am nächsten Morgen hieß es dann aufstehen; anschließend haben sie mir das Essen reingeschoben, das man in so Anstalten eben kriegt; dann habe ich den Fernseher eingeschaltet und mich selbst gesehen, wie ich ins Revier reingekommen bin. Schließlich haben sie mich zu einer Gegenüberstellung geholt. Ich hab gesagt: »Scheiße, inzwischen weiß die ganze Stadt, wie ich aussehe.« Da bin ich dann also gestanden, zusammen mit fünf oder sechs anderen Typen, und das Mädchen hat gesagt: »Ja, das ist der Scheißkerl.« Genau das waren ihre Worte. Mann, jetzt geht's los. Nun haben sie einen triftigen Grund, mich dazubehalten. Anschließend haben sie mich in das Bezirksgefängnis von Lee überstellt, um dort auf den Prozeß wegen Vergewaltigung und Mord zu warten. Mein zweiter Vorname ist Lee, und ich bin im Lee-County-Gefängnis gelandet. Dort habe ich dann das nächste Dreivierteljahr verbracht. Die ersten paar Wochen habe ich gar nichts gemacht, weil ich mir gedacht habe, die lassen mich hier wieder raus; ich hab also nicht mal meine Familie benachrichtigt. Aber daraus wurde nichts. Die haben einfach gesagt: »Hey, Scheiße, du warst es.«

In gewissem Sinne habe ich mich an das Gefängnis angepaßt. Dort war es, als wäre die Zeit stehengeblieben. Das ist eben Fort Myers. Die machen da unten, was sie wollen. Mein Fall hat ziemliche Aufmerksamkeit erregt. Die junge Frau, mit der ich fünf Jahre lang ein Verhältnis gehabt hatte, Julie Tyler, hat das Delbert-Tibbs-Verteidigungskomitee gegründet, um Geld für Anwälte zu sammeln. Und plötzlich haben mich eine Menge Leute besucht. Viele meiner Freunde waren in der Bürgerrechtsbewegung, deshalb hat man in der Stadt alle gründlich überprüft. Na ja, mit der Zeit haben sie sich zusammengerissen, um in den Augen der Welt keinen schlechten Eindruck machen.

Ein wenig verwundert hat mich das Ganze schon, aber Sorgen habe ich mir immer noch keine gemacht. Das war dumm. Ich hätte sehr wohl beunruhigt sein müssen. Aber ich war auf einer Bewußtseinsstufe angelangt, auf der irgend etwas tief in mir drinnen gewußt hat, letztendlich kommt alles wieder in Ordnung, oder auf der es schlicht keine Rolle mehr gespielt hat, ein wenig so wie Sokrates ... Ich werde den Schierlingsbecher leeren, das ist keine großartige Angelegenheit.

Neun Monate lang war ich eingesperrt, dann hat der Prozeß stattgefunden. Die Jury hat nur aus Weißen bestanden; mein Anwalt war Mitarbeiter einer angesehenen, sehr erfolgreichen Kanzlei. Aber Chicago ist nicht Lee County in Florida. Das hat ihn eingeschüchtert, er hat Angst gehabt, und das mache ich ihm auch nicht zum Vorwurf, denn der Richter wäre durchaus in der Lage gewesen, ihn ebenfalls einzubuchten, wenn er irgend etwas gesagt hätte, das ihm nicht paßte. Wenn wir einen Einspruch vorgebracht haben, hat der Richter ihn zurückgewiesen; hat hingegen die Anklagevertretung Einspruch erhoben, dann hat er dem stattgegeben. Mir war klar, was da lief. Wir hatten einen Schwarzen, der die ersten Hürden für eine Zulassung zur Jury genommen hatte, im letzten Augenblick aber ausgeschlossen wurde. Ich glaube, er hat gesagt, er könne nicht besonders gut lesen und schreiben, und das war für den Richter offenbar Grund genug. Da hat man so einen arroganten schwarzen, selbstsicheren Nigger, der von irgendwoher aus dem Norden kommt und dazu neigt, den Weißen ins Gesicht zu sehen, und sich nicht so ohne weiteres irgendwas in den Mund legen läßt. Ich kann mich da einfach nicht zurückhalten. Ich habe mir gesagt: »Delbert, die halten dich für arrogant, du verrückter Nigger.« In Wirklichkeit war ich nur ich selbst.

Der Gerichtssaal war gerammelt voll. Viele meiner Leute aus Chicago waren gekommen, und wahrscheinlich war jeder Schwarze aus der Stadt bei der Verhandlung, weil sie über den Bruder aus Chicago Bescheid gewußt haben. Die Polizei hatte auf dem Dach Scharfschützen postiert, weil sie geglaubt haben, ein paar militante Schwarze könnten versuchen, mich rauszuholen. Nach eineinhalb Tagen haben sie mich schuldig gesprochen.

Damals gab es bei der Todesstrafe ein Moratorium; der Richter hat verkündet: »Na schön, wenn das Moratorium andauert, sitzen Sie zweimal lebenslänglich hintereinander ab. Wenn nicht, werden Sie vom Staate Florida hingerichtet.« Vor dem Urteilsspruch findet jeweils eine Voruntersuchung statt, ob man vorbestraft ist und ob es mildernde Umstände gibt.

Ich werde nie vergessen, wie mich einer der Untersuchungsbeamten nach dem Prozeß aufgesucht und gefragt hat: »Delbert, laut Ihrer Aussage waren Sie mit weißen Mädchen befreundet – haben Sie je Sex mit einem von ihnen gehabt?« Ich habe hin und her überlegt: *Warum will der das denn wissen?* Was für ein Narr ich doch war! Am liebsten hätte ich ihn gefragt, ob er je mit einer Schwarzen geschlafen hat, aber ich habe brav geantwortet: »Ja, ich bin mit weißen Frauen ins Bett gegangen.« Er ist so rot geworden wie Ihre Socken, und wieder hat etwas in mir gesagt: *Du Narr – du hättest nein sagen müssen.* Also bin ich verurteilt worden, und dann haben sie mich ins Haus des Todes verfrachtet. Der elektrische Stuhl befindet sich in einem Ort namens Starke. Gleich daneben ist das Staatsgefängnis von Florida, die offizielle Strafanstalt. Starke ist das Verbindungsglied und liegt direkt neben Raiford, dem Großen Haus. Dort befinden sich das Haus des Todes und der elektrische Stuhl – der Funkensprüher, wie sie ihn nennen. Gelegentlich bezeichnen sie ihn auch als die Eiserne Jungfrau. Ein paar Dinge sind mir in Erinnerung geblieben. Wenn sie dich aus dem Bezirksgefängnis ins Staatsgefängnis bringen, dann immer nachts. Ich erinnere mich, daß ich einmal etwas über die Konzentrationslager in Deutschland gelesen habe: Wenn sie die Leute in die Gaskammern verschleppt haben, dann sind sie immer mitten in der Nacht gekommen. Und das hier war fast genauso unheimlich, weil ich nicht gewußt habe, was, zum Teufel, eigentlich los war. Sie hätten mich ja einfach mitnehmen und hinrichten können. Mein Verstand hat gesagt, daß sie das nicht machen können, aber es war einfach gruselig.

Sie verfrachten dich in einen Lastwagen ohne Fenster und ketten dich an, jeweils so ungefähr zehn Mann. Ein paar werden in dem einen Gefängnis abgeladen, andere im nächsten. Ich werde in den Todestrakt gebracht. Auf jeder Seite sind Bänke und Ketten: eine um den Bauch und eine um die Füße, so daß man sich nicht von der Stelle rühren kann. Ich erinnere mich, wie der Kerl gesagt hat: »Alsdann, fünf kommen ins Raiford.« Dann ist er auf mich zugekommen und hat gefragt: »Wie heißt du?« Ich habe geantwortet: »Tibbs.« Darauf er: »Du kommst ins Todeshaus.« Das Moratorium ist abgelaufen. Jetzt steht es dem Staat Florida frei, hinzurichten, wen sie wollen. Sie bringen mich also dorthin und sperren mich in meine Zelle. Das Essen hier war viel besser – Sträflinge denken immer ans Essen.

Zwei Jahre war ich dort, bis der Oberste Gerichtshof von Florida das Urteil aufgehoben hat. In der Zeit haben das Delbert-Tibbs-Verteidigungskomitee und Miss Julie Tyler einiges unternommen. Pete Seeger hat ein Konzert für mich veranstaltet, und Angela Davies hat vor der Operation Push gesprochen und Geld aufgetrieben. Wenn ich einen Vortrag halte, sage ich den Leuten gelegentlich: Wenn man jemanden wirklich bestrafen will, sperrt man ihn zwanzig oder dreißig Jahre in den Todestrakt. Nach fünf Jahren wird er wahrscheinlich darum betteln, auf den elektrischen Stuhl gesetzt oder auf die Bahre gebunden zu werden. Mittlerweile habe ich Freunde wie Rolando Cruz, der elf Jahre abgesessen hat. Ich habe gesagt: »Mann, du bist wahrscheinlich der *tapferste* Mensch auf dem ganzen Planeten.« Tagaus, tagein ... Immer schwerer war es zu ertragen. Zu dem Zeitpunkt, als ich schließich rausgekommen bin, war es immer schlimmer geworden. Jeder Tag war wie bei Sisyphos, der den Stein den Berg raufrollt. Der Dienstag hätte genausogut ein Mittwoch sein können. Die einzige Abwechslung war das Wochenende, wenn Besuch gekommen ist.

Ich war überzeugt, sie würden mich nicht umbringen. Meiner Ansicht nach waren sie meines Todes nicht würdig, um es so auszudrücken. Irgendwo, tief drinnen, habe ich gewußt, es ist mir nicht vorbestimmt. Aber Wirklichkeit bedeutet, daß sie in gewissem Sinne deine Wirklichkeit *schaffen.* Ich bin hinter Gittern, ich muß darum bitten, wenn ich mal raus will, sie geben mir zu essen, sie schalten das Licht aus, wann sie wollen. Ich bestimme hier *gar nichts.*

Soweit war ich gekommen: Morgens, wenn ich gegen halb acht aus dem Bett gekrochen bin, habe ich als erstes den Fernseher eingeschaltet. Das macht man ganz automatisch, denn auf diese Weise ist was von draußen reingekommen, und im Fernsehen habe ich Menschen gesehen, verstehen Sie? Dann habe ich gefrühstückt, mich hingesetzt und weiter ferngesehen, bin gelegentlich vielleicht mal eingedöst oder sogar eingeschlafen. Um halb zwölf hat es Mittagessen gegeben. Und während des Mittagessens habe ich weiter ferngesehen. An manchen Tagen habe ich in meiner Zelle Freiübungen gemacht, Liegestützen und aus dem Liegen aufrichten – das haben die meisten getan. Und kaum hat man sich's versehen, war es vier Uhr: Abendessen. Alles hat sich um die Essenszeiten gedreht. Denn das war das einzig Angenehme am ganzen

Tag: das Essen. Danach bin ich dann aufgeblieben, bis sie um elf das Licht ausgeschaltet haben. Den Fernseher einschalten, das hat man ganz automatisch gemacht. Oft habe ich, ehe ich ins Bett gegangen bin, ein Handtuch um den Einschaltknopf gewickelt, damit es, wenn ich am nächsten Morgen auf den Knopf drücken wollte, im Weg war und ich mir gesagt habe: »Oha, das wollte ich heute morgen eigentlich gar nicht sehen.« Das war meine Art, zumindest diesen einen Ablauf zu kontrollieren.

Wenn ich heute Leute treffe, die großes Aufhebens davon machen, daß ich im Todestrakt gesessen habe, erinnere ich sie manchmal ganz beiläufig daran, daß wir alle in einem Todestrakt leben. Der Unterschied ist lediglich, in diesem Fall ist der Staat der Vollstrecker, und irgendwann erfährt man das Datum und die Uhrzeit, aber das ist auch alles. Ich meine, wenn du hier so rumspazierst, *Scheiße* – dann bist du in einer Todeszelle, denn irgendwann mußt du *weg* von hier. Du wirst dich hinlegen, und sie werden dir Erde aufs Gesicht werfen. Für mich haben sie nie ein Datum festgesetzt. Und dafür danke ich Gott.

Der Oberste Geichtshof von Florida hat schließlich das Urteil aufgehoben – wegen Mangels an Beweisen, hieß es. Die Jury hatte mich widerrechtlich verurteilt. Sie haben mich verurteilt, weil eine Weiße behauptet hat, ich hätte sie vergewaltigt. Und dann ist es weitergegangen, wie es in der Politik eben so ist: Der Staat hat gegen die Aufhebung Berufung eingelegt. Aber sie mußten mich rauslassen. Doch sie haben alles genommen, was sie kriegen konnten: neunzigtausend Dollar Kaution, damit ich auch bestimmt beim nächsten Prozeß erscheine. Der Fall ist dann zweimal neu aufgerollt worden. Schießlich bin ich nach Chicago gegangen. In der Zwischenzeit hatte der Staat sich darauf vorbereitet, mich erneut vor Gericht zu stellen. Irgendwann hat dann ein Oberlandesrichter die Klage abgewiesen. Doch der Staat hat es geschafft, den Fall wiederaufzunehmen.

1976 wurde das Verfahren eingestellt, im Januar 1977 bin ich rausgekommen. Jetzt hätte die Sache eigentlich zu Ende sein müssen. Doch im ganzen Land ist es zu einem immer stärkeren Rechtsruck gekommen. Ursprünglich war der Urteilsspruch mit vier zu drei Stimmen aufgehoben worden. Vier Richter haben gesagt, wir glauben, er ist unschuldig, drei haben mich für schuldig gehalten. Alle sieben waren gebildete Leute – wie kommt es, daß diese Burschen sich das gleiche Beweismaterial ansehen, die gleichen Fakten überprüfen und doch völlig gegensätzliche Schlüsse daraus ziehen? Mit Intelligenz oder Vernunft kann das nichts zu tun haben, es muß irgend etwas anderes sein. Ich vermute, es hängt von der kulturellen Prägung ab. Für Leute mit einer bestimmten Einstellung bin ich schuldig, weil eine Weiße gesagt hat, daß ich es war. Und weil ich ein richtiger alter schwarzer Bock bin.

1982 hat der Bezirksstaatsanwalt das Verfahren eingestellt. Er hat erklärt, seine Zeugin wäre nicht glaubwürdig, weil sie Alkohol getrunken und Drogen genommen hatte und so weiter. Das Mädchen hat zugegeben, daß sie am Tag des Verbrechens Marihuana geraucht hatte. Und das wirkt sich unter Umständen sehr wohl auf die Identifizierung einer Person aus. Der eigentliche Grund dafür, daß er das Verfahren eingestellt hat, war jedoch folgender: Im Verlauf der Befragung hatte der junge Staatsanwalt, der mich in den Todestrakt geschickt hatte, gesagt – und das ist das Verrückte daran –, ich hätte mich in Fort Myers mit einigen Leuten angefreundet. Eine meiner weißen Freundinnen hat mit der Frau des Bezirksstaatsanwalts gesprochen und zu ihr gesagt: »Was Ihr Mann da Delbert Tibbs angetan hat …« Die Frau hat erwidert: »Was hat er denn gemacht?« Daraufhin hat sie erklärt: »Die haben ihn lediglich aufgrund von vier Polaroidphotos verurteilt.« Als er dann von der Arbeit nach Hause gekommen ist – er hatte mittlerweile eine Privatkanzlei –, hat sie ihn gefragt, ob das stimme. Und er hat erklärt, ja, aber hätte er das damals gewußt, dann hätte er die Klage abgewiesen. Wären wir erneut vor Gericht gegangen, wäre er unser Hauptzeuge gewesen.

Ich glaube, das Leben nimmt nie ein Ende. Wir können nicht über das Leben reden, ohne auch über den Tod zu sprechen; und wir können nicht über den Tod sprechen, ohne vom Leben zu reden. Ich habe den Dalai Lama gehört, habe seine Autobiographie gelesen, und er sagt, Buddhisten meditieren häufig über den Tod. Für das westliche Denken ist das ein absoluter Frevel, stimmt's? Meiner Ansicht nach hat das etwas mit der griechischen Kultur zu tun, mit ihrer Lehre von der Gabelung der Existenz – hier ist das Leben, und dort ist der Tod. Ehe ich in den Todestrakt gekommen bin, habe ich zu meditieren gelernt. Das hat mir geholfen, das Ganze durchzustehen, obwohl es wirklich schwierig war.

Ansonsten habe ich die meiste Zeit gelesen, soviel ich nur konnte. Heute kann ich mit einem guten Buch nach Hause gehen und den ganzen Tag damit verbringen, es zu lesen. Im Todestrakt konnte ich mich auf nichts konzentrieren. Ich konnte meine Umgebung nie länger als vielleicht eine Dreiviertelstunde vergessen. Immer wieder bin ich plötzlich aufgestanden und hin und her gegangen, habe durch die Gitterstäbe geschaut. Ich erinnere mich, wie ich zu einem meiner Kumpel, den der Staat von Florida hat hinrichten lassen, gesagt habe: »Hey, Shango, ich glaube, in dem verdammten Bau hier gibt es Gespenster.« Darauf hat er gemeint: »Wenn es so was überhaupt gibt, Bruder Tibbs, dann ist das hier genau der richtige Ort dafür.«

Und ich habe folgendes entdeckt: Alle heiligen Schriften, einschließlich der Bibel, sind wundervoll, einfach wundervoll. Die Bibel ist in der herrlichsten Sprache geschrieben, die ich je in einem Buch gelesen habe. Ganz zu schweigen von der Tatsache, daß da etwas drinnen ist. Gott ist da drinnen. Aber ich glaube, Er verbirgt sich. Meiner Ansicht nach wissen das die jüdischen Mystiker, die sich eingehend mit der Kabbala beschäftigt haben. Manchmal wünsche ich mir, ich könnte Hebräisch, denn auch wenn die Worte vielleicht nicht das Wesentliche sind, so können sie doch zu ihm hinführen. Für dreihundert Millionen Inder und auch für andere ist die Bhagavad Gita die Bibel. Thoreau und Emerson haben sie gelesen. Krishna sagt, es hätte nie eine Zeit gegeben, in der du und ich nicht existiert hätten, und es wird nie eine Zeit geben, zu der du und ich nicht existieren, und nie wird es eine Zeit geben, in der wir aufhören zu existieren. Er hat gesagt: »Der Körper nützt sich ab, wie ein Kleidungsstück, und wenn ein Gewand verschlissen ist, zieht man es aus und legt es ab, nimmt ein anderes und zieht es an.«

Einer der schrecklichen Aspekte von Hinrichtungen ist es, Leute einfach so ins Universum hinauszuschleudern. Ich glaube, wenn eine Seele vom Körper losgerissen wird, verfällt sie in Wut und Angst und Haß. Meiner Ansicht nach übt es einen schädlichen Einfluß auf unsere Welt aus; und viele der Katastrophen, die über uns hereinbrechen, sind wahrscheinlich eine Folge von derlei. Ich trauere um die ganze Welt, weil sie oft ein so schrecklicher Ort ist.

KRIEG

Dr. Frank Raila

Als Veteran des Zweiten Weltkriegs kam er in den Genuß des GI Bill of Rights und besuchte ein College sowie eine medizinische Hochschule. Eine Zeitang praktizierte er als Allgemeinarzt in Illinois und Brasilien. Jetzt arbeitet er als Neurokardiologe an der University of Mississippi Medical School. »Ich habe Leben gerettet, und das ist ein großartiges Gefühl.«

Der erste Todesfall, an den ich mich erinnere, da war ich noch ein Kind, in der Honore Street. Auf der vereisten Straße ist ein Unfall passiert: Ein Pferdewagen und ein Auto sind zusammengestoßen. Im Rinnstein hat ein Stück Knochen von dem Mann gelegen, und das war voller Blut; wie eine Rippe hat es ausgesehen. Damals war ich wohl gerade mal sechs oder sieben Jahre alt. Und zum ersten Mal habe ich etwas gesehen, das zu einem Menschen gehört hat … Den zweiten gewaltsamen Tod habe ich im Krieg erlebt. Ein Amerikaner, der auf dem Rücken gelegen hat. Er war tot, hat aber noch eine Menge tiefrotes Blut gespuckt, das über sein ganzes Gesicht geströmt und zu beiden Seiten heruntergeronnen ist. Seine Haut war ganz bleich … dieses Weiß und der blutrote Mund.

Ein andermal hat ein Amerikaner im Straßengraben gelegen. Ich habe auch sonst noch Leichen gesehen, Deutsche und Amerikaner, aber in dem Fall war ich ganz nahe. Der Wind blies durch seine Haare, und sie haben sich bewegt. Bewegung bedeutet Leben, nicht wahr? Dieser Bursche, seine Haut war leicht grünlich, und dazu die Haare, die sich bewegt haben – das hat mich beinahe umgehauen. Noch am selben Tag sind wir eine Straße hinuntermarschiert, auf der überall 20-Millimeter-Patronenhülsen rumgelegen haben. Ich habe versucht, ihnen auszuweichen, denn einige waren noch scharf. Also bin ich ein bißchen rumgehüpft. Und wäre beinahe mitten auf dem Oberkiefer eines Mannes gelandet, der auf der Straße gelegen hat. Ich erinnere mich genau – er war sehr rosa, und die wundervoll weißen Zähne haben alle noch dringesteckt. Fast hätte ich mir den Knöchel gebrochen, als ich versucht habe, dem Kiefer des Toten auszuweichen. Und an beiden Seiten hing so rotes Zeug runter. Sein Kopf war geborsten, und der Kiefer war herausgeflogen und auf die Straße gefallen, und ich wäre beinahe draufgetreten …

Geboren wurde ich in Chicago. Mein Vater war im Alter von fünfzehn Jahren aus Litauen dorthin ausgewandert, zur Armee gegangen und in die Schützengräben des Ersten Weltkriegs zurückgekehrt. Und sein Sohn ist mitten im Zweiten Weltkrieg gelandet. *(Lacht)*

Ich wurde für den Nachrichtendienst und die Aufklärung ausgebildet und der 106. Infanteriedivision zugeteilt. Fast die ganze Abteilung wurde auf die *Queen Elizabeth* verfrachtet, auf der Platz für zehn- bis vierzehntausend Mann war. Wir waren in einer Kabine untergebracht, die eigentlich für zwei Leute gedacht war, aber wir waren etwa vierzig oder fünfzig. An allen Wänden waren Kojen angebracht – nur ungefähr fünfundvierzig Zentimeter voneinander entfernt. Die meisten von uns wurden seekrank. In der Nähe von Glasgow stiegen wir in Züge um, die alle verdunkelt waren, und fuhren bis zum Kanal. Bei der Überfahrt war uns allen hundeelend. Das war 1944. Ich war gerade erst neunzehn geworden.

In Le Havre sind wir dann von Bord gegangen. Es hat geregnet. Auf einem Feld haben wir unsere Zelte aufgeschlagen. Von dem Regen war der Boden ganz aufgeweicht. Am nächsten Morgen sind wir weitergefahren, bis nach Luxemburg runter. Mittlerweile hatte es zu schneien angefangen. Tage- und nächtelang sind wir auf Lastwagen dahingefahren und zwischendurch ausgestiegen, um auf dem Boden zu schlafen. Wir haben gewußt, wir ziehen in die Schlacht. Aber wir haben nicht gewußt, was für ein Theater das würde.

In Belgien haben wir im Schnee geschlafen. Von Nadelbäumen haben wir Zweige abgerissen – als eine Art Bodenmatte für unsere winzigen Zelte.

Dann wurden wir an die Front geschickt. Ich war im 423. Regiment, Einheit E. Uns war nicht klar, daß die Deutschen dreißig oder vierzig

Divisionen ins Feld geworfen hatten. Es war Winter, und wir haben gedacht, jetzt wäre es ruhig an der Front. Deshalb haben sie eine sehr erfahrene Division abgezogen, deren Stelle wir einnehmen sollten. Diese Burschen haben erklärt: »Eine einfache Stellung. Wir haben Unterstände gegraben, es ist schon alles fertig. Hier ist es geschützt und sicher; ihr braucht euch überhaupt keine Sorgen zu machen …« Und dann, am 16. Dezember, haben ungefähr zwanzig Divisionen der Deutschen uns angegriffen und fast umzingelt. Unser Divisionsleiter General Jones hat den Fehler gemacht, uns nicht zurückzubeordern. Er ist davon ausgegangen, daß die bewaffnete Kolonne, die er als Unterstützung angefordert hatte, in Kürze auftauchen und die Deutschen zurückdrängen würde. Aber es hat mächtig geschneit, und die Straßen waren nahezu unpassierbar. Sie sind nie bei uns angekommen. Wir waren eingekesselt.

Während der ganzen Zeiten sind um uns herum 88er explodiert; wir hingegen hatten fast nur unbrauchbare Munition. Vor uns hat ein Granatwerferkommando gelegen. Der Sergeant vom Dienst hat eine Granate in das Rohr geschoben, doch sie ist nicht losgegangen. Und so eine Granate, die im Rohr steckt, ist sehr gefährlich, weil man bereits den Bolzen herausgezogen hat; ein leichter Druck auf den kleinen Knopf genügt, und sie explodiert. Er mußte also das Rohr vom Sockel heben, die Granate herausgleiten lassen, sie mit zwei Fingern auffangen und den Bolzen in den Kopf zurückdrücken, sie auf den Boden legen und eine andere einschieben. Ich würde sagen, von fünf Granaten waren vier Blindgänger. Und wir die ganze Zeit unter Beschuß. Der Sergeant ist aufrecht dagestanden, eine regelrechte Zielscheibe, und hat uns gezeigt, wo wir die Granaten hinlegen sollen; um ihn herum haben sie geschossen; sie hatten sich regelrecht auf uns eingeschossen. Die Kugeln und Granaten sind neben uns niedergeprasselt; einige haben nach ihren Müttern gebrüllt und wurden in Stücke gerissen. Und ich mittendrin. Ständig sind mir Erdklumpen auf den Rücken geprasselt.

Einer dieser armen Kerle hat nach seiner Mutter geschrien, und der Sergeant hat ihn angebrüllt, er soll das Maul halten. Wir waren so unerfahren, haben einfach in unseren Schützengräben gelegen und uns beschießen lassen. Ich hatte ungeheure Angst. Am meisten fürchten Soldaten, glaube ich, vor anderen nicht tapfer zu erscheinen. Die Angst, vor deinen Kameraden als Feigling dazustehen, überwiegt meiner

Meinung nach alles andere, und man macht einfach weiter. Es geht nicht um die Fahne, es geht nicht ums Vaterland, es geht nicht um Pflichterfüllung, es geht um den Mann neben dir – du darfst ihn nicht im Stich lassen. Ich hatte wirklich fürchterliche Angst. Das ist uns allen so gegangen, aber keiner wollte es zeigen. Ich bin hinter dem zweiten Kanonier gestanden; er wurde in die Hüfte getroffen und ist direkt vor mir zu Boden gegangen. Unser Schützengraben war nur ungefähr fünfundzwanzig Zentimeter tief und voller Wasser, und um uns herum nichts als Schnee und Eis. Ich erinnere mich, wie eine Kugel acht oder zehn Zentimeter neben meinem Kopf eingeschlagen ist: ein wenig Dreck ist aufgespritzt, und an der Stelle, wo die Kugel aufgetroffen war, ist ein kleines Dampfwölkchen aufgestiegen. Jetzt habe ich noch viel schneller geschaufelt, das kann ich Ihnen sagen. *(Lacht)* Acht Zentimeter näher, und die Kugel hätte mich mitten zwischen die Augen getroffen. Ich hatte schlicht Glück gehabt, einfach Glück …

Kurz bevor wir uns zurückgezogen haben, hat Sergeant McBride mir aufgetragen, Munitionsnachschub zu besorgen; dafür war nämlich ich zuständig. Ich bin also zum Munitionsdepot zurückgegangen, das aus einem kastenförmigen Lastwagen bestand, und habe erklärt, ich bräuchte Munition für einfache und Maschinengewehre. Ob Sie es glauben oder nicht, der Kerl hat mich gefragt, ob ich einen Bestellzettel dafür hätte. *(Lacht)* Ich habe gesagt: »Zettel habe ich keinen, aber ein deutscher Panzer kommt die Straße rauf, und recht lange werdet ihr nicht mehr hier sein.« Er hat mir also zwei Kisten normale und ein paar mit Dreißig-Kaliber-Karabinermunition gegeben. Das war wirklich komisch, das vergesse ich nie. Wir haben alle unsere Habseligkeiten, alle Tornister in dem Wald zurückgelassen, in dem die Deutschen uns eingekreist hatten, sind ohne Zelte, mit nichts als den Erste-Hilfe-Kästen und unserer Schaufel sowie unserem Patronengurt und einem Gewehr losgezogen. Die Schlacht an der Bulge hat am 16. Dezember begonnen und bis zum 20. Januar gedauert.

Jeden Tag ist irgend etwas passiert. Ich erinnere mich, wie sie uns auf einem Feld mit einem Maschinengewehr unter Trommelfeuer genommen haben. Die Offiziere haben uns befohlen, sie von der Flanke her zu umzingeln. Genaugenommen waren es zwei Maschinengewehre, aus denen sie abwechselnd geschossen haben. Wenn ein deutsches Maschinengewehr abgefeuert wird, klingt es fast so, als würde man Stoff zerreißen, weil die Schüsse ungeheuer schnell aufeinander folgen. Ein Maschinengewehr hat eine kurze Salve abgefeuert, dann das auf der anderen Seite; folglich war es ziemlich schwierig festzustellen, von welcher Seite der Beschuß gekommen ist. Doch unsere Leute haben sich vorgearbeitet und den Kanonier überrumpelt. Außer einen deutschen Sergeant haben sie alle getötet.

Der Deutsche hat vor ihnen gestanden; er hatte einen Schuß in den Arm abbekommen und konnte nur die eine Hand heben; die andere hing verletzt nach unten. Der Amerikaner hinter ihm, einer aus unserer Kompanie, hat ihm einen Kamm unter die Nase gehalten, so daß er wie Hitler ausgesehen hat, und hat hinter seinem Rücken den Nazi-Gruß imitiert. Und das, obwohl rings um uns ständig gefeuert wurde! *(Lacht)* Und wir haben alle wie blöd gelacht. Typisch dämliche Amerikaner ... Ein wenig später ist der Deutsche zu uns rübergekommen; sie haben ihn zu einem Erste-Hilfe-Zelt gebracht, und dann haben sich die Kerle plötzlich alle umgedreht und ihre Gewehre auf ihn gerichtet. Ich hab schon gedacht, sie würden ihn auf der Stelle erschießen. In meiner jugendlichen Hitzigkeit bin ich aufgesprungen und habe gebrüllt: »Nicht erschießen, schließlich sind wir Amerikaner – wir bringen Leute nicht einfach so um.« Können Sie sich das vorstellen? Ich als junger Kerl ohne jede Erfahrung. Fast war es peinlich, als ich das gesagt habe. Aber es ist mir einfach unamerikanisch erschienen, jemanden zu erschießen, der mit erhobenen Händen dasteht.

Sie sind stehengeblieben, und ich habe den Burschen genommen, bin zu einem Stacheldrahtzaun gegangen und habe ihn aufgefordert, mir nachzukommen. Wie ich es geschafft habe, weiß ich selbst nicht. Ich habe Anlauf genommen, mich gegen den Pfosten geworfen, an dem der Draht befestigt war, und habe ihn umgerannt, so daß er über den Stacheldraht drüberklettern konnte, denn das war die einzige Möglichkeit. Als ich die Straße erreichte, habe ich ein paar Leute gebeten, sie sollen ihn zum Feldlazarett bringen. Dann bin ich zu meiner Einheit zurückgekehrt. Ich glaube, unsere Kampflinie hat aus nicht mehr als dreißig, vierzig Mann bestanden, und vor uns sind Tausende Deutsche gelegen. Ich weiß noch, wie ein Amerikaner auf uns zugekommen ist; er war noch ungefähr hundertfünfzig Meter von uns entfernt – er hat gehumpelt, und McBride hat mir befohlen, ihm entgegenzugehen und ihn zu uns zu bringen. Überall sind Kugeln rumgeschwirrt, und Dreck ist aufgespritzt. Ich habe also die Zähne zusammengebissen und bin losgerannt; aber als ich zu dem Kerl gekommen bin, hat der erklärt, er wolle keine Hilfe. *(Lacht)* »Stütz dich auf mich, ich helfe dir, ob du willst oder nicht.«

McBride hat erklärt, offenbar sei der Bolzen des Maschinengewehrs abgebrochen, jedenfalls konnte man damit nicht mehr schießen. Er hat also vorgeschlagen: »Am besten, wir ziehen uns zurück und reparieren das Ding; anschließend rücken wir wieder zur Kampflinie vor.« Wir sind zur Straße gekommen und durch das Dorf zu unserer Erste-Hilfe-Station marschiert, die voller Verletzter war; ein Amerikaner hat geweint. Vor einem Fenster ist ein Lieutenant auf einem Tisch gelegen; seine beiden Hoden waren durchschossen. Man hat das Fett und das ganze Zeug aus den Löchern in den Hoden raushängen sehen. Der Deutsche hat auf einer Bahre gelegen, die auf dem Boden gestanden hat. Der zweite Kanonier, der ebenfalls angeschossen war, lag neben ihm.

Ein Raum war abgedunkelt, und die Tür war geschlossen. Ich habe sie aufgemacht – dort waren die Schwerverletzten untergebracht, die im Sterben lagen. Auf einer Bahre hat ein Lieutenant gelegen – das werde ich nie vergessen –, dem hatte man den halben Kiefer weggeschossen, und er hat irgendwas gegurgelt. Ich habe einen Krug voll Wasser geholt und ihm ein wenig in die Kehle gegossen. Es hat gegluckst, und ich habe gedacht, das reicht jetzt. Auf der Bahre war eine mindestens zwei Zentimeter hohe Blutlache. Auch ein Bein war durchschossen; irgend jemand hatte es geschient. Auf einem Hocker in der Ecke hat ein Amerikaner gesessen und geschluchzt. Er hatte keine Hände und Finger mehr. Und ist einfach durchgedreht, hat unkontrolliert geheult. Andere Männer, die auf dem Fußboden gelegen haben, waren offenbar schon tot. Ich habe zu Mac [McBride] gesagt: »Wenn wir uns nicht beeilen, hier rauszukommen, sitzen wir in der Falle.« Er hat gemeint: »Ja, aber zuerst helfen wir schnell noch den Leuten da.« Und genau die paar Minuten, die wir damit verloren haben, die haben den Ausschlag gegeben. Ich habe gerade die Leiste und Genitalien des Mannes verbunden, da habe ich draußen das Trampeln von genagelten Stiefeln gehört. Und plötzlich habe ich einen jungen Deutschen gesehen; er hatte einen schmucken kleinen Schnurrbart, irgendwie war er hübsch – und auf seinem Helm waren ein Totenkopf und darunter gekreuzte Knochen aufgemalt. Das Fenster hat offengestanden, und er hat das Gewehr direkt auf meine Brust gerichtet. Ich habe schon gedacht, jetzt würde er mich wegpusten. Also habe ich die Bandagen fallen lassen, habe die Hände hochgestreckt und gerufen: »Kamerad is kaputt.« Er hat lediglich gesagt: »Raus!« Von der Tür aus haben sie uns in Schach gehalten. Wir sind also rausgegangen, und mit Gesten – ich konnte nur ein paar Wörter deutsch – hat er uns angewiesen, den verwundeten Deutschen als ersten rauszubringen. Sie hatten einen amerikanischen Laster erbeutet. Mac und ich haben den Deutschen auf seiner Bahre hinaus und die kleine Straße zu dem Lastwagen hinuntergetragen, da ist vor mir ein Deutscher aufgetaucht, hat blitzschnell das Gewehr gehoben und mich aufs Korn genommen. Ich bin stehengeblieben, weil ich gedacht habe: *Der Kerl da bringt mich um.* Als ich plötzlich nicht mehr weitergegangen bin, hat der Deutsche auf der Bahre sich wohl gewundert, warum. Er hat die Hand ausgestreckt und den Deutschen angeschrien, der auf uns gezielt hat. Der hat langsam das Gewehr sinken lassen, und wir konnten passieren.

Jetzt waren wir Kriegsgefangene. Es war Heiligabend, und wir sind auf einen kleinen Friedhof gegangen. McBride, ich sowie der erste Kanonier Ray Russell und Sergeant Delheim, wir haben angefangen, Weihnachtslieder zu singen. Ein paar andere haben sich um uns gruppiert und mit eingestimmt. Ich schätze, das hat die Deutschen irgendwie gewurmt, denn sie haben uns angeschrien, wir sollen aufhören, sonst würden sie uns erschießen. *(Lacht)* Also haben wir den Mund gehalten. Das war wirklich ergreifend, wir paar Jungs. Wir waren von Rauhreif ganz weiß, und es war schon spät, Mitternacht oder ein Uhr morgens. Und alle die GIs, die da rumgesessen oder -gestanden haben, haben beschlossen, »Stille Nacht« zu singen. Und die haben uns befohlen, still zu sein – also waren wir still. *(Lacht)*

Fast hundert Meilen sind wir marschiert, ohne etwas zu essen, ohne Wasser, und nirgends konnten wir uns ausruhen. Wir haben uns am Straßenrand niedergelegt. Und gefroren. Und hatten Angst, wenn wir einen zurückließen, würden sie ihn erschießen. Also haben wir allen, die nicht mehr weiterkonnten, so gut wie möglich geholfen. Und dann haben sie uns in ein Gebäude in Koblenz gesteckt. Später habe ich herausgefunden, eigentlich war es für die Hitlerjugend gedacht. Das einzige Bauwerk, das noch stand. Da haben sie uns also reingebracht. Tagsüber haben uns die Amerikaner bombardiert, nachts die Briten. Die deutschen Wachen sind in die Luftschutzkeller gegangen; uns haben sie oben gelassen. Untergebracht waren wir in einem großen Raum, so ungefähr zwanzig Mann. Wir haben eine Matratze ans Fenster gelehnt, weil wir geglaubt haben, so könnten wir verhindern, daß zersplitterte Glasscheiben hereingedrückt werden. Und natürlich sind die Fünfhundert- oder Achthunderttausend-Pfund-Bomben explodiert. Zwar haben sie das Gebäude verfehlt, aber das Glas und die Rahmen sind zerbrochen, und die Matratze ist nach innen gedrückt worden. Wir haben flach auf dem Boden gelegen. Ich war der einzige, der auf einem Stuhl gesessen hat. Die Druckwelle hatte auch die Tür aus den Angeln gerissen, so daß sie in den Korridor gefallen ist, und ich bin durch die Tür hinausmarschiert.

Ungefähr vier, fünf Monate lang war ich Kriegsgefangener; es war schon gegen Kriegsende. Zwar habe ich nicht gewußt, wann der Krieg vorbei sein würde, doch eines habe ich sehr wohl gewußt: Der geeignete Zeitpunkt zur Flucht ist dann, wenn man gefangengenommen oder aber verlegt wird. Irgendwann haben sie beschlossen, uns in ein anderes Lager zu bringen. Sie haben uns, zusammen mit Engländern, Walisern, Neuseeländern und Australiern, auf ein Fußballfeld getrieben. Und haben uns immer wieder gezählt, endlos, wie es eben die Art der Deutschen ist. Wenn sie sich einmal verzählen, fangen sie wieder von vorne an.

Ich hatte schon einmal zu fliehen versucht, hatte es aber nicht geschafft. Ungefähr zu zwanzigst haben wir in einem kleinen Gefängnis gehaust. Die Toilette war im Freien. Die Aufseher waren etwas nachlässiger geworden, weil wir immer zurückgekommen sind. Also bin ich auf die Idee gekommen, es jetzt zu probieren. Ich hatte mich mit einem Briten zusammengetan. Den sollte ich auf einer Brücke in der Nähe von Sandisdorf treffen, dann wollten wir zusammen abhauen.

Ich hatte alles geplant gehabt. Den Weg habe ich bereits gekannt. Nachts bin ich immer zur Toilette und dann über den Zaun gesprungen, habe mich zu dem Dachvorsprung geschwungen, mich hochgezogen, bin über das Dach geklettert, habe mich auf ein niedriggelegeneres Dach fallen lassen und bin hinuntergesprungen. Dann bin ich zu der Stelle gegangen, wo ich Karotten und so vergraben hatte, habe die Socken über die Hosenbeine gestreift, die Karotten in die Hose und Hosentaschen steckt, und dann ging es zurück, erst auf das niedrige und dann auf das höhergelegene Dach; ich habe den anderen die Karotten gebracht, und wir haben sie gegessen. Das habe ich vier-, fünfmal gemacht. Einmal wurde ich auf dem Dach vom Fliegeralarm überrascht. Der Wachmann ist zur Tür herausgekommen; seine Stiefel haben auf dem Kies geknirscht. Ich schwöre es, ich habe gedacht, er würde mich direkt in meinen Allerwertesten schießen. Meine Armbanduhr habe ich in den Mund gesteckt, damit er das Ticken nicht hörte. Ich weiß bis heute nicht, ob er mich gesehen hat.

Also gut, eines Nachts bin ich wieder rausgegangen, um die Lebensmittel zu holen, die ich im Boden vergraben hatte – nichts. Weiter zur Toilette, und dort hat schon ein Wachmann gewartet, der mich zurückgebracht hat; da habe ich gewußt: aus der Traum.

Der Marsch zum Stammlager Forbein war grauenhaft. Für die kurze Fahrt nach Limburg wurden wir in geschlossene Güterwaggons gesteckt und sind ein paar Stunden, nachdem die Amerikaner aus Versehen Limburg bombardiert hatten, angekommen. Ungefähr zweihundert amerikanische Kriegsgefangene waren dabei ums Leben gekommen. Sie haben uns also in ein anderes Lager gebracht. Ich habe gewußt, ich würde gerne noch einmal zu fliehen versuchen, deshalb bin ich sehr langsam gegangen. Sagen wir es mal so: Bei jedem Schritt, den die anderen gemacht haben, bin ich zwei Schritte zurück, um bis zu den Briten zurückzufallen. Dort habe ich denselben Typ wiedergetroffen, mit dem ich schon einmal hatte fliehen wollen, und er hat gesagt, ungefähr zehn würden versuchen abzuhauen; wenn ich wollte, könnte ich mitkommen. Sie haben uns auf das mit Stacheldraht umzäunte Fußballfeld getrieben.

Die Briten hatten Schokolade und Zigaretten. Als Nebel aufzog, haben wir mit den Aufsehern an dem einen Ende geredet und sie auf die Weise abgelenkt. Zwei Briten sind unter dem Stacheldraht durchgekrochen. Ich habe, zusammen mit zwei Walisern, das gleiche gemacht. Wir wollten uns alle auf einer Wiese treffen, die wir untertags erspäht hatten. Aber weit und breit war kein Mensch zu sehen. Vielleicht waren wir zur falschen Wiese gegangen. Wir sind also weitermarschiert, die ganze Nacht durch, um ein Plätzchen zu finden, wo Platz genug war, um uns zu verstecken. Es war schrecklich, weil wir alle Durchfall hatten. Schließlich haben wir eine Stelle gefunden, die wie ein großer Wald ausgesehen hat; dort haben wir bis zum nächsten Tag geschlafen, an dem wir dann auf eine Gruppe russischer Zwangsarbeiter gestoßen sind, die ebenfalls geflohen waren. Die hatten Wodka. Ich hatte noch nie Wodka getrunken. Schließlich waren alle stockbesoffen, und ich hatte Kopfschmerzen. An dem Tag sind sie losgezogen, haben einen deutschen Bauernhof überfallen und ein Kaninchen erbeutet, das wir uns geteilt haben. Wir waren drei Amerikaner und vielleicht acht oder zehn Russen. Ich erinnere mich, wie sie das Kaninchen gekocht haben; ich habe den Kopf bekommen. Er hat köstlich geschmeckt, und ich habe alles aufgegessen: die Zunge, das Hirn, die Augäpfel ... das Eiweiß hat *herrlich* geschmeckt.

Am nächsten Tag sind Amerikaner die Straße entlanggekommen: ein amerikanischer Spähtrupp. Ich habe den Mantel ausgezogen, ihnen zugewunken und gerufen: »Ich bin Amerikaner, ich bin Amerikaner, nicht schießen!« Die Russen hatten sich im Wald versteckt; nur ihre Köpfe waren zu sehen. Die Amerikaner haben sich richtig gefreut, als sie uns gesehen haben, und dann haben wir die Briten und schließlich auch die Russen rausgeholt. Ich habe ihnen meinen Mantel geschenkt und die Amerikaner gefragt, ob ich ihnen ein bißchen Frühstücksfleisch geben könnte – »weil sie uns geholfen haben«. Der Typ hat erklärt: »Na klar«, also haben wir Frühstücksfleisch und noch ein paar zusätzliche Kleidungsstücke verteilt. Die haben sich wie die Schneekönige gefreut.

Sie haben uns in eine kleine Stadt gebracht, und da wir Kriegsgefangene waren, haben sie uns zum Camp Lucky Strike zurückgeschickt. Von dort aus ging es weiter zu dem amerikanischen Schiff *Marine Devil*, das uns schließlich nach Boston gebracht hat.

Mich hatte es immer schon gereizt, Arzt zu werden, also habe ich gewußt, daß ich mit dem Tod konfrontiert würde. Für mich gehört der Tod untrennbar zum Leben. Ich weiß, das klingt widersprüchlich. Der Tod ist lediglich ein Tor, durch das wir in ein anderes Leben eingehen, ein Leben, das wir weder erklären können noch verstehen.

Vom Zweiten Weltkrieg her kenne ich einen P-51-Piloten, der bestimmt hatte, daß nach seinem Tod seine Asche in den Pazifik gestreut werden sollte. Auf die Weise wirst du viel schneller mit den Elementen eins. Wirst viel schneller eine Rose oder ein Baum. Wenn du tot bist, spielt das keine Rolle mehr. Irgend jemand hat mich einmal gefragt: »Als was würden Sie gerne zurückkommen, falls Sie wiedergeboren würden?« Ich wäre gern ein Adler. Würde mich gern in die Lüfte aufschwingen. Dann könnte ich die Erde aus großer Entfernung sehen. Vom Fliegen zu träumen, war immer sehr schön. Und wäre ich nicht Arzt, dann wäre ich gern Pilot.

Haskell Wexler

Der achtundsiebzigjährige Kameramann, früher auch Regisseur und Produzent, gewann zweimal den Academy Award; für drei weitere wurde er nominiert. Sein soziales Engagement spiegelt sich in vielen der Filme wider, bei denen er mitgewirkt hat – beispielsweise Medium Cool, Matewan, One Flew Over the Cuckoo's Nest (Einer flog über das Kuckucksnest) *sowie* Bound for Glory (Dieses Land ist mein Land).

Ursprünglich wollte ich zur Brigade Abraham Lincoln, doch damals war ich noch viel zu jung. In meiner mittlerweile freigegebenen Informationsakte werde ich als »frühreifer Antifaschist« bezeichnet. Später schloß ich mich den spanischen Republikanern an und war an Bord eines der ersten Schiffe Richtung Mittelmeer, und zwar unmittelbar nach unserer Invasion Italiens, unterhalb der zweiten Frontlinie, in der Gegend, die Churchill die »Weichteile« nannte. Das dürfte etwa 1943 gewesen sein.

Ich war in der Handelsmarine und bin Zeuge vieler Kämpfe geworden.* Ich erinnere mich, wie wir im Indischen Ozean von einem Torpedo getroffen worden sind – ich habe miterlebt, wie Freunde von mir bei der Explosion oder später, in den Rettungsbooten, an Unterkühlung gestorben sind. Slim Houston, Cisco Houstons Bruder**, und ich waren bei etlichen Fahrten Schiffskameraden. Auch ihn habe ich sterben sehen. Doch obwohl der Tod überall um uns herum lauerte und wir über die Möglichkeit gesprochen haben, einen Treffer abzukriegen, wie wir es nannten, hatte ich das Gefühl, ich würde nicht sterben. Ich war von einem starken Glauben an mich selbst und meine Ideale beseelt.

Ich weiß noch, wie ich einmal für einen Film einige brasilianische

* Allgemein ist man der Ansicht, daß die Handelsmarine prozentual mehr Verluste erlitt als die Gesamtheit aller anderen militärischen Einheiten.

** In den vierziger und fünfziger Jahren ein beliebter Folksänger.

Revolutionäre interviewt habe, die gefoltert worden waren. Wir haben versucht dahinterzukommen, was sie so stark gemacht hatte, daß sie einer derart brutalen Behandlung standhielten. Jeder einzelne kam letztlich zu dem Schluß, ihr Engagement, ihre Ideen, die Hingabe an ihre Ideale hatten ihnen eine Kraft verliehen, die stärker war als die Macht ihrer Folterknechte. Ich will das jetzt nicht dramatisieren, aber bis auf den heutigen Tag bin ich der festen Überzeugung, daß meine Einstellung und mein Engagement mir das Gefühl geben, wenn schon nicht unverletzlich zu sein, so doch irgendwie unter einem gewissen Schutz zu stehen.

Meistens war ich auf dem Nordatlantik im Einsatz, bis hin nach Murmansk in der [damaligen] Sowjetunion. *(Lacht leise in sich hinein)* Vor ungefähr drei Jahren hat mir [der damalige russische Präsident] Jelzin einen Orden verliehen, weil ich an der Verteidigung von Murmansk beteiligt gewesen war. Sehen Sie, die ehemaligen Mitglieder der Handelsmarine sind als Veteranen erst anerkannt worden, als vor etwa vier Jahren ein Gesetz verabschiedet wurde, laut dem einem dieser Status zusteht, falls man sich in den Kampfgebieten aufgehalten hatte. Natürlich mußten wir nachweisen, auf welchen Schiffen wir gewesen und wohin die gefahren waren. Glücklicherweise hatte ich mittlerweile Zugang zu meiner Personalakte. Das war wirklich von Vorteil, denn so konnte ich nachlesen, was das FBI über mich aufgezeichnet hatte. Daher habe ich gewußt, auf welchen Schiffen und wo überall ich gewesen war. Aber nicht nur das, sondern auch, welche Bücher ich gelesen hatte. Ich finde, ich war ein sehr belesener junger Matrose, denn unter anderem war aufgeführt: »*Die Brüder Karamasow,* von einem russischen Schriftsteller«. Und mit diesen Informationen konnte ich aufwarten. Folglich bin ich aufgrund des Gesetzes über den Zugang zur persönlichen Informationsakte als Veteran anerkannt – dem FBI herzlichen Dank für die Überwachung!

Am Freitag, dem 13. November 1942, wurden wir im Indischen Ozean torpediert. Das ist jedes Jahr ein Gedenktag für mich. Ich hatte als letzter das Schiff verlassen, da ich ein 20-Millimeter-Maschinengewehr bediente. Als das Wasser bis zum Geschützrohr gestiegen ist, habe ich mich abgestoßen. Zu dem Zeitpunkt hat das Periskop gekreiselt, und das U-Boot ist erst gleichzeitig mit mir aufgetaucht. Es ist mir gelungen, zu einem der Rettungsboote zu schwimmen – es war ganz schwer von Öl. Als das Unterseeboot aufgetaucht ist, habe ich einen Burschen gesehen, der mit einer Eymo, einer kleinen 35-Millimeter-Kamera, das Ganze gefilmt hat. Später habe ich mich oft gefragt, wo das Filmmaterial wohl geblieben ist. Der deutsche Kommandeur hat Fragen zu uns herübergeschrien. Schließlich haben meine Kameraden mich ins Boot gezerrt. Eine Weile hat das Unterseeboot uns noch umkreist; sie wollten wissen, was für eine Fracht wir an Bord hatten und wo der Kapitän ist. Alle haben wild durcheinandergeschrien. Ich war am linken Schienbein verletzt. Viele der Burschen haben sich übergeben, weil sie Öl geschluckt hatten.

Und dann ist das Unterseeboot einfach verschwunden. Sie haben uns nicht einmal beschossen. Zwei andere Schiffe, die *Alcoa Pathfinder* und die *Pierce Butler*, sind im gleichen Gebiet gesunken. Unser Schiff hieß … zum Teufel noch mal … *American Fisher.* Es war während des Ersten Weltkriegs in Hog Island gebaut worden. In dem Boot waren achtzehn Leute, und ziemlich viele der wirklich harten Burschen haben sich als alles andere als hart erwiesen. *(Lacht leise)*

An Bord hatten wir alles genau organisiert. Wir hatten darum kämpfen müssen, eine gemischte Mannschaft zu bekommen. Unsere Besatzung hat einem Schachbrett geglichen; die Stewards waren schwarz. Der Obersteward war im Ersten Weltkrieg sogar Offizier der amerikanischen Marine gewesen. Die hatten damals schwarze Offiziere. Das hat sich erst im Zweiten Weltkrieg geändert. Jedenfalls, Milt McCord, ein Schwarzer, und ich waren als einzige an Bord in einer Verfassung, daß wir beim Navigieren helfen konnten. Die anderen waren verwundet, oder ihnen war schlecht, und das Boot hat immer mehr Wasser gefaßt.

Wir hatten so ein kleines Ding, wie eine Luftpumpe hat es ausgesehen, und dafür war ich zuständig – und Gino, der Messemensch. Ich erinnere mich, wie ich ihn aufgefordert habe, einfach den Schlauch zu halten, weil der einen Knick gehabt hat; ich habe gepumpt, bis mein rechter und dann auch mein linker Arm lahm waren. Und das alles bei schwerem Seegang. Aber schließlich hat sich herausgestellt, der Schlauch, den Gino über die Reling halten sollte, hat sich ins Boot zurückgekrümmt. Das war das einzige Mal in meinem Leben, daß mir nach Aufgeben zumute war, denn ich habe das Wasser ins Boot zurückgepumpt, verstehen Sie? Und außerdem, mein Gott – ein paar Typen hatten schreckliche Entzugserscheinungen, weil keine Zigaretten an Bord waren.

Vierzehn Tage lang sind wir in dem Boot dahingetrieben. Sie sprechen vom Tod. Nun, unser Oberingenieur war ein alter Ire. Es gab damals nur wenige Techniker, die an Bord eines Schiffes arbeiten wollten, und aus schierem Patriotismus hat er mitgemacht. Er hatte nur noch ein Bein, das linke war aus Holz. Finnegan hieß er. Offenbar hatte er zuviel Öl geschluckt oder war verletzt, genau weiß ich das nicht. Ich und Milt McCord, wir haben ihn für tot gehalten. Und wenn er tatsächlich tot war, dann war es wichtig, die Leiche über Bord zu werfen, weil wir kaum Platz hatten. Ungefähr drei Stunden lang haben wir abgewartet, wie in einem Film, wenn jemand stirbt und ein anderer ihn anfaßt und erklärt: »Oha, der ist ja tot.« Wir wollten sichergehen, daß er auch wirklich tot ist. Wir haben also genau hingehört, haben nach dem Puls getastet. Außerdem hatten wir so einen kleinen Metallspiegel im Rettungsboot, um Signale zu senden, damit man uns entdeckt. Den haben wir ihm übers Gesicht gehalten, aber dann waren wir nicht sicher, ob es nicht doch der Nebel war, der von draußen reingeweht ist. Schließlich haben wir ihn über Bord geworfen. Es war eine äußerst gefühlsgeladene und gleichzeitig sehr nüchterne Angelegenheit: So, als wären gar nicht wir es, ich meine, als würden wir anderen Leuten zusehen, wie sie einen Menschen einfach so aus dem Rettungsboot werfen. Und zwar einen, den wir alle gekannt hatten: einen wundervollen Menschen, einen wirklichen Patrioten, einen unglaublich humorvollen Iren …

In dem Boot und vorher auf dem Schiff bin ich mir so stark vorgekommen, als könnte nichts in der Welt mich irgendwie aus der Fassung bringen. Genaugenommen war es, wenn ich so zurückblicke, der Beginn meines Daseins als Mann, das erste Mal, daß ich mich unglaublich stark gefühlt habe. Und das im Alter von neunzehn oder zwanzig.

Als wir endlich Land gesehen haben, bemerkten wir am Strand ein paar Schwarze. Außer McCord und einem Kerl, den wir Kakerlake nannten – er war der Steward –, waren wir alle Weiße. Er und die Jungs haben angefangen, Witze zu machen. Kakerlake hat erklärt: »Macht euch keine Sorgen, Freunde«, denn wir hatten Angst, es könnten Kannibalen sein. Wir haben nicht mehr gewußt als das, was wir in Filmen gesehen hatten. Er hat also erklärt: »Keine Bange, das sind meine Brüder – ich rede mit ihnen.« Wir waren in Südafrika gelandet, an der Mündung des Msubabu. Die Brandung war sehr, sehr stark, aber wir haben gesehen, daß Abfall ins Meer gespült wurde, und deshalb haben wir gewußt, daß irgendwo ein Fluß war, und haben versucht, so genau wie möglich in diese Richtung zu rudern. Die Gegend hieß Pondo-Land, das Gebiet dieses Stammes. Wir sind eine Zeitlang bei den Pondos geblieben, einem dunkelhäutigen Bauernvolk in Südafrika. Für sie waren wir ungaublich seltsame Wesen. Und von Kakerlake waren sie fasziniert. Er hat versucht, mit ihnen zu sprechen, und die haben das ungeheuer komisch gefunden, weil sie nicht verstanden haben, was, zum Teufel, er gesagt hat. Und sie haben mich gepflegt, haben Blätter und so Zeug auf mein Bein gelegt, das wegen der Verwundung voller Geschwüre war, die wie kleine Vulkane aufgebrochen sind. *(Er zieht das linke Hosenbein hoch und zeigt mir eine lange Narbe.)* Ich weiß nicht, ob Sie je so was gesehen haben. Ziemlich scheußlich. Als ich schließlich nach New York zurückgekommen bin, mußte ich mich beim Gehen tatsächlich eine Zeitlang auf einen Stock stützen; damals wollte ich ein bißchen bezahlten Urlaub und, wenn möglich, medizinische Versorgung. Ich bin also zur Küstenwache gegangen, die für die Matrosen zuständig war, und habe um Hilfe und Urlaub gebeten. Ich habe gesagt: »Schauen Sie sich das mal an.« Und der Kerl hat gemeint: »Na und? Wollen Sie vielleicht an einem Schönheitswettbewerb teilnehmen oder was?« Darauf ich: »Scheren Sie sich doch zum Teufel.« Ich bin gegangen und in der Gegend der Großen Seen in die Seefahrergewerkschaft eingetreten.

In Großbritannien bin ich einmal sogar unter Raketenbeschuß geraten, als ich gerade nach draußen gegangen war, um ein paar Wäschestücke aufzuhängen. Wir sind damals im Hafen gelegen, und ich hatte gerade die große hölzerne Tür hinter mir zugemacht, als das Schrapnell aufgeprallt ist, mitten in die Tür. Da ist mir der Gedanke durch den Kopf geschossen: »Herrje, das hätte mich treffen können.« Verstehen Sie, *nie* würde ich sagen: »Herrje, ich hätte tot sein können« – das ist ein Unterschied. Ich hatte einfach keine Angst. Warum, weiß ich auch nicht. Möglicherweise spiele ich mich vor mir selbst als Held auf. Aber ich hatte wirklich das Gefühl, mein Leben sei eine Mission und niemand könne mir dazwischenpfuschen. *(Lacht)* Wahrscheinlich vermitteln gute Eltern einem dieses Gefühl. Wenn sie dir Selbstvertrauen einflößen, positive Schwingungen vermitteln, die Gewißheit, daß du es schaffst, die Einstellung, daß du dazu geboren bist, ein guter Mensch zu sein …

Mein Vater war ein erfolgreicher Geschäftsmann. Wissen Sie was, ich habe ihn immer aufgezogen: »Früher habe ich Zeitungen verkauft, und schau mich jetzt an«, habe ich immer zu ihm gesagt. Als Teenager bin ich oft mit meinem Vater aneinandergeraten. Er hatte eine Stuhlfabrik in Milwaukee, in der die Stühle für den Obersten Gerichtshof angefertigt wurden. Irgendwann mal haben seine Arbeiter gestreikt. Ich erinnere mich, wie ich am Tisch gesessen und mit ihm gestritten und die Partei der Arbeiter ergriffen habe. Richtig wütend ist er geworden, mein Vater. »Nach allem, was ich für die getan habe«, hat er gesagt. »Sie haben dies und jenes, wie können sie da streiken? Alle anderen Fabriken gehen weiter nach Süden, weil dort die Löhne niedriger sind.« Es war eine sehr persönlich gefärbte Auseinandersetzung.

Meine Mutter war sein guter Geist. Da mein Vater so stark war, hat sie nie energisch eingegriffen oder so, aber sie hat sich immer Gehör verschafft. Ich glaube, sie hat eine wichtige Rolle bei allem gespielt, wofür er sich eingesetzt hat. Beim Abendessen haben wir immer über alle möglichen Themen gesprochen. Mein Vater hat nie vergessen, daß er aus bescheidenen Verhältnissen stammte. Sein Vater war gestorben, als er sechs Jahre alt war. Schon als Kind hatte er arbeiten müssen, um seine Mutter zu unterstützen. Zur Schule ist er dann abends gegangen. Das war typisch für jene jungen Juden der ersten Generation, die wirklich gekämpft haben, und er ist gestorben …

Mittlerweile denke ich oft über den Tod nach. Ich lese die Todesanzeigen in der *New York Times* und berechne das durchschnittliche Alter; seit ein paar Jahren liege ich darüber. Trotzdem fühle ich mich überhaupt nicht alt. Es gibt gewisse Anzeichen, beispielsweise daß ich vergesse, wo ich etwas hingelegt habe, und daß ich nicht mehr besonders gut höre. Und immer, wenn ich irgendein Wehwehchen habe, denke ich mir: »Jetzt ist es soweit. Und was ist mit meinem Testament?

Wem soll ich eines meiner Lieblingsautos vermachen? Was ist mit meinen Enkelkindern?« Vor allem grüble ich darüber nach, was ich tun wollte, aber nicht getan habe.

Ich möchte ein Drehbuch verfilmen, das ich geschrieben habe; zufällig heißt es *Obit**. Es handelt von einem Typen bei einer Fernsehanstalt, der für die Nachrufe zuständig ist. Und der stellt fest, wenn man eine Gedenksendung für einen Menschen fertig abdreht, ehe diese Person stirbt, dann bringt sie das um – er hat also die Macht über Leben und Tod. Folglich steht er vor einem grundsätzlichen moralischen Problem, da er töten kann, ohne daß jemand weiß, wer es getan hat oder warum. Als Orson Welles gestorben ist, konnten sie am nächsten Abend im Fernsehen einen Nachruf mit einer Auswahl aus seinen Filmen und einigen neueren Interviews bringen. Sie waren sofort auf Sendung! In meinem Film drückt der Typ, wenn er einen Nachruf fertig hat, auf einen Knopf, und das war's dann. Es ist eine schwarze Komödie, weil er eigentlich ja niemanden umbringen, niemandem weh tun will, doch alles in unserer Kultur läuft doch darauf hinaus: Kontrolle und Macht bedeuten Erfolg. Schließlich verlangt die CIA von ihm, bei der Ermordung von Castros Nachfolger mitzuhelfen.

Seit mir immer stärker bewußt wird, daß ich sterben muß, habe ich ein ganz anderes Zeitgefühl. Was mit wirklich wichtig ist, wird auch dringlicher. Früher habe ich eher gesagt: »Na ja, dann warte ich eben noch ein paar Wochen ...« Jetzt werde ich ungeduldig, wenn ich etwas vorhabe. Normalerweise kreist es letztlich um Beziehungen zu Personen, um menschliche Belange. Das fällt sehr schwer, wenn man so gearbeitet hat, wie ich es gewohnt war: Hier einen Artikel schreiben, da einen kleinen Film drehen, und eben all das andere. Augenblick mal. Was ist am wichtigsten? Das Bewußtsein der Sterblichkeit mag für manche Leute befreiend sein, doch mich macht es ein bißchen angespannter.

Bei einem Film mit dem Titel *The Loved One*** war ich Koproduzent und Kameramann. Die Dreharbeiten waren sehr schwierig, da die Leute Angst davor hatten, sich über das Geschäft mit dem Tod lustig

* Englisch *obituary* = Nachruf; lateinisch *obitus* = Tod (Anm. d. Übers.)
** *Tod in Hollywood;* Regie: Tony Richardson, 1965 (Anm. d. Übers.)

zu machen und die ungeheure Gaunerei, die dabei gelegentlich ins Spiel kommt, anzuprangern, Leute bloßzustellen, die verletzlich sind. Bei dem Film hat Jessica Mitford mit uns zusammengearbeitet.

Als die Schwester meiner Frau Rita gestorben ist, mußte ich an *Stud Lonigan** denken, da ich bei der Verfilmung des Romans für die Kamera zuständig war. Ich hatte an irischen Totenwachen teilgenommen: Die Leiche liegt aufgebahrt da, und die Leute spazieren rum, essen Hors d'œvres und trinken Whiskey. Eine derartige Einstellung zum Tod, wie sie bei den Iren seit altersher gängig ist, das hat mir gefallen. Mir wäre es mehr als recht, wenn die Leute bei meiner Totenwache sagen: »Er hat ein verdammt gutes Leben gehabt, und jetzt ist er nicht mehr – also auf, betrinken wir uns und essen, und seien wir nett zueinander.«

Es klingt vielleicht verrückt, aber nach seinem Tod hat mein Bruder Jerry ein paarmal mit mir geredet. Ich bin ein richtiger ungläubiger Thomas, was irgendwelche übernatürlichen Dinge angeht. Trotzdem, ich habe eindeutig Botschaften erhalten, und alle waren sie irgendwie fröhlich. Er hat nicht gesagt: »Haskell, kümmere du dich um Mutter, denn jetzt bin ich ja nicht mehr da ...« Vielmehr eher lustig: »Horch mal, Kleiner, ich bin gerade nicht da, also schau du nach dem Rechten.« Nicht so sehr als der erwachsene Jerry hat er mit mir geredet, sondern eher – wir waren nur zwei Jahre auseinander – wie der kleine Bruder. Ein paarmal hat er das gemacht, aber nie irgendwie negativ, außer daß er von seinen Töchtern, die gegeneinander prozessieren, gesagt hat: »Herrgott nochmal, warum hören sie nicht auf mit diesem Scheiß.« *(Lacht)*

Wenn das passiert, dann sage ich mir immer: »Was, zum Teufel, geht da vor?« Ich könnte das Ganze wissenschaftlich angehen. Aber es macht mir solchen Spaß, daß ich sage: »Scheiß drauf, warum nicht?« Er ist vor ungefähr sieben Jahren gestorben. Und selbst jetzt, wenn ich mit Ihnen rede, habe ich das Gefühl, er hört mir zu. *(Lacht)*

* Romantrilogie von James T. Farrell, die als Musterbeispiel des proletarischen Romans in den USA gilt (Anm. d. Übers.)

Tammy Snider

ist Mitarbeiterin des sozialpsychiatrischen Dienstes der University of Chicago; als Hibakusha, *das heißt als Überlebende des Atombombenangriffs auf Hiroshima, verfaßte sie einen Bericht über dieses Geschehen:* One Sunny Day.

Das ist mir aufgefallen: Die Leute machen sich einfach nicht mehr viel Gedanken über Hiroshima. Würden sie wenigstens jedes Jahr in ihrem Kalender den 6. August ankreuzen, nur um nicht zu vergessen, sondern sich an Hiroshima und daran zu erinnern, was es für die Menschheit bedeutet hat. Denn es hängt mit der ganzen Problematik des Todes zusammen.

Der 6. August 1945 war ein wunderschöner Tag; ich war sehr glücklich, denn am Tag zuvor hatte ich meine Eltern überredet, mich mitzunehmen, um bei ihnen zu Hause, in Hiroshima zu sein. Vorher war ich in ein abgelegenes Dorf gebracht worden. Wir erinnern uns an die Evakuierung der britischen Kinder, doch an die der japanischen denken wir kaum. In beiden Fällen waren sie auf kleinen Inseln untergebracht worden. Mein Großvater, ein Industrieller, der damals schon seit einigen Jahren tot war, hatte sich ein großes Herrenhaus gebaut. Und dort haben wir gelebt – unsere Familie und die Familie des älteren Bruders meines Vaters –, eine Meile vom Stadtzentrum entfernt, inmitten herrlicher Gärten. Um so gräßlicher war für mich der Gegensatz zwischen dem glücklichen, friedlichen, wunderschönen Vormittag, der nichts ahnen ließ, doch an dem sich alles schlagartig verwandelte: In … die völlige Zerstörung von allem, was da war … An jenem Tag war meine Mutter ins Stadtzentrum gefahren, um einige geschäftliche Angelegenheiten zu erledigen. Mein Cousin, für mich fast ein Bruder, war ebenfalls in der Stadt. Mein Vater hielt sich am Hafen auf, ein paar Meilen vom Stadtzentrum entfernt. Ich saß in meinem Zimmer. Zuerst wurde im Radio Fliegeralarm gegeben, dann hieß es: »Entwarnung, Sie können wieder an Ihre Arbeit gehen«, was man eben gerade gemacht hat. Die meisten Leute haben sich daher im Freien aufgehalten, viele haben sogar das Hemd ausgezogen. Es war strahlender Sonnenschein – ein wunderschöner, wolkenloser Tag.

Es ging auf elf Uhr zu. Ich war erst am Abend zuvor wieder nach Hause gekommen, deshalb holte ich jetzt meine Lektüre nach: ein Buch, das mein Cousin mir gegeben hatte und in dem es um einen Zweikampf zwischen Samurais ging – ein Jungenbuch. Dann bekam ich ein bißchen Bauchweh. Meine Mutter ließ mir ein wenig Haferbrei da, den ich essen sollte. Und dann der Blitz und kurz danach, fast gleichzeitig, der ungeheure Knall einer Explosion, so laut, wie ich es bis dahin und auch danach nie gehört habe. Und dann brach alles zusammen, wie unter der Macht eines Sturms, und die Erde bebte, und das Haus stürzte ein. Schutt prasselte auf mich. Das Ganze dauerte meinem Empfinden nach endlos, unendlich lange. Stockfinster war es, und alle möglichen Gegenstände fielen auf mich. Obwohl ich noch ein Kind war, sagte ich mir damals, inmitten dieser Hölle: »Jetzt sterbe ich.« Als ich dies sagte, überkam mich eine große Ruhe, und ich geriet nicht in Panik – ein seltsames Gefühl, wenn ich mich daran erinnere. Es hörte und hörte nicht auf – der heiße Wind und die Zerstörung. Ging einfach immer weiter, ich dachte, es würde nie enden. Und da ging mir der Gedanke durch den Kopf: »So ist es also, wenn man in einem Krieg stirbt. Ich werde sterben.« Ich war wohl am meisten von allen überrascht, als es schließlich doch aufhörte. Alles wurde ganz still, und ich stellte fest, ich war noch am Leben, ich lebte und atmete … ja.

Es bedurfte einer ziemlichen Anstrengung, unter dem Schutt hervorzukriechen, denn ich konnte mich nicht richtig bewegen. Nachdem ich es trotzdem geschafft hatte, sah ich, daß sich draußen irgendwie alles verändert hatte. Ich hatte erst geglaubt, mitten im Garten meines Großvaters müßte ein großer Krater sein, denn ich dachte, irgendeine riesige Bombe hätte eingeschlagen. Aber da war kein Krater. Ich taumelte also nach draußen. Unser Haus stand erhöht, wie eine Burg. Dann ging ich hinunter und traf auf Verletzte; die Häuser waren eingestürzt und so. Nichts als Schutt. Als erstes sah ich zwei Frauen, die auf dem Boden lagen. Ihre Kleider waren blutbefleckt, und sie baten um Hilfe. In dem Haus waren noch andere, die herauszukommen versuchten. Sie waren rußbedeckt, und ihre Haare standen wirr zu Berge. Später sah ich dann massenweise Leute, die verletzt waren und Brandwunden hatten.

Ich glaube, wir standen alle unter Schock. Wir alle sind in einer Kultur aufgewachsen und erzogen worden, in der Durchhaltevermögen sehr hoch geschätzt wird: Man trägt seine Sorge und Qual nicht zur Schau; derlei wird mißbilligt. Man hält durch, und Tugend bedeutet zu versuchen, mit allem fertigzuwerden, was einem geschieht. Man schreit seinen Schmerz nicht hinaus. Manche Leute konnten einfach nicht anders, sie sagten etwas, doch die meisten waren sehr still. Nur Flüstern war zu hören, etwa von Leuten, die keine Luft bekamen, die Hilfe brauchten ... *(leise):* »Bitte, helft mir ...« Sich daran zu erinnern ist ungeheuer schmerzlich, denn ich weiß, sie litten Todesqualen. Ich glaube, ich kam mir vor wie eine Statue aus Eis. Ich wußte, es war Krieg, und dies war Teil der Zerstörungen, die ein Krieg anrichtet, aber ich wußte nicht, was wirklich geschehen war. Immer noch hörte ich Explosionen. In der Militärbasis explodierte, glaube ich, Munition. Jede halbe Minute. Über der ganzen Stadt stieg Rauch auf, und überall krochen Leute hervor, die sich in schrecklichem Zustand befanden.

Ich befolgte also einfach die Anweisungen, die meine Mutter mir gegeben hatte – meine Mutter, die solche Angst vor Brandbomben hatte. Immer wieder hatte sie mir eingeschärft: »Renn weg, zum Fluß hinunter.« Der Ota hat sieben Nebenflüsse; ringsum gab es also jede Menge Wasser. Ich versuchte, zum Fluß zu gelangen. Dort sprangen bereits Leute ins Wasser und ertranken, einfach weil sie praktisch schon verbrannt, aber immer noch am Leben waren und versuchten, die Schmerzen, die die Verbrennungen ihnen verursachten, zu lindern. Ich hatte keine Ahnung, wo meine Mutter war; hätte ich es gewußt, säße ich jetzt wahrscheinlich nicht hier und redete mit Ihnen, denn ich wäre zu ihr gegangen. Nichts, wirklich nichts hätte mich davon abhalten können. Wie sich herausstellte, war sie verschüttet worden und verbrannt. Unter einem Haus nahe dem Stadtzentrum. Ich wäre mit ihr zusammen gestorben. Ich wäre bei ihr geblieben, ganz gewiß, ich hätte sie nicht im Stich gelassen. Doch es gab keine Möglichkeit, sie zu finden, denn ich wußte ja nicht, wo sie hingegangen war.

Nach jenem Tag haben wir alle nach unseren Angehörigen gesucht.

Die meisten von uns haben nicht gewußt, wo sie waren. Wir mußten also zu den Rettungsposten gehen. Viele Menschen haben einfach auf dem Boden gelegen – irgendwo auf der Straße oder in einer Kapelle von einem der Tempel. Ich habe es einfach nicht ertragen, an ihnen vorbeizugehen – Menschen, Menschen, überall Menschen … Ich habe also nur den Namen meiner Mutter gerufen und: »Bitte, antworte mir«, doch niemand hat reagiert, sich höchstens irgendwie gerührt … Obwohl ich derart unter Schock stand und selbst nahezu ohne jegliches Gefühl war, habe ich es immer wieder versucht. Ich konnte den Gedanken einfach nicht ertragen: *Ich finde sie nicht, ich finde sie einfach nicht, was soll ich bloß tun?* Ich will sie sehen, aber ich will sie nicht in einem solchen Zustand sehen. Doch wenn ich sie irgendwie wissen lassen kann, daß ich sie lieb habe und bei ihr sein möchte … ich habe es also in Gedanken einfach mit einer Art Beschwörung probiert, habe angefangen, Lieder zu singen, die sie mir beigebracht hatte, die sie gern gehört hat. *(Mit einem Anflug fast von Glückseligkeit)* Und habe gesagt: »Bitte, Gott, trag diese Melodie zu meiner Mutter und tröste sie, denn ich kann sie nicht finden.« Und da habe ich endlich wieder etwas empfunden und habe einfach geweint, nur noch geweint. Doch das ist allen *Hibakusha*, allen Überlebenden, so ergangen. Die ohnmächtige Hilflosigkeit, nicht in der Lage zu sein, etwas zu tun, denn wir haben ja nicht gewußt, was da vom Himmel gefallen war. Selbst die Leute, die keine Brand- oder andere Verletzungen hatten, haben gelitten und sind einfach tot umgefallen. Wegen der Strahlung, Sie wissen schon, eine ungeheuer hohe Dosis. Sie dringt in das Knochenmark und das Gehirn ein, verändert die Foeten, und mißgebildete Kinder werden geboren. Wir hatten keine Ahnung, wie wir uns selbst oder irgend jemand anderem helfen könnten. Diese Art Tod ist daher reine Auslöschung, ein Tod ohne Würde. Vollkommene Machtlosigkeit. Es ist nicht einmal jemand da, der einen quält. Es ist unsichtbar. Wird den Menschen, der DNA, den Pflanzen angetan.

Ich habe Ihnen das vierblättrige Kleeblatt gegeben, das ich gepflückt habe. Die Uferhänge des Ota waren voll davon. Der Klee hat sich verändert – wurde fünf-, sechsblättrig, überall. Ich weiß es, ich habe immer wieder welchen gepflückt. Natürlich, seine DNA hatte sich verändert. Sogar Leute, die sich nicht im Stadtzentrum aufgehalten hatten – wenn die in den Schwarzen Regen* geraten sind, ist der an ihnen haften geblieben – und wir haben nicht gewußt, was es war. Wir alle haben das ertragen müssen – nicht nur die physischen Auswirkungen, sondern auch die psychischen. Sehr lange hat mich das verfolgt und gequält. Ich glaube, fast meine ganze Kindheit und Jugend hindurch, bis ich vierzig, fünfzig wurde. Bis ich angefangen habe, in dem Krankenhaus hier zu arbeiten und Menschen in Würde habe sterben sehen. Ich wurde für psychiatrische Betreuung ausgebildet, um dieser besonderen Herausforderung gewachsen zu sein, den Tod zu verstehen.

Damals wäre ich fast an der Atombombenkrankheit gestorben. Tagelang hatte ich hohes Fieber, war im Delirium. War monatelang nicht ansprechbar. Wie ich mich erholt habe? Es hat sehr lange gedauert. Während der schlimmsten Zeit, als ich am übelsten dran war, hat keiner geglaubt, daß ich überleben würde. Damals ist die jüngere Schwester meines Vaters gekommen und hat ein paar lebende Wasserschildkröten mitgebracht, weil sie geglaubt hat, die könnten einem Menschen das Leben retten. Mein Vater und sie haben sich abgemüht und die Köpfe der Schildkröten abgeschlagen und das heraustropfende Blut in einer Karaffe aufgefangen. Das mußte ich dann trinken. Anschließend haben sie eine Suppe daraus zubereitet, die mußte ich essen. Möglicherweise haben die Proteine mir geholfen, denn die meisten von uns hatten auch nicht genügend zu essen. Allmählich ist das Fieber gesunken. Danach bin ich ein Jahr lang nicht in die Schule gegangen. Meine beste Freundin, die in derselben Klasse gewesen und auch evakuiert und am selben Tag wie ich zurückgekommen war, am 5. August – die war zermalmt worden. Wir stammten aus dem gleichen Dorf, dem gleichen Tempelbezirk.

Mein Cousin ist verbrannt; sein Körper ist einfach geschmolzen. Er hat noch einige Stunden gelebt, und jemand, der ihn gesehen hatte, hat erzählt, seine ganze Kleidung sowie die Haut waren weg, verbrannt, versengt. Über seiner Hose hatte er einen Bleigürtel getragen. Ein Teil davon war unversehrt geblieben, aber alles andere war verbrannt.

* Nach der Bombardierung von Hiroshima und Nagasaki fiel Schwarzer Regen – Regen vermischt mit Asche von verbrannten Substanzen und radioaktivem Fallout.

In mir, ganz tief drinnen, geht irgend etwas vor sich, wenn ich an meine Mutter und meinen Cousin denke, wie sie gestorben sind … Ein ungeheures Entsetzen und gleichzeitig Kummer. Und wir alle, die wir dabei waren und überlebt haben, tragen die Bilder davon in uns, die Schuld. Schmerz, weil wir sie verloren haben, doch noch eine andere Qual: daß man nicht da war, machtlos war; wir haben einfach nicht verstanden, was da geschehen war, waren nicht darauf vorbereitet. Wenn man seine Mutter, seinen Bruder liebt, dann wünscht man, daß man etwas hätte tun können. Und wenn man schon nichts hätte tun können, wäre man zum mindestens gern dagewesen, um ihnen zu sagen: »Ich hab dich lieb, es tut mir so leid, daß ich nichts tun kann, um deine Schmerzen zu lindern, aber ich bin hier, bei dir …« Wir konnten den Menschen nicht einmal Aspirin geben … wir *hatten* kein Aspirin, was rede ich da also!

Nicht einmal Wasser konnten wir ihnen geben. In Japan ist es Sitte, einem Menschen, der im Sterben liegt, mit einem Wattebausch oder etwas Ähnlichem die Lippen zu befeuchten. Die Verbrannten haben um Wasser gebettelt. Wir konnten ihnen keines geben. Die Leute haben gesagt: »Wenn ihr ihnen Wasser gebt, sterben sie, tut es also nicht.« Wir haben überlebt, sie jedoch nicht. Die Leute sind rumgegangen und haben gesagt: »Der Soundso und die Soundso sind gestorben.« Doch dann ist meine Großmutter gekommen und hat widersprochen: »Ihr tut ja gerade so, als seien alle, die gestorben sind, gute Menschen gewesen, und als wären diejenigen von uns, die überlebt haben, schlecht.« Da war etwas dran, denn wir hatten ein ungutes Gefühl, weil wir überlebt hatten.

Mein Onkel hatte eine Platzwunde von gesplittertem Glas, die ganz merkwürdig angeschwollen ist. Er war in einer der Fabriken meines Großvaters gewesen, und Trümmer waren auf ihn heruntergestürzt. Die Schwellung hat sich zu einem Gehirntumor ausgewachsen, und er ist gestorben. Meine Tante – sie hatte mir die Schildkröten gebracht, die mir wahrscheinlich das Leben gerettet haben – war zwar nicht hier gewesen, als es geschah, aber sie war ihm so nahegestanden, daß sie an Kummer gestorben ist. Meine andere Tante, eine ältere Schwester von dieser, ist auch gestorben, nachdem sie ein Bad genommen hatte. Meine Großmutter hat sich lange über Bauchschmerzen beklagt und ist dann ebenfalls gestorben. Mein Vater, der über sechzig wurde, hatte in einem Brief geschrieben: »Ich bin immer so müde, jeder Tag ist eine ungeheure Anstrengung.« Einige Tage später erhielt ich einen Anruf: Er war gestorben. Viele von uns haben unter der von anderen Leuten sogenannten »Faulheitskrankheit« gelitten. Wir wurden schnell müde und fühlten uns immer erschöpft. Auch für Krebs waren wir anfällig. Einige Mütter haben Babies mit zu kleinen Köpfen zur Welt gebracht; ein paar Frauen haben deshalb verheimlicht, daß sie Überlebende waren, denn zu jener Zeit sind Eheschließungen arrangiert worden. Und wenn die Gefahr bestand, ein mißgebildetes Kind zu gebären, war man nicht nur ein Beschäftigungsrisiko – es war auch ein Risiko, eine solche Frau zu heiraten. Außerdem waren wir für unbekannte Krankheiten anfällig.

Während der [amerikanischen] Besatzung durfte die Presse keine Informationen über diese Krankheiten veröffentlichen. Sie durfte überhaupt nichts veröffentlichen. Folglich hat niemand genau gewußt, was eigentlich los war, und die Krankheiten wurden nicht behandelt. Darüber hinaus war dies das erste Mal, daß Japan besiegt worden war. Es war ein so grauenhafter Krieg gewesen, und wir hatten derart gelitten. Niemand wollte daran erinnert werden.

O ja, das alles hat sich in mein Gedächtnis eingebrannt, als wäre es erst gestern geschehen. Ich kann diese alles durchdringenden Erinnerungen, das Grauen nicht auslöschen.

Den größten Teil meines Lebens war ich deshalb von Angst getrieben – denn ich habe Tod immer mit Auslöschung gleichgesetzt. Er war etwas Würdeloses. Das Denkmal, der Friedenspark, all das ist ja schön und gut – aber ich habe es gesehen, habe es durchlebt. Mir kann man nicht weismachen, daß es gar nicht so schrecklich ist, einverstanden? Doch ich muß ganz schnell hinzufügen, mittlerweile habe ich eine ganz andere Einstellung zum Tod.

Das geschah eher zufällig – wie von der Hand des Schicksals geleitet, kam ich in diese Umgebung. Wie es ist, wenn jemand dem Tod nahe ist, erlebte ich zum ersten Mal bei einer Transplantation. Das war 1978. Das Schicksal wollte es, daß meine Kinder die Lab School* besuchten,

* Eine renommierte Privatschule, die der University of Chicago angegliedert ist.

und ich brauchte Arbeit. Ich habe mir also gesagt: »Ich muß mir eine Stelle an der Universität suchen« – und als erstes wurde ich zur Nachsorge bei einer Lebertransplantation eingeteilt. Ich habe also meinen sterilisierten Kittel übergestreift und bin auf die Intensivstation gegangen; alle Transplantationspatienten werden nach der Operation dorthin verlegt. Es handelt sich dabei um einen sehr schwerwiegenden, lebensbedrohlichen Eingriff. Ich habe gesehen, wie die Patientin an alle nur denkbaren lebenserhaltenden Apparate angeschlossen wurde. Und meine Reaktion darauf war: Wie wundervoll! Aus Achtung vor ihrem Leben wird alles getan, damit diese Frau überlebt. Ganz anders als bei den Menschen, die gestorben sind, ohne daß ihnen jemand geholfen hätte, die im Dreck gelegen haben, auf dem Fußboden, ohne Medikamente, ohne Nahrung, ohne Wasser. Ich habe mir gesagt: »Daß derlei für Menschen getan wird, ist ungeheuer aufbauend.« Für mich war es ein Privileg, dabei mithelfen zu dürfen, Leben zu erhalten. In Hiroshima hatte ich mich nicht gegen das Gefühl des Ungenügens, des Bedauerns wehren können – doch hier gab es so völlig andere Möglichkeiten, menschliches Leben zu achten.

Allmählich habe ich mir zugestanden, ein wenig das zu fühlen, was ich jahrelang unterdrückt hatte. Dem ich nicht wirklich in die Augen sehen konnte, weil ich zu große Angst davor hatte. Doch nachdem ich erlebt hatte, welche Möglichkeiten es gibt, war ich in der Lage, mich mit dem Tod, meiner Einstellung dazu auseinanderzusetzen.

Das ist nicht über Nacht geschehen. Meine Ausbildung erhielt ich bei Elisabeth Kübler-Ross*, Milton Erickson** und Ken Moses***. Wenn ich an den Tod dachte, hatte ich bislang immer nur ungeheuren Schmerz verspürt. Doch nun war ich in der Lage, von den wirren Träumen, den unbeantworteten Fragen – daß meine Mutter so plötzlich

* Dr. Elisabeth Kübler-Ross ist Psychiaterin und Verfasserin des grundlegenden Buches »Über Tod und Sterben«, 1969 (Anm. d. Übers.)

** Der amerikanische Psychiater Milton H. Erickson gilt als bedeutendster Praktiker und Lehrer der modernen Hypnotherapie (Anm. d. Übers.)

*** Der Psychologe Ken Moses befaßte sich eingehend mit der Bewältigung von Traumata nach dem Verlust eines nahestehenden Menschen, der »Trauerarbeit«, sowie den speziellen Problemen von Eltern behinderter Kinder (Anm. d. Übers.)

gestorben war – zu reden, ehrlich und rückhaltlos auszusprechen, was mich jahrelang bedrückt hatte. Wirklich mitteilen kann ich derlei nicht, vielleicht weil ich Japanerin und sehr zurückhaltend bin, sobald es um die allerinnersten Gefühle geht.

Meine eigentlichen Lehrer waren jedoch die Patienten. Beispielsweise junge Frauen mit Babys oder Kindern, die sich solche Sorgen gemacht haben, daß sie nicht sterben, die Kleinen nicht allein zurücklassen dürfen. Und ich habe gespürt, was meine Mutter gefühlt haben muß, wenn auch nur einen kurzen Augenblick: *Ich darf nicht einfach sterben, ich darf das Kind nicht allein zurücklassen.* Es hat so gutgetan zu spüren, das ist nicht einseitig. Ein Elternteil zu verlieren ist hart, doch noch schwerer ist es für diesen, wenn er sterben muß.

Bei jedem einzelnen Menschen, dem ich hier begegnet bin, der sich selbst als Patienten empfunden und mir gestattet hat, in sein Leben einzutreten und seine innersten Gedanken und Gefühle mit ihm zu teilen, habe ich dies erfahren. Schon tausend Leben habe ich gelebt, und alle haben sie mein Leben bereichert. O ja. Und das habe ich von meinen Patienten gelernt: Es ist ungeheuer wichtig für uns, in Würde zu sterben. Bei einer bloßen Auslöschung hat man keine Zeit, sich darauf vorzubereiten. Auslöschung ist schlicht eine Qual. Tod bedeutet, von allem, woran man hängt, auch von den Dingen, vor allem aber von Bindungen an Menschen Abschied zu nehmen. Für die Person, die zurückbleibt, bedeutet es, auf Wiedersehen zu sagen, doch für den Menschen, der gehen muß, bedeutet es alles, es ist umfassend, man verabschiedet sich von allem, von der Welt.

Ich liebe den Gefangenenchor in *Nabucco*, liebe ihn, seit ich ihn zum ersten Mal gehört habe. Und als ich die einzelnen Strophen verstanden habe, was die Menschen zum Ausdruck bringen, wie sie sich nach ihrer Heimat sehnen, da hatte ich das Empfinden, viel mit ihnen gemeinsam zu haben, denn dieses Gefühl war tief in meinem Denken verwurzelt. Und ich habe zu mir gesagt: »Ich verstehe dieses Gefühl, ich habe Sehnsucht nach meiner Heimat.« Doch als ich dann in Ruhe darüber nachgedacht habe, ist mir klargeworden: Es ist nicht das Hiroshima von heute, nicht die wiederaufgebaute, sich immer weiter ausdehnende Riesenstadt. Ich sehne mich nach dem Garten meines Großvaters, nach meinem Zuhause. Nach dem Zuhause, in dem meine Mutter gelebt hat.

Ich habe Sehnsucht nach etwas, das – im biologischen Sinne – nicht mehr existiert. Tod ist ein Nachhausegehen. In unserem Unterbewußtsein erinnern wir uns daran, wie wir auf die Welt gekommen sind. Das bewußte Erinnern setzt erst einige Jahre später ein, aber wahrscheinlich erinnern die Körperzellen sich daran. *Dorthin* kehre ich heim, jenseits allen bewußten Erinnerns. Ich stelle mir also den Tod als Rückzug aus dieser Dimension und Übergang in eine andere vor, in der wir uns verwandeln.

Oft bin ich als junges Mädchen am Flußufer gesessen, niedergeschlagen, verzweifelt, verwirrt – damals habe ich die mißgestalteten Kleeblätter gepflückt –, und dann ist die Sonne untergegangen; wenn der Fluß gestiegen und das Wasser fast unbewegt war, haben sich darin die Farben widergespiegelt. Ist dann das Wasser gefallen und ein Wind aufgekommen, wurden es für einen kurzen Augenblick tanzende Farben der Ruhe. Selbst in den schlimmsten Zeiten herrschte eine dem Himmel gleiche Ruhe. Und Sie, Sie schenken mir den Himmel, wenn Sie verstehen, was ich zu sagen versuche. In der Lage zu sein, sich mitzuteilen, das ist der Himmel. Seine Gefühle mit einem anderen Menschen teilen zu können, das ist der Himmel.

Wenn ich von meinem Zuhause spreche, verbindet es sich ganz eng mit dem Tod. Als meine Kinder erwachsen waren, habe ich sie nach Hiroshima mitgenommen und ihnen die Orte gezeigt, die für mein Leben so große Bedeutung gehabt hatten. Jedesmal, wenn ich vorher dorthin zurückgekehrt war, wurde ich immer sehr niedergeschlagen, sehr traurig. Doch diesmal war es ganz anders. Im Museum des Friedens war ich nie gewesen, denn ich wollte nicht, daß irgendwelche greifbaren Dinge mich erinnern, aber mit meinen Kindern mußte ich dorthin. Und da habe ich etwas gesehen, das ich nie zuvor erblickt hatte. Ein lebensgroßer Bildschirm um die ganze Rundhalle mit einem Schwarzweißfilm vom *Enola Gay*, ein Film in Zeitlupe, was auf uns zugekommen ist, ehe die Bombe abgeworfen wurde. Und unbewußt habe ich die Hand ausgestreckt, um ihn anzuhalten. Da habe ich mich daran erinnert, wie nichtsahnend, wie fröhlich wir gewesen waren, obwohl wir Hunger hatten. Und da habe ich zu weinen angefangen. Habe einfach geweint, bis ich fast daran erstickt bin, konnte einfach nicht aufhören. »Aufhören, bitte aufhören.« Obwohl ich es gewußt habe, ich konnte es nicht aufhalten, es ging immer weiter. Und da ist es mir aufgegangen.

In gewisser Weise wird es so weitergehen: Solange wir es für richtig halten, Kriege zu führen, mit der Möglichkeit zu spielen, Nuklearwaffen einzusetzen. Denn nie in der Geschichte der Menschheit hatten wir etwas zur Verfügung, das wir nicht verwendet haben. Das ist mir damals klargeworden: Bis zu meinem letzten Atemzug muß ich von den Folgen Hiroshimas sprechen, denn es war das allererste Mal, daß eine atomare Waffe gegen die menschliche Rasse eingesetzt wurde. Und sie wurde von einem Teil der Menschheitsfamilie gegen einen anderen Teil eingesetzt. Vergeßt also bitte den 6. August nicht, notiert ihn euch als den Tag von Hiroshima. Und seid euch bewußt, wie eng Tod und Leben miteinander verknüpft sind, wie kostbar das Leben ist. Wenn ihr lebt, könnt ihr lieben, könnt geliebt werden; ihr könnt andere Menschen achten; ihr könnt sprechen, könnt singen, könnt feiern, bis zu eurem letzten Atemzug. *(Flüstert beinahe)* Nicht das gräßliche Leben und der gräßliche Tod, den die *Hibakusha* ertragen mußten.

MÜTTER UND SÖHNE

V.I.M. (Victor Israel Marquez)

Vietnam-Veteran

Als meine große dicke Oma gestorben ist, habe ich leise vor mich hin geweint. So wie jetzt, mir steigen einfach die Tränen in die Augen. Normalerweise lasse ich es nicht zu, daß Leute so dicht neben mir sitzen – eigentlich müßten Sie mir gegenüber sitzen. Wenn ich zu einem Psychologen gehe, dann weiß der, er muß auf der anderen Seite des Zimmers sitzen. Aber ich mache das jetzt, weil ich Ihnen gegenüber so ehrlich wie möglich sein will. Und das tut gut, denn ich spüre, daß ich aufmache und etwas aus mir herauslasse. Außerdem lerne ich dabei etwas, weil Sie mich ein paar Sachen gefragt haben, über die ich den Rest des Tages nachdenken werde. (Zieht einen Artikel über seine Krankheit – posttraumatisches Streßsyndrom – aus der Brieftasche) *Normalerweise gehe ich damit niemandem auf die Nerven, aber es gibt bestimmt Leute, die Sie danach fragen werden. Ich lese es Ihnen also einfach vor.*

V.I.M. (Victor I. Marquez), 52
DSM III-R
Posttraumatisches Streßsyndrom
Sämtliche zwischenmenschlichen Kontakte außer den sehr privaten sind infolge einer praktisch vollständigen Isolierung innerhalb der Gemeinschaft nachhaltig negativ beeinflußt. Psychoneurotische Symptome, die ihn völlig unfähig machen, das Alltagsleben zu bewältigen, und an massive Realitätsverweigerung grenzen; in Verbindung damit umfassende Denk- und Verhaltensstörungen: Phantasievorstellun-

gen, Verwirrungs- und panische Angstzustände sowie unvermittelte Ausbrüche aggressiver Energie; dadurch weitreichende Einschränkung der Fähigkeit, sich wie ein erwachsener Mensch zu verhalten. Eindeutig nicht in der Lage, einen Arbeitsplatz zu finden oder zu behalten.

Ich habe mich freiwillig gemeldet, weil ich ein Held sein wollte. Ich wollte beweisen, daß ich durch und durch Amerikaner bin. In gewisser Weise war ich wegen der Gegend, in der ich aufgewachsen bin, an den Tod gewöhnt. Die Fleischerläden in unserem Viertel – da kriegst du es mit all diesen üblen Kerlen zu tun, kennst sie alle. Und, ach ja, dreimal ist in unserem Viertel jemand ermordet worden, daran erinnere ich mich. O ja, ich habe Leute sterben sehen. Aber das hat eigentlich nicht viel bedeutet, weil irgendwie hatten die Kerle es verdient.

Vor langer Zeit, als ich bei den Marines war, da mußte man einen Eid ablegen, und darin war von Integrität, Familie, Gott, Korpsgeist, von dem ganzen Zeug eben die Rede. Die meiste Zeit habe ich mich so ziemlich daran gehalten. Ich habe festgestellt, Lügen bringt nichts. Sag lieber immer die Wahrheit. Am 1. April 1966 bin ich zu den Marines. *(Lacht)* War wirklich cool, weil ich so klein war; nicht mal hundert Pfund hab ich gewogen und war vielleicht einen Meter zweiundfünfzig groß. Eigentlich hatte ich gedacht, es sei aussichtslos, da reinzukommen. Aber wissen Sie, die haben sich damals jeden geschnappt. Und wenn sie so gesagt haben: »Marine«, dann war ich stolz – hab mich einfach gut gefühlt.

Mein Leben lang habe ich gearbeitet. Schon als Junge habe ich damit angefangen, bin durch die Gegend gezogen und hab Flaschen und so Zeug gesammelt, wie das eben alle so machen. Mit ungefähr acht durfte ich auf einem Obstlaster mithelfen. War gar nicht übel, denn abends hatte der Typ immer ein paar Kisten Obst und Gemüse übrig. Dann hat er gesagt: »Das Zeug da ist alt und schimmlig, wir können es sowieso nicht mehr brauchen. Vielleicht findest du noch was Genießbares.« Und das war alles prima Ware – es war eben seine Art, mir zusätzlich was zu zahlen. Danach hab ich angefangen, Zeitungen zu verkaufen, in der Randolph und Wabash, wo die Elektrische fährt. Ich hatte da meinen eigenen Stand, zusammen mit einem anderen Jungen, Red hieß er. Ich weiß nicht, ob der noch lebt. Im letzten Schuljahr habe ich dann in der Datenverarbeitungsabteilung von Montgomery Ward's gearbeitet – bis ich wegen der Dinge, die zu dieser Zeit um mich herum passiert sind, die ganze Atombombenscheiße und all das, meinen Entschluß gefaßt habe …

Schon immer hab ich Zeitung gelesen, seit jeher hat mich interessiert, was so passiert, und irgendwie war ich ganz gierig darauf, was zu unternehmen. Ich wollte da rüber und jemanden in den Arsch treten, und ich wollte ein echter Marine sein. Daß die Marines immer in den schwierigsten Kampfgebieten eingesetzt wurden, war mir schon klar – genau das wollte ich ja. Wenn ich »Krieger« sage, kann das alles mögliche heißen, das stimmt. In meinem Fall hat der Krieger in mir sein Leben aufs Spiel gesetzt, um etwas zu erreichen – damals mußte ich mir selbst beweisen, daß ich ein Mann bin.

Na ja, dann ist alles echt schnell gegangen. Ich hatte mich bereits in die Liste der Freiwilligen für Vietnam eingetragen. Sobald ich achtzehn war, genau an dem Tag, haben wir uns draußen im Freien versammelt; ich bin aufgerufen worden, und – *wumm!* Als nächstes erinnere ich mich, wie ich packe und meine Ausrüstung zusammensuche. Ich und zwei andere Typen, ein Bursche aus den Appalachen, seinen Namen hab ich vergessen, und ein Schwarzer, an seinen Namen kann ich mich auch nicht erinnern – wir drei mußten nach Raleigh-Durham in North Carolina; dort sollte unser Flugzeug starten.

Damals hab ich zum ersten Mal erlebt, was Diskriminierung heißt, Mann. Auf halbem Weg haben wir Hunger gekriegt. Wir haben unsere Marine-Uniformen angehabt und zu dem Taxifahrer gesagt: »Fahren Sie mal da ran, wir haben Hunger. Sie sind auch eingeladen.« Er hat gemeint: »Am besten geh ich einfach rein und hol euch ein paar Sandwiches.« Wir haben protestiert: »Nein, wir brauchen ein bißchen Bewegung.« Also sind wir reinmarschiert, und da wollten die uns nicht bedienen; alle haben uns nur angestarrt.

Wir hatten amerikanische Uniformen an, Uniformen des Marinekorps. Da hätte man doch meinen sollen, daß die uns bedienen. Als ich aufs Klo bin, hab ich zum ersten Mal eins von diesen Schildern gesehen: TOILETTE FÜR SCHWARZE und TOILETTE FÜR WEISSE. *(Lacht)* Ich bin zu unserem Tisch zurückgegangen und hab zu dem Schwarzen gesagt:

»Mann, weißt du was? Ich glaube, wir sind hier fehl am Platz.« Danach ist der Taxifahrer reingekommen und hat Sandwiches für uns bestellt, aber die wollten nicht mal das Geld annehmen. Gegessen haben wir sie dann im Taxi. Anschließend sind wir nach Pendleton geflogen, haben irgend so einen Scheiß von Dschungeltraining absolviert, und schon war ich unterwegs nach Vietnam.

Als Neuling kommt es einem genauso vor wie alles andere, nur daß es viel schlimmer ist: Man muß sich beweisen. Beim Militär, unter kriegsähnlichen Bedingungen, da können die Leute ganz schön gemein sein, das stimmt schon. Die ersten paar Wochen hat man mich kaum gebraucht. Aber ich konnte mich nur mit Mühe zurückhalten, wollte endlich kämpfen, und so habe ich mit jedem, der mir über den Weg gelaufen ist, eine Rauferei angefangen. Anfangs war ich so was wie ein Unruhestifter.

Dabei sind damals schon die ganze Zeit Leichen zurückgekommen; die ganze Zeit haben wir Tote ausgeladen. Amerikanische Tote. Meine erste Reaktion? Von denen habe ich meine Ausrüstung gekriegt, weil für uns nichts da war. Die haben die Leichen einfach aus dem Hubschrauber geworfen und die ganze Ausrüstung dazu – Rucksäcke, Munition, Gewehre. Na ja, ich wollte so viel von dem Zeug haben wie möglich, verstehen Sie? Außerdem waren die sowieso tot. Eigentlich habe ich mir damals weiter keine Gedanken darüber gemacht. Aber etwas hat mich wirklich erschreckt – wie sich zum ersten Mal einer von den Leichensäcken bewegt hat. Als wir dann den Reißverschluß aufgezogen haben, steckte da ein Typ drin, und der hat nur noch geflucht, konnte sich gar nicht mehr einkriegen. Die hatten geglaubt, er sei tot, aber er war ziemlich lebendig. Irgend jemand hat ihn aus dem Flugzeug geschmissen, und beim Aufprall ist er zu sich gekommen.

Meine Einheit, das 3. Bataillon des 5. Marinekorps, war die einzige, die in Nordvietnam eingesetzt wurde, im I-Korps droben in der DMZ [entmilitarisierten Zone]; wir haben gegen die NVA, die nordvietnamesische Armee gekämpft, nicht gegen die VC [Vietcong] – gegen reguläre Truppen also. Und in viel zu kurzer Zeit haben wir viel zuviel gesehen. Man hat nicht mal die Zeit gehabt, über irgendwas nachzudenken – irgendwie ging es ja ums Überleben. Der Tod war immer präsent, man hat ständig daran gedacht. Er war eine *Tatsache.* Aber irgendwas war da in meinem Hinterkopf, ganz versteckt. Irgendwie so: Es ist, wie wenn man mit einer Krankheit zur Welt kommt – denn von dem Augenblick an, wenn man geboren wird, stirbt man. *(Lacht.)* Ein Betbruder war ich nie, anders als viele von den Jungs da drüben – viele von denen haben gebetet. Ich habe dafür eine Menge verrückter Sachen angestellt. Das mußte ich, das war so meine Art. Ich wollte nicht so sein wie alle anderen. Ich wollte wirklich ein Scheißkerl sein, ich meine, der beschissenste Scheißkerl überhaupt.

Ich war klein, also hat man mich als Tunnelratte eingesetzt. Ich bin in die Löcher im Boden gekrochen und immer weiter, durch die Höhlen und so, eben weil ich klein war. Das war wirklich interessant, weil man vorher nicht gewußt hat, was da drin ist. Ich habe gehört, wie ein paar von den Jungs was von wegen Taschenlampen und einer Fünfundvierziger gesagt haben. Ich habe geantwortet: »Nee« – normalerweise hatten wir eine Stange und eine Kerze dabei. Wenn völlige Dunkelheit herrscht, sieht man nicht weiter als ungefähr so. *(Deutet mit den Händen eine kurze Strecke an und lacht)* Man sieht verdammt noch mal rein gar nichts.

Für viele Menschen ist Liebe eine Triebkraft. Mich dagegen motiviert Angst. Es fällt mir unglaublich schwer, Angst zu erklären, denn wenn man das Wort in einem falschen Zusammenhang gebraucht, bedeutet es Schwäche. Nein, ich glaube, man muß Furcht respektieren und verstehen, sie annehmen. Sobald man das macht, bedeutet sie nichts mehr …

Todesangst. Nach einer Weile war der Tod nur noch ein Witz. Typen, die schon eine Weile da unten waren, haben ungefähr so dahergeredet: »Hey, weißt du was, ehe wir da rausgehen: Du kannst mein ganzes Zeug haben.« Und ständig haben sie Witze gerissen von wegen ihre Freundinnen verschachern und so … *(Lacht)* Und haben Photos von ihren Schwestern verschenkt. Einfach weil jeder gewußt hat, das Risiko, nicht zurückzukommen, war ziemlich groß. Das war also ganz schön cool. Und manchmal haben wir, wenn wir zurückgekommen sind, die Ausrüstung von den Typen, die draußengeblieben sind, unter uns aufgeteilt.

Ohne Angst kann ich nicht leben. Ich weiß wirklich, was Angst ist, aber ich werde nicht zulassen, daß Angst mein Leben bestimmt, ich setze sie lediglich ein. Sagen wir mal, man hat einen Feind, was macht man dann am besten? Alles über ihn rauskriegen. Sobald man alles über ihn weiß, ist die Sache gelaufen.

Hey, Mann, die Burschen da unten, die haben seit Jahrtausenden immer nur gekämpft. Die haben wirklich gewußt, was ein Dschungelkrieg ist. Wir haben nicht lange gebraucht, um uns daran zu gewöhnen und genauso gut zu sein wie sie. Vor den Jungs der nordvietnamesischen Armee habe ich großen Respekt, das gebe ich zu. Andererseits will ich damit nicht sagen, daß ich allen in Bausch und Bogen vergebe. Nein – die haben meine ganze Abteilung umgebracht. Bei einem Sondereinsatz, bei dem ich dabei war, haben sie die ganze Gruppe ausgelöscht. Das war der schlimmste Einsatz überhaupt, weil ich das Gefühl habe, es war meine Schuld, daß alles schiefgelaufen ist.

Das erste Mal bin ich auf den Feind gestoßen, als ich die Vorhut war und aus dem Dschungel raus bin. Vorhut, das ist derjenige, der ganz vorne, an der Spitze marschiert. Er soll Tretminen und so Zeug aufspüren und einen Weg bahnen. Meistens habe ich mich freiwillig dafür gemeldet, weil es mir Spaß gemacht hat. Die anderen haben immer gesagt, wenn man als Gewehrschütze die Vorhut bildet, habe man eine Lebenserwartung von nicht mehr als ungefähr zehn Sekunden. Nee, ich hab mir vielmehr gedacht, ich bin ein kleiner Kerl, warum sollten die also auf mich schießen, wenn ich ganz schnell vorpresche, wo sie doch abwarten können, bis auch die anderen rauskommen und sie alle auf dem Silbertablett serviert kriegen? Ist doch ganz logisch, oder? Genau das nennt man einen Hinterhalt legen.

Bei diesem einen Mal hab ich sie wirklich nicht gesehen, Mann. Die sind in den Bäumen gehockt und haben das Feuer auf uns eröffnet. Ich bin einfach in ein Reisfeld gehüpft, aber gleich beim ersten Mal haben sie ungefähr dreiundzwanzig erwischt. Nicht alle sind gestorben – eigentlich gab es mehr Verletzte als Tote. Das alles ist an ein und demselben Tag passiert. Zweimal bin ich losgezogen; beim ersten Mal habe ich zusammen mit meinen Kumpeln eine Maschinengewehrstellung der NVA angegriffen. Sonderlicher Erfolg war das keiner: Die haben mich gesehen, ehe ich sie aufgespürt hatte. Damals bin ich verwundet worden – eine 30-Kaliber-Maschinengewehrkugel hat mich in den Hintern getroffen und ist ganz durchgegangen, bis zur Schulter rauf. Ehrlich gesagt, ich hab gedacht, jetzt kann ich nach Hause. Ein Kampfhubschrauber mit Ärzten an Bord fliegt ein und bringt dich nach Da Nang oder einen anderen Ort, weg von der Front. Das war 1967 – die Jungs nennen es den »Schießkrieg«. Als Mann gegen Mann gekämpft, geschossen wurde. Das hab ich einfach aus meinem Gedächtnis gestrichen; überhaupt hab ich irgendwie den ganzen Vietnamkrieg gestrichen. Aber in Wirklichkeit habe ich das alles nur verdrängt, übertüncht, denn damals habe ich jede Menge Drogen geschluckt und ziemlich viel gesoffen. Partytime war das damals, Anfang der siebziger Jahre.

Das war meine zweite Tour. Ein einziger großer weißer Fleck.

Sobald ich da war und dann Leute gestorben sind, die ich gekannt habe, bin ich eigentlich für nichts und wieder nichts rausgegangen; es ging nur noch darum zu überleben … und sich mit niemandem anzufreunden. Ich meine, außer mit deinem Partner – einfach weil sie *sterben*. Das kann man da unten nicht gebrauchen, denn man muß auf Zack sein. Wir haben Kerle gehabt, die hatten einen Nervenzusammenbruch, und so leid es mir tut, das sagen zu müssen, wir mußten die ganze Scheiße aus ihnen rausprügeln und sie in den Hintern treten, damit sie wieder funktioniert haben …

Mit der Zeit wurde ich ziemlich abgehärtet. Da drüben habe ich oft dem Tod ins Gesicht gesehen. Als Tunnelratte stolpert man über alles mögliche: Tretminen, Leute, die sich in dem Tunnel versteckt halten. Manchmal habe ich eine Überraschung erlebt – kaum war ich an einer Stelle angekommen, wo ich mich so richtig durchschlängeln mußte, hat sich das Ganze auf große Säle geöffnet, in denen Vorräte des Amerikanischen Roten Kreuzes lagerten. *(Lacht)* Das hat mich regelrecht umgeworfen. Ich habe Sachen aus Frankreich und überallher gefunden, von allen unseren Verbündeten. Das war wie – *Herrgott noch mal! Kein Wunder, daß die immer weitergemacht haben …*

Viele von denen habe ich umgebracht. Denn das war meine Spezialität. Ich habe über verschiedene Arten von Waffen Bescheid gewußt, außerdem war ich Sprengstoffexperte. Und mit dem Flammenwerfer konnte ich auch recht gut umgehen. Ich habe Menschen so verbrannt, daß sie nur noch knusprige Skelette waren. Wenn sie sich in einer Höhle versteckt hatten und nicht raus wollten und so, hat man Rauchbomben reingeschmissen und versucht, sie auf die Weise rauszulocken. Und dann ist man mit dem Flammenwerfer auf sie los. Das Napalm saugt die ganze Luft aus dem Tunnel; im Grunde genommen sind die Leute also erstickt, ehe sie verbrannt sind. Und dann sollte ich noch mehr Napalm auf sie spritzen, denn dann war es einfacher, sie rauszutragen. Das hat nämlich den Körpern die gesamte Flüssigkeit entzogen, und sie sind ganz steif geworden. Wie schon gesagt, wie Knusperstengel – man konnte sie aufeinanderschichten.

Die Wahrheit ist, wir haben jede Menge Witze gerissen – eben Knusperstengel und so, wahrscheinlich, um unsere wahren Gefühle zu verbergen. Jeder ist auf seine Weise damit umgegangen. Im Marinekorps, da hält man wirklich zusammen, wir sind wirklich Brüder, nicht wie Leute, die rumgehen und einfach so dahinsagen: »Hey, Bruder« – wir *sind* Brüder. Das ist auch der Grund, warum es heißt: *»Semper fi.«* Es war, als müßten wir eine Einheit, ein Ganzes bilden. Gerade so wie im Leben auch nach dem Tod. Ich glaube an ein Leben nach dem Tod. Ich glaube, wir sind alle eins, okay?

Ich bin im katholischen Glauben erzogen worden, habe die Bibel gelesen und all das. Aber als ich aus Vietnam zurückgekommen bin, da bin ich in die Kirche gegangen, gleich am ersten Sonntag, und wie ich da rein bin, haben langhaarige Hippies vorne gesessen und haben Folkmusik gespielt und so. Und im Seitenschiff haben Leute gestanden und den Rhythmus mitgeklatscht – Mann, das hat ich umgehauen. *(Lacht)* Und jeder wollte mich umarmen, aber ich hab nur gesagt: *»Haut ab!«* Nein, Mann, ich hab es einfach *nicht fertiggebracht,* mich umarmen zu lassen. Nach der ganzen Scheiße, die ich durchgemacht hatte, wollt ihr Burschen mich umarmen?! O nein!

Ich mache das nicht mit Absicht, denn ich kann einfach nicht mehr tun als über die Zeit dort reden, und ich weiß, 1967, da haben wir sie in den Hintern getreten. Ins Tal von Que Son hatte niemand seinen Fuß gesetzt, seit die Franzosen dort gewesen waren, stimmt's? Ein großes Gebiet, der zerklüftetste Teil von Vietnam. Eine richtige Festung. Wir sind nach Laos rein, weil da die Elefantenstraße durchführt. Ein Basislager hatten wir nie, ständig waren wir unterwegs, immer im Busch, die ganze Zeit. Ich weiß wirklich, was für Sachen da drüben passiert sind. Zehntausend Stunden würde es dauern, wollten wir darüber sprechen, aber nur um es mal klar zu sagen: Alles, was getan wurde, von Anfang bis

Ende, das alles diente einem bestimmten Zweck, und zwar einem politischen Zweck – und es war alles vorherbestimmt. So empfinde ich das jetzt, nach all den Jahren, in denen ich viel Zeit hatte und mich hinsetzen und über all das nachdenken konnte. Wir sind einfach zu oft geopfert worden, nur um den Feind herauszulocken. Es ist einfach zu oft passiert, daß unsere Streitkräfte erklärt haben, sie hätten sich geirrt und aus Versehen Bomben auf uns abgeworfen und lauter solchen Scheiß. Ich meine, es ist einfach eine Menge Scheiße gebaut worden. Das Ganze war *verrückt* da unten. Als sie uns ins Feld geschickt haben, gab es kein Morphium mehr. Nicht mal für unsere Leute hatten wir welches, weil die hinter der Frontlinie es genommen haben. Die haben alle in der Drogenszene mitgemischt. Ich kann von Glück reden, daß ich da nicht reingeraten bin. Verstehen Sie, meiner Ansicht nach ist alles im Leben vorherbestimmt, auf lange Sicht. Sie haben ein langes Leben hinter sich, Sie müßten das eigentlich wissen.

Herrje, Krieg laugt einen aus, Mann. Daran gibt es keinen Zweifel. Es müßte doch andere Möglichkeiten geben, bestimmte Probleme in den Griff zu bekommen – Krieg ist einfach furchtbar. Wir sind schließlich Menschen, werden dies immer sein, aber solange wir verschiedenen Religionen angehören, Sie wissen schon ... Wir sind die gefährlichsten Kreaturen der Welt.

An den Tod denke ich tagtäglich. Aber ich habe keine Angst davor. Wissen Sie was? Ich habe bestimmte Erfahrungen gemacht. Beispielsweise damals, als ich in ein Sperrfeuer aus Maschinengewehren geraten und in die Luft geschleudert worden bin. Ich habe kein weißes Licht gesehen oder so, aber als ich getroffen wurde, da habe ich gewußt, jetzt ist es soweit. Vollkommen schwarz war alles, aber ich war voll bei Bewußtsein. Ich habe gehört, wie die Scheiße weitergegangen ist, und mir ist es vorgekommen, als dauere das eine ganze Stunde oder noch länger. Ich bin also weg vom Fenster, und wissen Sie was? Du vergißt, was jetzt existiert, alles, und versuchst, dir einfach vorzustellen, wie schön das ist. Mann, ich habe mich so – so wirklich *frei* gefühlt. Völlig im Frieden mit mir selbst. Glücklich.

Ich glaube schon, daß wir so etwas wie eine Seele haben, und die geht dorthin, wo, zum Teufel, sie eben hingeht. Wohin, weiß ich nicht, weil über derlei weiß ich rein gar nichts. Eines aber weiß ich: Mir wird es dort gefallen. Im Marinekorps haben wir immer gesagt: »Wenn du draufgehst, treffen wir uns an den Pforten zur Hölle; wir formieren uns neu, und dann rufen wir Gott an und sagen ihm, daß wir jetzt raufkommen, um die Himmelstür zu bewachen.« *(Lacht)*

Angst vor dem Tod? Verdammt noch mal, nein. Ich hab so mit die schlimmste Scheiße auf dieser Welt durchgemacht. Herrgott, wenn man etwas hat, worüber die Leute nicht sprechen wollen ... Da drüben hat die Kerle vor allem eines interessiert: Leichen zu zählen. Wenn sie nicht genügend Leichen hatten, sind sie mit einer Machete rumgegangen, haben Körperteile abgehackt und sie in verschiedene Säcke gesteckt, damit sie mehr Leichen vorweisen konnten. Leichen des Feindes. Ein paar Arme in diesen Sack, ein Bein in den da.

Ich erkläre mir das so: Die waren unser Feind, und ich war ihr Feind. Meiner Meinung nach waren die auch nicht anders als ich. Nur bin ich eben auf der einen Seite gestanden, sie auf der anderen. Wir haben unsere Sache wirklich gut gemacht, waren sehr stolz darauf, siegreich zu sein. Wir haben alle Schlachten gewonnen. Aber auf irgendwie blöde Weise haben wir angeblich verloren. Und das nur, weil [Präsident Lyndon] Johnson 1968 die Bombardierung eingestellt hat.

Ob ich irgend etwas bedaure? Nein, nichts. Ehrlich gesagt, ich würde sogar auf der Stelle wieder dorthin. Und wissen Sie, warum? Das versetzt einem einen Adrenalinschub, treibt einen an. Und da fühlt man sich gut, wirklich gut. So was gibt es nicht noch mal, nirgends auf der ganzen Welt. Wenn Leute von der Jagd sprechen, dann sage ich: »Hey, jagen wollt ihr? Schickt mich auf die eine Seite des Tals, und ihr bleibt auf der anderen. Die Waffen könnt ihr euch aussuchen. Ich will eine Schrotflinte; was ihr nehmt, ist mir scheißegal. Und dann jagen wir einander.«

Was meine Kumpel angeht ... Darüber habe ich mit niemandem sprechen können. Sie sind fast alle tot. Erst vor kurzem habe ich mich mit dem Captain meiner Kompanie in Verbindung gesetzt; er stammt aus Birmingham, Alabama. Neulich haben wir uns dann unterhalten, er und ich und noch ein paar andere. Das sind alles kampferprobte Kerle, denn mit Leuten, die nicht auf dem Schlachtfeld waren, reden wir gar nicht erst. Aber das sind wirkliche Kerle, mit denen kannst du reden. Ich habe schon längst gemerkt, sobald du jemanden ein bißchen zu weit in dein Leben eindringen läßt, bereust du es gleich darauf, geredet zu haben. Ich zumindest.

Ich glaube, meine Mutter weiß das; meiner Frau habe ich es auch gesagt, anderen Leuten, die ich kennengelernt habe, ebenfalls: Wir können gern zusammen rumhängen, aber zu einem bestimmten Zeitpunkt wird eins von drei Dingen passieren: Entweder du gehst drauf, oder ich tu dir weh, oder du wanderst in den Knast. Und wissen Sie was? Es läuft tatsächlich so, jedesmal. Allmählich gewöhne ich mich daran und warne die Leute vorher. Ich finde also, sie sollten wissen, wann es Zeit ist, einen Rückzieher zu machen – das müssen sie von selbst merken. Sie sind selbst für sich verantwortlich.

Seit 1967 habe ich keine Nacht mehr durchgeschlafen. Außer in den siebziger Jahren, als ich ständig besoffen war, aber das ist vorbei. Ich meine: wirklich schlafen. Vor kurzem haben sie mir neue Schlaftabletten gegeben; die sind angeblich wirklich stark, und da habe ich tatsächlich fünf Stunden am Stück geschlafen. Seit 1967 ist das ein Rekord für mich. Normalerweise schlafe ich fünf Minuten bis eine halbe Stunde. Jede Menge Rückblenden jagen mir durch den Kopf und werden dann zu blöden Träumen, und die Träume verwandeln sich in, na ja, Mann, so, als steckten alle, die ich kenne, in der gleichen Scheiße. Neben mir steht immer ein Tonband, und ein Notizblock und drei gespitzte Bleistifte liegen auch da, aber ich benutze die verdammten Dinger nie.

Da drüben habe ich Frauen umgebracht. Sie waren Heckenschützen und an Bäumen festgekettet. Das haben die da drüben so gemacht; die waren wirklich *schlecht*, Mann. Die haben Leute angekettet, damit sie uns unter Beschuß nehmen, bis wir sie schließlich überrannt haben, und da haben wir dann alle diese Angeketteten gefunden. Als ich das erste Mal jemanden erschossen habe, war mir irgendwie schon komisch zumute. Das war, als ich, nachdem wir in einen Hinterhalt geraten waren, so einen großen Chinesen aufgestöbert habe. Wir haben seinen großen Fuß aus dem Boden ragen sehen; wir haben ihn also ausgegraben. Der Kerl war ungefähr einen Meter dreiundneunzig oder fünfundneunzig groß, also kein Regulärer. Die Nordvietnamesen sind zwar größer als die Südvietnamesen, aber der Kerl war ungefähr doppelt so groß. Er hatte einen kleinen Beutel bei sich. Das war das erste Mal, daß ich die Sachen von jemandem durchwühlt habe. Der Kerl hatte eine

Brieftasche, die genauso ausgesehen hat wie meine. Ich hab sie aufgemacht, und da waren Bilder drinnen, wie in meiner – Photos von seiner Familie. Und irgendwelche Papiere.

Wir haben einander nur angeschaut, als wir sie rumgehen lassen haben. Wir sind da runtergegegangen, um, wie die das nennen, die Sache zu regeln: um jeden noch Lebenden »kümmert man sich«, auf der Stelle. Alle zusammen haben wir uns hingesetzt und die Brieftasche von dem Kerl durchsucht und unsere Kommentare dazu abgegeben: »Wow, die Kleine von dem Kerl sieht echt gut aus.« Auf ein paar Bildern waren auch Kinder. Es war, als gäbe es keinen Krieg. Wir haben einen Blick in das Privatleben dieses Mannes geworfen, und er war auch nicht anders als wir. Ich habe mir gedacht: »Das war ein guter Kerl. Hat sich tapfer gehalten. Nur ist für ihn die ganze Sache irgendwie schiefgelaufen.«

Bis 1992 habe ich meiner Mom nichts von der Sache in Vietnam erzählt. Jetzt habe ich manchmal das Gefühl, sie versucht, mich mit Glacéhandschuhen anzufassen, und das paßt mir gar nicht – mir wäre lieber, sie würde mir ab und zu eine scheuern. Das könnte ich verstehen. Seit 1991 bin ich bei einem Arzt in Behandlung, einem Psychologen, und gehe jede Woche zur Therapie. Er kümmert sich um Leute mit posttraumatischem Streßsyndrom. Eigentlich heißt es kriegsbedingtes Streßsyndrom.

Was mein Verhalten angeht, sind wir, das hat der Arzt gesagt, auf einer Skala von 1 bis 10 bei ungefähr 9,5 angelangt. Ich muß also noch 0,5 schaffen, ehe ich wieder normal werde. *(Lacht)* Das da möchte ich Ihnen geben; ich habe es heute früh aufgeschrieben. *(Er lacht erneut, als ich den Zettel lese)*

> Richtet mich nicht danach, wie oft ich etwas falsch, sondern danach, wie oft ich meine Sache gut gemacht habe; das steht in direktem Verhältnis dazu, wie oft ich versagt und es trotzdem weiter versucht habe. V.I.M.

Angelina Rossi

Die siebzigjährige Mutter von V.I.M., Victor Israel Marquez. Ich kenne sie seit vielen Jahren: eine starke, unabhängige Frau, die sich ihre eigenen Gedanken macht. In Chicago arbeitete sie als Gerichtsdienerin und als Ermittlerin für das Finanzamt. Mittlerweile ist sie pensioniert.

Victor war ein richtig liebes Kind, hilfsbereit – die Nachbarn haben ihn alle sehr gemocht. Eines von den Kindern, die ihnen die Einkäufe nach Hause getragen, den Hof gefegt und den Müll oder Abfall weggebracht haben. Er war wirklich das liebste Kind der Welt. Und dann ist er nach Vietnam gegangen.

Als er zurückgekommen ist, war er ein ganz anderer Mensch. Manchmal ist das sehr schwer zu ertragen … für mich. Ich bin seine Mutter, ich weiß, wie er vorher war. Es ist unglaublich hart für mich, mit anzusehen, wie er heute ist. Und es macht mich ungeheuer traurig. *(Langes Schweigen)*

Ich habe sechs Kinder zur Welt gebracht. Eines, sein jüngerer Bruder, war das Baby der Familie. Die anderen vier, alles Mädchen, haben immer versucht, alle nach ihrer Pfeife tanzen zu lassen – wie die meisten Mädchen. Sie geraten ihrer Mutter nach, ich bin auch ziemlich herrisch. Ich glaube, er war an einem Punkt angelangt, daß er nicht mehr ertragen hat, von so vielen weiblichen Wesen umgeben zu sein; vielleicht hat er das Gefühl gehabt, es gehe ihm etwas ab, weil kein Mann im Haus war. Und da hat er beschlossen, nach Vietnam zu gehen. Ich war damals schon seit einiger Zeit geschieden und habe nie wieder geheiratet. Ich bin mir nicht sicher, was es eigentlich war, aber ich glaube, er hatte einfach das Gefühl, ausbrechen und sich eher mit Männern zusammentun zu müssen. Also hat er sich für das entschieden, was in seinen Augen der beste Militärdienst der Welt ist, für die U.S. Marines.

Jetzt ist er Alkoholiker. Er tut Dinge, die … selbst habe ich das nie miterlebt, aber andere haben es mir erzählt. Er ist einer von den Leuten, die auf der Straße oder in einer Ladenpassage oder im Restaurant oder so plötzlich durchdrehen. Ihm scheint es nichts auszumachen, daß er sich nicht mehr unter Kontrolle hat. Ich bin völlig durcheinander. Früher war ich sehr fromm, bis vor fünf, sechs Jahren. Und dann kam plötzlich all das: Wissenschaft, Technologie, die Weiterentwicklung unseres Denkens, all das ist regelrecht über mich hereingebrochen, und ich denke mir: *Wie kann das sein?* Wie kann es einen Himmel geben? Wenn wir sterben, wird unser Körper – um es milde auszudrücken – zu Staub. Wir verwandeln uns in Nährstoffe für Würmer, für Pflanzen. Und dann entwickeln wir uns weiter und werden ein Grashalm oder eine Blume oder ein Baum. Ich glaube, das ist das Weiterleben nach dem Tod. *(Schluckt krampfhaft)* Ich kann nicht mehr daran glauben, daß es einen Himmel gibt. Werde ich meine Mutter wiedersehen? Ich glaube nicht ... Ich bin völlig durcheinander, und ich habe Angst. Ich habe Angst, weil ich mir denke: *Was ist, wenn ich so meinen Glauben verleugne?* Was ist, wenn ich, aus welchem Grund auch immer, wegen meines Alters, meines Lebens, meines Denkens ...

Vielleicht wäre ich gern wieder ein sechs Jahre altes Kind. Ich möchte einfach wieder daran glauben, daß es einen Gott, eine Dreifaltigkeit, einen Himmel und eine Hölle gibt. Wahrscheinlich hat mein katholischer Glaube ebenfalls eine Menge damit zu tun – mit meiner Verwirrung. Was früher ein eisernes Gesetz war, gilt heute nicht mehr: Beispielsweise durften wir am Freitagabend kein Fleisch essen. Heutzutage kann man das ohne weiteres machen. Man durfte nicht eingeäschert werden. Können Sie sich das vorstellen, ich habe schon für meine Einäscherung bezahlt, denn mittlerweile wird das von der katholischen Kirche gebilligt. Wenn die katholische Kirche oder jede beliebige andere Kirche, schätze ich, so unfehlbar ist und immer recht hat, wie können sie dann mittendrin ihre Vorschriften ändern? Also denke ich mir: *Ich habe so lange gelebt, ich habe gesehen, wie die Welt sich verändert hat, ich bin realistisch, ich weiß, was wirklich los ist, aber ich weiß einfach nicht ...* Gibt es eine Seele, die weiterlebt? Glaubt man der Bibel, werden wir alle vor unseren Schöpfer treten und gerichtet werden. Na gut, darüber brauche ich mir keine Sorgen zu machen. Ich glaube nicht, daß ich dann allzu schlecht dastehe. Aber ich denke mir, wie, um alles in der Welt, kannst du als körperliches Wesen, als menschliche Person vor Richter treten, die entscheiden, ob du dein Leben lang ein guter oder ein schlechter Mensch warst?

Die Menschen sind so unterschiedlich. Einige glauben an die Vielehe. In unserer Gesellschaft glaubt man, daß man nur eine Ehefrau haben kann. Heutzutage meinen die Leute, man könne eine Beziehung nicht nur zu einem Menschen, sondern sogar zu einem Menschen des gleichen Geschlechts haben. Man könne eine andere Frau heiraten oder als Mann eben einen anderen Mann. Ich bin ganz durcheinander. Bin ich da ganz allein? Bin ich die einzige? Ich finde es sehr schwierig, sich noch eine klare Vorstellung von irgend etwas zu machen, denn selbst wenn ich etwas sage, geht in meinem Kopf oft etwas ganz anderes vor, manchmal genau das Gegenteil.

Wir haben herausgefunden, unter dem Meer gibt es genauso viele Dinge wie oben am Himmel. Wie können wir das wissen, ehe wir dort sind? Der Meeresboden bricht an der Ostküste ab. Man weiß nicht, wie es weitergeht – vielleicht branden furchtbare Flutwellen ans Ufer. Was ist, wenn ihnen irgendwelche Wesen entsteigen? Jetzt haben wir etwas, worüber wir uns Sorgen machen können, noch mehr, das wir verdauen, verstehen müssen. Werden wir dann noch die gleichen sein wie heute, wenn diese verrückten fremden Wesen erst mal da sind? Werden wir losziehen und sie umbringen? Es sind menschliche Wesen, zumindest irgendwelche Wesen, egal, was für welche. Was ist, wenn sie eine Religion haben? Was ist, wenn sie an ein Leben nach dem Tod glauben? Als Kind habe ich keine Fragen gehabt – ich habe nicht gefragt, woher ich komme, wo ich sein werde, wohin ich gehen werde, wenn ich sterbe. Ich habe es einfach gewußt. Wenn ich sterbe, komme ich in den Himmel, gehe ich in die Liebe Gottes ein.

Ich bin von der alten Schule. Noch etwas an der katholischen Religion hat sich verändert: Es gibt kein Fegefeuer mehr, es heißt nicht mehr: »Dort wirst du auf ewig schmoren.« Heutzutage glaubt man, die Hölle sei nichts weiter, als nicht bei Gott zu sein – auch das hat sich also geändert.

Als ich noch klein waren, haben die Nonnen einem immer mit dem Lineal auf die Finger geschlagen oder Kaugummi in die Haare geklebt, wenn man nicht brav war. Mit mir haben sie das auch gemacht, damals, in der Schule. Sie haben einen nicht nur gezwungen, den Kaugummi auszuspucken, sondern mir, mir haben sie ihn in die *Haare* geklebt – meine Mutter hat ihn rausschneiden müssen. Natürlich hatte ich lange Haare, wirklich lange Haare, deswegen war das *schrecklich.* Aber ich habe alles geglaubt, was die Nonnen und die Priester uns gesagt haben.

Ich bedaure meine Naivität, ich bedaure, wie bedingungslos ich geglaubt habe, denn jetzt macht mich das ganz verrückt. Ich weiß nicht mehr, was ich denken soll. Und das macht mir angst – ich habe Angst, daß ich mein Leben lang – an ein Märchen geglaubt habe. Und ich frage mich: *Gibt es ein höheres Wesen?* Und dann muß ich mich bekreuzigen … *(Bekreuzigt sich)* Weil, ein Teil von mir sagt: »Du solltest dir dessen lieber sicher sein, denn was ist, wenn es wirklich einen Gott gibt?« Was ist, wenn all das, woran ich mein Leben lang geglaubt habe, wirklich wahr ist? Was ist, wenn etwas mit mir geschehen ist, als ich älter geworden bin? Wenn ich selbstgerecht geworden bin und deshalb glaube: *Oh, ich weiß irrsinnig viel mehr als der Mann auf der Straße …* Und dann sage ich mir, dagegen kann Gott eigentlich nichts haben, wenn es Ihn wirklich gibt. Denn dann hat Gott mich so gemacht. Dann hat er gewußt, wie ich mich entwickeln werde. Wenn es also einen Gott gibt, dann brauche ich mir keine Sorgen zu machen. Ich glaube, das alles ist nur deswegen, weil ich so alt bin, wie ich nun mal eben bin, und für mich ist Gott immer ein männliches Wesen, ein Mann gewesen. Die Bilder, die Hostie, alles war immer nur er, er, er. Was mich betrifft, mir ist es egal, ob es ein Er oder eine Sie oder ein Es ist – für mich spielt das keine Rolle. Wenn es nur ein Geistwesen ist, dann ist das auch in Ordnung. Wenn es eine Kraft, eine Energie ist, dann ist das ebenfalls in Ordnung. Was auch immer es ist …

Ich weiß, daß ich sterben muß. Das einzige, was ich mir erhoffe und worum ich bete: Ich will in Frieden sterben, ohne Angst und Qual, ohne Furcht. Vor dem Tod selbst habe ich keine Angst. Ich habe gelebt. Meine Güte, ich habe wirklich gelebt. Sechs Kinder habe ich großgezogen. War bei Gericht angestellt … und ich habe wirklich Glück gehabt, ich habe sehr gute Freunde. Ich kann jederzeit gehen, das spielt keine Rolle. Ich bin darauf vorbereitet. Ich habe mich auf meinen Tod eingestellt, habe alles für die Bestattung geregelt. Das bißchen Geld, das ich habe, geht an diejenigen, die es bekommen sollen. Ich hasse es, allzusehr zu menscheln, aber jetzt will ich Ihnen mal was sagen: Ich ertrage die Vorstellung einfach nicht, daß Würmer und Maden sich über meinen Körper hermachen. Ich möchte lieber verbrannt werden. Schließlich und endlich werden wir ohnehin zu Staub; zumindest steht das in der Bibel: Staub zu Staub. Ich bin also recht zufrieden damit.

Bald werde ich siebzig. Die meisten Leute nennen dieses Alter die goldenen Jahre. Ich nicht. Für mich sind es die rostigen Jahre. Alles rostet – vor allem die Knie.

Wenn ich gehe, wünsche ich mir für meine Familie irgendeine Art Abschluß. Ich wünsche mir, daß sie einen kleinen Gedenkgottesdienst abhalten, zu dem auch alle Freunde kommen können, die das wollen. Viele Leute meiner Generation sind mittlerweile tot, aber das macht eigentlich nichts. *(Lacht)* Ich bin keine Berühmtheit, also werden auch nicht allzu viele zu der Totenwache für mich kommen. Wenn Sie gerade in der Gegend sind und Zeit haben, dann kommen Sie doch rüber und sagen Sie ein paar Gebete für mich. Weil ich denke mir immer noch: *In Ordnung, dieser Mensch betet für mich, es hilft mir, also …* Ich wünsche mir, daß man sich an mich als an eine Frau erinnert, die immer ihr Bestes getan hat, die aber auch viele Schwächen hatte. Und daß man mir diese Fehler verzeiht. Aber meistens habe ich wirklich versucht, mein Bestes zu tun.

Ich habe festgestellt, die meisten Leute wollen nicht über den Tod sprechen. Ich habe versucht, mit meiner Familie darüber zu reden, was sie machen sollen, wenn ich sterbe. Aber keiner will mit mir darüber sprechen. Ich mußte das mit meinem Schwiegersohn bereden … *(Lacht)* Die tun so, als würde das nie geschehen. Wie der Vogel Strauß, der den Kopf in den Sand steckt. Allen anderen wird es so ergehen, aber uns doch nicht. Sehen Sie, ich bin da ganz anders: Ich weiß, es wird geschehen. Und ich möchte darauf vorbereitet sein.

Guadalupe Reyes

ist zweiundachtzig Jahre alt und wohnt in Pilsen, dem größten mexikanischen Viertel in Chicago, wo sie für ihren Einsatz in Nachbarschaftsangelegenheiten sehr geschätzt wird. Von ihren elf Kindern setzen sich vier Töchter aktiv für Belange der Gemeinschaft ein. Ihre Älteste, Mary, hat sie damals auf die Idee gebracht. »1983 habe ich ein Kind verloren – Bobby, der körperlich und geistig behindert war. Er war die Nummer sechs und wurde zu unserem Lebensmittelpunkt.«

Seit Bobby auf die Welt kam, habe ich immer das Gefühl gehabt – und ich glaube, das geht allen Müttern so –, daß ich daran schuld bin. Man fühlt sich schuldig. Vielleicht hast du dich nicht oft genug ausgeruht oder nicht das Richtige gegessen, was auch immer. Damals wurde ich richtig depressiv. Oft habe ich ihn auf Spaziergänge mitgenommen, obwohl er nicht besonders gut gehen konnte, wie um meine Schuld wiedergutzumachen. Und oft habe ich in der Küche gesessen und geweint, wenn ich gesehen habe, wie er so dasaß, ein großer Junge, und nicht gespielt hat. Damals war er ungefähr zwölf oder dreizehn.

Sie haben ihm so eine Art Geschirr angelegt, und ich habe ihn dann auf den Tisch gesetzt und seine Beine hin und her geschwungen, sie eingerieben und massiert und Übungen mit ihm gemacht. Jeden Morgen. Dann hab ich ihn auf ein Dreirad gesetzt, mit kleinen Gummischnüren festgebunden und in den Flur rausgeschoben. Morgens und abends, wenn die anderen Kinder da waren, haben die das gemacht.

Man hat mir gesagt, daß er wahrscheinlich nie sprechen wird, weil seine Stimmbänder beschädigt worden waren.

Ich habe das Gefühl, Gott hat mir beigestanden. In der Zeitung habe ich einen kurzen Artikel gelesen, in dem es hieß, wenn man Luftballons aufbläst, kräftigt das die Stimmbänder, also habe ich Bobby beigebracht, wie man Luftballons aufbläst. Diese billigen Dinger für einen Cent. Das hat ihm richtig gut gefallen, denn wenn er sie aufgeblasen hatte, hat er mit einer Nadel reingepiekst. Als er größer war, hab ich ihm die für fünf

Cent gekauft, aber jetzt ist das Ganze zu teuer geworden – er hat sie alle kaputtgemacht. Dann habe ich mit dem Gedanken gespielt, ihm einen Wasserball zu kaufen, aber den wollte er nicht, weil der nicht zerplatzt ist. Und Bobby hat tatsächlich zu sprechen angefangen. Ich habe gehört, wie er Laute von sich gegeben hat. Ich hatte das Gefühl, meine Mühe wird belohnt. Andererseits kann ich nicht im Ernst behaupten, daß ich ihn dazu gebracht habe zu sprechen. Ich wollte ihm helfen, aber ich habe gewußt, sprechen wird er nie können, in Ordnung? Probiert hab ich es trotzdem immer wieder. Ich hatte das Gefühl, das sei ich ihm schuldig.

Und immer wieder habe ich bei der psychiatrischen Beratungsstelle im Gesundheitsamt angerufen und gesagt, sie sollen jemanden herschicken, um mir mit meinem Sohn zu helfen. Das hat nicht funktioniert. Ziemlich wütend hat mich das gemacht. Aber letztlich habe ich dann beschlossen, herauszufinden, ob es andere Leute gibt, die die gleichen Probleme haben.

In der Zeitung für unser Viertel habe ich ein kleines Inserat aufgegeben, und ungefähr vier Leute haben sich gemeldet, die ähnliche Schwierigkeiten hatten. Im Grunde hatten wir keine Ahnung, was wir eigentlich machen wollten, aber mich hat es getröstet, daß es da Leute gab, die mit mir reden konnten. Und dann sind auch andere zu unseren Treffen gekommen: Studenten von der Universität, die eine Ausbildung für Sonderschulen gemacht haben, Sozialarbeiter, die in Schulen mitgeholfen haben. Und jetzt ist auch jemand vom Gesundheitsamt vorbeigekommen und hat neugierig gefragt, was ich vorhabe. Ich habe gesagt: »Wir reden einfach miteinander.« Wir haben ja wirklich nicht gewußt, was wir sonst hätten tun sollen, oder?

Das Ganze haben dann die Studenten in Gang gebracht. Sie haben sich Heime angeschaut, in denen man unsere Kinder möglicherweise unterbringen könnte. Die haben mir wirklich Mut gemacht. Die Leute vom Gesundheitsamt haben erklärt: »Lupe, sei nicht enttäuscht, wenn das nichts bringt, wenn nichts daraus wird.« Ich habe geantwortet: »Egal, was dabei rauskommt, es ist auf jeden Fall besser als gar nichts.« Und habe weiter mit den Leuten zusammengearbeitet. Mittlerweile haben sich ungefähr fünfzig Eltern getroffen, entweder bei mir oder in einem Büro gegenüber.

Eines Tages ist so ein Professor von irgendeinem städtischen College vorbeigekommen und hat gesagt: »Ich werde Ihnen helfen. Wir gründen eine Schule, und Sie leiten sie.« Am schwierigsten war es, die Eltern dazu zu bringen, daß sie ihre Zustimmung gegeben haben, ihre Kinder in unsere Schule zu schicken. Mary* und ich mußten zu ihnen gehen und sie immer wieder beruhigen. Wir sind zu allen Zusammenkünften gegangen, haben Leute gefragt, ob sie von irgendwelchen behinderten Kindern in unserer Gegend wüßten, haben Namen, Adressen, Telephonnummern bekommen und die Leute besucht. Und dann haben wir beschlossen, mit der Schule anzufangen.

Auch einen Namen haben wir ihr gegeben, Esperanza – das bedeutet »Hoffnung«. Mit zwölf Kindern haben wir ein kleines Pilotprojekt gestartet. Und ich, ich habe mich wirklich besser gefühlt, als ich angefangen habe, wirklich etwas für meinen Sohn zu tun – die Depression war weg. Natürlich hat es Probleme gegeben, aber Esperanza hat sich gut entwickelt und existiert immer noch.

Wir haben gewußt, Bobby müßte Esperanza bald verlassen, weil er zu alt dafür wurde. Wo sollten wir ihn hinbringen? Werkstätten für Erwachsene haben wir keine gekannt, also haben wir eine gegründet und El Valor genannt – das bedeutet »Mut«. Dort hätte Bobby für immer bleiben können.

Dreiunddreißig war Bobby, als er gestorben ist. Passiert ist es in El Valor. Er hatte oft Anfälle, war Epileptiker. Dort hat er wieder einmal einen Anfall bekommen, der diesmal nicht aufgehört hat. Bobby war der Mittelpunkt von allem, was wir getan haben. Wenn wir eine Party gefeiert haben, wurde Bobby mit einbezogen – er hat Partys immer sehr gemocht. Und hat gern getanzt. Meine Enkelin Anna hat dann immer ihre Gitarre genommen und gesagt: »Komm, Onkel Bob, jetzt singen wir was.« Und dann haben sie gemeinsam gesungen. Er hat uns viel Freude geschenkt.

Ab und zu ist Bobby richtig lustig gewesen. Auf meiner Geburtstagsparty wollte er eine Rede halten. Er hat von Harold Washington zu erzählen angefangen und erklärt, er werde für ihn stimmen. Washington war damals schon Bürgermeister. Wir haben geklatscht und mit-

* Guadalupe Reyes Tochter.

gespielt. Da war er sehr stolz und hat uns immer wieder zum Lachen gebracht.

Als Bobby gestorben ist, war ich in gewisser Hinsicht dankbar, denn er hatte viel leiden müssen. Oft ist er hingefallen und hat sich weh getan – ich konnte ja nicht ständig auf ihn aufpassen. Er konnte rumgehen und reden und zur Tür rausrennen, und er wollte Präsident werden und alles mögliche. Aber wir mußten ihn die ganze Zeit im Auge behalten. Meine Kinder haben sich immer große Sorgen gemacht, weil ich alleinstehend bin; sie haben gesagt: »Wenn wir heiraten, was machst du dann mit Bobby?« Darauf habe ich geantwortet: »Macht euch keine Sorgen, ich schaffe es schon, mich um ihn zu kümmern.« Und: »Gott wird mir helfen.« Deshalb bin ich auch so gläubig … Eines Tages ist mein jüngster Sohn zu mir gekommen und hat gesagt: »Mom, ich bin jetzt als letzter noch zu Hause. Und ich schätze, ich werde hierbleiben, um für dich und Bobby zu sorgen.« Ich habe widersprochen: »Nein, das brauchst du nicht. An dem Tag, an dem du soweit bist, daß du ausziehen willst, an dem Tag, an dem du heiraten willst, kannst du gehen.« – »Aber, Ma, was ist dann mit dir und Bobby?« – denn es war nicht leicht, mit Bobby fertigzuwerden. »Keine Bange, mein Sohn«, habe ich erklärt, »Gott wird mir beistehen.« Meine Kinder haben alle geheiratet.

Bobby hat unsere Familie zusammengehalten. Sonntags sind immer alle hergekommen. Und immer, wenn ich irgendwelche Probleme hatte, haben sie sofort vorbeigeschaut und mir mit ihm geholfen. Er war ziemlich groß, hat über hundertzwanzig Kilo gewogen. Wenn er hingefallen ist, konnte ich ihn nicht aufheben – konnte ihm nur ein Kissen unter den Kopf legen, mehr nicht. Die anderen hatten Angst davor, wenn ich später mit ihm allein wäre. Aber Bobby und ich haben das recht gut hingekriegt. Mit der Zeit ist er ein bißchen ruhiger geworden, weil keiner mehr da war, der ihn gereizt oder angebrüllt hat oder so. Der Fernseher war seine ganze Freude. Meine Kinder haben uns nicht im Stich gelassen – jeden Sonntag sind sie vorbeigekommen. Haben ihn zu McDonald's mitgenommen. Dann wollte er bei der Bank ein Konto eröffnen. Ungefähr hundert Dollar hatte er gespart, und jeden Tag wollte er zur Bank und sein Geld anschauen. Also haben meine Kinder ihn am Sonntag immer auf einen Spaziergang mitgenommen, um sich die Bank anzusehen, damit er gewußt hat, sein Geld war da.

Ich glaube, Bobby hat meinen Kindern auch beigebracht, einander zu mögen, denn er hat allen sehr am Herzen gelegen …

Nicht selten haben sie mit ihm gestritten, denn er konnte recht garstig sein, aber immer waren sie für ihn da. Auch ich habe durch ihn viel gelernt – Mitgefühl für Leute zu empfinden, die ähnliche Probleme hatten wie wir mit Bobby.

Warum leiden? Nach seinem Anfall haben die Ärzte gesagt: »Irgend etwas drückt auf sein Gehirn; wir könnten versuchen, ihn zu operieren.« – »Welche Garantie können Sie mir geben, daß er überlebt?« – »Keine.« Zehn Prozent oder so. Da habe ich gesagt: »Lassen Sie ihn sterben.« Sie haben widersprochen: »Er hat ein Recht auf Leben.« Da habe ich gesagt: »Ich verstehe – aber er hat auch das Recht zu sterben.« Ich habe die Familie zusammengerufen und erklärt: »Wie würdet ihr entscheiden?« – »Mom, was meinst du?« – »Ich als seine Mutter habe ihn oft leiden sehen; ich will nicht, daß die ihm den Schädel aufschneiden, obwohl sie nicht mal wissen, wozu es gut ist oder was dann passiert. Aber ihr seid seine Geschwister – sagt ihr auch, was ihr davon haltet.« Sie alle sind zu dem Schluß gekommen, ihn sterben zu lassen. Also haben wir ihn gehen lassen.

An dem Tag, an dem der Herr mich zu sich ruft, möchte ich für alles bereit sein, was ich mir überlegt habe. Ich bin katholisch, ich will, daß ein Priester kommt, mit dem ich reden und dem ich alles beichten kann, was ich vielleicht noch auf dem Herzen habe. Das alles möchte ich bereinigen. Und dann soll alles ganz ruhig ablaufen. Ich will nicht, daß man ein großes Getue um mich macht. Ich will auch nicht in einer Leichenhalle aufgebahrt werden, wo sie einen zwei, drei Abende lang liegen lassen, damit die Leute kommen und einen anschauen können. Ich möchte in meine Kirche gebracht werden, denn das ist mein Zuhause – das Haus Gottes.

Dann werde ich bei Bobby sein. Einmal, ein paar Monate nach seinem Tod, habe ich von ihm geträumt. Richtig glücklich war er, hat gelacht, und ich habe ihn den Gang entlanggehen hören. Dann hat er an die Tür gehämmert und sie aufgestoßen. Er ist reingekommen und hat gesagt: »Hi, Ma.« Und ich: »Hi, Bobby – was machst denn du hier?« Denn vom Verstand her habe ich ja gewußt, daß er tot ist. Da hat er gesagt: »Ich bin hergekommen, um dich zu besuchen. Um mich brauchst du dir keine Sorgen zu machen, mir geht es gut.« Bobby hatte, wie gesagt, ein wenig Probleme mit dem Sprechen, außerdem hat er das linke Bein nachgezogen. Er hat erklärt: »Mir geht's wirklich gut, Ma, schau – ich kann jetzt richtig sprechen, und ich hinke auch nicht mehr. Schau mich an. Ich will nicht, daß du dir noch immer Sorgen um mich machst, Ma, mir geht's gut.« Da habe ich ihn gefragt: »Bobby, willst du nicht zu mir zurückkommen?« Er hat geantwortet: »Nein, Ma, ich bin nur gekommen, um dich zu besuchen, aber ich komme nicht zurück.« Und dann ist er wieder gegangen. Er hat sich noch mal umgedreht, hat mich fest in die Arme genommen und gesagt: »Mom, ich gehe jetzt, aber ich passe auf dich auf.« – »In Ordnung, Bobby«, habe ich gesagt. Das ist das letzte, woran ich mich erinnere: Er ist hinausgegangen, und ich habe ihn im Gang noch lachen hören. Er hat gern gelacht. Noch heute höre ich, wie er im Korridor lacht, an die Tür klopft und sie aufstößt, wie er reinkommt und sagt: »Hi, Mom.«

POSTSKRIPTUM

Guadalupe Reyes starb am 31. Dezember 2000.

SEELENHIRTEN

Reverend Willie T. Barrow

Die Fünfundsiebzigjährige ist Vorstandsvorsitzende der Operation PUSH. Ursprünglich hieß die von Rev. Jesse Jackson gegründete Initiative Operation Breadbasket.*

Ich stamme von einer kleinen Farm in Burton, Texas, fünfundsiebzig Meilen von Houston entfernt. Mein Daddy war fünfzig Jahre lang als Prediger für drei Gemeinden zuständig. Außerdem arbeitete er auf der Farm, hielt Pferde, Kühe und Hühner. Er war Baptist, meine Mutter Methodistin, und die beiden taten sich zusammen und schlossen sich der Church of God** an, der auch ich angehöre. Sie ähnelt der Pentecostal***. Im Alter von sechzehn Jahren wurde auch ich zum Dienst an Gott berufen. Damals zog ich von Texas weg, zu meiner Tante in San Francisco, und schloß dort die Highschool und das College ab. Anschließend besuchte ich das Warner Pacific Seminary in Portland, Oregon.

Ich war vollauf mit dem Musizieren in der Kirche, dem Predigen auf der Straße und in Gefängnissen beschäftigt. Meine jungen Jahre verbrachte ich damit, Gefangene zu besuchen und mich um sie zu kümmern – ich brachte ihnen Zahnpasta und Zahnbürsten und predigte für sie. Auch an Straßenecken predigte ich, jeden Samstagabend; außerdem hatte ich einen Chor, einen Organisten und ein ganzes Orchester, in der 47th, der 63rd und der 39th Street … Tausende versammelten sich, nur

* *Breadbasket* = Brotkorb (Anm. d. Übers.)
** *Church of God* = Gottes Kirche (Anm. d. Übers.)
*** *Pentecostal* = Pfingstbewegung, Pfingstkirche (Anm. d. Übers.)

um der Botschaft zu lauschen. Das war mein Dienst an Gott, das Predigen auf der Straße. Ich verkündete, daß Menschen ihr altes Leben abstreifen und in ein neues schlüpfen können. Ich predigte, wie man mit sich und seinen Nachbarn in Frieden leben kann. Man braucht nicht zu betrügen, man braucht nicht zu stehlen, man braucht nicht zu lügen. Man kann ein gottgefälliges Leben führen. Zur Jugendstunde in unserer Kirche kamen mehr Leute als zum regulären Gottesdienst um elf Uhr vormittags, denn wir holten die jungen Leute von der Straße, bauten sie auf.

1946, vor vierundfünfzig Jahren also, kam ich hierher. Die Gewerkschaftsbewegung erreichte schon vor Dr. King in vieler Hinsicht eine Menge von dem, was die Bürgerrechtsbewegung sich zum Ziel gesetzt hatte. In der Gewerkschaft der Abpackbetriebe arbeiteten viele Afroamerikaner. Auch in den Schlachthöfen. Da war ich beschäftigt, packte Würste ab. Nur an den Samstagen und Sonntagen predigte ich. Meine Aufgabe war es, Würste abzufüllen, Speck abzupacken und Wiener Würstchen in Dosen zu stecken. Schon vorher hatte ich die ganze Zeit arbeiten müssen: Meine Eltern konnten es sich nicht leisten, mich aufs Seminar zu schicken, also kämpfte ich mich auf eigene Faust durch. Und jetzt raten Sie mal, was ich war? Schweißerin. *(Lacht)* In Vancouver, Washington, während des Zweiten Weltkriegs. Ich arbeitete aufrecht stehend und flach auf dem Boden liegend. In der sogenannten Männerwelt war ich Schweißerin.

Natürlich trat ich in die Gewerkschaft ein – in die United Packing House Workers of America*. Dann kümmerte ich mich um die Organisation. Ich war Predigerin und Funktionärin. Anschließend schloß ich mich der Indiana Reconciliation Movement** an. Damals reiste ich durch die ganze Welt und unterhielt mich mit Madame Binh – o ja, Nordkorea, Südkorea … Sie wollten damals einen Schwarzen, sie wollten einen Geistlichen, und sie wollten eine Frau – und bekamen alle

* *United Packing House Workers of America* = Gewerkschaft der Abpackarbeiter Amerikas (Anm. d. Übers.)

** *Indiana Reconciliation Movement* = Versöhnungsbewegung von Indiana, deren Ziel der Zusammenschluß verschiedener religiöser Gruppierungen in den USA ist; ihr Leitmotiv: »Wer bin ich und was bedeutet Jesus für mich« (Anm. d. Übers.)

drei in einer Person! Dann heuerten die Bürgerrechtsbewegungen und später Dr. King persönlich mich an. Acht Jahre lang arbeitete ich für Dr. King im SCLC*. Daran schloß sich die Operation Breadbasket an – die schließlich zur Organisation PUSH wurde.

1945 heiratete ich einen Mann aus Belize, British Honduras. Damals mußte ich mich nicht nur an ein Leben als verheiratete Frau, sondern auch an eine andersartige Kultur gewöhnen. Als die Ärzte erklärten, ich könne keine Kinder bekommen, adoptierten wir zwei. Eines ist mittlerweile gestorben ... Zehn Jahre später war ich mit einem Auftrag nach Jamaika unterwegs. Zwei ganze Wochen sollte ich predigen, also dachte ich mir, es wäre vielleicht gut, vorher zu fasten. Und anschließend wurde ich schwanger. *(Tiefkehliges Lachen)*

Hundertvier Patenkinder habe ich. Mein Mann ist im Zeichen der Fische geboren; ich bin Schütze, habe das *Feuer.* Bin ständig in Bewegung. Fische-Menschen sind sehr langsam, sehr passiv, sehr ruhig. Eine seiner besten Eigenschaften war, daß er mich so nahm, wie ich bin, und daß ihm gefiel, wie ich bin. Er ließ mich ich sein. Hielt mich nie davon ab, bei irgend etwas mitzumachen. Mein leiblicher Sohn, Keith Barrow, wurde Entertainer; er war schwul. Und ungeheuer talentiert. Gelegentlich denke ich mir, wenn die Wissenschaftler Forschungen zu Homosexuellen anstellen würden, fänden sie heraus, daß es außergewöhnliche Menschen sind, Genies; zumindest die meisten.

Ich hatte keine Ahnung davon, bis andere Leute es mir sagten; sie behaupteten, bestimmte Symptome entdeckt zu haben. Ich selbst merkte es erst, als er ungefähr acht Jahre alt war. Er besuchte das College und machte mit zweiundzwanzig an der New York University seinen Doktor. Keith komponierte und stand bei Atlantic Records unter Vertrag. Als er soweit war aufzutreten, wurde er schwerkrank; jedesmal wenn er auf die Bühne ging, egal wo, rief er mich an und bat mich, mit ihm zu beten. In jener Nacht rief er wieder an und erklärte: »Mama, ich glaube, ich schaffe es nicht – ich muß zum Arzt.« Und der schickte ihn ins Krankenhaus. Dort stellten sie fest, daß er HIV-infiziert war. Ich

* *SCLC = Southern Christian Leadership Council* = Südliche christliche Führungskonferenz, maßgebliche, von Martin Luther King gegründete Bürgerrechtsbewegung (Anm. d. Übers.)

flog nach New York und blieb über einen Monat bei ihm im Krankenhaus. Drei Jahre später erkrankte er an Aids. Siebenundzwanzig war er, als er starb.

Mein Mann starb am 7. Juli – das ist jetzt fast zwei Jahre her. Keith starb 1983, ist jetzt also schon seit mehr als siebzehn Jahren tot. Ich und mein Sohn standen uns sehr nahe. Und jetzt, da er nicht mehr ist und auch mein Mann tot ist, nach vierundfünfzig Jahren … Vierundfünfzig Jahre mit ein und demselben Mann.

Meine Mutter war ganz unerwartet gestorben. Sie hatte gerade im Garten gearbeitet, als ihr plötzlich furchtbar übel wurde; sie ging rein, legte sich hin und starb: Herzinfarkt; zweiundsechzig war sie geworden. Damals war ich schon eine erwachsene Frau. Mein Vater starb auf dem Weg zum Gottesdienst – ein Betrunkener überfuhr ihn, und er starb. Ich hatte sieben Geschwister; meine älteste Schwester starb bei der Geburt ihres Kindes; auch mein ältester Bruder ist tot. Und der mittlere. Meine jüngere Schwester ist tot, mein jüngerer Bruder ist tot. Es lebt niemand mehr außer mir und meiner älteren Schwester – sie wohnt in San Antonio. Aber am schlimmsten war der Tod meines Sohnes. Ein seltsamer Schmerz. Eine Wunde, die man nicht auskratzen kann, eine Qual, die man nicht hinausschreien kann.

Diese Wunde kann man nicht auskratzen, auch nicht einreiben. Doch allmählich finde ich heraus, wie man mit Kummer umgeht. Ich weine selten. Nur wenn ich aus dem Haus gehe und ins Auto steige, dann überkommt es mich – es überfällt mich einfach. Ich denke an meinen Sohn, an meinen Mann. Mein Mann war einfach immer da, und das ist es, was jetzt so weh tut. Vor allem aber schmerzt es, weil alles zusammenkommt, schmerzt so sehr, daß ich zu nichts mehr Lust habe. Bestimmte Ziele, die ich mir in meinem Leben gesteckt habe, vernachlässige ich nun. Doch dagegen kämpfe ich jetzt an.

Sogar jetzt noch, siebzehn Jahre später, zwei Jahre später … Vor allem, weil ich sonst keine Angehörigen habe. Mein Mann lebt nicht mehr, mein Kind lebt nicht mehr, und ich muß mein Haus in Ordnung bringen. Es fällt mir schwer, das anzupacken. Mehr als ein Jahr hat es gedauert, bis ich die Kleidungsstücke meines Mannes wegräumen konnte. Und es wird einfach nicht besser. Zumindest habe ich jetzt Mut und Kraft genug, um mich darum zu kümmern. Schon allein die

Sterbeurkunde meines Mannes wegzuschicken und die Namensänderung zu beantragen – derlei Kleinigkeiten fallen mir sehr schwer. Wenn ich sehr niedergeschlagen bin, greife ich zur Bibel und wiederhole all das, was mir bis jetzt weitergeholfen hat. Gott hat versprochen, unsere Mutter, unser Vater, unsere Schwester, unser Bruder zu sein. Und das sage ich mir immer wieder vor. Du hast versprochen, bei mir zu sein. Keith ist tot. Mein Schatz ist tot. Mein Mann und ich, wir haben einander Schatz genannt. Und jetzt, Herr, jetzt habe ich niemanden mehr außer Dir, Du mußt mir Mut verleihen.

Ich rede laut vor mich hin – ich spreche einfach zum Herrn. Und das gibt mir neue Kraft. Außerdem habe ich viele Freundinnen. Freundinnen, die ebenfalls ihre Kinder und ihre Männer verloren haben. So tragen wir gemeinsam unseren Schmerz. Ich habe eine Liste von Leuten, die ihre Lebensgefährten verloren haben und mit denen ich rede. Ich habe ihre Telephonnummern, und dann rufe ich an und sage: »Heute früh habe ich an dich gedacht. Wie fühlst du dich?« Manchmal rufe ich die an, die – das spüre ich – stärker sind. Ich sage: »Heute brauche ich deine Hilfe.« Oder sie rufen mich an – zum Beispiel am vierten Juli. Sie rufen an und erklären: »Ich weiß, du wirst deinen Schatz vermissen; aber du sollst wissen, wir sind für dich da.«

Ich glaube an ein Leben nach dem Tod. Und bemühe mich, ein rechtschaffenes Leben zu führen. Beispielsweise bin ich, als mein Mann noch gelebt hat, nie wütend schlafen gegangen. Wenn mein Mann und ich ein Problem hatten, habe ich es ausgeräumt. Wir hatten einander versprochen, nie mit Zorn auf den anderen zu Bett zu gehen. Deshalb hege ich keinen Groll, mein Herz kennt keinen Haß. Ich rede es mir von der Seele: »Weißt du, was du gestern zu mir gesagt hast, das hat mir nicht gefallen. Und das sollst du wissen, denn ich möchte heute nacht ruhig schlafen.« *(Lacht glucksend)* So habe ich immer ein reines Gewissen. Denn ich glaube, wenn man in den Himmel kommen will, an einen Ort, wo Gott einen erwartet, dann muß alles in Ordnung sein.

Ich glaube, letztendlich ist der Himmel der Ort, an dem alle guten Menschen sein werden. Und die Hölle, das ist der Ort, wo dann alle schlechten Leute sind. Doch es gibt auch einen Himmel auf Erden. Wenn du Vertrauen hast und gute Freunde, die zu dir halten, und wenn du Leuten helfen kannst, die deine Hilfe brauchen, dann ist das der

Himmel – es ist der Himmel auf Erden. Von allem, was mein Sohn zu mir gesagt hat, war dies der größte Ansporn: »Mommy, trauere nicht unnötig um mich. Ich weiß, du und ich, wir stehen einander sehr nahe, aber denk daran, was Paulus gesagt hat. Er hat gesagt: ›Denn das Leben ist mir der Tod, zu sterben aber ist ein neues Leben.‹ Mama, würde der Herr mich jetzt heilen und würde ich weiter auf Erden leben, wäre ich vielleicht bald nicht mehr der, der ich jetzt bin. Wenn ich sterbe, weiß ich, jetzt bin ich, wie ich sein soll. Wenn ich jetzt sterbe. Doch angenommen, mir blieben noch dreißig oder vierzig Jahre – ich weiß nicht, zu was ich in dieser Zeit würde.« Er hat gesagt: »Laß mich also gehen, Mama. Klammere dich nicht an mich. Laß mich gehen.« Und das hat mich mehr als alles andere getröstet. Er hat gesagt: »Wollte Gott ein Wunder vollbringen, dann würde ich lieber sterben, als daß Er dies Wunder tut. Denn wenn ich lange lebe, führe ich vielleicht kein rechtschaffenes Leben.« Und das gibt mir Trost.

POSTSKRIPTUM

Wenn ich am Grab von jemandem predige, von dem ich nichts weiß, dann predige ich den Lebenden, denen, die zu der Beerdigung gekommen sind. Ich sage zu ihnen: »Es ist dem Mann und der Frau bestimmt zu sterben, denn nur einmal stirbt man. Seid ihr auf den Tod vorbereitet? Ihr, die ihr noch lebt? Ich weiß, ihr seid hier, weil ihr um einen geliebten Menschen trauert. Doch er ist nicht mehr. Seid ihr bereit, vor euren Schöpfer zu treten? Wenn ihr dies nicht seid, ist es an der Zeit, euch darauf einzustellen. Hegt ihr irgendeinen Groll? Haßt ihr? Habt ihr jemandem Unrecht getan? Dann müßt ihr euch besinnen. Denn auch wir müssen diesen Weg beschreiten.«

»Denn vor Gericht mußt du bestehen.« Kennen Sie das Spiritual?

(Lacht) Richtig, so stimmt es.

Weiße singen: »Dies einsam Tal mußt du durchschreiten, keines Menschen Seel wird dich begleiten.« Aber die Schwarzen sagen: »Denn vor Gericht mußt du bestehen, allein für dich und ganz auf dich gestellt.«

(Singt) Niemand kann dort für dich einstehen, auf dich allein bist du gestellt. Yeah, Sie kennen es! *(Lacht)*

Kennen Sie das Lied: »Wird dieser Kreislauf je durchbrochen«?

(Singt) »Wird dieser Kreislauf je durchbrochen, ganz nach und nach, Herr, sehr gemach … *(Lacht leise)* Bei Gott, dem Allmächtigen, jetzt haben Sie mich richtig aufgemuntert. *(Lacht laut)*

Pater Leonard Dubi

ist Pfarrer des katholischen Sprengels St. Anne in Hazel Crest, einem Vorort südwestlich von Chicago: eine Gemeinde der unteren Mittelschicht, der Weiße und Schwarze angehören. Anfang der sechziger Jahre trat er mit allem Nachdruck für die Bürgerrechte ein und legte sich mit den Stadtoberhäuptern an, insbesondere mit dem langjährigen Bürgermeister Daley.

Am 9. Juli 1942 um 8 Uhr 21 verließ ich den Mutterleib, und letzten Sonntag las ich zum ersten Mal die Messe zu genau derselben Uhrzeit, um 8 Uhr 21 – und da kam mir der fromme Gedanke, daß es in meinem Leben genau darum geht: um Leben und Sterben. Wenn ich die Messe lese, feiern wir den Tod und die Wiederauferstehung Christi. Und ich werde dann neu geboren.

Letzten Sonntag bin ich achtundfünfzig geworden. Und am 13. wäre der achtzigste Geburtstag meiner Mutter. Sie ist seit zwölf Jahren tot. Seit zweiunddreißig Jahren bin ich Priester.

Nein, eine katholische Schule habe ich nicht besucht. Im Grunde genommen war ich mein Leben lang nur irgendwie nebenbei katholisch – bis ich auf das Seminar gegangen bin. Den Anstoß dafür, Priester zu werden, hat Mary Buckley gegeben, meine Lehrerin an der James H. Bowen High School. Kürzlich hat sie mich angerufen und mir gesagt, daß sie im Sterben liegt. An genau dem Tag, an dem Sie wegen Ihres Buches über den Tod mit mir telephoniert haben. Da ist es mir kalt über den Rücken gelaufen. Dies sagt mir, bei dieser zufälligen Fügung hatte eine höhere Macht ihre Hand im Spiel.

Fast all die Jahre hindurch habe ich mich für soziale Gerechtigkeit eingesetzt, und ich glaube, das ist die wichtigste Art und Weise, Gott hier auf Erden zu ehren ... durch Taten. Durch den Kampf um Gerechtigkeit. Auf diese Weise zeige ich, daß ich Jesus liebe. Ich bin überzeugt, Jesus hat vom Reich Gottes gesagt, in gewisser Hinsicht sei es auch von dieser Welt. Wenn wir in das Reich in jener anderen Welt eingehen wollen, müssen wir uns erst in dieser bewähren, indem wir Menschen auf ganz konkrete Weise helfen.

Das Leben Jesu und seine Beziehung zu Menschen zeigt, glaube ich, daß Gott lebt und zu den Menschen steht. Wenn ich sterbe, werde ich Jesus sehen; daran glaube ich. Aber ich glaube ebenso, daß ich Jesus auch jetzt sehen muß. Kennen Sie Schwester Helen Prejean? *Dead Man Walking**. Sie fragt den Typen: »Matthew, möchtest du, daß ich dabei bin, wenn du hingerichtet wirst?« Er sagt ja. Und da erklärt sie: »Nun, Matthew, wenn du mir ins Gesicht siehst, dann sollst du in ihm das Gesicht Jesu erkennen, der auf dich herniederblickt und der dich liebt.« Und das letzte Gesicht, das er gesehen hat, als er hingerichtet wurde, war das von Schwester Helen. Und so stelle ich mir Jesus vor: Er lebt jetzt und heute in den Menschen, die diesen Geist am Leben halten, und Schwester Helens Gesicht war das Gesicht Jesu.

Was Himmel und Hölle betrifft – ich kenne Leute, die leben jetzt schon in der Hölle. Zwar wissen sie es nicht, aber es ist so. Sie sind armselig dran, denn sie leben nur für sich selbst, alle anderen sind ihnen gleichgültig: Nur für *mich* lebe ich, für *mich* und das *Meine*. Die einzigen, für die sie sich sonst noch interessieren, sind ihre Kinder und ihre Blutsverwandten. Sie denken nur an haben und immer mehr haben – immer mehr wollen sie zusammenraffen. Und das ist die Hölle.

Ich selbst war in meiner Art von Hölle – ich bin trockener Alkoholiker, müssen Sie wissen. Vor achtzehn Jahren habe ich damit aufgehört. Damals habe ich mich zum letzten Mal betrunken. Ich hatte einen Filmriß und wurde einen Block vom Polizeirevier entfernt verhaftet. Droben in Michigan war das. Ich war unterwegs, um die Familie eines guten Freundes zu besuchen, der gerade gestorben war. Daß er im Sterben lag, hatte ich nicht gewußt, daher konnte ich nicht bei ihm sein, als er starb. Und deswegen habe ich mich richtig schuldig gefühlt. Seine Leute haben mich genauso begrüßt, wie er das wohl getan hätte. Er hat auch gerne einen gehoben. Ich habe also ein paar Cocktails getrunken, und das hat mir überhaupt nichts ausgemacht; folglich habe ich mir gesagt: »Ich bin kein Alkoholiker – ich kann kontrolliert trinken.« Am nächsten Tag habe ich dann noch ein paar getrunken und hatte schließlich den Black-

* Amerik. Spielfilm aus dem Jahre 1995; Regie: Tim Robbins (Anm. d. Übers.)

out – ich bin mit dem Auto zu meinem Motel zurückgefahren, als ich angehalten wurde. Allerdings bin ich nicht ins Gefängnis gekommen, sondern habe statt dessen eine Entziehungskur gemacht. Der Tod meines Freundes hat mir also die Möglichkeit gegeben, ein neues Leben anzufangen. Genau das bedeutet Tod: Der Tod ist eine Chance, der Tod ist ein Tor, durch das man geht.

Vor dem Tod habe ich keine Angst, nur vor dem Sterben. *(Seufzt tief)* Ich habe Angst vor der Art und Weise, wie ich Leute sterben sehen habe: furchtbar qualvolle, peinigende Augenblicke, in denen sie ganz allein waren. Jeden Tag mache ich Atemübungen. Angefangen habe ich damit, einzuatmen und dabei bis vier zu zählen, dann auszuatmen, ebenfalls bis vier, und die Luft anzuhalten und bis zwei zu zählen. Mittlerweile bin ich bei achtundzwanzig, gelegentlich dreißig. Manchmal gelange ich dabei an einen Punkt, an dem ich Angst bekomme, daß ich zu atmen aufhöre, und das erinnert mich an den Tod durch Ersticken. Beängstigend ist das. Jesus ist auf die Weise gestorben, er ist erstickt, konnte nicht mehr atmen. So funktionierte dieses grauenvolle Todeswerkzeug, das Kreuz. Er ist in dem Glauben gestorben, daß das Leben dennoch einen Sinn und Zweck hat.

Beim Tod meiner Mutter und auch bei dem meines Vaters war ich dabei. Mein Vater ist bei mir zu Hause gestorben. Meine Mutter ist bei sich daheim gestorben, aber ich war bei ihr. Beide hatten Krebs. Meine Mutter ist zuerst gestorben, vor zwölf Jahren – und ungeheuer würdevoll; mein Vater war auch anwesend und hat gesagt: »Mom, du darfst gehen.« Kaum hatte er das gesagt, hat sie ihren letzten Atemzug getan; schön, wunderschön hat sie ausgesehen.

Mein Vater ist an Magenkrebs gestorben. Ich habe ihn gefragt: »Was wirst du machen, Dad, wenn du dich nicht mehr selbst versorgen kannst?« Er hat geantwortet: »Dann ziehe ich zu dir.« *(Lacht)* Also ist er bei mir eingezogen. Er konnte nichts mehr essen und hat von, na ja, achtzig auf weniger als fünfzig Kilo abgenommen. Gestorben ist er bei mir zu Hause. Ich hatte ihn im Obergeschoß untergebracht, im Wohnzimmer. Er konnte nicht im Bett liegen, das war nicht bequem für ihn, also habe ich so eine aufblasbare Luftmatratze gekauft. Die haben wir dann aufgeblasen und haben zusammen draufgesessen und uns die Baseballspiele angeschaut.

Obwohl er sterben mußte, war das Ganze doch irgendwie sehr komisch. Ich habe zwei Katzen, denen ich die Krallen gestutzt hatte; wie sie das angestellt haben, weiß ich nicht, jedenfalls, sie haben ihre verkümmerten Krallen in die Luftmatratze gebohrt, so daß die Luft raus ist. Da hat er gesagt: »Verdammte Flohsäcke!« *(Lacht)* Darüber haben wir sehr lachen müssen. Immer weniger ist er geworden. Wir haben eine Schwester von der Sterbeklinik kommen lassen. Aber er wollte niemanden sehen, niemanden, der etwas mit Krankenhaus oder so zu tun hatte. Ich erinnere mich, wie ich ihn hochgehoben habe. *(Bisher hat er recht ruhig erzählt, doch jetzt bemüht er sich – vergeblich –, die Tränen zu unterdrücken.)* Nur noch vierundfünzig Kilo, nein, weniger hat er gewogen und hat die Arme um mich geschlungen wie ein kleines Kind. Ich habe ihn ins Erdgeschoß runtergetragen und auf das Bett da gelegt. Und habe darüber nachgedacht, wie die Rollen sich verkehren, wie dieser Mann, mein Vater, jetzt so etwas wie mein Kind ist. Er war dem Tode nahe, aber ich konnte für ihn da sein und mich um ihn kümmern. Schließlich konnte er seinen Stuhlgang nicht mehr kontrollieren. Aber eine Krankenschwester wollte er nicht an sich ranlassen. »Das machst du für mich.« Also habe ich das übernommen. Damals sind wir uns sehr nahe gekommen. Das war wirklich gut, denn lange Zeit war es mir nicht gelungen, eine Beziehung zu ihm herzustellen.

Der Tod war ein Heilungsprozeß. Ich habe die Totenmesse für meine Mutter und auch die für meinen Vater gelesen. Meine Mutter … Wir haben ihr am Schluß Beifall gezollt. Sie war in der Zeit der Weltwirtschaftskrise groß geworden und hat *ständig* in der Angst gelebt, nicht genug zu haben. Immer hat sie gespart. Sie waren wohlhabend – ich meine, für jemanden aus der Arbeiterschicht. Sie hatten ein Haus und ein Auto. Und genügend Geld, um in Urlaub zu fahren; das haben sie aber nicht gemacht. Jetzt braucht sie sich um nichts mehr Sorgen zu machen. Sie ist heimgegangen. Mein Vater mußte, wie ich auch, gegen seinen Alkoholismus ankämpfen. Doch im Grunde genommen war er ein wunderbarer Mensch; er hatte begriffen, worum es bei den Menschen geht, nämlich, ihnen zu helfen. Er war so etwas wie der Bürgermeister unseres Blocks. Als er noch gesund war, hat er mit seiner Schneefräse bei allen im Block den Schnee weggeräumt. Jede Menge Leute sind zu seiner Totenwache gekommen.

Wenn nahe Verwandte sterben, wenn es keine Hoffnung mehr gibt, ist das immer eine schwere Entscheidung für die Leute. Ich höre mir immer an, was sie zu sagen haben, und versuche, mit ihnen gemeinsam zu überlegen. Falls es irgendeinen, und sei es auch noch so geringen, Hinweis darauf gibt, daß der Sterbende eigentlich nicht so dahinvegetieren möchte, versuche ich, das deutlich zu machen und ihnen zu helfen, eine Entscheidung zu fällen. Letztendlich sollte sie dem Willen des Sterbenden entsprechen. Wenn die Angehörigen es dem Sterbenden nicht ansehen oder er es ihnen nicht sagt, dann darf man sie eigentlich nicht überreden, das zu tun. Ich hoffe, daß mit der Zeit alle begreifen, man muß einen Menschen nicht unbedingt und mit allen – auch noch den ausgefallensten – Mitteln am Leben halten. Ich weiß, ich würde das nicht wollen; ich habe eine entsprechende Verfügung unterschrieben. Ich will nicht künstlich am Leben gehalten werden.

Laut der Lehre der Kirche dürfen wir nicht für aktive Sterbehilfe sein. Eine passive: wenn man zuläßt, daß jemand stirbt, ohne irgendwelche dieser extremen Mittel einzusetzen, ist jedoch mit Sicherheit vertretbar. Man *darf* den Stecker rausziehen.

Eines Nachts wollte ich nach Hause. Das war vor ungefähr einundzwanzig, zweiundzwanzig Jahren, als ich noch getrunken habe. Ich bin also mit dem Auto nach Hause gefahren und von einer Brücke fast zehn Meter in die Tiefe gerast. Der Wagen war so zerquetscht, daß man ihn mit einem Tieflader abtransportieren mußte. *(Lacht)* Ich bin mit einem Kratzer davongekommen, war kaum verletzt: mein kleiner Finger und mein kleiner Zeh, das war alles. Als das passiert ist, habe ich gedacht: *Ich werde nicht sterben, ich werde nicht sterben, ich werde nicht sterben.* Daran erinnere ich mich.

Man hat mich ins Krankenhaus gebracht. Ein Freund hat mich zu meinem Pfarrhaus gefahren, und ich weiß noch, wie wir an der Stelle vorbeigekommen sind, an der der Unfall passiert war, und da haben sich die Autos auf mehr als drei Kilometer gestaut. Da habe ich mir gedacht: *O mein Gott, das tut mir schrecklich leid.* Nie werde ich das wiedergutmachen können ... Aber ich erinnere mich auch, wie ich gedacht habe: *Ich werde nicht sterben.* Das war das einzige Mal, daß ich dem Tod wirklich nahe war.

Als Junge bin ich einmal mit einem Hechtsprung in den See beim

Rainbow Beach getaucht. Und habe die Felsen unter Wasser nur um Zentimeter verfehlt. Ich schätze – und jetzt denke ich einfach laut nach –, der Tod war mir nie wirklich fremd. Ich glaube, ich habe den richtigen Beruf. Das glaube ich wirklich: Ich war dazu bestimmt, Priester zu werden – und dazu gehört es eben auch, damit umzugehen und den Leuten Hoffnung zu geben, daß der Tod nicht das Ende bedeutet, sondern in gewisser Weise ein neuer Anfang ist.

Ich bin nicht Gott, aber ich weiß, wenn ich mich richtig verhalte und für Gerechtigkeit eintrete, handle ich gottgefällig. Meiner Ansicht nach wird die Macht, die mich in diese Welt gebracht hat und die auch alles andere hier geschaffen hat, nach dem Tod weiterwirken. Ich kann mir einfach nicht vorstellen, daß all die Bindungen an Menschen, all die menschlichen Erfahrungen mit dem Tod enden. Sie bestehen fort, und sei es nur als Erinnerung.

Selbstmord – ich kann Verständnis dafür aufbringen, aber ich kann es nicht billigen. Es fügt anderen Menschen Schmerz zu. Ich glaube, die Kirche lehrt, Selbstmörder seien nicht ganz bei Verstand, entweder aufgrund einer Depression oder, weil sie wütend sind … Ich bin mir da nicht so sicher. Früher war es die Sünde der Verzweiflung, deshalb durfte man Selbstmörder nicht christlich begraben. Jetzt hat man etwas mehr Mitleid. Ein Alkoholabhängiger, der sehr krank war und eine Freundin von mir geheiratet hat, hinterließ eine wirklich gemeine, verbitterte Nachricht, die an seine Familie gerichtet war. Ich habe sie nicht öffentlich verlesen, sondern sie einfach verbrannt. Denn das wollte ich den Menschen, die ihn geliebt hatten, nicht antun. Er wollte ihnen weh tun, o ja … und das konnte ich nicht zulassen. In meiner Gemeinde war ein Junge, der ist in sein Zimmer gegangen und hat sich erschossen. Seine Mutter hatte es im Leben wirklich schwer gehabt und sich für ihn aufgeopfert. Und dieser Junge hatte die Gemeinheit, sich das Leben zu nehmen. Das hat mich richtig *wütend* gemacht.

Mir gefällt das Bild von der Raupe, das für Leben, Tod, Verwandlung steht, immer wieder aufs neue – jedes Jahr zu Ostern spreche ich davon. Die Raupe ist eine Kreatur, die auf dem Boden oder auf Bäumen herumkriecht und Blätter frißt. Zu einem bestimmten Zeitpunkt spinnt sie sich einen Seidenkokon. Wenn man den sieht, glaubt man, sie sei tot, wie sie da in ihrem Kokon hängt. Doch nach einer gewissen

Zeit verändert sie sich. Sie durchbricht den Kokon, und heraus kommt der Schmetterling, der davonfliegt. Der braucht jetzt keine Blätter mehr zu fressen, sondern kann Nektar trinken. Ich glaube, Tod ist genau dieser Vorgang, wenn wir von einem Zustand in einen anderen übergehen. Ein sehr einfaches Bild, doch es rührt etwas ganz tief in mir drinnen an. Irgendwie ist es fast eine Summe dessen, was ich glaube.

Robert Marx

ist Rabbi der reformierten jüdischen Gemeinde Hakafa (Kreis) in Glencoe, einem Vorort von Chicago, in dem Angehörige der gehobenen Mittelschicht wohnen. Außerdem war er Mitbegründer des Jewish Council on Urban Affairs, der sich der Arbeit in Armenvierteln widmet.*

Ich höre auf die Stimme der Propheten. Amos spricht zu mir, auch Jesaja. Wenn Jesaja von Jom Kippur, dem höchsten Feiertag des Jahres, spricht, sagt er, man könne nicht fasten, wenn man nicht rechtschaffen und gerecht handelt. Wenn man nicht an die Witwen und Waisen und die Entrechteten dieser Welt denkt. Im Verlauf meines Rabbinats habe ich versucht, den Leuten zu erklären, was die jüdische Religion zu Gerechtigkeit zu sagen hat, sei es in wirtschaftlichen, gesellschaftlichen oder politischen Fragen.

Martin Luther King hat die Propheten oft zitiert. Er hat sich im Rahmen seines Theologiestudiums eingehend mit ihnen befaßt und hat gewußt, sie hatten Wichtiges für den Kampf um die Bürgerrechte zu sagen. Ich glaube, man kann diese Schlacht nicht schlagen, wenn man die Botschaft der Propheten nicht kennt, nicht weiß, wie schwierig es für sie war, eine Botschaft zu verkünden, mit der sie den Eindruck erweckten, die damals vorherrschenden Machtstrukturen anzugreifen. Sie predigten gegen die Priester, die Könige, die weltliche Herrschaft – und vor allem wetterten sie gegen die ungleiche Verteilung des Wohlstands. In einer wundervollen Passage erwähnt Amos beispielsweise jene, die »auf elfenbeinernen Betten« schlafen**, um die Leute zu tadeln, deren Devise Verschwendungssucht ist, die keinen Gedanken an die Armen verschwenden, sich nicht um die kümmern, denen in ihrer Gesellschaft Unrecht widerfährt. Die Propheten sind sehr zeitgemäß.

* Jewish Council on Urban Affairs = Jüdischer Rat für städtische Angelegenheiten (Anm. d. Übers.)

** Amos 6,4 (Anm. d. Übers.)

Mein Lehrer wäre nie auf den Gedanken gekommen, daß ausgerechnet ich einmal Rabbi würde. Als ich noch ziemlich klein war, wurde ich wegen respektlosen Verhaltens den Kirchenältesten gegenüber aus der Synagogenschule ausgeschlossen. Doch genau in dieser Zeit widerfuhr mir etwas, und ich traf meinen Entschluß – es war, als spräche eine Stimme zu mir: »Du wirst Rabbi.« In diesen jungen Jahren hatte ich gelegentlich großartige Visionen. Ich dachte, ich könnte die Welt retten. Mittlerweile ist mir klar, ich kann nur sehr wenig tun, doch ich kann meine Stimme im Chor jener erheben, die versuchen, diese Welt zu einem ein wenig lebenswerteren Ort zu machen.

Schweigen ist nicht gleichbedeutend mit Untätigkeit: Es bewirkt durchaus etwas. Schweigen bedeutet *Zustimmung*. Schweigt man, wenn Unrecht geschieht, so trägt man Mitschuld daran. Das Schwierigste überhaupt ist es, anderen Leuten zu helfen, den nötigen Mut aufzubringen. Dabei ist es oft gar nicht so einfach, selbst Mut zu haben. Man muß sich sagen: Ich bin willens, Unannehmlichkeiten auf mich zu nehmen, ich will bei dieser Demonstration mitmarschieren, ich will jene Petition unterschreiben. Ich bin *willens*, in ein Gefängnis zu gehen und jemanden zu besuchen, der zu Unrecht eingesperrt wurde. Ich bin *willens* zuzulassen, daß man mit Steinen auf mich wirft (das ist tatsächlich geschehen).

Meine Gemeinde heißt Hakafa. Das bedeutet »Kreis«. Ein paar von uns studieren sehr eifrig; sie wollen sich nicht mit den Äußerlichkeiten von Religion abfinden. Ungewöhnlich ist, daß wir kein Gemeindehaus haben, aber wir wollen unser Geld dafür verwenden, uns um andere Leute zu kümmern, gemeinnützige Projekte durchzuführen, etwas zu tun, damit das Leben auf dieser Welt ein wenig angenehmer wird. Zu unserer Gemeinde gehören die unterschiedlichsten Leute, von Sozialarbeitern über Ärzte, Anwälte und Schriftsteller bis hin zu Hausfrauen.

Wir sind Reformjuden, denn wir glauben, daß wir uns in einem noch längst nicht abgeschlossenen Prozeß befinden; daher »Reform«. Es gibt auch ein orthodoxes Judentum – und ein konservatives Judentum, das zwischen dem Liberalismus der Reformsynagogen und dem Traditionalismus der orthodoxen Synagogen angesiedelt ist. In einer orthodoxen Synagoge findet der Großteil des Gottesdienstes auf hebräisch statt. Männer und Frauen sitzen voneinander getrennt. Ein Reformgottesdienst wird zwar großteils ebenfalls nach wie vor auf hebräisch abgehalten, doch vieles ist auf englisch. Männer und Frauen sitzen nebeneinander. Von einem traditionellen Standpunkt aus wurde die Torah, das gesamte Gesetzeswerk, Moses auf dem Berg Sinai übergeben. Nach Auffassung der meisten Reformsynagogen unterliegt das Gesetz einer ständigen Weiterentwicklung jener Einsichten, die Moses zuteil wurden und die sich ununterbrochen weiter vor uns entfalten.

Mein Vater war Anwalt in Cleveland. Ich bewunderte seine Stärke, seinen moralischen Mut – und wollte auch Anwalt werden. Als ich mich einmal mit meinem Vater darüber unterhielt, kam mir plötzlich der Gedanke, daß es ja auch andere Berufe gibt. Und im Scherz sagte ich: »Nimm mal an, ich würde Rabbi.« Und lachte. Doch noch während ich lachte, geschah das, was für mein Leben entscheidend wurde, ein *Aha-Erlebnis* … ja, genau das wollte ich werden. Nichts in meinem bisherigen Leben hatte mich darauf vorbereitet. Ich konnte kaum Hebräisch. Zudem waren wir keine sehr traditionell eingestellte Familie. Mein Vater war, obwohl er weder Hebräisch sprach, noch es überhaupt beherrschte, ein zutiefst gläubiger Jude. Jeden Abend sprach er vor dem Essen ein stilles Tischgebet. Und jeden Sonntagmorgen ging er in unsere Reformsynagoge und zog dazu seinen Gehrock an, da es in seiner Gemeinde sehr formell zuging. Bei mir entwickelten sich die Dinge dann sehr schnell. Das klingt, als wollte ich mich irgendwie als etwas Besonderes hinstellen; aber ich wollte einfach anderen Leuten helfen, sich darüber Gedanken zu machen, ob sie nicht einige ihrer Einstellungen ändern sollten. Außerdem rede ich gern. Und so wurde ich Rabbi.

Mit fünfzehn ging ich aufs College, das Western Reserve in Cleveland. Als frühreif würde ich mich nicht bezeichnen; ich habe einfach hart gearbeitet, mich in sehr jungem Alter am Hebrew Union College in Cincinnati, Ohio, eingeschrieben und viele Jahre im Seminar studiert. Dann machte ich an der Yale University meinen PhD in Philosophie. Das half mir, einige meiner Ideen, wie man sich gesellschaftlich engagieren könnte, auszuformulieren und auch in die Tat umzusetzen, indem ich hier in Chicago den Jewish Council on Urban Affairs gründete, dem ich gefühlsmäßig sehr verbunden bin …

Dieser Rat hilft – normalerweise armen – Bürgergruppen in Chicago, und wir treten nur auf den Plan, wenn sie uns darum bitten. Von den vielen anderen Bürgerorganisationen unterscheiden wir uns insofern, als wir keine Antworten zu bieten haben. Wir drängen uns nicht auf und erklären: »So und so müßt ihr es machen«, sondern bieten diesen Gruppen Hilfe zur Selbsthilfe an – Leuten, die sich gegen Vermieter ins Slums wehren, Leute, die verhindern wollen, daß im Rahmen der Stadterneuerung ihre Gemeinschaft zerstört wird. Dafür stellen wir ihnen Personal zur Verfügung. Eigentlich kümmern wir uns vor allem um das, wovon bei Amos und Jesaja die Rede ist: um das alltägliche Leben.

Tod ist für mich der absolute Gegensatz zu allem, was ich erreichen will, dem ich mein Leben gewidmet habe. Von dem Augenblick an, in dem wir allmählich erwachsen werden, wird uns Menschen bewußt, daß am Ende der Tod steht. Bei einer Vielfalt von Dingen, mit denen wir uns befassen, begegnen wir dem Tod. Die Leute machen einen großen Fehler, wenn sie es vermeiden, sich über ihn Gedanken zu machen und ihn zu verstehen. Als Rabbi weiß ich, die meisten haben Angst vor dem Tod – sie halten ihn für einen Feind. Sie haben ganz schreckliche Angst davor, was ihnen bevorsteht und sie bedroht. Wenn ich verstehen will, was Hingabe an das Leben bedeutet, muß ich auch verstehen, daß es mir bestimmt ist zu sterben, daß der Tod unausweichlich ist.

Die Einstellung der jüdischen Religion, meiner Religion, zum Tod ist seit jeher zwiespältig. In gewissem Sinne sagt sie schlicht: Der Tod ist eine Realität. Es gibt bestimmte Zeremonien, um damit fertigzuwerden. Wenn jemand gestorben ist, sprechen wir das Kaddisch. Andererseits scheute die jüdische Religion immer davor zurück, sich zu genau darauf festzulegen, was mit uns geschieht, wenn wir sterben. Doch es besteht ein Unterschied zwischen dem, was mein Glaube mir über den Tod zu denken erlaubt oder wie oft darüber nachzudenken er mir gestattet, und den Gedanken, die ich *persönlich* mir darüber mache. Die jüdische Religion hat eine Vorstellung vom Himmel wie auch vom Leben nach dem Tod, das steht eindeutig fest.

Allerdings gibt es auch in dieser Hinsicht Unterschiede zwischen den Reform- und den orthodoxen Juden. Wir alle neigen der Ansicht zu, die Seele sei unsterblich – irgend etwas von uns lebe weiter. Wir sterben nicht wirklich. Orthodoxe Juden behaupten oft, eines Tages werde ein Messias kommen, und bei seiner Ankunft würden die Toten auferweckt werden. Gern würde ich an eine Wiederauferstehung glauben – doch es fällt mir schwer. Allerdings glaube ich sehr wohl, daß das Leben weitergeht, daß nach unserem Tod etwas mit uns geschieht. Davon bin ich überzeugt.

Vor vielen Jahren habe ich meinen Sohn verloren; er ist nach langer Krankheit gestorben. Ich gehe zum Friedhof und besuche sein Grab. Und stehe davor, als riefe ich ihn zu mir herauf und als tauche er sogleich auf und sei dann bei mir. Oft habe ich das Gefühl, er weilt an einem heiligen Ort, bei Gott, und daß ich ihn eines Tages wiedersehe und wir dann zusammen sind. Eines bereitet mir Schwierigkeiten, wenn ich mir Gedanken über den Himmel mache: Ich stelle ihn mir als einen Ort vor, an dem genau das fehlt, was meinem Empfinden nach wichtiger ist als alles andere: der freie Wille. Wenn ich also an meinen Sohn denke, stelle ich mir in letzter Zeit vor, daß er in der Lage ist zu tun, was er will. Ich stehe an seinem Grab, und es ist, als riefe in weiter Ferne irgendein Beamter ihn herbei und sage: »David, was auch immer du gerade tust, komm her« – und es dauert ziemlich lange, bis er mit dem aufhört, was er gerade macht, und im Geiste zu mir kommt, wenn ich so an seinem Grab stehe. Ich weiß, das klingt surrealistisch, und ich weiß auch, ich kann nicht rational begründen, was ich da sage, aber ich glaube daran. Ich glaube, daß David irgendwo ist und daß ich eines Tages mit meinem Sohn vereint sein werde. Wir werden zusammensein und miteinander reden, und David wird mir die Hände auf die Stirn legen, wie er es einmal getan hat, als ich Kopfschmerzen hatte; damals hat er gesagt: »Es tut mir leid, daß du solche Kopfschmerzen hast …«

Wenn ich über den Tod nachdenke, dann nicht über irgend etwas Abstraktes, denn das läuft jeglicher Logik zuwider. Ich denke an konkrete Menschen, die ich kenne, und an die Möglichkeit, eines Tages auf irgendeine Weise, die meine Vorstellungskraft schlicht übersteigt, mit ihnen vereint zu sein.

Ich glaube, die schönsten Dinge in meinem Leben sind Dinge, die ich nicht beweisen kann. Ich kann nicht begründen, warum ich das Gefühl habe, es sei wichtig für mich, Rabbi zu sein. Ich kann nicht begründen, warum ich an Gott glaube. In meinen vernunftbetonten Phasen habe ich es mit einer systematischen Einordnung versucht: mit einer Klassifizierung der Gottesbegriffe, damit die Leute wissen, von wie vielen verschiedenen Gottesvorstellungen sie eigentlich ausgehen. Wenn jemand zu mir sagt: »Ich glaube nicht an Gott«, erwidere ich immer: »Was verstehen Sie unter Gott?« Und dann erklären sie es mir, und ich stelle fest, an die Art von Gott glaube ich auch nicht – doch ich glaube an Gott.

Ich bin eine besondere Art von Pantheist: ein Panentheist*. Ich glaube – und das ist mein ganz persönlicher Glaube –, Gott ist in allem, er ist jetzt, in *diesem* Augenblick, hier. Wenn wir miteinander sprechen, wenn wir uns begegnen. In jedem von uns steckt etwas Göttliches. Ich glaube aber auch, daß es einen Aspekt Gottes jenseits von uns gibt. Das erklärt, weshalb ich beten kann. Wäre ich Gott oder wären Sie Gott, hätte Beten keinen Sinn. Doch wenn ein Teil Gottes außerhalb von uns existiert, dann können wir die Hand ausstrecken und sagen: »Laß mich mein Bestes geben. Laß mich so fromm und hochherzig sein, wie ich nur kann.« Ich glaube nicht, daß dieser Gott allmächtig ist. Und ich glaube nicht, daß dieser Gott mich bestrafen oder belohnen wird. In diesem Punkt stimme ich nicht mit den traditionellen Theologen überein: Ich nehme dieser Gottesidee die Allmächtigkeit, wenngleich ich sehr wohl sage, daß da etwas ist, außerhalb meiner selbst, an das ich mich wenden und bei dem ich Kraft finden kann.

Und die Hölle ist, so glaube ich, in uns. Eine konkrete Hölle kann ich mir ebensowenig vorstellen wie einen konkreten Himmel. Mein Himmel ist metaphysischer Art: ein Ort des Geistes. Ich weiß, das klingt fürchterlich unlogisch, doch ich akzeptiere diesen Bruch. Ich glaube an eine Art idealen himmlischen Zeitrahmen, innerhalb dessen die Menschen, die ich liebe, ewig leben. An einen Ort der Bestrafung glaube ich nicht. Hölle ist vielmehr das, was wir durch Selbstsucht, oder weil wir die Verderbtheit in unserer Welt zulassen oder gar fördern, aus unserem Leben machen – wenn wir durch Gedankenlosigkeit und Rück-

* Panentheismus: eine philosophische oder Glaubenslehre, die zwar das göttliche Wesen aller irdischen Erscheinungen betont, laut der Gott jedoch mehr ist als die Welt und über sie hinausreicht (Anm. d. Übers.)

sichtslosigkeit Beziehungen, Liebe zerstören. Das ist die Hölle. Wir brauchen keinen eigenen Ort dafür. Ich glaube, auch der Himmel ist in uns, reicht jedoch andererseits über uns hinaus. Hierin kommt mein Pantheismus zum Ausdruck. *Ich spreche davon, was wir hier auf Erden tun.* Doch ich spreche auch von etwas, das in uns und durch uns geschieht, wenn wir nicht mehr sind. Meiner Ansicht nach bedürfen wir einer Vervollständigung: Unser Leben ist nicht vollständig und ganz. Im Leben folgen wir auf unsere Mütter und Väter und geben, selbst im Tod, etwas an die Menschen weiter, die nach uns kommen. Hinsichtlich des Kaddisch gibt es eine wunderschöne hebräische Überlieferung: daß das Kaddisch eine Art und Weise darstellt, nicht nur ein Gebet zum Gedenken an jene zu sagen, die vor uns gestorben sind, ein Gebet des Erinnerns also, sondern auch eine Möglichkeit, unsere Eltern und die Menschen, die wir lieben, zu uns zurückzuholen. Es besteht eine Verbindung zwischen den Lebenden und den Toten. In unserem Leben zerstören wir diese Verbindung – wir trennen die Lebenden und Toten voneinander. Das halte ich für sehr gefährlich. Schuld daran ist unsere Furcht. Ich glaube jedoch, daß wir vor dem Tod keine Angst zu haben brauchen. In meinen Augen gibt es eine Kontinuität, und ich betrachte Leben als etwas, das den Tod mit einschließt.

Sehr, sehr oft spreche ich mit meinem Sohn. Ich sehe ihn so, wie er im Alter von vierzehn war. Bei meinen Gesprächen mit David ist er auf immer und ewig vierzehn. Wir unterhalten uns, und die Erinnerung an ihn ist ein Segen für mich, macht mich menschlicher. Sie lehrt mich, den Kummer anderer Menschen zu verstehen, die jemanden verloren haben. Ich spüre ihren Schmerz, wenn ich an meinen Sohn denke.

1973 ist er gestorben, fast achtundzwanzig Jahre ist das jetzt her. Er starb an einem jüdischen Feiertag: dem Purimfest, einem Tag, an dem die Dinge sich verkehren. Gerade jetzt wird mir etwas klar, das mir bislang verborgen war. Am Purimtag verkleiden sich die Leute, sind das Gegenteil dessen, was sie scheinen. Am Purimtag tragen sie Masken. Es ist ein Feiertag – zum Gedenken an die Befreiung der Juden, wie sie im Buch Esther beschrieben wird: Als die Juden von Hamen, dem Ratgeber des Königs befreit wurden. Das wird mir jetzt zum ersten Mal klar: So wie wir uns am Purimtag verkleiden und die Dinge umkehren, so könnte der Tag seines Todes für mich der Tag seines Lebens sein.

Viele Jahre hindurch habe ich eine Gruppe von Eltern geleitet, die ein Kind verloren hatten. Es gab Augenblicke, in denen ich die Katholiken in unserer kleinen Gemeinschaft beneidete – denn sie konnten sagen: »Mein Kind ist jetzt bei Gott«, und das war für sie eine unumstößliche Gewißheit. Andere Mitglieder der Gruppe waren sich nicht sicher, was sie glauben sollten. Und diese Ungewißheit führte dazu, daß sie sich zu einer Zeit, da sie des Trostes bedurft hätten, allein fühlten. Damit will ich ganz gewiß nicht sagen, jemand solle etwas glauben, das er nicht wirklich verstehen oder glauben kann. Doch ich sage, es gibt etwas, das wir gerne vergessen – die Bedeutung des Trostes, den eine feste Gemeinschaft bietet. Derlei zu haben ist sehr wichtig für die Menschen.

Reverend Ed Townley

Der ehemalige Schauspieler, Regisseur und Bühnenbildner ist jetzt Pfarrer der Unity Church.*

Ich bin sechsundfünfzig Jahre alt und Geistlicher der Unity Church in Chicago. Vorher war ich jahrelang beim Theater. Mein Leben unterteile ich in zwei Abschnitte: die Zeit vor meinem dreißigsten Lebensjahr; damals hatte ich meine erste Begegnung mit dem Tod – ich wurde für tot erklärt; ab dann alles, was seitdem geschehen ist. Im Alter von dreißig hat mein Leben in der Tat eine Wendung genommen. Diesen Oktober vor sechsundzwanzig Jahren, um genau zu sein. Ich bin trockener Alkoholiker. Zu der Zeit war ich noch nicht trocken, sondern eindeutig ein ausgewachsener Säufer. Mit dreißig war mein Leben ein einziges Durcheinander. Alkohol und Drogen und was man sich nur vorstellen kann – wirklich alles. Ich habe auf der Straße und in Toreinfahrten geschlafen. Damals habe ich noch in New York gelebt, und man brachte mich schließlich in ein Krankenhaus auf Long Island. Ich war einfach zusammengebrochen. Hatte nichts mehr gegessen. Alles, was der Alkohol mit einem anrichten kann, hat er mir angetan. In einem Krankenhaus bin ich abgewiesen worden, weil es Freitagabend war: viel Betrieb, sie hatten keine Zeit, und ich würde ohnehin nicht überleben. Folglich mußten sie mich mit Höchstgeschwindigkeit in den Bezirk Nassau zu einem anderen Krankenhaus bringen. Auch dort ist es ziemlich zugegangen. Der Arzt hat erklärt: »Der überlebt das nicht.« Er hat meine Sterbeurkunde unterschrieben und gesagt: »Füllt sie vollständig aus, wenn es soweit ist.«

Und dann hatte ich eines jener seltsamen Erlebnisse. Sie dürfen nicht vergessen, das war 1974, ehe Kübler-Ross wirklich bekannt wurde. Ich

* Die Unity Church ist eine Ende des 19. Jahrhunderts entstandene amerikanische Sekte mit Hauptsitz in Palm Desert, Kalifornien; sie geht von einer konservativen protestantischen Theologie aus, ergänzt diese jedoch durch die Doktrinen der Reinkarnation sowie der Gegenwärtigkeit Gottes in jedem einzelnen.

habe gehört, wie sie darüber geredet haben, daß ich sterben muß. Ich hatte Pankreatitis und Knochenkrebs – der Alkohol hatte meinen Körper völlig zerstört. Der Arzt hat zu der Krankenschwester gesagt: »Der überlebt das nicht; möglicherweise habe ich keine Zeit mehr, um noch einmal vorbeizuschauen.« Und ich habe das alles gehört. Es war, als würde ich über mir dahintreiben. Ich konnte auf meinen Körper hinunterschauen und die Leute sprechen hören … *(Er hält inne, als schnüre es ihm den Hals zu.)* Darüber rede ich nur ganz selten. Ich habe gewußt, ich muß sterben, und meiner Ansicht nach war das gut so, wegen der ständigen Schmerzen: dann bräuchte ich mich nicht mehr damit herumzuplagen. Doch es war, als sei ich irgendwie festgebunden und werde zu einem Licht hingezogen. Das klingt jetzt wirklich unheimlich … Ich hatte das Gefühl, in einer Art Raumschiff oder fliegender Untertasse oder so was zu sein, allerdings von irgendwelchen Wesen umgeben. Ohne wirklich in Worten zu sprechen, erklärten sie mir, ich müsse zurück, es sei noch nicht an der Zeit. Das wollte ich aber nicht, weil ich alles derart versaut hatte – *dorthin* konnte ich einfach nicht zurück. Da haben sie gesagt: »Du mußt aber zurück. Du mußt zurückgehen, weil das für uns wichtig ist. Ruh dich hier eine Weile aus, dann unterhalten wir uns noch einmal.« Also habe ich mich ausgeruht. Ich bin nicht gestorben. Ungefähr zehn Tage lang habe ich auf der Intensivstation im Koma gelegen. Irgendwann sind sie dann wiedergekommen und haben gesagt: »Es ist wirklich wichtig, daß du zurückkehrst – auf dich wartet Arbeit. Wir versprechen dir, daß es dir nie wieder so schlecht gehen wird.« Schließlich habe ich eingewilligt, bin zurückgekehrt und habe mich erholt. Die Ärzte haben erklärt: »Sie sind ein wandelndes Wunder. Wir können uns nicht erklären, wie Sie es geschafft haben, am Leben zu bleiben. Aber solange Sie nicht wieder zu trinken anfangen, wird es Ihnen gutgehen.« Ich vermute, das erste Anzeichen einer Genesung war, als etwas in mir sagte: »Ich weiß nicht, wie ich das anstellen soll. Aber wenn ich zurückgehe, dann weiß ich, was passieren wird.« Ich habe mich tatsächlich allmählich erholt, und seit diesem Erlebnis bin ich trocken und habe keine Drogen mehr genommen – seit sechsundzwanzig Jahren.

Diese geisterhaften Wesen sind ziemlich anonym geblieben. Waren irgendwie weit entfernt. Sie wollten nicht, daß ich mich dort allzu wohl fühle. Ich habe nie versucht, das alles zu verstehen. Würde man sich mit anderen Leuten unterhalten, die ebenfalls dem Tod nahe waren, würden sie das gleiche erzählen, das wette ich. Seit jenem Tag habe ich keine Angst mehr vor dem Tod. Lediglich davor fürchte ich mich: daß ich dahinsieche und Schmerzen habe, doch vor dem Tod selbst habe ich keine Angst. Gesehen habe ich diese Gestalten eigentlich nicht. Ich erinnere mich, daß ich richtig wütend war, weil ich von überall her ihre Anwesenheit gespürt habe – ein Kommen und Gehen gab es da nicht. Vielmehr war es, als wären alle Maßstäbe verschwunden – ich war eingehüllt in diese Energie. Manchmal werde ich gefragt, wie sie mit mir gesprochen haben – auf englisch vielleicht? Ich weiß es nicht … ich habe sie nicht gehört – ich habe es einfach gewußt.

Noch einen Monat bin ich im Krankenhaus geblieben. Man hat mich aus der Intensivstation entlassen und zehn Tage lang einer Spezialbehandlung unterzogen. Ehrlich gesagt, hatte ich keineswegs die Absicht, mit dem Trinken aufzuhören. Auf die Idee, daß ich das schaffen könnte, bin ich gar nicht gekommen. Ich habe mir gedacht: *Wenn ich sterbe, denn sterbe ich eben.* Aber irgendwie ist ein Tag auf den anderen gefolgt, und ziemlich bald war Nüchternsein eine Lebensweise. Es ist nicht so, als hätte ich von nun an glücklich und zufrieden gelebt. Ich habe nach wie vor unter quälenden Schmerzen gelitten, mußte mehr Herausforderungen bestehen als zuvor. Doch jetzt habe ich verstanden, was es bedeutet hatte, als sie erklärten, es werde mir nie wieder so schlecht gehen – ich mußte nie mehr diese *völlige* Verzweiflung durchmachen, die *Überzeugung*, daß es nur das Nichts gibt und ich verloren bin.

Damals war ich alles andere als religiös – ich war Agnostiker, hatte keinen Glauben. Doch wenn man anfängt, nüchtern zu werden, braucht man irgendwie eine Vorstellung, daß es eine höhere Macht gibt. Für mich hat nichts gepaßt. Ich habe es mit verschiedenen Kirchen versucht. Als ich aus dem Krankenhaus gekommen bin, habe ich angefangen, nüchtern zu werden und zu bleiben, diese Art von Leben zu führen. Und dann hat jemand mich zu einem Gottesdienst der Unity Church mitgenommen, und da ist mir alles ungeheuer einleuchtend erschienen. Der Gedanke, daß ich es mit einer Macht zu tun habe, die in mir, aber stärker ist, als ich mir das je vorgestellt hatte, kam mir wirklich sinnvoll vor, denn *irgend etwas* hat dafür gesorgt, daß ich nüchtern blieb – und das war nicht ich selbst. Endlich hatte ich Geborgenheit gefunden.

Man könnte die Unity Church als christliche Neuorientierung bezeichnen. Sie betont die Gegenwärtigkeit und das Wirken Gottes in jedem einzelnen – und daß wir hier sind, um diesen Gott in uns freizusetzen und zum Ausdruck zu bringen. Unser Beten ist also mehr nach innen gewandt als an einen Gott irgendwo in weiter Ferne gerichtet. Wir beziehen uns sehr unmittelbar auf die Bibel, auf die Lehre Christi. Das verleiht eine ungemein belebende, von Liebe geprägte Energie.

Beim New York Shakespeare Festival hatte ich für Joe Papp gearbeitet. Shakespeare im Central Park und dann unten im Public Theater, gleich nachdem er es eröffnet hatte. Eine ungeheuer aufregende Zeit war das. Als ich mit dem Trinken aufgehört habe, war eine meiner Befürchtungen, daß Kreativität in der Flasche steckt. Ich glaube, jeder kennt diese Furcht. Doch ich habe festgestellt, das ist nicht der Fall. Ich habe also weiter am Theater gearbeitet, doch im Grunde hat mein Leben sich immer mehr darum gedreht, trocken zu werden. Ich habe mich dann sehr bei den Anonymen Alkoholikern engagiert.

Zufällig bin ich schwul. Ich habe einen Freund gefunden und eine Zeitlang in Detroit gelebt, bin dann aber nach Chicago gezogen und habe dort am Wisdom Bridge Theater gearbeitet. Doch die religiöse Dimension, die sich mir eröffnet hatte, wurde immer beherrschender. Ich habe einfach die Berufung verspürt – es war wirklich eine *Berufung*. Daher habe ich mich im Alter von vierundvierzig Jahren an einer Schule für Geistliche eingeschrieben.

Vorher hatte ich mich immer so völlig anders gefühlt: vollkommen fremd in einem fremden Land. Ich sag Ihnen was, wir Schwule machen es uns ganz schön schwer ... Ich habe es nicht einmal mir selbst gegenüber zugegeben, es rundweg geleugnet. Doch dann ist immer wieder folgendes passiert: Ich habe mich betrunken und dann meine Sexualität ausgelebt. Sobald ich mit dem Trinken und den Drogen aufgehört hatte, konnte ich mich nicht länger verstecken, denn nun mußte ich mir zugestehen, das zu sein, was ich bin, wenn ich überleben und in meinem Leben etwas zustande bringen wollte.

Als ich Geistlicher wurde, war ich seit ungefähr siebzehn oder achtzehn Jahren nüchtern. Mit sechsundvierzig wurde ich ordiniert, bin jetzt also seit etwa zehn Jahren dabei. Und ich *weiß*, es gibt ein Leben nach dem Tod – ich glaube, das Leben hört nicht einfach auf. Nur in diesem Sinne glaube ich an ein Jenseits. Ich glaube, daß wir geistige Wesen sind, und daher ist unser Leben Teil eines ununterbrochenen Zusammenhangs. Wir waren vorher anderswo, und nachher werden wir anderswohin gehen. Die Erfahrung des Todes und die Erfahrung des Lebens sind beinahe identisch: Man verläßt eine Dimension und geht in eine andere ein.

Die Unity Church kennt kein Dogma. Ich glaube an Gott. Irgend jemand hat einmal Jung gefragt: »Glauben Sie an Gott?« Und dieser hat geantwortet: »Ich glaube nicht, ich weiß.« Und ich weiß, das Leben hat eine Dimension jenseits unserer Erfahrung. Und ich glaube an Wiedergeburt. Diese Vorstellung ist nicht grundlegend für die Unity Church; wir glauben einfach, wenn wir ewige geistige Wesen sind, dann beginnt die Ewigkeit nicht erst mit unserem Tod – vielmehr sind wir schon jetzt Teil der Ewigkeit. Ehe wir hier waren, müssen wir irgendwo anders gewesen sein. Ich verschwende nicht viel Zeit darauf, mir den Kopf zu zerbrechen, ob ich in einem früheren Leben Kleopatra war: Das war damals, aber heute ist heute. Allerdings bin ich überzeugt, daß wir wachsen, daß wir mehr als einmal Gelegenheit haben, eine Entscheidung zu treffen und uns an jener geistigen Energie auszurichten. Und das gibt uns Kraft. Mir hat einmal eine Frau angeboten, in meiner Vergangenheit zu lesen. Ich habe gesagt: »Einverstanden.« Daraufhin hat sie erklärt: »In Ihrem letzten Leben weilten Sie nicht auf unserem Planeten.« Ich habe geantwortet: »Werte Dame, ich habe den Großteil meines Lebens nicht auf diesem Planeten verbracht! Das überrascht mich also ganz und gar nicht …« Wirklich, darüber zerbreche ich mir kaum den Kopf.

Als schwuler Geistlicher arbeite ich viel mit Aidskranken, und ich habe mehr Gedenkgottesdienste gehalten, als mir lieb ist. Das ist in der Tat das Tröstlichste, das ich bieten kann und das zugleich am meisten Kraft verleiht: Man stirbt nicht und wird dann gerichtet und bestraft; vielmehr geht das Leben einfach weiter. Die Wahrheit dessen, wer du bist, kann nicht sterben, sie wird also eine andere Möglichkeit finden, zum Ausdruck zu kommen.

In der Hölle, o ja, da war ich, das habe ich hinter mir. Einer meiner geistlichen Lehrer sagt, die Hölle sei sinnloses, überflüssiges Leiden, das wir uns selbst auferlegen: das, was wir uns selbst antun, indem wir richten. Was hat Jesus öfter gefordert als alles andere? *Richtet nicht.* Richtet nicht. Doch genau darauf beharren seine Nachfolger, und zwar in seinem Namen: Sie richten. Tun ausgerechnet das, was sie seinen Worten zufolge nicht tun sollen: Sie richten andere.

Vor allem eines macht es mir möglich, Geistlicher der Unity Church zu sein: daß wir keine Doktrinen kennen. Die Leute fragen mich: »Wie steht die Unity Church zur Abtreibung?« Wir haben keine vorgeschriebene Meinung dazu. Wir achten das innere Gesetz eines jeden. Deshalb sind auch so viele Schwule und Lesben in meiner Kirche, eben weil wir nicht richten. Wir sagen nicht: »Zwar solltet ihr so sein wie die anderen, aber wir lieben euch trotzdem.« Sondern: »Sei ein so guter Schwuler, wie es dir möglich ist, sei so mitfühlend, wie es nur geht. Dazu bist du da.«

Was den Tod betrifft … für mich steht fest, Menschen haben das Recht zu sagen: »Es ist genug – ich will jetzt gehen.« Doch es gibt so vieles, das wir nicht wissen. Kürzlich habe ich eine Frau in einem Pflegeheim besucht; sie hat gesagt: »Warum läßt Gott mich hier dahinsiechen? Ich will sterben. Das Weiterleben ist teuer erkauft – ich leide Schmerzen.« Ich habe geantwortet: »Es ist uns nicht möglich, das alles zu wissen. Vielleicht ist Ihr Weiterleben für irgendeinen anderen Menschen wichtig. Vielleicht gibt es eine Kleinigkeit, die Sie noch erledigen müssen, vielleicht gibt es jemanden, dem Sie noch verzeihen müssen. Und wenn Sie das jetzt tun, brauchen Sie nicht zurückzukehren und noch einmal zu leben, um es zu Ende zu bringen. Sie können es jetzt tun.« Mit Sicherheit würde ich so jemanden niemals richten oder verdammen.

In einigen Religionen wird der Kummer regelrecht konserviert, so daß man für immer darunter leidet. *Natürlich* trauern wir – das ist Teil jenes Prozesses. Ich kann mir nichts Rücksichtsloseres vorstellen, als zu jemandem, der gerade einen ihm lieben Menschen verloren hat, zu sagen: »Hoffentlich kommt er jetzt in den Himmel.« Es ist nur … ein Leben ist zu Ende gelebt, und das gilt es zu feiern und zu beklagen, und man muß daraus lernen, denn wir schreiten immer weiter. Dies zum Anlaß zu nehmen, abschließend zu richten, wäre schlicht grausam.

Am nachhaltigsten habe ich den Tod erlebt – damals war ich schon Geistlicher und habe in Portland gelebt –, als mein bester Freund gestorben ist. Ein grandioser Schauspieler, ungeheuer begabt; er ist im Alter von dreißig Jahren an Aids gestorben. Und er hat mir das größte Geschenk gemacht, das ich je von einem Menschen bekommen habe. Als es dem Ende zugegangen ist, als er gewußt hat, es bleibt ihm nicht mehr viel Zeit, hat er mich angerufen: »Ich möchte, daß du zu denen gehörst, die mir beistehen, wenn ich sterbe.« Ich war in dem Zimmer, ich war bei ihm, als er gestorben ist. An derlei teilzuhaben … Natürlich war es irgendwie fast gespenstisch, es war beängstigend, so wie eine Geburt immer etwas Furchteinflößendes hat – deshalb schreien wir, wenn wir auf die Welt kommen: weil wir uns ins Unbekannte wagen müssen, und das macht einem *immer* angst.

Wir gehen durch eine Tür hinein und durch eine andere hinaus; die Erfahrung ist die gleiche – wir haben Angst davor, uns in die andere Dimension zu begeben. Der Mutterleib ist ein angenehmer, sicherer Ort – aber man kann nicht ewig dort bleiben. Als ich Geistlicher wurde, war meine größte Angst, daß ich nicht in der Lage wäre, mit dem Tod zurechtzukommen, daß ich einfach zusammenbrechen würde, zu gerührt wäre, zu bekümmert, nicht in der Lage … vielleicht liegt es an meinem persönlichen Todeserlebnis, jedenfalls ist es eines der größten Geschenke, die ich anzubieten habe, und eine der bereicherndsten Erfahrungen für mich, dabei zu sein, wenn ein Mensch diesen Übergang vollzieht. Oft übernehme ich diese Rolle, wenn jemand stirbt und *weiß*, er stirbt, während die Angehörigen es schlichtweg nicht wahrhaben wollen. Wenn ich dann komme, sagen sie: »Finden Sie nicht auch, daß er heute viel besser aussieht? Und nächstes Jahr fahren wir im Urlaub nach …« Der arme Kerl, er will nichts weiter, als darüber reden, was mit ihm geschieht. Manchmal bin ich der einzige Mensch, zu dem er sagen kann: »Ich werde sterben. Und ich würde gerne darüber sprechen, wie das ist.« Alle anderen in seiner Umgebung glauben, sie würden ihn aufmuntern, wenn sie sich weigern, darüber zu reden. Genau das Gegenteil ist der Fall – sie machen es ihm erst wirklich schwer, weil er immer wieder versucht, zu einer Art Abschluß zu finden, damit er in Frieden gehen kann. Dann sagt der Sterbende zu mir: »Ich möchte gern meiner Frau erklären, wie das mit dem Tresorfach ist, aber jedesmal, wenn ich das auch nur erwähne, dreht sie durch und erklärt: ›Du wirst nicht sterben!‹ Ich *weiß* aber, daß ich sterbe, und ich habe mich damit abgefunden. Bitte, helfen Sie uns, miteinander zu reden …« Das tue ich öfter als alles andere – ich bringe die Leute zusammen und sage: ›Jetzt sprechen wir darüber.«

Ich bin nicht scharf darauf zu sterben. Es gibt noch vieles, das ich hier erreichen will. Ich komme gerade erst auf den Geschmack. *(Lacht)*

DER FREMDE

Rick Rundle

Der fünfundvierzigjährige »Reinigungstechniker«, der beim Amt für Kanalisation und Abfallbeseitigung arbeitet, kommt mit dem Fahrrad; er ist für die Entfernung von Graffiti zuständig und wohnt mit seiner Mutter und seinem jüngeren Buder John, der am Down-Syndrom leidet, zusammen. Erst letzten Monat spendete er einen Teil seiner Leber einem Mitglied seiner Gemeinde, dem freiberuflichen Kolumnisten der Chicago Tribune *John Husar. Die Familie ist die einzige weiße in einem Schwarzenviertel im Süden der Stadt.**

In meiner Familie waren die Leute immer fromm, aber meiner Ansicht nach wird der Glaube eines jeden, der wirklich nach Antworten sucht, immer wieder stärker und schwächer. Ich kann also nicht behaupten, immer stark im Glauben gewesen zu sein – das wäre gelogen. Doch es geht schließlich nicht um die eine Stunde, die man in der Kirche verbringt, sondern um all die anderen Stunden – an denen zeigt sich, wer man wirklich ist.

Ich habe in verschiedenen Gemeinden nach dem gesucht, was mir wirklich entspricht. Schließlich habe ich mich für Old St. Pat's im Westen des Zentrums von Chicago entschieden. Es ist das älteste öffentliche Bauwerk der Stadt. Nach einer gewissen Zeit wurde ich Hilfs-

* Seine Mutter sagt, sie finde es jetzt in dem Viertel viel angenehmer als früher, als noch Weiße hier wohnten. »Wenn Johnny damals einer Frau einen freundlichen Klaps auf den Po gegeben hat, dann hat die verärgert gemurmelt: ›Stecken Sie ihn doch in ein Heim.‹ Aber wenn er das jetzt bei einer Schwarzen macht, dreht die sich um, lächelt ihn an und sagt: ›Wie geht's, Schätzchen?‹«

geistlicher, der für die Lesungen zuständig ist und die Mitteilungsblätter aushändigt. Vor drei Monaten erklärte der Priester am Ende der Messe, ein Gemeindemitglied suche eine Ersatzleber. Fünf sehr gute Freunde von mir – Freunde, die ich seit vielen Jahren kenne – haben Hepatitis C, eine chronische Leberkrankheit. In gewisser Hinsicht weiß ich also, was es bedeutet, leberkrank zu sein. Komischerweise tritt Hepatitis C sehr häufig auf. Wahrscheinlich sterben hierzulande dieses Jahr mehr Leute an Hepatitis C als an Aids. Da es eine schleichende Krankheit ist, hat sie eine Inkubationszeit von fünfzehn bis zwanzig Jahren, und wenn sie dann ausbricht, wirkt sie sich bei verschiedenen Leuten unterschiedlich aus. Das einzige Heilmittel – und eigentlich ist es ja gar kein Heilmittel – ist eine Lebertransplantation.

Mit John Husar war ich nicht befreundet. Ich hatte ihn lediglich des öfteren in der Kirche gesehen, und natürlich habe ich gern seine Kolumne gelesen.

Ich wollte nicht, daß er stirbt. Ich wollte ihm eine Chance für ein Leben geben, das ihm verwehrt war. Durch meine Freunde, die an Hepatitis leiden, weiß ich, wie schwer das ist. Es bedeutet, daß man viel schlafen muß, sich oft nicht einmal in der Lage fühlt, auch nur aufzustehen. Außerdem habe ich einen Priester kennengelernt, der als letzter im vorigen Jahrhundert eine neue Leber bekommen hat; 1999 war das. Er hat berichtet, wie sehr ihm das geholfen und wie gut er sich anschließend gefühlt hat.

Alles hat einen Sinn und Zweck. Wenn man Leuten begegnet, zieht man seine Schlüsse und trifft eine Entscheidung. Ich habe diesen Karmeliterpriester kennengelernt; er ist, na ja, so an die siebzig oder noch älter. Er hat zu mir gesagt: »Ich weiß auch nicht, warum man beschlossen hat, daß ausgerechnet ein Mensch wie ich diese Leber bekommt. Sie sollten sie lieber einem Dreißigjährigen geben. Aber vermutlich haben sie den Eindruck, ich hätte noch eine Aufgabe zu erfüllen, ich könnte noch etwas aus meinem Leben machen.« Mir wurde klar, ohne eine neue Leber gäbe es keine Hoffnung für John Husar; er würde sterben. Und da gab es dann kein Wenn und Aber mehr.

Ich hatte das Gefühl, damit kein Risiko einzugehen, aber die Ärzte haben mir erklärt, das Risiko sei sogar sehr groß, da es zu einer Reihe von Komplikationen kommen könne, ganz abgesehen davon, daß ich möglicherweise auf dem OP-Tisch sterbe. Ich habe mir einen halben Liter Blut abnehmen lassen, falls sie es während des Eingriffs bräuchten, der, so sagte man mir, sechs Stunden dauern würde. Die Krankenschwestern haben mir erklärt, er würde neun Stunden dauern, und im Endeffekt waren es zwölf. Es ist also eine sehr langwierige, komplizierte Operation. Alle Gallengänge, Arterien und Venen münden nämlich in die Leber, da diese als Filter dient – es ist also eine schwierigere Transplantation als bei einem Herz oder einer Niere. Der rechte Lappen der Leber wird herausgenommen – mehr als fünfzig Prozent des Organs. Aber die Leber hat die einzigartige Eigenschaft, daß sie sich regeneriert. Die Leber, die man jetzt, in diesem Augenblick hat, ist nicht die gleiche, die man in drei Wochen haben wird – sagen wir mal so: Sie wird sich völlig auflösen und innerhalb von drei Wochen wieder aufbauen, vorausgesetzt, man ist gesund und bekommt kein Fieber. Mittlerweile arbeitet meine Leber also wieder völlig normal, obwohl die Narbe noch zu sehen ist.

Die Operation war vor einem Monat, aber es fühlt sich immer noch so an, als hätte mir jemand mit einer Schaufel oder einem Stock quer über den Unterleib geschlagen. Wenn man aus dem Krankenhaus entlassen wird, erklären die einem … Na ja, ich spiele gern Golf: also – kein Golf, kein Segeln, kein anstrengender Sport. Und natürlich kein Alkohol. Ich habe also nichts weiter getan als gelesen, Musik gehört und zwischendurch immer wieder mal ein Nickerchen gemacht.

Ich habe es getan, weil es mich lediglich ein paar Monate gekostet hat, in denen ich nicht arbeiten oder das machen kann, was ich gern tun möchte, und das ist etwas, das ich in meinem Leben hinkriege. Ich konnte einem anderen Menschen Leben schenken, ihm Hoffnung geben, eine Chance. Gedanklich habe ich das Risiko relativiert. Jahrelang habe ich an Segelregatten teilgenommen, obwohl ich nicht besonders gut schwimmen kann. Jahrelang bin ich Motorrad gefahren und oft knapp an einem Unfall vorbeigeschlittert. Jedesmal, wenn man in einen Bus oder in ein Flugzeug oder in einen Zug steigt, geht man ein Risiko ein – alles ist riskant. Doch wenn man nicht bereit ist, sein Leben aufs Spiel zu setzen, dann ist man nicht wirklich Herr darüber, stimmt's? Ich hab mir also gedacht: Das ist mein Leben. Man muß sein Leben aufs Spiel setzen, vor allem, wenn es um einen anderen Menschen geht, dem man Leben spenden kann. Wir gehören alle der menschlichen Gemeinschaft an, und wenn man nicht willens ist, etwas von sich opfern, dann bleibt man in sich selbst gefangen. Für mich bedeutet Gott bedingungslose Liebe. Das heißt, Menschen zu lieben, egal, was sie tun, wie sie sind, wie wenig man sie kennt – und ihnen zu helfen.

Dieser Glaube ist dadurch in mir gewachsen, daß ich jahrelang die Predigten in Old St. Pat's gehört habe. Und auch durch meine mittlerweile zweiundachtzigjährige Mutter. Früher hat sie für die Stadt gearbeitet, im Gesundheitsamt und im Amt für Wasserwirtschaft. Ende der vierziger Jahre hat sie meinen Vater kennengelernt; fünf Kinder hat sie geboren; als mein jüngerer Bruder John alt genug war, um in einer Tagesstätte untergebracht zu werden, wollte sie wieder arbeiten und Geld verdienen. Zwanzig Jahre lang hat sie dann an einer katholischen Highschool unterrichtet. Von ihr habe ich also viel gelernt.

Sie glaubt an die Menschen. Würde sie nicht an das Leben glauben, an die Würde des Lebens, gleichgültig, welchen Lebens, hätte sie nicht soviel für meinen mongoloiden Bruder Johnny getan.

Das Leben ist etwas Heiliges. Und wenn man jemandem in einer Notsituation helfen kann, überlegt man nicht lange. Es ist etwas, worauf man gar nicht erst viele Gedanken verschwendet. Ich habe etwas, das ich nicht unbedingt brauche. Man kommt auch mit vierzig Prozent der Leber ganz gut zurecht. Mittlerweile ist meine Leber wieder voll funktionstüchtig. Sie haben den rechten Lappen rausgeschnitten, aber jetzt ist sie wieder genauso groß wie vorher.

Unmittelbar vor der Operation ist der Chirurg zu mir gekommen und hat gefragt: »Wenn Sie auf dem OP-Tisch sterben, werden Sie doch nicht etwa zurückkommen und mich im Traum verfolgen? Wenn Sie lieber doch nicht wollen, dann sagen Sie das jetzt gleich.« Er wollte sichergehen, daß mir die Tragweite des Ganzen, das Risiko, das letzlich doch bestand, klar war und daß ich aus eigenem freien Willen handelte. Wollte mich ein letztes Mal auf die Probe stellen und mir klarmachen, daß ich immer noch nein sagen könnte. Ich habe geantwortet: »Fünfundvierzig Jahre lang habe ich mein Leben genossen. Wenn ich jetzt sterbe, habe ich meinen Frieden mit mir gemacht. Nehme ich jedoch dieses Risiko nicht auf mich, um diesem Menschen zu helfen, dann werde ich mich den Rest meines Lebens fragen: ›Warum habe ich es nicht getan?‹« Ich hab ihm also erklärt: »Ich tue das aus eigenem, freien Willen, ich bin im Frieden mit mir selbst, und ich werde Sie nicht heimsuchen. Machen Sie sich meinetwegen keine Sorgen.« Es war etwas, das ich machen konnte und machen wollte, und ich habe ein gutes Gefühl, weil ich es gemacht habe.

Meine Mutter hat gesagt: »Rick, ich finde es in Ordnung, denn du wirst ohnehin tun, was du willst. Du hast deine Entscheidung getroffen.« Aber erst als sie John Husars Tochter Laura kennenlernte, hat sie wirklich begriffen, was es für seine Angehörigen bedeutete. Seit zwei Jahren stand er auf der Warteliste für Transplantationen und ist als Kandidat für die nächste ins Krankenhaus gekommen; aber es hat nie geklappt. Fünfmal hatten sie ihn für eine Operation vorbereitet. Das werde ich nie vergessen: Zwei Monate vor der Operation haben wir an einer Besprechung teilgenommen; der Arzt hat ihn angeschaut und erklärt: »Ich gebe Ihnen sechs Wochen für Ihre Leber und im ganzen noch sechs Monate. Wenn Sie bis dahin keine neue Leber bekommen, sterben Sie.« Knallhart.

Ein richtiges Testament habe ich gar nicht gemacht. Statt dessen habe ich viele Leute, von denen ich angenommen habe, sie würden sich das möglicherweise zu Herzen nehmen, telephonisch oder per E-Mail benachrichtigt und ihnen gesagt, was ich vorhabe, und daß es mit einem gewissen, wenn auch geringen Risiko verbunden ist. Wir versuchen oft, das Risiko herunterzuspielen – Sie verstehen, was ich meine? Viele Leute haben das Risiko als viel größer hingestellt, als es in meinen Augen wirklich war. Ich weiß auch nicht, lag das an meinem festen Glauben oder an meiner Vitalität.

Soweit ich weiß, liegen die Erfolgsaussichten für den Empfänger bei neunzig bis fünfundneunzig Prozent. Der Spender – na ja, bis jetzt sind lediglich zwei oder drei gestorben. Es besteht immer die Gefahr einer Blutung, oder daß Gallenflüssigkeit austritt und es zu einer Infektion kommt. Aber irgendwie hatte ich das Gefühl, das würde in meinem Fall nicht passieren. Natürlich trage ich ein Skapulier. Die Jungfrau Maria hat es St. Simon Stock geschenkt, dem Vorsteher des Karmeliterordens. Es bedeutet im Grunde genommen: Wer auch immer mein Skapulier trägt, den werden die Flammen der Hölle nicht peinigen.

Himmel, das bedeutet für mich, keine Schmerzen zu haben, mit den

Menschen zusammenzusein, die man mag, auf die Fragen, die einem durch den Kopf gehen, eine Antwort zu bekommen. Die Leute wären dort immer freundlich und hilfsbereit, regnen würde es nur, wenn es einem paßt. Man lernt dort Menschen kennen, denen man in der anderen Welt nie begegnet ist. In meinen Augen wäre es wie ein einziges großes Picknick. Was auch immer einem in diesem Leben fehlt, dort bekommt man es. Meinen Bruder, der am Down-Syndrom leidet, würde ich wahrscheinlich gar nicht wiedererkennen. Er wäre in der Lage zu sprechen, und wir könnten uns viel öfter unterhalten als jetzt. Johnny als gesunder, ganzer Mensch – ohne Behinderung, ohne Rollstuhl.

Wenn es an der Zeit ist zu gehen, wenn man kurz davor steht, dann, so heißt es, kommt normalerweise jemand aus der anderen Welt, den man kennt, um einen zu holen. Ich hätte nichts dagegen, meine Schwester wiederzusehen, die vor ungefähr zwanzig Jahren bei einem Autounfall gestorben ist. Oder meinen Vater. Aber mittlerweile ist mir klar, wahrscheinlich wird es jemand wie John Husar sein. Und in Ihrer Vorstellung, Studs, wären Sie in einer Rundfunkanstalt und würden eine Sendung von vor fünfzig Jahren machen. Und Leuten begegnen, die Sie lange Zeit nicht zu Gesicht bekommen haben. Die würden wahrscheinlich sagen: »Studs, wo haben Sie denn gesteckt? Ich habe Sie gesucht. Wir müssen auf der anderen Seite des Flusses noch eine Show durchziehen.« Und ich sehe mich, wie ich in einer Parade am St. Patrick's Day mitmarschiere, entweder auf der South Side oder in der Western Avenue oder in Dearborn. Und der Typ wird auf mich zukommen, ganz in Weiß, und es wird John Husar sein. Er wird die Fackel in der Hand halten – er hat sie einmal bei den Olympischen Spielen getragen – und sagen: »Rick, ich habe Sie überall gesucht. Es ist Zeit, daß Sie die Fackel übernehmen. Wir haben ein Ziel, das wir erreichen müssen!« Oder ich bin auf meinem Segelboot und sehe aus den Augenwinkeln, wie ein Ruderboot mich einzuholen versucht. Ich versuche, schneller zu segeln, denn ein Segelboot sollte nicht von einem Ruderboot eingeholt werden. Aber dann merke ich, es ist John, und er sagt: »Rick, ich habe Sie gesucht, kommen Sie, steigen Sie zu mir ins Boot. Wir müssen rudern.«

POSTSKRIPTUM

Es ist nicht so, daß ich auf Gott wütend war, als John Husar gestorben ist. Ich habe mir nur gedacht: *Wie konnte das passieren?* Denn er war ein Mensch, der noch nicht bereit war zu sterben, obwohl er, da bin ich mir sicher, über den Tod nachgedacht hatte. Seine letzte Kolumne hatte er noch nicht geschrieben. An dem Tag, an dem er gestorben ist, sind die Fische in die Bucht von Chicago gekommen, die Barsche – darüber wollte er schreiben. Ich habe mir daher vorgestellt, daß er am Leben bleiben muß, damit er über das Bass Masters Tournament schreiben kann; da kommen die Leute von überall her, aus dem ganzen Land, um im Lake Michigan Barsche zu angeln. Er hatte seine Kolumne jeweils am Sonntag und am Donnerstag, also bin ich los, um mir die Zeitung zu kaufen, weil ich damit gerechnet habe, seinen Artikel zu sehen. *Es kann nicht sein.* Konnte nicht sein. Das darf nicht sein. Denn ich habe versucht, diesem Menschen ein Stück Leben zu schenken ... Wenn du neue Autoreifen kaufst, rechnest du damit, daß sie es fünfzigtausend Meilen schaffen. Wenn du Maut zahlst, rechnest du damit, zumindest bis zum Ende der Straße fahren zu können. Aber sehen Sie, genau das ist ja das Seltsame. Leben ist etwas so Kostbares. Leben ist keine Gegebenheit. Der Tod, das ist eine Gegebenheit. Tod ist eine Gewißheit. Leben ist ein Geschenk. Leben ist eine Art von ... wir gestalten es, während und indem wir es leben. Für jedes neue Leben verlöscht ein anderes. Das Eigentliche am Leben ist das Unterwegssein. Und das ist wirklich komisch: In Amerika glaubt man, das Wichtigste sei, wieviel Geld wir anhäufen oder was für ein Auto wir fahren oder was für eine Stellung wir haben. Wir entfernen uns von dem, was Leben wirklich bedeutet. Oft sehe ich jemanden, der die Obdachlosenzeitschrift *Streetwise* verkauft, und unterhalte mich mit ihm oder ihr. Man muß den Menschen Würde verleihen. Die Würde, die man anderen zugesteht, ist die Würde, die man selbst hat und spürt.

Morgens spreche ich meistens ein Gebet – normalerweise ein Ave Maria oder so. Aber jeden Tag klicke ich eine bestimmte Website an, die für Henri Nouwen nämlich. Das war ein holländischer Priester, ein Theologe, der an der Notre Dame University, in Harvard und Yale unterrichtet hat. In seinen letzten Lebensjahren hat er sich um Leute mit Down-Syndrom gekümmert. Einmal habe ich ihn getroffen, und seine Bücher, die finde ich einfach phänomenal. Und dann schaltest du den Computer ein und findest einen Gedanken zum Tag, ein Gebet für den Tag. Er hat jeden Tag einfach niedergeschrieben, was ihm gerade durch den Kopf gegangen ist. Oft hat mir das wirklich etwas gegeben, selbst in diesem schwierigen letzten Monat. Und das werde ich nie vergessen: An dem Tag, an dem John Husar gestorben ist, handelte Henri Nouwens Gedanke zum Tag vom guten Samariter. Von dem Menschen, der auf die andere Straßenseite geht, um einem anderen zu helfen. Die Leute sagen, meine Organspende sei eine Samaritertat gewesen, weil es nicht innerhalb der Familie und auch nicht für einen guten Freund war. Daher hat mich dieser Gedanke, an genau diesem Tag, besonders berührt.

TEIL ZWEI

AUS DER ANDEREN WELT

Randy Buescher

Der ehemalige Tischler ist Teilhaber eines Architekturbüros in Chicago. Er öffnet die Tür: Vor mir steht ein ausgemergelter Mann mit einer prall gefüllten Aktentasche. Gelegentlich benutzt er, so berichtet man mir, einen Stock. Jetzt allerdings nicht.

> *Ich habe eine zwei Jahre jüngere Schwester. Wir sind als Presbyterianer großgezogen worden, eine Glaubensrichtung, die mir immer ziemlich nichtssagend vorgekommen ist; ich bin nie wirklich dahintergekommen, um was genau es dabei ging. Schon als Kinder haben wir den Kirchgang einfach gestrichen, weil der Pfarrer nur noch davon geredet hat, man solle der Kirche mehr Geld spenden.*

Ich war schwer, sehr schwer krebskrank. Mit der Diagnose bin ich konfrontiert worden, als ich ungefähr dreißig war: Hodgkin-Krankheit in fortgeschrittenem Stadium. Damals hatte ich eine Schreinerei mit fünf Angestellten und zog außerdem meine Tochter alleine groß. Folglich habe ich kaum auf meine Gesundheit geachtet. Nachts litt ich an Schweißausbrüchen; und dann immer wieder Fieber. Doch im Grunde lag mir nur eines wirklich am Herzen: meine Tochter großziehen. Ein Jahr zuvor war ich geschieden worden, und das hatte mich ziemlich mitgenommen. Meine Frau war mit einem anderen durchgebrannt. Von heute aus, auf lange Sicht betrachtet, war das ganz gut so, sehr gut sogar. In gewisser Weise führe ich den Krebs darauf zurück, daß ich damals derart niedergeschlagen war und es wirklich großer Anstrengung bedurfte, das Kind allein großzuziehen.

Den Kampf um das Sorgerecht hatte ich gewonnen. Zu jener Zeit und in meinem Alter war es ungewöhnlich, daß ein Mann sein Kind allein großzog – vor allem wenn es ein Mädchen war. Das war vor ungefähr fünfzehn Jahren. Mittlerweile ist meine Tochter Amelia achtzehn. Ich selbst bin jetzt fünfundvierzig. Damals war sie drei Jahre alt. Irgendwann habe ich schließlich gesagt: »Ich muß zu einem Arzt.« Nach der Untersuchung ist der arme Kerl leichenblaß gewesen und hat erklärt: »Sie müssen sich röntgen lassen. Ihre Blutwerte sind nicht gerade gut – wir brauchen unbedingt eine Röntgenaufnahme Ihres Thorax.« Das wurde gemacht; er hat sich die Aufnahme angeschaut und erklärt: »Sie müssen auf der Stelle weitere Untersuchungen vornehmen lassen.« Darauf ich: »Was fehlt mir denn?« Er hat geantwortet: »Sie haben Krebs, offenbar in sehr fortgeschrittenem Stadium.« Mir lag vor allem daran herauszufinden, was das eigentlich bedeutete. Daß ich sterben würde, hat mir im Grunde genommen nicht sonderlich viel ausgemacht, doch ich wollte wissen, was man zu diesem Zeitpunkt tun könnte – das war mein eigentliches Anliegen.

Als der Arzt mir gesagt hat, was los ist, bedeutete dies in gewissem Maße eine Erleichterung – denn nun war mir klar, warum ich diese nächtlichen Schweißausbrüche hatte. Was also tun? Meine Art, derlei anzugehen, sieht seit jeher so aus: Informationen einholen, dann sehe ich schon, was ich machen kann. Wirklich interessant war, wie die Leute reagiert haben, als sie erfuhren, daß ich Krebs habe.

Damals hatte ich eine Art Freundeskreis; wir haben uns immer im Gare St. Lazare getroffen – so was wie unsere Stammkneipe. Ungefähr dreißig Leute waren wir, alles gute Freunde. Zechkumpane, um ehrlich zu sein. Mit dem Besitzer der Bar war ich eng befreundet, auch wenn er meistens ziemlich schwarzgesehen hat. Der hat immer gesagt *(in etwas weinerlichem Ton):* »Ich weiß, wie dir zumute ist … Oh, oh … Schon in Ordnung, Randy.« Ich habe darauf erwidert: »Nein, eigentlich geht es mir dieser Tage recht gut.« – »Nein, nein, nein … Wirklich, ich weiß es.« Aus demselben Grund haben mein bester Freund, ein Theaterregisseur, und ich das Ganze eher auf die Weise durchgestanden, daß wir Witze darüber gemacht haben.

Irgendwann habe ich dann eine Biopsie machen lassen, und man hat einen großen Lymphknoten am Hals entfernt; das Gewebe wurde dann an alle möglichen Ärzte im ganzen Land geschickt. Ich war ein untypischer Fall, weil es so schnell gegangen ist. Sie konnten nicht eindeutig bestimmen, was ich hatte, folglich haben alle möglichen Leute die Gewebeprobe untersucht. Der erste Arzt, den ich aufgesucht habe, hat mir erzählt, wie groß meine Überlebenschancen waren: »Na ja, Sie haben eine Chance von sechzig zu vierzig« – irgend so etwas in der Art, auf jeden Fall weniger als fünfzig zu fünfzig. Daraufhin habe ich mir gesagt: »Das ist doch nicht zu fassen – der erklärt mir, wie groß die Wahrscheinlichkeit ist, daß ich abkratze. Eine wahrhaft aufbauende Methode!«

Nachdem man die Krankheit diagnostiziert hatte, war ich bei ziemlich vielen Ärzten. Dieser erste Onkologe, das war wirklich ein Prachtstück. Er hat sich mein Krankenblatt angesehen und erklärt: »Sieht schlecht aus – der Krebs ist schon sehr fortgeschritten. Es gibt nur vier Stadien, und Sie sind bereits im dritten. Ihr ganzer Körper bis zum Unterleib ist befallen. Außerdem breitet der Krebs sich ungeheuer schnell aus; Ihre Milz ist bereits vergrößert.« Ich erinnere mich genau daran, denn ich hatte sonst niemanden, der mir hätte weiterhelfen können. Ich habe ihn also gefragt: »Wie sieht Ihrer Ansicht nach meine Chance aus zu überleben?« Er hat gemeint: »Nicht besonders gut. Fünfzig zu fünfzig, möglicherweise noch weniger, daß Sie es schaffen.« Irgendwas hat da in mir klick gemacht, und ich habe mir gesagt: »Ich muß mit jemand anderem reden.« Das habe ich ihm allerdings nicht verklickert – ich bin einfach gegangen. Denn ich habe mir gedacht: *Soll ich mich etwa von jemandem behandeln lassen, der glaubt, ich schaffe es sowieso nicht?* Ich bin überzeugt, ohne eine positive Einstellung besteht überhaupt keine Aussicht, so etwas durchzustehen. Also hab ich rumgefragt. Eine Freundin, die Krankenschwester ist, hat gemeint: »Wenn ich Krebs hätte, würde ich zu dem und dem Arzt gehen.« Ich habe den Typ angerufen, doch der hat erklärt: »Ich bin Chirurg, aber Sie brauchen ja nicht mehr operiert zu werden – ein Lymphknoten ist bereits entfernt worden. Sie brauchen eine richtige *Behandlung.* An Ihrer Stelle würde ich zu dem Spezialisten im Evanston Krankenhaus gehen. Denn wenn ich krank wäre« – und das hat der Arzt gesagt – »wäre das der einzige, von dem ich mich untersuchen lassen würde.«

Ich bin sofort los. Der Typ hat sich mein Krankenblatt angesehen und erklärt: »Wir müssen sofort mit einer Behandlung beginnen ...«

Ich habe gefragt: »Wie sind die Aussichten?« Darauf hat er erklärt: »Ich werde Ihnen nicht sagen, wie die Chancen stehen. Wir fangen mal mit der Behandlung an, dann sehen wir schon, was dabei rauskommt. Aber wie die Chancen stehen, nein, das sage ich Ihnen nicht.« Und weiter: »Ich habe Leute geheilt, die genauso schlimm dran waren wir Sie, bei anderen, die die gleiche Krankheit hatten, ist es mir nicht gelungen. Jeder Mensch ist anders. Das hängt von Ihrer Persönlichkeit ab, davon, wieviel Kraft Sie aufbringen, wieviel innere Stärke.« Ohne lange zu überlegen, habe ich erklärt: »Sie sind der Richtige für mich.« Er hat geantwortet: »In Ordnung, morgen fangen wir an.« Es sollte gleich mit einer massiven, hochdosierten Chemotherapie losgehen. Ich habe widersprochen: »Das kann ich unmöglich machen. Ich habe eine kleine Tochter; ich will nicht, daß sie mich in so miserablem Zustand sieht, wenn es nicht unbedingt sein muß. Jeden zweiten Freitag besucht sie ihre Mutter. Könnte ich bis dahin warten?« Er meinte: »Schon.« Daraufhin erklärte ich: »Ich würde gern noch die Stellungnahme eines anderen Arztes einholen.« Dazu bleibe keine Zeit mehr, erklärte er mir: »Wenn Sie nicht auf der Stelle mit der Behandlung anfangen, und zwar konsequent, wird Ihre Tochter Thanksgiving ohne Sie feiern müssen.« Damals hatte ich bereits Stadium Drei B erreicht, und was war mit Stadium Vier? Die meisten Leute mit Hodgkin schaffen es dann nicht mehr. Er war entschlossen, es nicht soweit kommen zu lassen. Also habe ich eingewilligt: »In Ordnung, am Freitag fange ich an.«

Damals war ich alleinstehend, hatte niemanden, mit dem ich hätte reden können, der bei mir gewesen wäre. Ein paar Freunde hatte ich, das schon, aber das ist nicht das gleiche. Ich mußte also etwas tun, was ich seit Jahren nicht mehr gemacht hatte: mich an meine Eltern wenden. Ich mußte meine Mom anrufen und sagen: »Ich brauche Hilfe. Mit der Behandlung muß ich jetzt gleich anfangen – ich werde das an den Wochenenden machen, aber ihr müßt euch um Amelia kümmern. Ich möchte, daß meine Tochter hierbleibt. Ich will nicht, daß sie in eine andere Umgebung muß.«

Ich hatte keine Ahnung, wie das Ganze ausgehen würde. Eines allerdings habe ich gewußt: wahrscheinlich würden mir die Haare ausfallen. Mir war klar, schon jetzt habe ich ziemlich schlecht ausgesehen, und da habe ich mir gedacht: *Warum soll ich es noch schlimmer machen?*

Als erstes wollte ich mir also die Haare schneiden lassen. Ich habe mir gesagt: »Wenn mir sowieso die Haare ausfallen, kann ich sie genausogut gleich selbst loswerden.« Also bin ich zu meiner Friseurin, einer echt hübschen Frau, die mir seit einiger Zeit immer die Haare geschnitten hat und auf die ich schon lange scharf war. Die sollte mir einen Bürstenschnitt verpassen. Denn ich hatte gehört, wenn die Haare ganz kurz sind, fallen sie nicht aus. Meine Überlegung war einfach: Wenn ich die üblen Begleiterscheinungen meines Abkratzens wenigstens einigermaßen eindämmen kann, wird es vielleicht nicht ganz so schlimm. Zu diesem Zeitpunkt war ich überzeugt, daß ich sterben würde. Das ist nicht so wie als Kind, wenn die Erwachsenen einem sagen, daß man eines Tages sterben muß. Nicht mal so, wie wenn man erwachsen ist und sich allmählich Sorgen macht, weil man immer älter wird und die Freunde einer nach dem anderen sterben. Schließlich wissen wir alle, daß wir irgendwann mal sterben. Aber in meinem Fall würde das sehr schnell gehen. Irgend etwas mußte geschehen. Meine Hauptsorge war, was aus meiner kleinen Tochter würde. Und ehrlich gesagt, das war der eigentliche Grund dafür, daß ich das Ganze überhaupt durchgestanden habe. Ich wollte Amelia nicht alleine lassen.

Ich habe mir also gedacht, *ich muß was unternehmen* – ich werde versuchen, irgendwie zu verhindern, daß ich jetzt gleich sterbe. Ein bißchen Zeit schinden ... Mir war auch klar, daß Leute, die Krebs überstehen, oft nicht lange überleben. Aber dann habe ich überlegt, wenn ich es nur so lange schaffe, bis Amelia erst mal ein bißchen älter ist und und in geordneten Verhältnissen lebt ... Ein Jahr lang hatten wir ihr Leben völlig durcheinandergebracht. Sich scheiden zu lassen ist das schlimmste, was man einem Kind antun kann – ich habe das selbst miterlebt. Ich hatte die Scheidung fast erzwungen, als meine Frau abgehauen ist und keinerlei Interesse an ihrer Tochter gezeigt hat. Und hatte alles darangesetzt, dem ein Ende zu setzen, damit Amelia es wieder ein bißchen besser hätte. Und jetzt sollte ich sterben ...

Nachdem ich erfahren und es auch den anderen gesagt hatte, daß ich Krebs habe, hat meine Exfrau angerufen; sie war wirklich erschüttert. Ich habe erklärt: »Nichts wäre mir lieber, als jetzt jemanden bei mir zu haben. Aber was kümmert dich das schon? Zieh Leine.« Für derlei hatte ich jetzt einfach keine Zeit. Statt dessen habe ich mit meinen Eltern geredet: »Ich werde versuchen, die Chemotherapie jeweils freitags machen zu lassen.« Vorgesehen war eine Polychemotherapie. Die experimentieren da immer noch rum, denn Chemotherapie ist im Grunde auch nicht viel anders als ein Aderlaß – der Arzt probiert es einfach so, aufs Geratewohl, und hofft, daß es hilft. Und wenn ein anderer was gefunden hat, das wirkt, dann versuchen sie, die verschiedenen Verfahren zu kombinieren, weil es dann vielleicht besser funktioniert. Der erste Durchgang ist an einem Freitag, dann noch mal am Freitag, anschließend hat man zwei Wochen Ruhe. Beim nächsten Mal wieder freitags, dann eine Woche Pause. Ich könnte im Vierwochenrhythmus arbeiten. Wenn ich Amelia in der fraglichen Zeit jeweils bei ihrer Mutter ließe, würde sie die schlimmsten Auswirkungen der Chemo vielleicht gar nicht mitkriegen. »Ich müßt runterkommen und euch um mich kümmern«, habe ich meine Eltern gebeten.

Die Chemotherapie war so schlimm, wie Sie sich nur vorstellen können. Die Tabletten gegen Übelkeit konnte ich nicht nehmen. Probiert hab ich's, aber das hat nur dazu geführt, daß ich mich plötzlich umbringen wollte. Interessant war das schon – ich versuche, meinen Tod zumindest hinauszuschieben, und die Tabletten gegen Übelkeit haben den Effekt, daß ich mich umbringen will … Ungefähr zwei Prozent der Leute, die diese Pillen nehmen, neigen an dem Tag zu Selbstmord. Ich habe buchstäblich versucht, auf der Eden-Schnellstraße aus dem Auto zu springen – hab versucht, die Tür aufzumachen! Die Tabletten hatten in mir panische Angstzustände ausgelöst. Ich hatte das Gefühl, aus meinem Körper rauszumüssen, wollte sozusagen einfach aus der Haut fahren.

Mir blieb also ungefähr eine Stunde, um nach der Chemotherapie nach Hause zu kommen, ehe ich mich übergeben mußte – aber wie! Acht Stunden lang hab ich ununterbrochen gekotzt. Das war Freitagnachmittag. Am Samstag habe ich mich ein bißchen erholt. Probiert habe ich alles mögliche. Angeblich hilft Hasch, also hat irgend jemand mir das Zeug gegeben; geholfen hat es allerdings nicht. Meine Eltern waren da, und ich völlig zugedröhnt – die haben mich vielleicht angeguckt! Das hat mich noch verrückter gemacht. Ich habe wirklich alles versucht. Am Montag war ich dann wieder so einigermaßen normal.

Ich sag Ihnen was, der Haarschnitt, den ich mir verpassen ließ, war wahrscheinlich der beste aller Zeiten, weil genau *diese* Frau mir die Haare geschnitten hat. Immer wieder habe ich versucht, mich mit ihr zu verabreden – vergeblich. Sie mochte mich, und außerdem war sie wirklich hübsch. Seit einigen Monaten hat immer sie mir die Haare geschnitten; diesmal habe ich gesagt: »Und jetzt nehmen Sie bitte den Haarschneider mit dem kleinsten Aufsteckkamm und schneiden mir den ganzen Pelz ab.« Damals hatte ich ziemlich lange Haare. »Ich will einen Bürstenschnitt.« Daraufhin hat sie gefragt: »Wieso denn das?« – »Machen Sie sich keine Gedanken – verpassen Sie mir nur einen Bürstenschnitt.« Darauf sie: »Irgendwas stimmt da nicht, Randy, das spüre ich. Was ist los?« Und da habe ich es ihr gesagt: »Ich habe Krebs, und mir werden die Haare ausfallen, wenn ich jetzt die Chemotherapie mache. Aber ich habe keine Lust, beim Aufwachen das Kopfkissen voller Haare zu finden. Schneiden Sie sie einfach ab. Ich hab mir gedacht, es ist vielleicht ein gutes Omen, wenn ich zu Ihnen gehe, obwohl ich hier fünfzehn Dollar berappen muß. Der Friseur um die Ecke macht das für drei Dollar. Aber ich hab mir gedacht, wär doch ganz schön, wenn Sie mir die Haare abschneiden.« Sie hat also den Haarschneider genommen und angefangen, meinen Kopf zu bearbeiten. Das war in so einem wirklich schicken Friseursalon in der Altstadt. Sie fährt mir also mit diesem Ding über den Schädel, aber immer wieder bleiben kleine Haarsträhnen übrig, weil der Apparat nicht alle erwischt. Überall stehen mir Haarbüschel vom Kopf ab. In dem Augenblick schlendert ein anderer Friseur an uns vorbei und meint: »Paß ein bißchen auf, der sieht ja aus wie jemand, der gerade eine Chemotherapie hinter sich hat!« Das hat sie derart aus der Fassung gebracht, daß sie den Haarschneider auf den Boden fallen lassen hat, wo er einen regelrechten Schlangentanz aufgeführt hat. Ich habe einfach hysterisch zu lachen angefangen. Und sie mußte auch lachen. Der arme Kerl war ganz verwirrt: »Was ist denn los?!« Toni hat ihn nur angeschaut und lachend erklärt: »Der hat wirklich Krebs.« *(Lacht)* Darauf der Typ: »Oh, entschuldigen Sie, Sir, das tut mir wirklich leid ...« Und da hab ich kapiert, darüber zu lachen ist eine viel bessere Methode, damit fertigzuwerden, als wenn man sich Sorgen macht.

Ungefähr eine Woche später ging das so in der Art weiter, als mein Freund Bob und ich ... Meine Milz hatte sich unglaublich vergrößert;

die Ärzte haben gehofft, daß sie im Verlauf der Chemotherapie wieder kleiner wird, denn ansonsten müßten sie eine Milzexstirpation vornehmen, das heißt, die Milz herausoperieren. Außerdem hat sie scheußlich weh getan. Eines Tages hat Bob mich besucht und gefragt: »Na, wie geht's so?« So besonders gut ging's mir nicht, und er hat versucht, mir mit Amelia zu helfen. Er ist gekommen und hat gekocht und rumgealbert. Wir haben einander angesehen, und ich hab gesagt: »Verdammt noch mal, meine Milz bringt mich noch um.« Und auf einmal ist uns beiden aufgegangen, was ich da gesagt hatte, und wir haben hysterisch zu lachen angefangen, denn meine Milz hat mich ja tatsächlich fast umgebracht. Wir haben buchstäblich auf dem Boden gelegen und uns gekrümmt vor Lachen, konnten einfach nicht aufhören. Das ist das wirklich Auffällige daran. Ich habe Ihnen doch von meinem Freund in der Bar erzählt, der immer so deprimiert war. Aber Selbstmitleid bringt nichts. Viel besser ist es, wenn man es so leicht wie möglich nimmt, und ich bin überzeugt, das hat mir durch das Ganze hindurchgeholfen – Lachen.

Humor und Lachen haben mir mehr geholfen als alles andere. Immer wieder. Gegen Ende der Chemotherapie – nach acht oder neun Monaten – bin ich zu einer Party im Gare, zu einer Halloween-Party. Mir war nicht danach zumute, mich zu verkleiden, doch unsere Freundin Martha Redhed ist mit einer Skinheadperücke auf dem Kopf reinspaziert. Mir waren die Haare doch nicht ausgefallen, eben weil ich sie so kurz schneiden lassen hatte. Und da hat Bob im Spaß zu mir gesagt: »Das ist dir ja wohl klar, daß wir dich nie kahlköpfig gesehen haben. So ein Reinfall. Und dabei hätten wir so gern den Kahlkopf Randy gesehen!« Also habe ich Martha gebeten, mir ihre Perücke zu leihen, und hab mir das Ding aufgestülpt. Zu der Zeit waren meine Haare ungefähr zweieinhalb Zentimeter lang. Eigentlich ging es mir nicht so besonders, doch mittlerweile war ich einigermaßen abgehärtet. Wenn man eine Zeitlang eine Chemotherapie macht, gewöhnt man sich allmählich daran, wie an alles. Ob Sie es glauben oder nicht, man gewöhnt sich tatsächlich an diese Art von Sterben, an die ständigen Spritzen, das Röntgen, die Computertomographien. Wollte ich das anderen Leuten erzählen, würden die mir das nie und nimmer glauben: Noch heute rieche und schmecke ich, sobald ich in ein Krebszentrum komme, die chemischen Substanzen, die sonst niemand riecht. Der Geruch hängt in der Luft, aber man muß sie in seinen Venen gehabt haben. Ich hab also diese Glatzkopfperücke aufgesetzt, und wir haben zu lachen angefangen, weil es einfach so komisch war! Allerdings habe ich mich ohnehin nicht so besonders gut gefühlt, und die Perücke hat wahrscheinlich die Sauerstoffzufuhr zu meinem Gehirn abgeschnitten. Jedenfalls war mir plötzlich richtig übel, und ich bin ins Hinterzimmer und hab mich auf den Boden gelegt – dermaßen schlecht ging's mir. Mein Freund, der Barbesitzer, ist reingekommen, hat mich da liegen sehen und hat natürlich gedacht, möglicherweise sei ich schon tot. Er hat sich ganz nah über mich gebeugt und gesagt: »Alles in Ordnung?!« Darauf ich: »Ehrlich gesagt: nein, ich fühl mich nicht so besonders.« Woraufhin er sagte: »Okay, bleib ganz ruhig liegen, ist ja schon gut ...« Ganz durcheinander war er und direkt über mir – ziemlich unbequem war das. Ich erinnere mich, wie Bob wieder reingekommen ist und irgendeinen dummen Witz gemacht hat, den Francis schrecklich fand, aber wir haben gelacht. Und so war das immer wieder, derlei hat die Art und Weise, wie ich versucht habe, am Leben zu bleiben, verändert.

Ehrlich gesagt, in der Zeit, als ich krank war, habe ich mich meistens verpflichtet gefühlt, die anderen aufzuheitern, weil mein Zustand sie so bedrückt hat. Und ich habe festgestellt, daß es mir leichter gefallen ist, sie zu trösten, als umgekehrt. Den meisten ist unbehaglich zumute, weil sie solche Angst davor haben, selbst zu sterben. Lachen war ein richtiges Lebenselixier. Viele Leute haben zu mir gesagt: »Mein Gott, Randy, ich weiß nicht, wie du das alles durchgestanden hast.« Meiner Ansicht nach hat das zum großen Teil daran gelegen, daß ich eher positiv eingestellt bin, und an all den lustigen Sachen, die wir gesagt haben – denn ich war ein Wrack, ein völliges *Wrack*. Ich meine, wochen-, monatelang habe ich nichts als geheult. Es wollte mir einfach nicht in den Kopf, warum das ausgerechnet mir passiert. Ich bin überzeugt, wenn irgendwas mit deinem Körper nicht stimmt und wenn dann irgendwas Schlimmes geschieht und du ständig darüber nachgrübelst, dann kann dich das krank machen. Die miserable Ehe ... Wir waren jung und dumm, aber wir haben eine wundervolle Tochter. Die Belastung hat bestimmt eine Rolle gespielt. Und Lachen war das Gegengift.

Und dann war da noch das andere: das Empfinden, als stünde ich während dieser ganzen Zeit neben mir, als befände ich mich nicht in meinem Körper ... ich weiß auch nicht, was ich davon halten soll. Es nimmt mich immer ziemlich mit, wenn ich jemandem davon berichte. Seit der Chemotherapie sind fast alle meine Venen hinüber – sie sind ausgebrannt und vernarbt. Heutzutage macht man kleine Einschnitte in der Herzgegend, aber damals hat man einfach intravenös injiziert. Diese Substanzen waren so aggressiv, daß sie die Venen ausbrannten, die dadurch unbrauchbar wurden. Je länger ich diese Medikamente bekommen habe, desto schmerzhafter ist es geworden. Unter anderem haben sie mir Prednison* gegeben, ein Steroid, das alle kriegen. Damals haben sie einem das in unglaublich hohen Dosierungen gespritzt. Wenn die Wirkung nachgelassen hat, ist man sich vorgekommen, als wäre man auf Heroinentzug. Das hatte mir vorher niemand gesagt ... Außerdem hat es – weil es eben ein Steroid ist – die Wirkung, daß man sich mit Essen vollstopft, obwohl man gar keinen Hunger hat. Beispielsweise habe ich schüsselweise Kartoffelbrei verschlungen.

Ich weiß nicht, was genau an jenem Tag eigentlich passiert ist; jedenfalls habe ich meinen Dad angerufen und gesagt: »Ich bin krank. Irgendwas anderes stimmt nicht mit mir – ich muß ins Krankenhaus.« Eigentlich wollte ich um *jeden* Preis vermeiden, ins Krankenhaus zu kommen. Mein Ziel war es, *niemals* über Nacht in einem Krankenhaus zu bleiben – irgendwie habe ich mir gedacht, wenn ich es schaffe, nicht dort zu landen, würde ich vielleicht gesund werden. Doch zu diesem Zeitpunkt – ich weiß nicht, ob ich Verstopfung hatte, oder was es sonst war – bin ich freiwillig ins Krankenhaus. Der Arzt hat erklärt: »Sie sehen gar nicht gut aus. Ihren Onkologen kann ich im Augenblick nicht erreichen – er ist nicht im Dienst. Jedenfalls wollen die Sie hierbehalten. Sie sind dehydratisiert, völlig ausgetrocknet.« Darauf habe ich gesagt: »Ich will keine Infusion, ich ertrage es einfach nicht mehr, daß jemand in meinen Venen rumstochert. Wieviel Flüssigkeit brauche ich denn?« – »Eimerweise.« – »Na schön, die trink ich. Ich bin bereit, so viele Liter Wasser zu schlucken, wie Sie wollen, wenn ich auf die Weise um eine

* Synthetisch herstellbarer Abkömmling des Nebennierenhormons Cortison (dehydriertes Cortison), als Glucocorticoid vier- bis fünfmal stärker wirksam als Cortison (Anm. d. Übers.)

Infusion herumkomme.« Der Typ hat geantwortet: »Nein, soviel können Sie gar nicht trinken.« Ich habe widersprochen: »Lassen Sie es mich probieren. Sagen Sie mir nur, wie schnell es gehen muß.« Er: »Sie müssen innerhalb der nächsten Stunde an die acht Liter runterkriegen.« – »Das schaff ich.« Er hat also das Wasser geholt, und ich habe zu trinken angefangen. Habe eine Tasse Wasser nach der anderen in mich hineingeschüttet … Ich bin in der Notaufnahme, hinter so einem Vorhang, nicht auf der Krebsstation, aber ich weiß, wo die mich am nächsten Tag hinbringen, wenn ich hierbleibe, und daß sie mir dann eine Infusion anlegen. Sie werden versuchen, mich zu überreden, eine Chemobehandlung außer der Reihe über mich ergehen zu lassen.

Aber ich will nicht über Nacht hierbleiben. Und ich kann ganz schön überzeugend wirken – das ist eine meiner Stärken, ich kann mich praktisch aus allem rausreden. So wie ich den Doktor überredet hatte, mich das Wasser trinken zu lassen, was ich ja auch gemacht habe. Und schließlich habe ich ihn auch überredet, mich nach Hause gehen zu lassen, und zwar wegen meiner Tochter, die bei meiner Mutter war, damit sie am Morgen nicht aufwacht und Angst kriegt, ihrem Vater sei irgend etwas passiert. Ich mußte also nach Hause zu meinen Eltern. Im Verlauf der Chemotherapie habe ich jede Nacht bei mir daheim geschlafen. Ich habe also gesagt: »Wenn Sie mich zu meinen Eltern nach Hause lassen, können die ein Auge auf mich haben, und wenn es irgendwelche Probleme gibt, bringt mein Dad mich bestimmt wieder ins Krankenhaus.« Offenbar klang ich überzeugend genug, denn er hat nachgegeben: »Wider besseres Wissen lasse ich Sie nach Hause.« Im nachhinein ist mir klar, daß es vielleicht besser gewesen wäre, wenn er mich dortbehalten hätte, aber ich war stur, weil ich nicht wollte, daß Amelia aufwacht und ich nicht da bin. Amelia hat gewußt, was los war – zwar war sie erst drei Jahre alt, aber sie hat gewußt, ihr Daddy stirbt an Krebs. Das konnte sie sehen. Auf Photos von damals sehe ich wie ein Auschwitz-Insasse aus: völlig eingefallen und ausgemergelt – ich hatte ungefähr zwanzig Pfund abgenommen. Für mein Gefühl hatte sie schon genug durchgemacht.

Als wir zurückgekommen sind, hat Amelia schon geschlafen, in dem Zimmer, das meiner Schwester gehört hatte, als ich noch klein war. Ich bin auch ins Bett und einfach dagelegen und hab mir gedacht: *Schon was Schönes, zu Hause zu sein.* Aber irgendwann mitten in der Nacht bin ich aufgewacht und habe bemerkt, daß ich meine Fußsohlen sehe. Ich hatte das Gefühl zu sitzen, aber trotzdem habe ich meine Fußsohlen gesehen. Ich habe mir gedacht: *Komisch, das ist ja merkwürdig* ... Natürlich hatte ich eine Menge Medikamente genommen, trotzdem habe ich es geschafft, mich soweit zu orientieren, daß ich merkte, wo ich eigentlich war: oben an der Decke. Wie von selbst hat mein Kopf sich gehoben – genaugenommen nicht mein Kopf, sondern nur meine Augen, und ich habe mich im Bett liegen sehen. »Herrje«, hab ich mir gesagt, »ich glaube, ich bin tot. Mein Körper liegt da unten, und ich bin hier oben.« Offenbar hatte ich eine Vision von dem Zimmer. Ich habe die beiden Wände seitlich von mir gesehen, auch das Bücherregal vor mir, das Fußende des Bettes und mich selbst auf dem Bett. Aber meine Hände, die konnte ich nicht sehen ...

Mit dem Körper, der da unten lag, konnte ich nichts anfangen. Ich hab mir gedacht: *Das ist ein schlechter Traum,* und hab mir gesagt: »Ich muß mir beweisen, daß ich träume, daß das nicht wahr ist.« Und weiter: »Was soll ich jetzt machen? Und ich kenne bestimmt nicht alle Bücher in dem Regal ...« Denn ich war schon vor vielen Jahren von zu Hause ausgezogen. Mein Körper lag ausgestreckt da. Und ich war *außerhalb* meines Körpers. Hab gedacht, ich bin tot. Aber ich mußte es wissen ... Das schlimmste war, am anderen Ende des Ganges war Amelia, und ich mußte an sie denken. Also habe ich mir gesagt: »Ich muß etwas Handfestes unternehmen, das mir beweist, ob das wahr ist oder nicht.« Und habe weiter überlegt: *Okay, unmöglich, daß ich alle Titel der Bücher in dem Regal da kenne – die werde ich jetzt lesen.* Ich bin zur linken Ecke, und ich will verdammt sein, wenn ich den ersten Titel nicht lesen konnte. Dann habe ich mir den zweiten Buchtitel angeschaut, dann den dritten und den vierten. Die ganze Bücherreihe, und ich habe, zum Teufel noch mal, jeden einzelnen Titel abgelesen.

Ich habe also versucht, mir zu beweisen, daß das alles nicht wahr ist, hab mir das ganze Zimmer angeschaut und habe schließlich gesagt: »*Scheiße,* es ist wahr ...« Dann habe ich versucht, zu meinem Körper hinzukommen, zu dieser Vision, die ich hatte, habe versucht, ihn zu bewegen. Doch schließlich mußte ich mir eingestehen: »Ich kann den Körper da nicht bewegen.« Es war, als klebte ich an dem Fleck fest, von dem aus ich meinen Körper und die Bücher betrachtet habe, aber ich konnte meinen Körper nicht bewegen. Ich konnte nicht den Flur entlanggehen – konnte nicht hinaus. Nichts von alledem, das man sich erhofft, daß da eine Art Geist ist, der herumschwebt. Der da hat sich nicht von der Stelle gerührt. »Herrgott nochmal, ich bin in diesem verdammten Zimmer eingesperrt, aber da will ich nicht sterben …«

Dann ist mir eingefallen, daß meine Tochter immer als erste aufgestanden ist – Amelia würde also als erste aufwachen. *(Er kämpft gegen Tränen an.)* Sie würde den Flur entlang und in das Zimmer hier kommen und mich finden, tot … *(Seufzt)* Ich hab mir gesagt: »Verdammt noch mal … Alles habe ich getan, um das Kind davor zu bewahren, daß es mich sterben sieht, und jetzt sterbe ich im Haus meiner Eltern, und mein Kind wird gleich kommen und mich sehen.« *(Weint)* »Scheiße. Verdammt, bisher habe ich alles richtig gemacht, und jetzt bin ich so *blöd* und komme hierher zurück. Ich hätte in dem verdammten Krankenhaus sterben können, dann hätte sie das nicht mitansehen müssen. Und ich hätte eine Chance weiterzuleben, weil die bestimmt irgendwas unternommen hätten. Verdammt noch mal, jetzt wird sie mich sehen. Was soll ich nur machen?« Ich habe versucht zu schreien, zu brüllen, aber keinen Laut hervorgebracht … nichts … nichts. Ich habe versucht, irgend etwas zu sagen – nichts. Und dann ist etwas *ganz Merkwürdiges* passiert. Was auch immer wir machen, solange wir auf der Welt sind, irgendwie wollen wir immer zu unseren Eltern zurück oder so. Ich wollte meinen Dad rufen. Ich habe also gesagt *(flehentlich):* »Dad …« Hören konnte ich nichts, aber gespürt habe ich ein bißchen was. Noch einmal: »Dad« – und ich will verdammt sein, wenn ich jetzt nicht ein Geräusch gehört habe. Noch einmal habe ich gesagt: »Dad …« Wieder ein Laut. Und dann habe ich gehört, wie Schritte den Flur entlanggekommen sind, und habe gespürt, wie mein Dad mir auf den Rücken klopft, und mit einem Mal lag ich mit dem Gesicht nach unten auf dem Bett, war nicht mehr da oben. Er hat gesagt: »Du bist ja ganz kalt – *fürchterlich kalt,* Randy. Ist alles in Ordnung?« Ich habe gesagt: »Ja, ich glaube schon, Dad…« Ich wollte nicht, daß er ausflippt. Ich bin aufgestanden und rausgegangen, habe Amelia in ihrem Bettchen liegen sehen und ihr einen Kuß gegeben, und dann bin ich zu meinen Eltern ins Bett gekrochen. Ich, ein dreißigjähriger Mann, krabble zu meinen

Eltern ins Bett und kuschle mich an meinen Vater. Bis zum Morgen habe ich dann bei ihm geschlafen.

Ich glaube wirklich, einen Augenblick lang habe ich nicht mehr gelebt, war dieser Körper tot, aber irgend etwas hat mich zurückgeholt – und zwar Amelia, die Qual eines dreijährigen Mädchens, das schon genug durchgemacht hatte: Die Mutter abgehauen, und jetzt stirbt auch noch der Vater, und sie wacht auf und findet ihren Vater tot vor, im Haus ihrer Großeltern, nein, das konnte sie wirklich nicht gebrauchen. Und das hat mich zurückgeholt.

Eigentlich habe ich immer irgendwie geglaubt, daß etwas Höheres existiert. Ich habe all das gelesen, was die Leute in den sechziger und siebziger Jahren als alternative Religion bezeichnet haben. Und ich hatte andere seltsame Erlebnisse. Aber das, das war wirklich überwältigend, und es schien so echt. Und ich habe wirklich geglaubt, nachdem ich das erlebt hatte, könnte ich den Krebs besiegen, vollständig. Zu diesem Zeitpunkt habe ich mir gedacht: *Wenn ich sogar gestorben, aber wieder zurückgekommen bin …*

Mittlerweile ist Amelia achtzehn; nächsten Herbst fängt sie mit dem College an. Ich habe ihr nie etwas verheimlicht, aber ich glaube nicht, daß sie weiß, was in jener Nacht passiert ist. Sie hat gewußt, daß ich Krebs habe – das war Teil ihres Lebens. Und dann all die Hüftoperationen, weil die Chemotherapie meine Knochen ziemlich kaputtgemacht hat. Doch das war ein Wendepunkt. Mit dem Krebs, das ist tatsächlich immer besser geworden. Ich habe keine Ahnung, wie gut Sie über Chemotherapie und die entsprechenden Zyklen und all das Bescheid wissen, jedenfalls, ich hab elf solche Zyklen durchgemacht – elf Monate Chemotherapie. Das ist ganz schön lange. Und anschließend ein Vierteljahr Bestrahlungen. Furchtbare Schmerzen habe ich ausgestanden. Alle meine Venen sind vernarbt. Aber ich sag Ihnen was: Es gibt eine Kraft zur Regeneration, und nach einem Jahr haben sie gesagt: »Sie sind den Krebs praktisch los.« Fünf Jahre hat es gedauert, bis ich wieder ein einigermaßen normales Leben führen konnte. Aber mein Körper konnte keine Spermien mehr produzieren.

Und dann habe ich Janet kennengelernt. Ich wollte nicht heiraten, bei alldem, was ich mit mir rumgeschleppt habe. Ich hab mir gesagt: »Ein junges Mädchen möchte einen Typ heiraten, der nicht nur ein kleines Kind hat, sondern wegen des Krebses etliche Hüftoperationen hinter sich hat und außerdem keine Kinder zeugen kann …« Sie ist das Beste, was mir je geschehen ist. Wir haben noch drei Kinder bekommen. Es heißt, praktisch passiert das nie, daß man wieder Spermien produziert. Das ist eine der Folgen einer Chemotherapie – sie zerstört alles, darunter eben auch die Hoden … und die können sich nicht regenerieren. Ich finde, ich habe mich wirklich ganz großartig wieder aufgerappelt. Ich bin mit Pauken und Trompeten zu Boden gegangen und mit Pauken und Trompeten wieder hochgekommen.

POSTSKRIPTUM

Als er gerade gehen wollte, machte ich beiläufig eine Bemerkung über das Jenseits. »Wenn es ein Leben nach dem Tod gibt, dann bete ich zu Gott, daß ich nicht irgendwo in einem Zimmer eingesperrt bin und immer wieder aufs neue die Titel der Bücher meiner Eltern lesen muß. Das wäre die Hölle. Und wenn das die Hölle ist, dann habe ich einen kurzen Blick hineingeworfen.«

Antoinette Korotko-Hatch

ist Leiterin der Entwicklungsabteilung einer der ältesten katholischen Kirchen in Chicago. »Ich bin dafür zuständig, fünfzehn Millionen Dollar für die Renovierung aufzutreiben, denn die Bauwerke sind ziemlich alt.« Die Gemeinde besteht fast ausschließlich aus Afroamerikanern. In der Schule sind nur afroamerikanische Kinder; fünfundachtzig Prozent sind nicht katholisch und leben unterhalb der Armutsgrenze.

> *Mein Vater war verwitwet und hatte vier Kinder, als er meine Mutter geheiratet hat. Sie war ebenfalls schon einmal verheiratet und gerade schwanger gewesen, als ihr Mann starb. Bei ihrer Hochzeit hatten sie also bereits fünf Kinder. Ich bin zwölf Jahre später auf die Welt gekommen – ich bin die jüngste.*

Alle meine Geschwister waren irgendwie halb. Bis zum Tod meiner Eltern habe ich das nie so gesehen. In all den Jahren war nie die Rede von »meiner Mutter«, »deiner Mutter«, »meinem Vater«, »deinem Vater« gewesen. Immer hatte es geheißen: »Unsere Mutter.« Als meine Eltern krank geworden sind und mein Vater gestorben ist, habe ich allmählich kapiert, was passiert; plötzlich waren es »dein Vater«, »mein Vater«, »meine Mutter«, »deine Mutter«. Als dann auch meine Mutter starb, ist die Familie auseinandergebrochen. Vorher war es immer wirklich gemütlich gewesen. Doch mit dem Tod unserer Eltern hat sich eine Kluft zwischen uns aufgetan.

Beispielsweise hat eine Schwester sich beschwert – meine Mutter hätte sie am Tag nach ihrer Erstkommunion mit Söckchen in die Schule geschickt –, meine Mutter sei eine grausame Stiefmutter, weil ihr nicht klar sei, daß Kinder keine Söckchen tragen sollen; das verstoße gegen die Schulregeln. Eine andere Schwester hat geklagt, sie seien, als ihre Mutter starb, ins Waisenhaus gesteckt worden. Was hätte ein Mann in der Zeit um 1920, der plötzlich alleine mit vier Kindern dagestanden hat, die alle noch keine vier Jahre alt waren, denn sonst tun sollen?!

Warum soll man seine Kinder nicht einen Monat lang in einem Waisenhaus unterbringen, um erst einmal wieder mit sich ins Lot zu kommen? Doch mit einem Mal gab es nur noch *schlimme* Erinnerungen.

Ich bin römisch-katholisch erzogen worden. Mein Vater war sehr fromm. Wenn ich nach einer Verabredung heimgekommen bin, hat er meistens am Küchentisch gesessen und einen Rosenkranz gebetet. Ich habe dann immer gesagt: »Kannst du nicht mal aufhören – ich möchte mit dir über den Jungen reden, mit dem ich mich getroffen habe.« Er hat sein Gebet unterbrochen und erst dann weitergemacht, wenn ich ins Bett gegangen bin. Ich bin regelmäßig in die Kirche gegangen. Mein Vater ist nicht nur sonntags zur Messe. Dienstagabend war immer Andachtsstunde. Drei Cousins von mir sind Priester geworden – allerdings ist das nicht immer gut ausgegangen. Einer ist Alkoholiker geworden, hat den Priesterstand verlassen und ist im Suff gestorben. Die Eltern eines anderen – meine Tante und mein Onkel – waren Millionäre. Sie haben in Michigan eine Kapelle bauen lassen, damit ihr Sohn den Franziskanerorden verlasssen und als weltlicher Priester das Vermögen erben konnte.

Auf dem College habe ich immer stärker in Frage gestellt und daran gezweifelt, daß es ein Leben nach dem Tod gibt. Seit dem Zweiten Vatikanischen Konzil habe ich mich immer öfter gefragt: *Was ist eigentlich mit all denen, die angeblich in die Hölle gekommen sind, weil sie dies oder jenes getan haben, wenn das jetzt nicht mehr falsch ist?* Schließlich bin ich zu der Ansicht gelangt: Es existiert nichts Derartiges – wir werden einfach geboren, so wie unsere Haustiere auf die Welt kommen, und mit unserem Tod ist alles zu Ende. Davon bin ich mittlerweile überzeugt. Allerdings gibt einem das keineswegs das Recht, immer das zu tun, wonach einem gerade zumute ist. Im Grunde genommen glaube ich nach wie vor an die Zehn Gebote. Nur kann ich mir nicht vorstellen, daß man dafür belohnt wird, wenn man sie befolgt. Ich glaube einfach nicht an Himmel und Hölle – ehrlich gesagt, nicht einmal an Gott. Ich kann mir nicht vorstellen, daß jemand auf all das ein Auge hat. Wie könnte irgend jemand darüber urteilen, was Menschen getan haben? Wie kann man einen jungen Mann aus einem Elendsviertel verurteilen, der einen Mord begeht? Wie kann man sagen: »Das ist eine Todsünde – er kommt dafür irgendwohin«? So vieles hat dabei eine Rolle gespielt, warum er gemordet hat. Meine Freunde sagen immer, sie hoffen, daß ich in der Jury bin, wenn sie wegen eines Kapitalverbrechens vor Gericht kommen. *(Lacht)*

Ich war mit einem Afroamerikaner verheiratet; er studierte in Harvard Jura. Anfangs hat ihn gestört, daß ich nicht religiös genug war. Als er mich nach drei Jahren verlassen hat, erklärte er, ich sei zu religiös. Dabei hatte ich mich nicht um einen Deut geändert – ich war immer noch der gleiche Mensch. Aber er hatte Probleme. Ich habe drei erwachsene Kinder. Meine Tochter hat sechs Jahre lang in China gearbeitet. Mittlerweile ist sie wieder hier, hat ihren Magister in Betriebswirtschaft gemacht, nimmt hin und wieder eine Stelle an und reist zwischendurch nach Burma. Einer meiner Söhne hat in Harvard studiert. Er versucht jetzt, in Kalifornien den Durchbruch als Drehbuchautor zu schaffen. Der andere hat in Princeton studiert und eine Zeitlang mit Kindern gearbeitet, die an einer Sprachstörung litten. Jetzt kümmert er sich um psychisch gefährdete Erwachsene in psychiatrischen Einrichtungen.

Meine Kinder habe ich auf meine Weise großgezogen. Immer wieder haben Leute mich gefragt: »Können Sie sie nicht dazu bringen zu glauben, solange sie noch klein sind?« Darauf habe ich geantwortet: »Ihr stellt Gott auf eine Stufe mit dem Weihnachtsmann.« Wenn man jung ist, glaubt man dies, wenn man älter wird jenes. Entweder man glaubt, oder man glaubt nicht.

Meiner Ansicht nach sterben wir einfach. Und das war's dann – danach kommt nichts mehr. Gelegentlich haben Menschen das Bedürfnis zu glauben, ihnen könne dies nicht geschehen; deshalb müssen sie sich vorstellen, daß da noch etwas anderes ist. Mit Sicherheit wäre ich viel glücklicher, wenn ich glauben könnte, es käme etwas nach, aber ich glaube es einfach nicht. Als ich jung war, hat man uns beigebracht, man komme mit dem Körper in den Himmel, den man in der Blüte seiner Jahre hat. Wenn man älter wird und darüber nachdenkt, na ja, dann fragt man sich: Und was ist mit neugeborenen Babys, kleinen Kindern? Kommen sie so in den Himmel, und bleiben sie für immer und ewig auf dieser geistigen Entwicklungsstufe? Selbst jetzt ist in der Gemeinde, für die ich arbeite, die Rede von einer Kraft: Man ist sich dessen bewußt, daß man tot ist, und was vorher war. Doch nur wenige hängen erneut dem veralteten Glauben an, es gäbe so etwas wie Himmel und Hölle. Und zu sagen, man werde jemanden wiedersehen, den man früher gekannt hat … Schauen Sie sich nur meinen Vater mit seinen zwei Frauen oder meine Mutter mit ihren zwei Männern an … *(Seufzt)* Wie *die* wohl miteinander auskommen würden? *(Lacht)*

Als Kind bin ich mit dem Tod auf vertrautem Fuß gestanden: Wir waren damals sehr eng mit der Familie eines Bestattungsunternehmers befreundet. In Milwaukee, meiner Heimatstadt, gab es viele davon. Und diese Familie war unserer recht ähnlich – ältere Brüder und ein jüngerer in meinem Alter. In der Leichenhalle haben wir oft gespielt, haben auf den Teppichen Linien für das Himmel-und-Hölle-Spiel markiert und mit Murmeln Kreismuster gelegt. Ab und zu war dort eine Leiche aufgebahrt. Irgendwann ist dann der Vater des Jungen gekommen und hat gemeint: »Na kommt schon, jetzt müssen wir hier aufräumen.« Und hat uns anschließend hinausgescheucht, weil gleich eine Beisetzung stattfinden sollte. Für mich war das nichts Besonderes.

Mein Vater ist oft zu Beerdigungen gegangen, eben weil er sehr religiös war und aktiv in der Gemeinde mitgearbeitet hat. Ab und zu hat er mich in die Aussegnungshalle mitgenommen; ich habe mich dann ganz hinten hingesetzt. Und anschließend sind wir Eis essen gegangen. Vermutlich hat er gar nicht gemerkt, was für eine Wirkung das auf mich gehabt hat. Wenn wir abends dorthingegangen sind, hatte ich fürchterliche Angst, weil ich möglicherweise nachmittags genau da gespielt hatte, wo jetzt die Leiche lag. Plötzlich habe ich mir vorgestellt, die Leiche erwache zum Leben, drehe den Kopf und öffne die Augen.

Damals haben wir in einem zweistöckigen Haus gewohnt. Wenn ich aufs Klo mußte, bin ich die Treppe runtergerannt, so schnell ich nur konnte. Und hatte entsetzliche Angst. Meine Cousins, die ein bißchen gewiefter waren als ich, haben mir lauter so komische Geschichten erzählt, die ich sehr ernst genommen habe und die mir Angst eingejagt haben. Der Tatsache des Todes war ich mir also sehr bewußt. Und zwar immer in Zusammenhang mit meinem Vater. Als ich dann im Internat war, habe ich oft über den Tod nachgedacht: Wenn ich im Bus oder im Zug gesessen und noch einmal zu meinem Vater hingeschaut habe, der mich immer zum Bahnhof gebracht hat, hatte ich immer Angst, ich würde ihn nicht wiedersehen. Sobald ich dann in der Schule ankam, war die Angst verflogen ... ich habe mich nie lange damit aufgehalten. Aber in jenen kurzen Momenten im Zug oder im Bus habe ich ihn angeschaut und oft das Gefühl gehabt, ich könnte es einfach nicht ertragen, wenn er stürbe. Darüber haben der Sohn des Bestattungsunternehmers und ich uns oft unterhalten, als wir noch klein waren. Wir haben auf dem Teppich gesessen und aus den Zweigen der Fliederbüsche irgendwelche Dinge geformt. Und haben darüber gesprochen, was uns lieber wäre: Wenn zuerst die Mutter stirbt oder der Vater. Ganz tief drinnen habe ich am meisten Angst davor gehabt, daß möglicherweise mein Vater zuerst stirbt, so sehr ich meine Mutter gemocht und mir gewünscht habe, daß ihr nichts zustößt. Ich konnte mir einfach nicht vorstellen, wie ich je über seinen Tod hinwegkommen sollte. Aber schließlich ist mein Vater zuerst gestorben ... Als ich zu seiner Beerdigung gegangen bin, war ich wie betäubt. Richtig geweint habe ich nicht, als meine Eltern gestorben sind. Dazu hatte ich einfach keine Zeit: Ich war verheiratet und hatte drei kleine Kinder. Das bedeutet jedoch nicht, daß ich sie deswegen weniger lieb gehabt hätte.

Damals hat mein Mann wieder einmal Verbindung zu uns aufgenommen; er wollte, daß die Kinder zu ihm nach Kalifornien fahren ... Sie kannten ihn nicht – als er weg ist, waren sie noch sehr klein gewesen. Ich wollte, daß er vorher nach Chicago kommt, damit sie ihn wenigstens kennenlernen und ich sie nicht zu einem völlig Fremden schicke. 1979 war das. Ich hatte eine Krebsoperation hinter mir und wollte niemandem zur Last fallen. Ich habe viel geweint, viel geraucht – und sie weggeschickt. Am nächsten Abend war ich plötzlich fürchterlich müde. Ich habe versucht zu lesen, bin aber ständig eingeschlafen. Habe mich müde und schwach gefühlt, konnte nicht einmal durchs Zimmer gehen. Und habe grauenhafte Rückenschmerzen bekommen. Deshalb bin ich zum Schrank gegangen, um mir die Heizdecke zu holen – die mich wahrscheinlich umgebracht hätte –, aber die Schmerzen waren so schlimm, daß ich nicht raufgreifen konnte. Ich erinnere mich nur, daß ich den Kopf an die Tür gelehnt und gedacht habe: *Ich komme da nicht rauf.* Also bin ich ins Bett. Am nächsten Morgen bin ich aufgewacht, und als erstes habe ich die Rückenschmerzen gespürt; allerdings haben mir jetzt auch die Hände weh getan – ich konnte sie kaum bewegen. Ich habe den Apotheker angerufen und gefragt, was das sein könnte; er hat gesagt, er wisse es nicht und ich solle den Arzt anrufen. Also habe ich den Arzt angerufen. Gegen viele Medikamente war ich allergisch – beispielsweise habe ich kein Penicillin vertragen. Antibiotika konnte ich gar keine nehmen. Der Arzt hat gesagt: »Sie haben derart viele gesundheitliche Probleme, da will ich keine Vermutungen anstellen. Fahren Sie zur Notaufnahme.« Beinahe wäre ich zu Hause geblieben, um das Bad zu putzen, weil ich mir gedacht habe: »Das bildest du dir nur ein.« Dann bin ich aber doch in die Notaufnahme und habe zu dem jungen Arzt, der Dienst hatte, gesagt: »Meine Hände tun derart weh, daß ich es nicht mehr aushalte.« Und da hat er etwas wirklich Typisches geantwortet – später ist er dann zu mir auf die Intensivstation gekommen und hat sich entschuldigt. Er hat gesagt: »Kommen Sie jedes Wochenende in die Notaufnahme, weil Sie sich einsam fühlen?« Später hat er mir das erklärt: »Sie sind jung, Sie sind sehr schlank, Sie sind eine Frau. Ich konnte mir nicht vorstellen, daß Ihnen irgendwas fehlt … Sie haben mir eine ordentliche Lektion erteilt.«

Sie wollten mir den Blutdruck messen, aber da war keiner. Dann haben sie ein Elektrokardiogramm gemacht, und anschließend ist der Arzt zu mir gekommen und hat gesagt: »Ich glaube, Sie haben einen Herzanfall – Ihr EKG ist anders als vor der Krebsoperation.« Sie haben mich auf die Intensivstation gebracht, und da habe ich zu würgen angefangen – wissen Sie, wie das ist, wenn man bei einem Herzanfall würgen muß? Sie haben mich an Monitoren angeschlossen und dann allein gelassen. Und ganz plötzlich ist alles *schwarz* geworden. Meine erste Reaktion war: *Die Schmerzen sind weg.* Und dann habe ich meine drei Kinder gesehen – wie auf einem Portrait. Anthony war in der Mitte – das ist mein Zweiter. Zacharias und Jane waren neben ihm, jeder auf einer Seite, so, wie man Kinder eben für ein Photo hinsetzt. Als alles schwarz geworden ist, das war ein Herzstillstand. Später haben sie mir erzählt, auf der Schwesternstation hätten plötzlich alle Klingeln geschrillt. Alles ist schwarz geworden. Aber mein Verstand hat noch gearbeitet, und ich habe mir gesagt: »Die Schmerzen sind weg.« Und dann habe ich, wie gesagt, meine Kinder gesehen, die wie auf einem Photo posiert haben. Mittlerweile kann ich darüber sprechen … und spüre immer noch die Traurigkeit. Die Traurigkeit, weil ich sterben mußte, weil ich gestorben war …

Jetzt mache ich einen zeitlichen Sprung. Nachdem sie mich zurückgeholt hatten, war meine Brust von den Elektroden, die man bei Elektroschocks verwendet, *völlig* verbrannt. Von dem vielen Drücken hat mir die Brust weh getan. Das war im August – bis Dezember, bis Weihnachten hat meine Brust geschmerzt; wenn ich aufstoßen oder husten mußte, hatte ich das Gefühl, ich würde durch das ganze Zimmer geschleudert. Die hatten sich wirklich anstrengen müssen, um mich zurückzuholen.

Als es passiert ist, war ich so traurig wie nie zuvor in meinem Leben. Ich hatte nur noch einen Gedanken: *Ich habe nie Gelegenheit gehabt, meinen Kindern zu sagen, daß sie glücklich werden sollen …* Jetzt fange ich gleich an zu weinen, Studs … Daß ich gestorben bin, hat mir nichts ausgemacht, nur: Sie sollten glücklich sein. Ich wollte eine Chance haben, ihnen das zu sagen, aber jetzt war es zu spät. Immer wieder habe ich gedacht: *Wenn ich nur ganz tot wäre, dann wäre da nichts mehr* – dann wüßte ich nicht, wie traurig ich bin. Ich habe mich förmlich danach gesehnt, denn ich hatte ja *keine* Ahnung, daß ich wieder zurückkommen würde, habe gedacht, jetzt sterbe ich, und wenn ich mich selbst endgültig über diese Grenzlinie stoßen könnte, wäre alles vorbei … Ich war immer noch bei Bewußtsein, und das wundert mich, denn offenbar hatte mein Herz aufgehört zu schlagen. Aber *mein Verstand hat noch gearbeitet.* Höchstwahrscheinlich hatten sie vergessen, meine Arme festzubinden – sie haben sich vermutlich nicht die Zeit genommen, sondern so schnell wie möglich alles Nötige getan. Plötzlich habe ich auf meinem Bauch einen grünen Ball gesehen. Später haben sie mir erklärt, sie hätten versucht, mir Luft in die Lunge zu pumpen. Einen Arzt oder Assistenzarzt habe ich auch wahrgenommen, einen Schwarzen, der am Fußende des Bettes gestanden hat. Ich erinnere mich, wie ich den einen Arm zurückgeworfen und jemanden berührt und gefragt habe: »Träume ich das alles?« Und er hat geantwortet: »Nein, das ist kein Traum – wir versuchen, Sie zu stabilisieren. Bleiben Sie ganz ruhig. Hören Sie vor allem auf, nach Ihren Kindern zu schreien.« Und dann ist alles … irgendwie bin ich einfach bewußtlos geworden, aber tot war ich nicht.

Zwar habe ich mir nie die Krankenhausunterlagen angeschaut, aber offenbar hat das Ganze nicht länger als vier Minuten gedauert. Ungefähr eine Woche lang lag ich dann auf der Intensivstation. Meine Kinder waren bei meinem Exmann in Kalifornien. Am ersten Tag danach wollte ich sprechen, war aber zu schwach dazu … Am nächsten Tag ist mein Arzt gekommen und hat gefragt: »Was ist denn passiert?« Also wollte ich ihm das alles schildern, er aber hat mich unterbrochen: »Schon in Ordnung – Sie brauchen es mir nicht zu erzählen.« Dann haben sie eine Psychologin zu mir geschickt, um mit mir zu reden. Sie hat erklärt, sie verfasse zusammen mit jemand anderem eine Untersuchung über derlei Erfahrungen, und wissen Sie, *was dann passiert ist?* Ich habe also wieder zu berichten angefangen, aber kein Mensch hat mich bis zum Ende angehört. Immer wieder hieß es: »Schon gut, das reicht. Wir kommen später noch einmal – jetzt sind Sie noch zu schwach.« Sie wollten das alles gar nicht hören. Ich habe das Gefühl gehabt, es sei ihnen unangenehm. All das Gerede von einem Licht und daß man vor seinen Schöpfer tritt, vor Gott, und das herrliche Licht und das Zurückkommen. Ich habe erzählt, daß da nichts Derartiges sei. Eine Frau hat zu mir gesagt: »Und was ist mit dem Licht?« Ich habe geantwortet: »Ich habe nichts gesehen. Da war kein Licht.« Ich habe erklärt, wenn man wirklich tot ist, sei da nichts. Da haben sie angefangen, mich zu tätscheln … und sind wieder gegangen. Später habe ich festgestellt, sobald ich angefangen habe, darüber zu sprechen, haben die Leute immer gesagt: »Aber jetzt sind Sie doch bestimmt gläubig, nicht wahr?« – nur weil ich diese Todeserfahrung gemacht hatte. Ich habe jedoch widersprochen: »Nein. *Ich* habe mich nicht verändert.« – »Wollen Sie damit sagen, daß diese Erfahrung nicht den Wunsch in Ihnen geweckt hat zu glauben?« Was ich verneint habe. Ich glaube, das hat sie verärgert. Das ist ungefähr so wie bei einem Mann, der ein schreckliches Leben führt, dann irgend etwas Tragisches durchmacht und anschließend erklärt: »Ich will mich von Grund auf ändern …« Die haben erwartet, ich solle mein Leben ändern, nur weil ich dem Tod so nahe gewesen war.

Es war ein vollkommener Herzstillstand gewesen. Vielleicht sollte ich wirklich noch mal ins Krankenhaus und meine Unterlagen anfordern. Denen hat gar nicht gefallen, daß ich der Ansicht war, da sei nichts. Ich habe gerade einige Berichte über derlei Erfahrungen von verschiedenen Leuten gelesen, und *kein einziges Mal* war die Rede von einem

Nichts. Wenn jemand an irgendeine Art von Leben nach dem Tod glaubt, dann wird er das sehen; wenn er oder sie glaubt, daß dann nichts kommt, dann sehen sie eben das. Das bestärkt mich in meiner Überzeugung, daß da nichts ist. Man sieht immer das, was man erwartet. Man sieht das, was man sehen will. Ich meine, es wäre ja recht schön, wenn man glauben könnte, irgendwie gehe es weiter und es sei nicht alles umsonst gewesen. Die Psychologin war auch nicht anders. Eigentlich wollte niemand richtig mit mir darüber sprechen, daß ich tot gewesen war. Während des ganzen Krankenhausaufenthalts hat *kein Mensch* mit mir darüber geredet, daß mein Herz stehengeblieben und meine Brust ganz verbrannt war und fürchterlich weh getan hat. Ungefähr ein Vierteljahr später bin ich wieder im Krankenhaus gelandet, weil mir so seltsam war. Wieder haben sie mich auf die Intensivstation gebracht und beobachtet. Eine Krankenschwester ist reingekommen und hat erklärt: »Ich kenne Sie. Ich habe Sie damals gefunden und mit der Wiederbelebung angefangen, bis die mit der Bahre gekommen sind.« Das war das erste Mal, daß jemand … Ich habe gefragt: »Wer waren diese Leute?« Denn schließlich war das ein einschneidendes Erlebnis gewesen – ich hätte wirklich für immer tot sein können! Aber *niemand* wollte darüber sprechen.

Was auch immer für eine Untersuchung diese Psychologin durchgeführt hat – vielleicht hat das, was ich gesagt habe, einfach nicht zu dem gepaßt, worauf sie hinauswollte. Meine Frage ist: Arbeitet der Verstand weiter, wenn das Herz stehenbleibt? Sie wissen doch, wie die Leute erzählen, man schwebe über seinem eigenen Körper. Derlei habe ich nicht erlebt. Nehmen wir also mal an, mein Herzschlag habe nur zwei Minuten lang ausgesetzt. Möglicherweise habe ich meine Kinder erst gesehen, nachdem es wieder zu schlagen angefangen hatte. Doch der erste Gedanke, daß die Schmerzen weg sind, das muß gleich, nachdem mein Herz stehengeblieben ist, gewesen sein. Es ist so schnell gegangen …

Daß meine Kinder ganz allein zurückbleiben würden, hat mir große Sorgen gemacht. Ich war also ziemlich überrascht, als der Arzt später zu mir gesagt hat, ich solle aufhören, nach meinen Kindern zu schreien. Mein Herz hatte zu schlagen aufgehört, aber irgendwie habe ich trotzdem nach ihnen gerufen. Damals waren sie zwölf, elf und zehn

Jahre alt. Die Tatsache, daß ich keine Gelegenheit gehabt hatte, mit ihnen zu reden, die Tatsache, daß alles so schnell gegangen ist ... Wenn die Leute sagen: »Ich hoffe, daß es bei mir schnell geht«, frage ich: »Warum eigentlich? Man stirbt nur einmal. Wollen Sie nicht lieber langsam sterben, damit Sie darüber nachdenken und darüber sprechen können?«

Als Kind habe ich immer die Todesanzeigen gelesen. Ich weiß nicht, ob Tommy der Grund war, der kleine Junge des Bestattungsunternehmers. Jedenfalls war es im Alter von acht oder neun für mich das Natürlichste auf der Welt, die Todesanzeigen und Nachrufe zu lesen. Mir fällt auf, daß meine Kinder sie nicht lesen. Ich schon. Immer noch.

Karen Thompson

studiert derzeit noch an der Northwestern University; einen ersten akademischen Abschluß hat sie bereits. Zwei Jahre lang hat sie im Koma gelegen. Anscheinend hat sie sich einigermaßen erholt, obwohl sie nach wie vor viele Medikamente nehmen muß. Ein Laufgestell oder einen Stock verwendet sie nicht mehr. Demnächst will sie nach Berkeley ziehen, um an der University of California an einem Lehrgang für künftige Drehbuchautoren teilzunehmen.

Ich bin Afroamerikanerin und einundfünfzig Jahre alt. Mein Vater ist, soweit ich weiß, tot. Meine Mutter, von Beruf Architektin, ist gestorben, als ich sechzehn war. Ich bin ebenfalls Architektin, in der vierten Generation schon. Mein Großvater Albert I. Cassell war weitgehend für den Bau der Howard University zuständig. Meine Mutter hat siebzehn Jahre als eine der Chefingenieurinnen am Bau der neugotischen National Cathedral in Washington mitgewirkt. Von ihr stammen die Rosette und die südliche Querverstrebung. Ihren Abschluß hatte sie an der Cornell University gemacht,* magna cum laude. *Ich selbst bin mit sechzehn nach Chicago, ans ITT**. Von meinem Großvater und meiner Mutter hatte ich viel gelernt, daher wußte ich, noch ehe ich hierherkam, schon eine ganze Menge über Architektur. Ich durfte die Ausbildung abbrechen und bin dann bei Mies van der Rohe in die Lehre gegangen. O ja, ich habe ihn gekannt. Der war wirklich ein Original – er war ziemlich wortkarg und hatte einen sehr trockenen Humor. Anschließend habe ich für C.F. Murphy Associates sowie für Skidmore, Owings, and Merrill gearbeitet. Auch bei Perkins and Will war ich eine Zeitlang. Eineinhalb Jahre habe ich in Europa für Milton Keynes gearbeitet und bin dann wieder zu Skidmore. Das war*

* Sechstgrößte Kathedrale der Welt; möglicherweise das letzte im rein gotischem Stil errichtete Bauwerk (Anm. d. Übers.)

** Illinois Institute of Technology

ungefähr 1982/83. Sechzehn oder achtzehn Stunden habe ich jeden Tag geschuftet … Oft bin ich sogar über Nacht geblieben und habe unter meinem Zeichentisch geschlafen. (Lacht) Und dann bin ich krank geworden.

Es war Überanstrengung. Ich war sehr krank. Unterernährt. Chronische Lungenentzündung. Um irgendwie durchzuhalten, hatte ich mir rezeptfreie Medikamente besorgt, Primatene und Robitussin. Nach ein paar Monaten habe ich mich so schwach wie nie zuvor gefühlt. Ich war gerade in eine neue Wohnung gezogen. Und plötzlich habe ich keine Luft mehr bekommen. Ich habe den Notdienst angerufen und gekeucht: »Ich kann kaum noch atmen, bitte, kommen Sie gleich.« Sie haben mich ins Krankenhaus gebracht. Dort hat man mich stabilisiert, mir Epiphrenin gegeben und irgend etwas gespritzt. Eine Zeitlang war ich an ein Beatmungsgerät angeschlossen und bekam Cephalin. Nach einer Weile hat man mir erklärt: »Alles wieder in Ordnung, Sie können nach Hause«, und mir ein Rezept für Penicillin mitgegeben. Als ich zu Hause am Küchentisch gestanden und meine Katze gefüttert habe, da habe ich gemerkt, *o mein Gott, es geht schon wieder los – und diesmal sterbe ich.* Ich habe niemanden. Absolut niemanden – ich bin ganz allein. Das war 1986. Aufgewacht bin ich erst wieder im April 1988.

Ich weiß, es gibt Leute, die beschreiben den weißen Tunnel und all das, aber ich habe nur so etwas wie gleißendes Licht gesehen. Einem Blitz ähnlich. Und schwach habe ich mich gefühlt, gleichzeitig aber, als laste irgend etwas schwer auf mir, so daß ich in den Knien eingeknickt bin. Andererseits war es aber wie eine Woge von Energie. Ich bin mir vorgekommen, als hätte mich der Blitz getroffen. Und nicht, als habe ich einen Herzanfall oder so. Habe lediglich das Gefühl gehabt: Das ist *es.* Den weißen Tunnel habe ich nicht gesehen, gar nichts in der Art … Doch im Koma habe ich etwas ganz anderes gesehen. Das ist eine sehr lange Geschichte … *(Seufzt)*

Vorausschickend muß ich sagen, daß ich seit jeher Buddhistin bin. Ich wurde in eine Familie von Lutheranern, Baptisten und Episkopalisten hineingeboren. Mittlerweile hatte meine Mutter, da sie ständig gegen den Tod angekämpfen mußte – sie litt an Krebs –, begonnen sich, angeregt von Leuten wie Alan Watts*, eingehend mit dem Buddhismus zu beschäftigen. Wir haben miteinander über Wahrnehmung, wie man sich selbst sieht und ob es eine Seele gibt, gesprochen.

Als ich da so am Küchentisch stand, hatte ich daher keine Angst, überhaupt nicht – denn vor dem Sterben fürchte ich mich nicht. Ich war früher schon hier und werde wieder hier sein.

Sie glauben an Reinkarnation?
Das ist keine Sache des Glaubens – ich *weiß* es. Ich *weiß*, ich war früher schon einmal hier – genau das hat sich mir bestätigt, als ich im Koma gelegen habe. Möglicherweise war dies das Beste, was mir geschehen konnte. Es war, als würde ich neu geboren.

Wie lange hat das Koma gedauert?
Zwei Jahre. Von 1986 bis zum April 1988 war ich im Krankenhaus an Maschinen und Schläuche angeschlossen. Nur gut, daß ich keine Verwandten habe, denn später, nachdem ich aus dem Koma aufgewacht war, hat man mir erklärt, wenn man Verwandte hat, können die eine Erklärung unterzeichnen; dann werden die lebenserhaltenden Apparate abgeschaltet, und man stirbt. Wenn man arm ist, läuft die Krankenversicherung meist sehr schnell aus. Und da ich niemanden hatte, der für mich hätte bürgen können, ist auch keiner gekommen ... *(Lacht)* Die haben nicht geglaubt, daß ich je wieder aufwachen würde. Ich kann wirklich von Glück reden, daß ich niemanden hatte. *(Lacht)* Irgendwie bestärkt mich das in der Auffassung, daß man im Grunde genommen *allein* ist. Freunde zu haben, ist wundervoll, doch letztlich ist man auf sich gestellt. Man ist ein geistiges Wesen, das für diese bestimmte Reise hierhergekommen ist. Im Koma sind mir auch die Leben gezeigt worden, die ich schon hinter mir hatte.

Als letztes während des Komas erinnere ich mich daran: *Versuch nicht, irgendwas zu erklären.* Kaum war ich aus dem Koma aufgewacht, habe ich probiert, den Leuten davon zu berichten, einfach weil es derart

* Alan Watts (1915–1973) studierte Vergleichende Religionswissenschaften und wurde für seine Deutungen fernöstlicher Philosophien weltweit bekannt (Anm. d. Übers.)

erstaunlich für mich war, obwohl ich das bin, was man eine Buddhistin nennt. Es ist sehr schwer, mit den starren, streng abgegrenzten Definitionen von Religion zurechtzukommen. Ich konnte nicht mehr gehen, und es fiel mir schwer, mich an irgend etwas zu erinnern. Ausgesehen habe ich, als litte ich an Schüttellähmung: ich habe gezittert, und alle Gliedmaßen waren verkümmert. Die Ärzte waren baff, konnten es einfach nicht glauben. Niemand kann es glauben ... *(Lacht)* Es ist eine Gnade.

Was haben Sie im Koma gesehen?
Oh, daran erinnere ich mich sehr lebhaft. Als ich im Koma gelegen bin, war ich mir dessen voll bewußt. Eine unglaubliche Finsternis hat dort geherrscht. Niemals hat mich je eine derartige Finsternis eingehüllt ... aber sehr, wirklich sehr tröstlich. Eine beruhigende Finsternis. In dieser sanften Dunkelheit hatte ich das Gefühl zu fliegen. 1992/93 hatte ich mich einigermaßen erholt und bin in das tibetanische Kloster und Institut in Ithaca, New York. Und habe den Leuten dort in allen Einzelheiten davon berichtet. Sie haben aufmerksam zugehört und mir alles geglaubt. Und dann haben sie mir erklärt, was es bedeutet. Im Koma habe ich all die verschiedenen Leben gesehen, die ich bis zu diesem Zeitpunkt gelebt hatte. Eine meiner Fragen war beispielsweise: *Warum habe ich solche Probleme mit der Lunge?* Es passiert folgendes: In all den Leben, die man hatte, ist man zu einem bestimmten Zeitpunkt gestorben. Wenn man an Seelenwanderung glaubt, lebt die Seele ewig. Der Tod ist Teil des Lebens. Das Leben ist nicht etwas davon Getrenntes oder Entgegengesetztes – diese Dualität gibt es nicht. Wenn die Menschen sich weiterentwickeln, werden sie irgendwann erkennen, es heißt nicht entweder – oder. Es ist nicht das Fehlen von Licht. Es ist nicht gut oder böse. Es ist vieles gleichzeitig. Man muß lernen, mit dem Paradoxen zurechtzukommen. Und nicht auf alles eine Antwort finden wollen. Denn die hat man bereits – man selbst ist sie: Man braucht ihr nur nachzulauschen.

Vor dem Tod habe ich keine Angst, überhaupt keine. Er ist *Teil* des Lebens. Daher wird es weitergehen. Ich werde in einer anderen menschlichen Gestalt zurückkommen. Als Schwarze, hoffe ich. *(Lacht gequält)* Ich bin jetzt zum ersten Mal eine Schwarze.

Sie glauben, daß Sie vorher jemand anderer gewesen sind?
Ich weiß es. Warum sagen Sie ständig »glauben«? Ich bin eine Irin gewesen, ein ägyptischer Junge. Ich bin ein Inuit, ein Eskimo gewesen. Und ich war in Afrika – als kleiner Junge. Einer der Gründe für meine schlechte Lunge ist, daß ich eine Zeitlang Irin war. *(Lacht)* Auch der ägyptische Junge bin ich gewesen, der um 1600 gestorben ist. Ich will nicht mit anderen wetteifern, sondern versuchen, eine bessere Seele zu sein. Ich will niemanden übertrumpfen oder die höchste Stufe von dies oder jenem erlangen; ich versuche lediglich, als ich selbst ein wirklich guter Mensch zu sein. Wir gehören nur uns selbst. Und müssen persönlich Verantwortung übernehmen. Das ist ein geistiger Prozeß, den wir alle durchmachen.

Haben Sie vor dem Koma das gleiche empfunden?
Ja, aber nicht so klar ausformuliert. Als ich aus dem Koma aufgewacht war, mußte ich eine Menge Medikamente nehmen. Viele davon haben mich noch kränker gemacht – meist Steroide. Sie sollten mir das Atmen leichter machen, aber ich habe davon Muskelschmerzen bekommen, mein Adrenalinspiegel hat verrückt gespielt, und mein Immunsystem hat versagt. Also habe ich langsam, aber sicher alle Steroide und dann alle anderen Medikamente abgesetzt – das Übergewicht, eine Folge davon, werde ich allerdings nicht los. Früher war ich schlank, sehr schlank. Die Leute haben immer gesagt: »Mein Gott, du bist ja nur mehr ein Strich!« *(Lacht)*

Damals haben die Ärzte gesagt, ich würde nie wieder laufen können. Lange Zeit bin ich auf dem Hintern rumgerutscht. Das war 1988, vor zwölf Jahren. Herrje, ich war Ende dreißig – achtunddreißig. Da gilt man hier nicht mehr als jung, folglich hat man mir nicht die Möglichkeit gegeben, ins Rehab Institute von Chicago oder etwas in der Art zu gehen.

Alles habe ich mir selbst beigebracht. Ohne jede Hilfe Ich habe die Sozialarbeiter dazu gebracht, daß sie mir geholfen haben, als behindert eingestuft zu werden, denn ich konnte überhaupt nichts mehr machen. Ein ziemlich mühseliger Kampf war das. Die Leute setzen jede Art von Behinderung mit geistiger gleich. Fast drei Jahre hat es gedauert, ehe man mir erlaubt hat, eine Schule zu besuchen. Ständig haben sie mir erzählt, ich sei schwerbehindert und könne nicht normal leben. Ich habe allein gewohnt. Mein damaliger Vermieter – ich hatte in so vieler Hinsicht unglaubliches Glück. Er hat sich die ganze Zeit um meine Katze gekümmert. Ich habe sie immer noch.

Zeitweise sind drei verschiedene Krankenschwestern gekommen, um mir zu helfen. Die erste hat mich beklaut. Die zweite hat mir die Formulare gebracht und erklärt: »In einer Woche komme ich wieder vorbei.« Sie hatte *unzählige* Fälle zu betreuen und hat gesagt: »Füllen Sie einfach die Formulare aus – ich brauche das Geld.« Die dritte wollte mich zum christlichen Glauben bekehren. Hat behauptet, ich sei im Koma gelegen, weil Jesus mich nicht gerettet habe. Die ist mir mehr auf die Nerven gegangen als alles andere. *(Lacht)*

Haben Sie je mit dem Gedanken an Selbstmord gespielt, wenn Sie deprimiert waren?
Natürlich ist mir der Gedanke gekommen – oft, *sehr oft! (Lacht)* Doch was hätte das für einen Sinn? Ich würde ohnehin zurückkommen ... Es ist ja nicht so, als könnte man damit allem entfliehen. Wenn ich mich also umbringe, muß ich zurückkommen und mit der Angst und dem Schmerz und dem Leiden zurechtkommen, daß ich versucht habe, mich zu töten, und zwar muß ich mich zehnmal öfter damit auseinandersetzen, weil ich damit bestimmten Menschen weh getan habe. Ich habe ungefähr fünf oder sechs wirklich gute Freunde; die kenne ich seit zwanzig, dreißig Jahren. Selbstmord ist zwecklos.

Wann haben Sie zum ersten Mal Trauer über einen Tod verspürt?
Mein Cousin Bobby ist gestorben, als ich acht war – er ist in der Nähe von Montgomery gelyncht worden. Auch andere Angehörige von mir sind gestorben, aber am schlimmsten hat mich der Tod Bobbys mitgenommen.

Wann ist Ihnen zum ersten Mal bewußt geworden, daß es so etwas wie den Tod gibt?
Na ja, als ich so ungefähr zwei Jahre alt war.

So früh schon?
Ich erinnere mich daran, wie ich geboren wurde.

Und wie war das?
Sehr schwierig. *(Lacht)*

Was halten Sie von organisierter Religion?
Ich verabscheue sie *über alle Maßen.* Meiner Ansicht nach hat sie mehr Schaden angerichtet als Gutes getan. Und außerdem mehr als alles andere zu Entzweiungen zwischen den Menschen geführt. Zwar ist mir durchaus klar, daß einige Leute das Bedürfnis haben, ihre Ängste auf irgendeine Weise in ein System einzubinden. Denn darum geht es doch: Man braucht einen geistigen Standort. Es gibt eine Zeit, die einen Wendepunkt darstellt. Man nennt ihn Satori* – wenn man das Gefühl hat, daß alles immer dunkler und schrecklicher und schwieriger wird – das ist unmittelbar vor einem Punkt, an dem man auf andere Weise, auf einer anderen Stufe zeigt, was für Möglichkeiten in einem stecken. Man erlebt eine Art Epiphanie. Ich habe gedacht, ich würde nie wieder laufen können. Und dann habe ich mir dieses Übungsprogramm ausgedacht und es irgendwie geschafft, die Treppe runterzukommen – eine halbe Stunde habe ich dazu gebraucht. Und dann bin ich von meinem Apartment bis zum Ende des Blocks und wieder zurück gegangen. Jeden Tag.

Einmal bin ich mit meinem Laufgestell los und war *fast* an der Ecke angelangt. Es war *derart* mühsam. Und hat *weh getan.* Sehr deprimiert war ich, ganz tief unten … Eine ganze Wagenladung, ein offener Tieflader mit jungen weißen Männern ist an mir vorbei und in die Tankstelle gefahren. Weiße Rassisten – das bringe ich jedesmal mit meinem Cousin Bobby in Verbindung. Die Vorstellung: Junge weiße Männer auf einem Tieflader – das bedeutet *Gefahr.* Ich bin einfach weitergegangen, habe mich mit meinem Laufgestell abgemüht. Sehr schmerzhaft war das. Und ganz plötzlich sind sie alle aufgestanden, alle miteinander, haben gepfiffen und Beifall geklatscht und mir aufmunternd zugerufen. Ich war unheuer gerührt. Bin es immer noch. Wenn ich daran denke,

* Im Zen-Buddhismus das Erleuchtungserlebnis (Anm. d. Übers.)

kommen mir nach wie vor Tränen in die Augen ... *(Gefühlvoll)* Ich spüre immer noch, wieviel das damals für mich bedeutet hat, denn das hat alles verändert: daß diese jungen Weißen die Ungeheuerlichkeit meiner Aufgabe erkannt und mir applaudiert haben, weil ich es dennoch versucht habe. Ich weine immer noch, weil es *alles* bedeutet hat. Das nenne ich Zufall. Wirklichen Zufall. Gemeinhin sagen die Leute, so etwas wie Zufall gebe es nicht – alles geschehe aus einem bestimmten Grund. Ich war zufällig da, sie waren zufällig da, sie hätten mich nicht zu beachten ... sie hätten mir nicht Anerkennung zu zollen brauchen. Aber genau das haben sie getan. Und ich habe darauf reagiert. Ich habe gewinkt und ihnen gedankt – denn sie hatten mir etwas Großartiges gegeben – ein ungeheures Geschenk.

Ich glaube, ich war für das Koma bereit. Ich habe es gebraucht. Ich mußte dieses Wissen erlangen. Buddhistin war ich schon vorher, doch jetzt konzentriere ich mich nicht mehr so sehr darauf, daß alles reibungslos läuft. Oft zerbricht man sich den Kopf, ob man auch wirklich das Richtige tut. Darüber brauche ich mir keine Sorgen mehr zu machen, denn ich weiß, es ist so. Ich kann ganz entspannt sein, was mich betrifft, was für ein Mensch ich bin. Ich grüble nicht darüber nach, ob andere Leute mich mögen oder nicht. Vielmehr beschäftigen mich Dinge wie Gerechtigkeit und ob Leute fair behandelt werden, Probleme dieser Art. Aber ob irgend jemand mich gut leiden kann, das ist nicht weiter wichtig für mich ...

Haben Sie Freunde?

Ja, nur bin ich wählerischer geworden. Eher Frauen. Über all diese Erfahrungen rede ich nicht mehr, denn entweder glauben die Leute mir nicht, oder sie wollen, daß ich Ihnen die Zukunft vorhersage. Ich bin keine Wahrsagerin.

Dimitri Mihalas

Ein überschwenglicher Mann, dem man den Wissenschaftler ansieht. Auch wenn er die Haare zu einem Pferdeschwanz gebunden hat, was eigentlich nicht zu seinem Erscheinungsbild paßt. »Meine zweite Frau hat mich zu meinem ersten Quäker-Treffen mitgenommen. Als ich das erste Mal dort war, habe ich mich sehr wohl gefühlt. Beim zweiten Mal ist mir plötzlich bewußt geworden, daß irgend etwas vor sich geht. Keiner hat ein Wort gesagt, aber irgend etwas ist da abgelaufen. Und beim dritten Mal, da war ich fasziniert.« Seit damals ist er gläubiger Quäker und nimmt häufig an den Versammlungen teil.

Der Physiker arbeitet am National Laboratory in Los Alamos, mitten in der Wüste New Mexicos – ein Dorf in sich, eine Enklave von Wissenschaftlern: ein legendärer Ort, der mittlerweile zu einem festen Bestandteil der amerikanischen Geschichte wurde. Denn hier wurde, abgeschieden vom Rest der Welt, 1945 die Atombombe entwickelt.

Bis 1985 – da war ich schon sechsundvierzig Jahre alt – habe ich mir nie Gedanken über den Tod gemacht. Jetzt bin ich einundsechzig. Damals lebte ich in Colorado und war Mitglied der National Academy of Sciences. Ich hatte gerade die Arbeit an einem Buch über Strahlungshydrodynamik abgeschlossen, das von der Oxford University Press veröffentlicht wurde. War in Höchstform und wohnte in einem wunderschönen Haus inmitten der Hügellandschaft westlich von Boulder. Eines Abends saß ich in meinem Arbeitszimmer – heiter gestimmt hörte ich mir klassische Musik an, sah hinaus auf den nächtlichen Himmel und dachte: *Das alles ist so wunderbar.* Doch plötzlich schoß mir ein wahrhaft abwegiger Gedanke durch den Kopf: *Wie kommst du von hierher an den Ort, wo du hin mußt, wenn du stirbst?* Es war das erste Mal, daß ich mir wirklich ernsthaft Gedanken über den Tod machte. Und ich habe zu mir gesagt: »*Wie das?!* – da sitze ich, alles ist bestens, und ich denke an den *Tod!*«

Die Antwort darauf erhielt ich ein Jahr später. Der 1. September 1985 war der Auslöser. Wir zogen von Boulder weg, brachen alle Brücken hinter uns ab, weil meiner Frau gekündigt worden war. An der University of Illinois in Champaign war ihr eine andere Stelle angeboten worden. Damals litt ich schon seit Jahren unter bipolarer Depression. Und plötzlich bin ich abgestürzt, in eine – wie die Ärzte es in ihrer ungemein neutralen wissenschaftlichen Sprache nennen – schwere Depression. Das ist tödlich – und es traf mich mit voller Wucht. Mir wurde klar, alles, was ich mein Leben lang getan hatte, um mich vor alldem zu schützen, wovor ich Angst hatte, war nichts anderes gewesen, als einen mächtigen stahlverstärkten Betonpanzer um mich herum zu errichten. Ich hatte dieses Mistding *derart* fest und starr werden lassen, daß nichts durchdringen konnte. Keine Krankheit. Kein Leiden. Keine Furcht. Kein Verlust. Kein Schmerz. Kein Tod. Kein gar nichts. Aber wenn es dich voll trifft, ist er weg …

Von da an ist es wie in einer Spirale abwärtsgegangen. Vorher war ich nur leicht depressiv gewesen, hatte so meine kleinen Höhen und Tiefen gehabt. Ein paar Jahre lang war ich eher in gedrückter Stimmung, dann ein paar Jahre ein wenig überdreht. In der Zeit habe ich alle meine Abhandlungen geschrieben – ich habe *sechs* Bücher verfaßt. Anschließend war ich wieder eine Zeitlang ziemlich niedergeschlagen. Aber in Champaign habe ich völlig den Boden unter den Füßen verloren. *Alle* meine Freunde waren anderswo. Wir waren in diese uns fremde Stadt, in eine völlig andere Umgebung gezogen. Ich kann den Mittleren Westen nicht ausstehen. Ich *hasse* die Farbe grün. Ich bin in einer Wüstengegend zur Welt gekommen. Und lebe jetzt wieder in einer Wüste. Mein Panzer ist nicht einfach zerbröckelt, er hat sich schlicht in nichts aufgelöst. Und da stand ich nun – völlig nackt. Ich war besessen von dem Gedanken, mich umzubringen. Ständig hat eine leise Stimme in meinem Kopf gesagt: »Das ist einfach nicht auszuhalten. Es gibt nur eine Lösung« – *den Tod!* Das schien der einzige Ausweg.

In jenem Jahr habe ich es tatsächlich einmal probiert. Zu Hause habe ich immer eine Pistole aufbewahrt – eine 9-Millimeter-Automatik. Ich habe auf dem Fußboden gesessen und drei Stunden lang gegrübelt: *Was soll ich nur machen?* Schließlich bin ich aufgestanden und habe gesagt: »Ich komme damit nicht zurecht. Ich sehe nur den einen Ausweg.« Die Pistole hatte ich im Schlafzimmer zwischen ein paar Decken in einem

Schrank versteckt. Ich habe hineingelangt – die Pistole war nicht da. Ich habe die Decken rausgezerrt. Nichts. Meine Frau hatte auf Anraten des Arztes die Pistole herausgenommen – hatte sie beseitigt. Sie hatte sie zerlegt und die Einzelteile verschiedenen Leuten in der ganzen Gegend gegeben. Hätte sie sie nicht weggeräumt, dann hätte ich mich erschossen. Mit Sicherheit. Als sie nach Hause gekommen ist, haben alle Decken wieder an ihrem Platz gelegen. Ich habe kein Wort davon gesagt.

Damals war ich so fertig, daß ich mir nicht einmal eine andere sichere Möglichkeit überlegen konnte. Ich hätte den Wagen in die Garage fahren, den Motor einschalten und der Welt ade sagen können, aber auf die Idee bin ich gar nicht gekommen. Habe mich einfach weiter so dahingeschleppt.

Ungefähr zwei Wochen später sind wir mittags essen gegangen, wie üblich zu Wendy's; dann bin ich in die eine Richtung zu meinem Büro und sie in die andere. Es hat ziemlich heftig geschneit. Nach ungefähr zehn Schritten bin ich unvermittelt, aus einem plötzlichen Impuls heraus, stehengeblieben. Ich habe mich umgedreht und beobachtet, wie sie von mir wegging. Sie hatte eine helle Hose an, dazu einen blauen Parka und eine weiße Strickmütze. Wenn es schneit, verschwindet alles im Schneegestöber, du siehst nur noch Schnee, sonst nichts mehr. Als erstes ist ihre Mütze verschwunden, dann die Hose und schließlich der blaue Parka. Und plötzlich war alles nur noch weiß. Ich konnte sie nicht mehr sehen … Und da habe ich plötzlich einen stechenden Schmerz verspürt – bin fast verzweifelt – und habe mir gesagt: »Mein Gott, was würde passieren, wenn sie morgen plötzlich nicht mehr da wäre? Wie könnte ich da weiterleben?« Ungefähr eine Minute später ist mir etwas anderes eingefallen: »*Was würde aus ihr, wenn* ich *morgen nicht mehr da wäre?*« Ziemlich lange bin ich da im Schnee gestanden. Und schließlich ist mir klargeworden, es ist unmoralisch, sich das Leben zu nehmen. Des öfteren habe ich Leute sagen hören: »Schließlich ist es mein Leben, oder etwa nicht? Wenn ich es auslösche, was geht das dich an? Was geht es überhaupt irgend jemanden an?« Das ist falsch. Denn dein Leben ist nicht *deines.* Ein Teil deines Lebens ist ein Teil des Lebens eines jeden anderen, der dich liebt, dem etwas an dir liegt. Ich habe gedacht: *Wenn ich mich umbringe, würde ich das in ihr töten, was ich für sie bedeute.* Und ich würde den Teil in allen anderen töten, die mich als Freund, als Lehrer, als was auch immer kennen. Und das ist Mord. Selbstmord ist eine Sache, Mord eine ganz andere. Ich darf nicht töten. Inständig um Linderung flehen, das kann ich machen, doch ich darf nicht einen Teil eines anderen Menschen töten.

Da bin ich also gestanden, am Rand einer tiefen schwarzen Schlucht. Ich hätte nichts weiter zu tun brauchen, als einen Schritt nach vorne zu machen, und ich hätte nicht mehr existiert. Aber das durfte ich nicht. Also habe ich durchgehalten. Ungefähr einen Monat später hatte ich mit einem Mal das völlig irrationale Gefühl, in gewissem Sinne halte eine höhere Macht mich fest, beschütze mich – ich würde verschont. Ja, ich bin Wissenschaftler. Aber ich bin auch Mystiker. Ich glaube, es gibt Dinge jenseits aller Wissenschaft. Ich bin ausgewiesener Wissenschaftler und ausgewiesener Mystiker. Nennen Sie es Gott, nennen Sie es die Naturgesetze, ich weiß es nicht … Was auch immer es ist, das dieser Welt ihre unglaubliche Ordnung verleiht. Sehen Sie sich diese Blume an – die Margerite da auf dem Tisch. Sie ist das Geschlechtsorgan einer Pflanze. Ihre einzige Funktion ist es, Insekten anzulocken, um die Pflanze zu befruchten. Aber sie ist wunderschön. Sie ist symmetrisch, elegant. Warum? Warum ist sie nicht einfach ein häßliches kleines Ding, das den richtigen Geruch verströmt, um Insekten anzulocken? Sie wissen es nicht. Ich weiß es nicht. Meine Schlußfolgerung daraus ist, es gibt unendlich viele Ausdrucksformen und Ausgestaltungen in dieser Welt, die weit über alles hinausgehen, das Sie oder ich wahrnehmen oder gar verstehen können.

Schließlich bin ich nach Boulder zurück. Meine Freunde hatten veranlaßt, daß ich für ein Jahr einen Lehrauftrag dort bekam. Eigentlich ging es eher darum, mich ärztlich behandeln zu lassen. Der Arzt hat mir ein neues Antidepressivum verschrieben, das auch gewirkt hat, und binnen drei Wochen habe ich wieder funktioniert. Ich war verschont geblieben. Das hat mir gezeigt, gelegentlich kann man, selbst wenn man um sich herum nichts mehr als Schwarz sieht, verschont bleiben. Fünf Jahre darauf war ich bei einem Quäker-Treffen und habe meditiert. Und da habe ich mich gefragt: »*Warum ist es uns auferlegt, einigen von uns, daß wir manchmal durch tiefste Finsternis hindurchgehen müssen?* Ist es eine Prüfung? Eine Bestrafung? Und ganz plötzlich habe ich die Antwort gewußt. Es ist die Antwort eines Kindes, die Art von Antwort, auf die nur ein Kind kommt: Am deutlichsten sieht man das Licht, wenn man in völliger Dunkelheit ist. Es ist ein *Geschenk!* Das war eine regelrechte Explosion in meinem Kopf: *Hoppla, ich bin Astronom!* Wenn ich eine Galaxie der dreiundzwanzigsten Größenordnung sehen will, die ein so schwaches Licht abstrahlt, daß man sie nur mit dem stärksten Teleskop wahrnimmt, dann gehe ich nicht mittags raus, sondern dann, wenn es am finstersten ist. In der *Dunkelheit* gelingt es, wenn du in die richtige Richtung blickst … Und da ist mir klargeworden: Im Quäkertum reden wir vom göttlichen Licht und unserem inneren Licht, daß ein Teil des Lichtes, das von Gott kommt, ständig in uns reflektiert wird. Doch wir müssen diesem inneren Licht *folgen.*

1996, zehn Jahre später, hat es mich genau andersherum erwischt – keine Depression, sondern manische Hyperaktivität. Nicht nur die milde Manie, bei der man voller Energie ist; ich habe mich wirklich in einem *manischen* Zustand befunden. Es ist der gleiche Unterschied wie zwischen einem Säbelzahntiger und einer Hauskatze. Die klassische Manie zerstört dich. Du machst völlig ausgeflippte, verrückte Sachen. Ich habe Geld zum Fenster hinausgeworfen, habe eine Affaire gehabt, habe Dinge getan, die mir beruflich geschadet haben – ich war einfach nicht mehr ich selbst. Es hat schon immer wirklich manische Menschen gegeben. Sehen Sie sich van Gogh an – der war bipolar. In seinem letzten Lebensjahr hat er zweihundert Meisterwerke gemalt, fast jeden Tag eines. Er hat an zehn oder zwanzig gleichzeitig gearbeitet, nur um das richtige Licht zu haben, wenn er an ihnen weitergemalt hat. William Blake. Der war so verrückt wie sonst was. Völlig durchgedreht. Doch auf sehr intelligente Art. Mozart war bipolar. Wenn es ihm gut ging, hat er an einem Nachmittag eine vollständige Symphonie komponiert; war er ganz tief unten, hat er gar nichts zustande gebracht Er ist mit dem Wunsch gestorben, sein Requiem zu vollenden.

1997 bin ich von Boulder aus zum Flughafen von Denver gefahren und gegen eine Leitplanke geprallt. Bin mit *achtzig* Meilen pro Stunde direkt in das Ende der Leitplanke geknallt. Ich kann mich an *absolut nichts* erinnern – wenn man eine traumatische Gehirnverletzung hat, ist die Erinnerung weg. Ich war bewußtlos. Offenbar ist auf meinem Hinterkopf immer noch ein großes Kreuz zu sehen, dort, wo die Narben sind. Blut ist mir aus dem Kopf und dem Arm geströmt. Zwei Leute haben mich gefunden. Und die haben zweierlei getan: Sie hatten ein Handy und haben die Polizei gerufen, und sie haben mir den Arm abgebunden, um die Blutung zum Stillstand zu bringen. Die waren zufällig vorbeigekommen. Und sind dann offensichtlich wieder verschwunden. Jedenfalls waren sie *nicht* da, als die Polizei gekommen ist. Meine Tochter behauptet, es seien Engel gewesen. Was weiß ich denn schon? Vielleicht *gibt* es Engel – ich weiß es nicht, Sie wissen es nicht, niemand weiß das. Ich weiß nur, sie haben die Polizei benachrichtigt, und die haben mich ins Krankenhaus gebracht, wo ich ungefähr eine Woche geblieben bin. Dort hat man Magnetresonanztomographien gemacht und festgestellt, ja, ich hatte eine Gehirnverletzung: im Vorderhirn war Blut, ebenso im Okzipitallappen. Aber nichts Lebensbedrohliches. Ich selbst erinnere mich an *gar nichts* ...

Dann hat meine Tochter mich hierher ins Rehab Institute von Chicago gebracht. Und ganz plötzlich, ohne ersichtlichen Grund, bin ich in ein tiefes Koma gefallen, in ein psychotisches Koma. Ständig habe ich um mich geschlagen, habe die ganze Zeit geschrien, wollte unbedingt aus dem Bett aufstehen, so daß sie mich festbinden mußten. Alle möglichen wirr-psychotischen Träume habe ich gehabt. Folglich hat man ihr gesagt: »Ihr Vater hat Enzephalitis.« Man hat mich ins Northwestern gebracht und im dortigen Radiologiezentrum drei Durchgänge von Magnetresonanztomographien gemacht. Ergebnis: keinerlei Anzeichen von Enzephalitis.

Die Ärzte waren irritiert. Meine Tochter hatte fünf Jahre Chemie studiert, ehe sie Anwältin wurde; sie hat also angefangen, die entsprechende medizinische Fachliteratur zu lesen. Und hat herausgefunden, daß ich alle klassischen Symptome einer Lithiumvergiftung zeige. Man hatte mir Lithium verabreicht, um die Manie unter Kontrolle zu bringen. Ich habe es genommen, aber es hat einfach nicht mehr gewirkt – derlei kommt vor. Während sie mich damit gefüttert haben, bin ich völlig ausgetrocknet; folglich ist der Lithiumspiegel in meinem Blut immer höher gestiegen. Meine Tochter hat eine Krankenschwester überredet, ihr mein Krankenblatt zu zeigen. Mein Lithiumspiegel war dreimal so hoch, wie es vom Therapeutischen her angezeigt gewesen wäre, und zweifach toxisch. Sie hat die Ärzte davon *überzeugt,* daß sie die Tropfinfusion absetzen müssen. Später hat ein Assistenzarzt mir gestanden: »An diesem Punkt hätten Sie noch achtundvierzig Stunden bis zur Ihrer geschätzten Ankunftszeit auf dem großen himmlischen Flughafen gehabt.« So nahe dran war ich also – nur noch achtundvierzig Stunden. Dann wäre ich gestorben ... Meine Tochter hat mir das Leben gerettet.

In dem Rehabilitationszentrum hatte nachts nur wenig Personal Dienst. Meine Tochter hatte Angst, ich könnte wieder versuchen, aus dem Bett zu steigen, und mich dabei erneut am Kopf verletzen. Und deshalb hat sie Lydia anheuert, eine rundliche Schwarze von den Bermudas, die nachts nach mir geschaut hat. Jeden Abend hat Lydia mir vorgelesen, einfach um mich ins Traumland zu befördern. Und immer hat sie mit Jesaja 43 angefangen: »Und nun spricht der Herr, der dich geschaffen hat, Jakob, und dich gemacht hat, Israel: Fürchte dich nicht, denn ich habe dich erlöst; ich habe dich bei deinem Namen gerufen; du bist *mein.*« Das hat sie immer besonders betont: »Du bist *mein.* Ich habe dich bei deinem Namen gerufen. Denn so du durch Wasser gehst, will ich bei dir sein, daß dich die Ströme nicht sollen ersäufen; und so du ins Feuer gehst, sollst du nicht brennen, und die Flamme soll dich nicht versengen ... Denn ich bin bei dir.« Jede Nacht hat sie das gelesen. Ungefähr eine Woche habe ich gebraucht, bis ich das verstanden habe. Und noch länger, um es zu glauben. Doch als ich es geglaubt habe – so wie ich es immer noch glaube –, ist es allmählich aufwärts gegangen mit mir. Das hatte wirklich auf genau den richtigen Knopf gedrückt. Ich habe mir einfach gesagt: In Ordnung, Er sagt, ich sei sein, Er habe mich bei meinem Namen gerufen, ich würde nicht im Fluß ertrinken und ich würde nicht im Feuer verbrennen. Was also, zum Teufel, soll's. Und so bin ich wieder *gesund* geworden. *(Lacht)*

Du kommst aus dem Mutterleib in diese feindselige Welt, und du fängst an zu schreien. Das ist *es.* Das ist das Leben. Bis zu dem Augenblick, wenn der Tod kommt und das Gehirn aussetzt. Das ist der Tod. Und dazwischen liegt das, was wir *leben* und *sterben* nennen – Aktivwörter, keine Substantive, sondern Verben. Wir treffen eine Wahl: In jedem Augenblick unseres Lebens können wir uns entscheiden, ob wir leben oder sterben wollen. Ich kenne Menschen wie Sie, die viel älter sind als ich, aber *unglaublich* lebendig. Und ich kenne Leute, die sind dreißig Jahre jünger als ich, aber sie sind tot. Noch ist der Tod nicht zu ihnen gekommen, aber sie haben sich aufgegeben. Das ist schrecklich mitanzusehen …

Ich hatte psychotische Erlebnisse. Während des Lithiumentzugs war ich völlig verwirrt. Ich war überzeugt, in einem Krankenhaus zu sein, weil ich geisteskrank war und nicht weil ich einen Unfall gehabt hatte. Schiere Halluzinationen. Nachts habe ich Leute reden gehört, die einen Plan entwickeln wollten, um die Krankenhausverwaltung zu stürzen. Als ich völlig übergeschnappt war, hatte ich eine Reihe psychotischer Träume. Wie Visionen – schreckliche Visionen. Eine hat sich in mein Gedächtnis eingebrannt: Ich ging durch so etwas wie einen Dschungel. Auf einer Lichtung sah ich zwei riesenhafte Gestalten, die eine Maschine mit einem ungeheuer großen altmodischen Trichter obendrauf bedienten; und in diesen Trichter warfen sie etwas, das eindeutig wie menschliche Gehirne aussah. Es gab ein knirschendes Geräusch, und am anderen Ende kam etwas heraus, das wie ein gigantischer Fluß aus Eiter aussah. Schließlich raffte ich all meinen Mut zusammen und fragte einen der Kerle: »Wer seid ihr, und was macht ihr da?« Der Typ war grauenerregend. Richtig wild sah er mich an und sagte: »Es ist uns auferlegt, die Seelen aufzusammeln, die es auf ihrem Weg zur Erleuchtung nicht über diesen Punkt hinaus geschafft haben, und ihnen ihre Wiedergeburt als neue Seele leichter zu machen.« Ich fragte: »Was muß ein Mensch tun, um diesen Stillstand auf dem Weg zur Erleuchtung zu vermeiden?« Er antwortete: »Man muß verstehen, daß es auf dieser Welt nur ein einziges menschliches Gefühl gibt, das irgendwie von Wert ist.« Ich wollte wissen: »Und was ist das?« Er erklärte: »Mitgefühl.« An dem Punkt verblaßte der Traum.

Ich bin dann zu einem Arzt in Albuquerque, weil ich wieder Selbstmordgedanken hatte. Da ich jetzt statt Lithium Depakote genommen habe, war Ende 1997 mein Gehirnstoffwechsel derart verändert, daß mein altes Antidepressivum nicht mehr gewirkt hat. Er hat gesagt: »Sie sind hochgradig gefährdet und sollten gleich morgen in ein Krankenhaus. Das ist das Beste, was Sie tun können.« Ich habe mir gedacht: *Verdammter Mist!* Wenn ich das mache, steht das in meinen Personalakten: daß ich wegen einer Geisteskrankheit in der Klinik war und dieser ganze Scheiß. Wenn ich wieder in Los Alamos arbeiten will, kriege ich Probleme mit dem Sicherheitsdienst. Das *will ich nicht!* Doch dann habe ich mir gesagt: *Jetzt hör mal gut zu.* Du machst jetzt genau denselben blöden Fehler wie die Leute, die die gleiche Krankheit gehabt haben und denen du geraten hast, genau das *nicht* zu tun ... Du machst dir Sorgen wegen des Makels, den das bedeutet. Diese Krankheit stigmatisiert einen wie keine andere. Also habe ich gesagt: »Scheiß drauf! Ich *lasse* mich einfach nicht ausgrenzen. Und ich gehe in diese Klinik.« Und das habe ich auch gemacht. Zehn Tage später haben sie mich entlassen. Der Arzt hat gesagt: »Sie sind jetzt wieder einigermaßen in Ordnung. Wir erwarten jedoch von Ihnen, daß Sie jeden Tag zur ambulanten Therapie herkommen.« Am ersten Tag bin ich brav erschienen. Wir sind an einem großen ovalen Tisch gesessen – fünfzehn, zwanzig Leute. Viele von ihnen habe ich wiedererkannt; sie waren auf der gleichen Station gewesen – Leute auf Alkohol- oder Drogenentzug. Auch ein paar Rauschgifthändler waren dabei. Außerdem etliche Prostituierte. Und so ein Typ, ein Vietnam-Veteran mit einem extremen posttraumatischen Streßsyndrom.

Ich habe dagesesssen und überlegt: Ich bin ein angesehener Professor. Was macht ein netter Kerl wie ich an einem solchen Ort? Selbstgefällig, dünkelhaft. Dann haben sie angefangen zu erzählen. Die Frauen waren von ihren Vätern oder den Freunden ihrer Mütter oder einem Onkel praktisch vom Augenblick ihrer Geburt an immer wieder vergewaltigt worden – und sind Prostituierte geworden. Die Jungen waren von ihren Vätern, Stiefvätern, den Liebhabern ihrer Mütter wiederholt fast zu Tode geprügelt worden. Menschen, deren Leben zerstört worden war, als sie noch klein gewesen waren – sehr klein und hilflos. Und da ist es mir klargeworden: Genau hier ist Mitgefühl gefragt. So hat der Traum sich erfüllt. Und dann habe ich mir gesagt: »Weißt du was? Das ist wie bei einem Quäker-Treffen.« Denn da stehen die Leute auf und reden von ihren tiefreichendsten geistigen und seelischen Erfahrungen. Und wenn sie das machen, stehen sie geistig und seelisch nackt da, vor der Gemeinde, und bitten um Mitgefühl – nicht nur der Anwesenden, sondern um das Mitleid Gottes. Folglich habe ich zu mir gesagt: »Du bist bei einem Quäker-Treffen, verhalte dich also dementsprechend.« Drei Wochen lang habe ich mit diesen Leuten zusammengesessen, ich habe von ihnen gelernt und ihnen das wenige beigebracht, das ich ihnen geben konnte. Das war vielleicht ein Erlebnis. Eine heilsame Erfahrung – einfach großartig. Aus der Finsternis kam das Licht.

Wenn ich jetzt morgens aufwache, sitzt meine Katze auf meiner Brust und schnurrt. Ich schlage die Augen auf, draußen ist es hell, und ich sage: »Hey, ich habe noch einen Tag geschenkt bekommen … einfach so.« Denn ich bin schon viermal tot gewesen. Zweimal hätte ich bei meinen Selbstmordversuchen sterben können. Und zweimal infolge des Unfalls und des Komas. *Viermal.* Was also werde ich tun? Ich werde jetzt aufstehen und dieses Geschenk voll auskosten. Es ist ein großes Geschenk. Ich bin ziemlich intelligent, und mittlerweile verstehe ich so einiges. Nicht so sehr, was Menschen angeht, aber ich weiß, was ich hier mache, wirkt sich auf das Universum aus. Stellen Sie van Gogh vor eine Leinwand, und er weiß, was zu tun ihm gegeben ist. Er denkt nicht darüber nach – er macht es einfach. Du nutzt die Talente, die dir gegeben sind. Und wenn du das tust, bist du so freundlich zu allen um dich herum, wie es nur menschenmöglich ist. Das ist das Fazit. Meine Krankheit hat sich als das größte Geschenk erwiesen. Ich bin der Gnade teilhaftig geworden. Das weiß ich.

VON HÖHERER WARTE AUS

Hank Oettinger

Der pensionierte Drucker verbringt einen Großteil seiner Zeit damit, alle möglichen Zeitschriften und Zeitungen zu lesen, und geht regelmäßig in seine Stammkneipen. Seit jeher verfaßt er wie besessen Leserbriefe – mittlerweile sind es Tausende.

Nach dem Fehlschlag der bürgerlich-freiheitlichen Revolution 1848 floh mein Großvater Adam Oettinger aus Deutschland und siedelte sich in Wisconsin an. Man nennt diese Leute die Achtundvierziger; sie waren die Begründer des Liberalismus in Wisconsin – bis Joseph McCarthy auf der Bildfläche erschien. Meine Mutter gehörte einer katholischen Sekte aus Bayern an. Dem Priester war es zuwider, wie gewisse Politiker Druck auf ihn ausübten – er nahm seine Gemeinde, alle miteinander, und ließ sich mit ihr in St. Nasians, Wisconsin, in der Nähe von Fonds du Lac nieder. Dort gründete er eine katholisch-kommunistische Siedlung, die in der Geschichte Wisconsins ziemliche Berühmtheit erlangte. Eines seiner Gemeindemitglieder war mein Großvater mütterlicherseits. Er war verheiratet und hatte fünf Kinder – sie ließen sich in Peshtigo nieder. Mein Vater wurde im letzten Jahr des Bürgerkriegs geboren. Ich bin also ein Amerikaner der dritten Generation.

Wir waren elf Kinder – ich bin die Nummer zehn. Die ersten vier sind im Kindesalter an Scharlach gestorben. Alle anderen haben bemerkenswert lange gelebt. Ich selbst bin ein gutes Beispiel dafür – achtundachtzig Jahre bin ich alt. Alle sieben wie auch unsere Eltern haben noch meinen vierundsechzigsten Geburtstag erlebt. Vorher gab es keinen Todesfall in meiner Familie. Meine Mutter ist im Alter von sechsundneunzig gestorben, mein Vater mit achtundachtzig. Und alle meine Brüder und Schwestern waren weit in ihren Siebzigern oder

Achtzigern – eine großartige Überlebensrate. Außer an Mumps – den erwischte ich im Alter von sechs oder sieben Jahren – bin ich nie erkrankt. Mußte mich kein einziges Mal in meinem ganzen Leben einer größeren Operation unterziehen. Ob Sie es glauben oder nicht – ich bin nie geimpft worden. Vermutlich hat mich das Zusammenleben mit meinen älteren Brüdern und Schwestern, die möglicherweise ein paar solche Krankheiten hatten, dagegen immun gemacht. Rein körperlich habe ich keine Probleme. Jeden Tag trinke ich im Old Town Ale House und im Billy Goat's meine Biere und schlafe prächtig.

Nur eines: Ich spüre allmählich die Alehauser-Krankheit – so nenne ich das. Ich merke, wie es allmählich anfängt. Ich vergesse bestimmte Dinge, an die ich mich früher klar und deutlich erinnert habe, die sich meinem Gedächtnis eingeprägt hatten. Aber das beunruhigt mich nicht weiter: In meiner Familie hat es nur einen Fall von Alzheimer gegeben – meinen Vater. Damals hat man das »Altersschwachsinn« genannt.

Aufgezogen wurde ich streng deutsch-katholisch. In der Kleinstadt Crandon, Wisconsin, ganz weit oben, hatte mein Vater jahrelang die Aufgabe, jeweils zum Angelus – um sechs Uhr morgens und um sechs Uhr abends – die Kirchenglocke zu läuten. Zwar hat er ziemlich oft verschlafen, aber Pater Schmidt hat ohnehin keinen besonderen Wert auf das Morgenangelus gelegt. Als er schließlich geistig etwas verwirrt war, hat er gelegentlich nachmittags um halb fünf zum Angelus geläutet ... *(Lacht)* Meine Mutter hatte mich dazu auserkoren, Priester zu werden. Sobald ich sprechen konnte, hat sie mir die Antworten beigebracht, die der Meßdiener geben muß. So fromm war ich – sogar einen kleinen Altar mit der Heiligen Jungfrau hatte ich aufgebaut, vor dem ich meine Abendgebete aufgesagt habe, ehe ich schlafen gegangen bin. Ich war *entsetzlich* fromm.

1926, ich war vierzehn Jahre alt, habe ich bei der Wochenzeitung als Druckerlehrling angefangen. Zuerst als Schriftsetzer, bis ich dann eine Linotype bekommen habe. Ungefähr zwei Jahre später – ich war nach wie vor strenggläubiger Katholik – hat ein alter deutscher Drucker mit dem herrlichen Namen Engelbert Schimmelvennick sich gelegentlich mit mir unterhalten und mich auf bestimmte Dinge hingewiesen. Eines Tages habe ich erwähnt, ich würde anschließend zur Kommunion gehen; da hat er gemeint: »Aha, du wirst also Theophagie betreiben.« Ich habe gefragt: »Was soll denn das heißen?« Er: »Gott essen. Das ist in vielen uralten Religionen der Brauch – sie essen ihre Götter oder Symbole ihrer Götter. Du praktizierst Theophagie.« Damit hat es angefangen. Er hat mir dann noch andere Beispiele genannt. Jetzt hatte er mich am Haken – und hat mir empfohlen, was ich lesen soll.

Auf der Highschool war ich der Meisterredner. Habe sämtliche Wettbewerbe gewonnen. Als wieder einmal einer bevorstand, hat der Direktor gefragt: »Na, Henry, hast du dir schon ein Thema für deine diesjährige Rede ausgesucht?« Ich habe geantwortet: »Ja, mich interessiert Robert Ingersoll*.« – »Was?!« *(Lacht)* Ingersoll war Atheist. Soweit ich weiß, hat er unter anderem gesagt, ein Agnostiker sei ein Atheist, der nicht den Mut habe, zu seiner Überzeugung zu stehen. Ich wollte meine Rede aus den Schriften von Robert Ingersoll zusammenstellen. Doch der Direktor hat erklärt: »Dieser verfluchte Atheist! Nein, nein und abermals nein – da mußt du dir schon was anderes einfallen lassen.« Also hab ich die Idee aufgegeben.

Im darauffolgenden Jahr, 1929, kam es zum großen Krach – der Weltwirtschaftskrise. Wir sind nach Waukesha gezogen, in den verbohrtest republikanischen Bezirk im ganzen Staat Wisconsin. Dort bin ich in die Druckergewerkschaft eingetreten und gleich in den Vorstand gewählt worden. 1934 war ich dann Generalsekretär der Druckergewerkschaft und sehr aktiv. Gearbeitet hab ich beim *Waukesha Daily Freeman*, einer stockrepublikanischen Zeitung. Meine Laufbahn als Leserbriefschreiber habe ich um 1937 eingeschlagen. In einem meiner ersten Briefe, der im *Milwaukee Journal* abgedruckt wurde, ging es um Bischof Shiel in Chicago, der eine berühmte Rede gehalten hat, nachdem Pater Coughlin und Gerald L.K. Smith im Mittleren Westen eine antisemitische Hetzkampagne gestartet hatten. Unter anderem hat er gesagt: »Von unserer geistigen und geistlichen Tradition her sind wir alle Semiten.« Diese Rede habe ich veröffentlicht, und zwar, man stelle sich vor, im *Waukesha Freeman*. Die Folge war, daß der Deutsch-Amerikanische

* Amerikanischer Redner, der als »der Agnostiker« bekannt wurde; er war Autodidakt und wurde 1854 am Gerichtshof von Illinois als Anwalt zugelassen (Anm. d. Übers.)

Bund*, der in Milwaukee verdammt viel zu sagen hatte – die haben mit Hakenkreuzen auf den Armbinden Versammlungen abgehalten und so –, mir zweimal Todesdrohungen geschickt hat. Mit einem Hakenkreuz unterzeichnet. Meine Mutter hat gesagt: »Henry, bitte, *bitte*, hör auf, Leserbriefe zu schreiben – ich will nicht, daß sie dich umbringen.« Und jetzt war ich auf dem bestem Weg, Atheist zu werden.

Meine Mutter war so eine liebe alte Dame, daß ich es vor ihr verheimlicht habe, so gut ich konnte. In Wisconsin waren die Gesetze hinsichtlich des Alkoholausschanks an Sonntagen ziemlich liberal. Die Kneipen in Chicago durften erst gegen Mittag aufmachen, die in Wisconsin schon ab zehn Uhr vormittags. Ich bin also aufgestanden und hab so getan, als würde ich mich fürs Hochamt um zehn Uhr fertigmachen. Dann bin ich in Louie's Tavern und mittags wieder nach Hause. Und meine Mutter war es zufrieden.

Mein Vater war so streng, wie ein alter Deutscher es nur sein kann. Ich war der einzige Ungläubige in der Familie. Zwar habe ich für den *Waukesha Freeman* gearbeitet, gleichzeitig aber das *Carrollville College Echo* und den *Waukesha High School Cardinal* gedruckt. Die Jungs haben mir ihre Druckvorlagen gebracht; im Gegenzug habe ich sie regelrecht indoktriniert. Schließlich hat das ein Ausmaß angenommen, daß der Direktor des Carrollville College eine Verordnung erlassen hat: Studenten dürfen die Druckerei nicht mehr betreten, sondern müssen die Druckvorlage im Empfangsbüro abgeben. Louie's Tavern war einen halben Block entfernt. Also hab ich mich mit den Jungs vor der Kneipe getroffen und sie weiterhin belehrt. Schließlich hat so ein Typ mir die Hölle heiß gemacht. Ich glaube, es war der Bezirksstaatsanwalt. Er hat behauptet, ich mache die Bemühungen von Bischof Fulton J. Sheen** zunichte und verführe die Kinder zum Atheismus. *(Lacht)* Ich war der Auslöser für mehr Bekehrungen als der!

* Eine Vereinigung von Alt- und Neonazis unter der Führung Fritz Kuhns (Anm. d. Übers.)

** Der fundamentalistisch orientierte Kardinal und Erzbischof von New York proklamierte eine neue Ära, die vom Kampf um die Seelen der Menschen geprägt sei: der Kampf zwischen Brüdern in Christo und Kameraden im Antichrist = Teufel, zwischen dem Absoluten, der Gottmensch ist, und dem Absoluten der Menschgott ist – dem Gott, der Mensch wurde, und dem Menschen, der sich zum Gott macht (Anm. d. Übers.)

Hat es *je* auch nur einen einzigen winzigen Beweis für ein Leben nach dem Tod gegeben?! Nie. Es gibt *keinen* solchen Beweis! Soweit ich weiß, ist noch *nie* jemand nach seinem Tod zurückgekommen. Meiner Ansicht nach hat die Religion der Menschheit eher zum Schaden als zum Segen gereicht. Die Erde ist hier, wir sind hier, die Tiere sind hier, die Vögel sind hier und … *(Kommt ins Stottern)* Wozu brauchen wir Gott? Wozu?!

Wenn du stirbst, kehrst du zu der Erde zurück, aus der du gemacht worden bist, das ist alles. Du bist tot, das ist das Ende – *kaputt!* Weiter nichts. Gäbe es nur die geringste Aussicht, wäre Clarence Darrow* zu der kleinen Brücke auf der South Side zurückgekommen**. Er hat gesagt, falls was dran wäre, würde er zurückkommen. Er ist als Atheist gestorben.

Gewisse Leute haben versucht, mich zu bekehren, mich zur Religion zurückzuführen. Einer, ein intelligenter junger Mann, ungefähr fünfundzwanzig Jahre alt, kam vom Moody Bible Institute***. Er hat mich bei North and Wells angesprochen und mir eine Flugschrift in die Hand gedrückt. Ich habe gesagt: »Nein, danke, zufällig bin ich Atheist.« Darauf er: »Sie können kein Atheist sein.« Ich frage: »Wirklich nicht? Ich bin seit schätzungsweise fünfzig oder sechzig Jahren einer. Wieso kann ich das nicht sein?« Er fährt fort: »Wer hat Sie geschaffen?« Darauf habe ich geantwortet: »Wollen Sie damit sagen, daß Sie fünfundzwanzig geworden sind, ohne daß Ihnen jemand erklärt hat, wie das geht?« *(Lacht)* Er hat die Flugschrift wieder genommen – lachend; irgendwie hat ihm das Spaß gemacht. Ich frage die Leute: »Glauben Sie an die Geschichte mit der Arche Noah?« Zwei von jeder Art. »Ja. So steht

* In dem berühmt gewordenen »*Scopes' Trial*«, dem Prozeß gegen den Lehrer John T. Scopes, der im Unterricht die Darwinsche Theorie vertreten hatte, beauftragte die *American Civil Liberty Union* Clarence Darrow mit der Verteidigung; es gelang ihm, die Argumentation der Fundamentalisten der allgemeinen Lächerlichkeit preiszugeben (Anm. d. Übers.)

** Alljährlich um die gleiche Zeit machen sich Ungläubige im Jackson Park auf der South Side Chicagos einen Spaß daraus, auf die Rückkehr Darrows zu warten.

*** Eine der fundamentalistischen Bewegungen, die sich vor allem seit Ende der achtziger Jahre des 19. Jahrhunderts gegen den neuzeitlichen theologischen Liberalismus in den USA formierten (Anm. d. Übers.)

es in der Bibel.« Dann frage ich: »Na schön, dann erklären Sie mir mal, was die Ameisenbären als zweite Mahlzeit verzehrt haben.« Jetzt sind sie sprachlos. Wir haben also zwei Ameisen und zwei Ameisenfresser … *(Lacht)*

Nach meinem Tod kriegt mich die medizinische Fakultät der University of Chicago; dort führt man Untersuchungen des Schädels und des Gehirns durch, und ein solches Prachtexemplar wie mich will ich denen nicht vorenthalten. Schon vor Jahren habe ich meine Einverständniserklärung unterschrieben. Ein Leben nach dem Tod gibt es nicht. Das braucht es nicht. Das Leben spielt sich hier auf der Erde ab, und wir haben unsere Erinnnerungen. Das einzige Leben, das es gibt und das es braucht, ist das Leben hier und jetzt.

Kein Mensch rechnet damit, in die Hölle zu kommen. Nicht einmal so einem alten Fiesling wie Gott traut irgend jemand ernsthaft zu, daß er einen ewig brennen läßt. Und jedermann glaubt, er komme in den Himmel. Auch dafür gibt es keinerlei Beweis, nicht einmal den geringsten Hinweis. Religion ist aus Furcht entstanden. Das steht außer Frage. Angst vor dem Tod ist die Grundlage jeder Religion: Weil die Menschen sich nicht vorstellen können, daß sie irgendwann nicht mehr existieren, sehen sie sich selbst als etwas Geistiges, das den Körper verläßt und ewig weiterlebt. Ich weiß nicht mal, ob ich überhaupt in den Himmel kommen will. Denn da oben werden Jerry Falwell* und Pat Robertson** sein …

Es gibt viele Sünden, doch keine hat eine theologische Grundlage – hungernde Kinder, Rassismus, Krankheiten –, all das basiert nicht auf irgendeinem Gottesglauben. Kapitalismus ist eine Sünde! Ich bin felsenfest davon überzeugt, daß Kapitalismus und Christentum unvereinbar sind. Sie sind *absolut* gegensätzlich: Die Ideen von Jesus, das ist ganz klar, und die christliche Ethik, die sind in Ordnung. Können Sie sich vorstellen, daß Jesus auf die Erde zurückkehrt und sich mit Bill Gates und all diesen Millionären zu einer Besprechung zusammensetzt? Und jetzt finden Begegnungen zwischen Milliardären und rechts-

* Rechtskonservativer Prediger (Anm. d. Übers.)

** Prominenter Sprecher der fundamentalistisch-evangelischen Rechten in den USA (Anm. d. Übers.)

gerichteten Senatoren statt! Er würde sie fragen: »Habt ihr *je* von dem biblischen Gebot gehört, daß man seinen Besitz verkaufen und den Erlös den Armen geben soll? Habt ihr je gehört, daß Reichtum etwas Schlechtes ist, daß Krieg etwas Schlechtes ist?« Er hat gesagt: »Liebe deinen Nächsten.«

Ich habe absolut *keine* Angst vor dem Tod. Ich weiß, eines Tages – *puff!* ist es zu Ende, gibt es mich nicht mehr. Doch ich werde in der Erinnerung verdammt vieler Leute weiterleben, die ich beeinflußt habe. Denn ich habe das Gefühl, wenn irgend jemand in den Himmel kommt, dann sollte ich das sein. Mein Leben lang habe ich für die Arbeiter, für Bauern, für die Armen, gegen den Krieg, gegen Rassismus gekämpft. Habe die nicht organisierten Arbeiter organisiert, damals, in den dreißiger und vierziger Jahren. Zufällig bin ich der Ansicht, daß ich ein Heiliger bin. *(Lacht)* Also mache ich mir keine Sorgen ... Das ist die einzige Art und Weise, wie wir weiterleben werden: in den Erinnerungen. Und das genügt auch.

Ehrlich gesagt, ich weiß sogar, wann ich sterben werde. Ich habe mich vor, na ja, sagen wir mal: zehn Jahren entschieden. Ich werde 2008 sterben, irgendwann im November. Ich schätze, wenn es soweit ist, leihe ich mir Geld, verkaufe alles, was ich besitze, nämlich *nichts,* häufe so viel Geld an wie nur möglich. Und dann wette ich alles darauf, daß die Cubs die World Series gewinnen. Denn dann wäre es genau hundert Jahre her, daß sie zum letzten Mal gewonnen haben, und ich finde, einmal pro Jahrhundert sollten sie gewinnen. Und wenn ich das Geld kriege, schmeiße ich eine Riesenparty im Ale House und im Billy Goat's, und das reicht.

Ira Glass

Er leitet This American Life, *eine wöchentliche Sendung des Public Radio International.*

Vor kurzem bin ich einundvierzig geworden. Aufgewachsen bin ich in Baltimore, habe zwei Jahre die Northwestern University besucht und an der Brown meinen akademischen Abschluß gemacht. Meine Eltern gehörten der ersten Generation an, die einen richtigen Beruf erlernt hat. Mein Vater war Buchhalter. Als Kind hatte er in einem Tante-Emma-Laden mitgearbeitet und sich seine Collegeausbildung regelrecht erkämpft. Mit neunzehn habe ich die Leute beim National Public Radio in Washington überredet, mich als Praktikanten einzustellen, und irgendwie habe ich es auch später immer geschafft, mir einen Job nach dem anderen zu erschwatzen.

Über den Tod denke ich jeden Tag nach. Gestern abend habe ich mir die Fernsehserie *The Sopranos* angeschaut; am Ende der Show sagen sie: »Nächste Woche ...« Und da ist mir als erstes der Gedanke gekommen: »Wenn ich da noch lebe ...«

Ich weiß auch nicht, woher ich diese Einstellung habe, aber ich grüble die ganze Zeit über den Tod nach, und zwar von Kind auf. Meine früheste Erinnerung ist, wie ich als Kind im Bett liege – ich bin in den sechziger Jahren aufgewachsen; geboren wurde ich 1959; damals war der Vietnamkrieg in vollem Gange. Irgendwann mußte auch mein Onkel Lenny nach Vietnam. Ich war überzeugt, der Krieg würde ewig weitergehen, ich würde schließlich einberufen und nach Vietnam geschickt; und ich war *sicher*, dort zu sterben. Als Kind war ich ziemlich pummelig und miserabel in Sport. Ich war miserabel im Softball und wäre bestimmt miserabel gewesen, wenn ich mit einem Gewehr in der Hand über ein Schlachtfeld hätte rennen müssen. *(Lacht)* Folglich hat für mich schlicht festgestanden, daß ich dabei draufgehen würde. Meine früheste Erinnerung ist also, wie ich im Bett liege und mir vorzustellen versuche, was es bedeutet, tot zu sein … für immer. Regelrecht hineingesteigert habe ich mich. Ich habe mir gedacht: *Okay, das bedeutet, alles wird ewig weitergehen, aber ich werde nicht dabei sein …* Alles mögliche wird passieren, und ich werde nichts davon mitbekommen, aber das wird mir nicht mal was ausmachen, denn dann existiere ich ja nicht mehr. Andererseits war ich kein irgendwie besonders trübsinniges Kind. Vielmehr war ich, glaube ich, ziemlich normal und habe keine schlimme Kindheit hinter mir.

Die erste Person in meinem Bekanntenkreis, die gestorben ist, war ein Mädchen, das mit mir im letzten Studienjahr an der Highschool war; Bonnie Goldschmidt hieß sie. Sie ist bei einem Autounfall umgekommen. Daran erinnere ich mich. Damals war ich so ungefähr dreizehn, vierzehn. Ein paar von uns sind zu dem Schrottplatz, um uns das Auto anzusehen. Die eine Seite war vollkommen eingedrückt, und die Sitze waren voller Blut: das Blut der jungen Leute, die gestorben waren. Immer wieder sind wir auf den Friedhof gegangen, meine Freunde und ich – ein wunderschöner, parkartiger Friedhof, auf dem wir mit unseren Rädern rumgekurvt sind. Dann sind wir jedesmal abgestiegen und zu den Gräbern gegangen und haben uns die Gedenksteine angeschaut. Ich und die Kumpel aus meinem Viertel – ganz normale Vorstadtjungs.

Es ist komisch, aber so ungeheure Angst vor dem Tod wie als Kind habe ich nicht mehr. Ich habe verschiedene Phasen durchgemacht bei dem Versuch, einigermaßen zu verstehen, woran ich eigentlich glaube. Aufgewachsen bin ich in einer jüdischen Familie: Ich bin in die Sonntagsschule und dreimal pro Woche in die Hebräische Schule gegangen. In der Highschool-Zeit habe ich mit den Rabbis diskutiert. Wenn man sich einmal genauer ansieht, was die jüdische Religion eigentlich lehrt, dann ist das alles sehr verschwommen: Du bist gut, weil das gut ist; das Gute erklärt sich aus sich selbst. Du behandelst andere Leute auf die richtige Art und Weise, weil das richtig ist. Weiter nichts, denn Belohnung kriegst du keine dafür. Doch hinsichtlich der Frage, was passiert, wenn du tot bist, ist alles äußerst unverbindlich … es gibt keine klaren Aussagen. Deshalb habe ich mich schon früh, noch als Teenager, für die christliche Lehre interessiert – da sie einem eine Vorstellung davon vermittelt, was dann möglicherweise geschieht – eine sehr beruhigende Vorstellung sogar.

Zum christlichen Glauben bin ich durch die Einspielungen von *Jesus Christ Superstar* gekommen. Immer wieder habe ich mir die Aufnahmen angehört. Das war meine Einführung ins Christentum: *Jesus Christ Superstar ...* regelrecht besessen war ich davon – die ganze Zeit habe ich darüber nachgedacht, obwohl ich kein Wort davon geglaubt habe. Okay, du bist der Schöpfer des Universums, und du richtest es so ein, daß alle Menschen auf dieser Erde und in Sünde geboren werden. Sie müssen an diese eine Religion glauben, daß dieser Typ am Kreuz gestorben ist. Wenn sie das glauben, kommen sie in den Himmel. Und wenn sie es nicht glauben, kommen sie in die Hölle. Obwohl ich erst vierzehn war, habe ich mir gedacht: Wenn das so funktioniert, dann ist das alles reine Manipulation und mir schnurzegal – dann komme ich eben in die Hölle! Aber es war alles so einfach – und hatte dadurch einen gewissen Reiz. Wenn du als Jude auch nur ein wenig Interesse am Christentum zeigst, wird ein Christ kommen, dich bei der Hand nehmen und auf es zuführen. Das erste Mädchen, das ich geküßt habe, hat mich in die Bibelstunde mitgenommen.

In den sechziger Jahren sind wir in einer Umwelt aufgewachsen, in der klar war, so, wie die Dinge laufen, ergibt das nicht sonderlich viel Sinn. Als Teenager war ich stärker links orientiert als *jemals sonst.* Und zwar ist man als Kind dadurch bei dieser Einstellung gelandet, weil man die Nachrichten und das, was so um einen herum geredet wurde, gehört und Fernsehsendungen wie *Laugh-In* gesehen hat, durch diese ganze Popkultur eben, die die Erwachsenen, glaube ich, einfach für Humbug gehalten haben. Zum Beispiel die Zeitschrift *Mad,* die für eine derart bilderstürmerische Politik gestanden hat – obwohl, das trifft es nicht so ganz. Es war eine Anschauung, die alles in Frage gestellt hat. Selbst der Comic *Spider-Man* hat von jemandem gehandelt, den seine Gesellschaft nicht verstanden hat. In dieser Kultur insgesamt ist es darum gegangen, daß unsere Gesellschaft irgendwie ganz falsch organisiert ist. Und das hat uns wirklich beschäftigt. Ich habe damals auf eine Art und Weise ungeheuer rigide zwischen falsch und richtig unterschieden, an die ich heute nicht mehr glaube. Jetzt bin ich eher der Ansicht, daß alles ein ziemliches Durcheinander ist. Zu erkennen, welche Lösungen es für die Probleme um uns herum geben könnte, ist schwer. Als Reporter sehe ich, Leute, die sich für andere einsetzen, tun dies in sehr kleinem Maßstab. Es gibt viele Leute, die sich wirklich der Aufgabe verschrieben haben, die Welt zu verbessern.

Ich bin Atheist. Schon als Teenager habe ich aufgehört, an Gott zu glauben. Ungefähr alle eineinhalb Jahre beschäftige ich mich bei einer meiner Reportagen mit frommen Menschen. Diesen Sommer habe ich eine Gruppe junger Leute auf ihrer ersten missionarischen Unternehmung begleitet. Sie sind nach West Virginia, um dort den – in Anführungszeichen – Unterprivilegierten zu helfen. Eine Woche lang war ich mit diesen jungen Christen zusammen, und immer wieder ist dieses Thema angeschnitten worden. Ich habe sie wirklich liebgewonnen – sie regelrecht ins Herz geschlossen. Wunderbare junge Leute. Aber ich bin anderer Meinung als sie … *(lacht)* … was Himmel, Hölle und das Jenseits angeht …

Die ganze Zeit muß ich daran denken, daß ich sterben werde. Ich habe das Gefühl, vor vier oder fünf Jahren ist etwas mit mir passiert, das mir jegliche Zukunftsperspektive genommen hat. Ich betrachte die Art und Weise, wie ich mein Leben lebe: Ich habe immer das Gefühl, nie genügend Zeit zu haben, und ich achte auch nicht besonders auf meine Gesundheit. In den letzten fünfzehn Jahren war ich einmal beim Arzt. Vermutlich weil ich nicht daran glaube, daß ich eine Zukunft habe – das alles könnte plötzlich einfach so aufhören. Ich versuche einfach, diesen Tag durchzustehen, dann den nächsten.

Ich habe Angst vor dem Tod, allerdings nicht die instinktive Angst, wie ich sie als Kind verspürt habe und die einem regelrecht den Magen umdreht. Das soll jetzt nicht irgendwie abgestumpft klingen, denn ich lebe gerne, und ich will nicht sterben. Doch wie oft werde ich noch mit jemandem Freundschaft schließen? Wieviele gute Gespräche kann ein Mensch führen? Wieviel Eis kann man im Verlauf eines Lebens essen? Ich habe Glück gehabt: Ich kann meine Zeit mit etwas verbringen, das ich mir selbst als Beruf ausgesucht habe. Das können nur die wenigsten Leute von sich sagen. Das ist unglaublich. Ich kann mir nicht vorstellen, daß ich meinen fünfzigsten Geburtstag noch erlebe.

Quinn Brisben

ist pensionierter Lehrer; er und seine Frau sind die einzigen Weißen in einer afroamerikanischen Gemeinde. Vom Aussehen her wirkt er wie eine Kreuzung aus Weihnachtsmann und Colonel Sanders. »Über dreißig Jahre habe ich als Lehrer gearbeitet und mich seit den fünfziger Jahren aktiv für möglichst viele fortschrittliche Zwecke eingesetzt.« Er hat hauptsächlich afroamerikanische Kinder unterrichtet. »Gelegentlich sind drei Generationen einer Familie bei mir in die Schule gegangen. Mit die schlimmsten Todesfälle waren die von Schülern. Das passiert hin und wieder. Beispielsweise wurde ein Mädchen, das ich sehr mochte, Ende der achtziger Jahre aus einem fahrenden Auto heraus erschossen. Oder sie sind an Drogenmißbrauch gestorben …* (Quinn zeigt mir eine Art Ausweis.) *»Mein Körper soll medizinischen Forschungszwecken dienen. Keine Einbalsamierung oder Autopsie. Ein Testamentsvollstrecker soll gemeinsam mit einem Bestattungsunternehmer meine Leiche der Anatomical Gift Association of Chicago überstellen.«*

Ich glaube, eines Tages werde ich sterben. *(Lacht)* Die Wahrscheinlichkeit ist eins zu eins für jeden. Davor kann man sich nicht drücken. Wenn ich jemanden durch den Park joggen sehe, gerate ich manchmal in Versuchung, ihm zuzurufen: »Du wirst sowieso sterben.«

Fromm bin ich nicht. Mein Leben lang hat man mir erzählt, ich würde in die Hölle kommen. Glücklicherweise habe ich, als ich acht Jahre alt war, ein sehr gutes Buch gelesen, *The Adventures of Huckleberry Finn***. Als Huck feststellt, daß er einer dieser dreckigen Abolitionisten ist, die jeder haßt, und daß sämtliche Prediger in der Stadt sagen, die

* Machte mit Brathähnchen (»Kentucky Fried Chicken«) ein Vermögen und wurde als einziger Einzelunternehmer mit einer Büste im Kapitol von Kentucky geehrt.

** Mark Twain, *The Adventures of Huckleberry Finn*, 1885. Dt. *Die Abenteuer des Huckleberry Finn*. Erschienen u. a. in Hamburg: Cecilie Dressler Verlag, 1995, und Zürich: Haffmanns Verlag, 2001 (Anm. d. Übers.)

kämen alle in die Hölle, erklärt er: »Na schön, dann komme ich eben in die Hölle.« Sehen Sie, es gibt Dinge, die wichtiger sind, als den religiösen Normen seiner Zeit zu entsprechen. Seit ich Huckleberry Finn gelesen hatte, war das meine feste Überzeugung.

Meiner Ansicht nach hatten die Griechen recht: Man lebt so lange, wie die Freunde sich an einen erinnern. Sie haben viele Bücher veröffentlicht, Studs. Möglicherweise wird man sich an Sie nicht wegen der Dinge, die Sie gesagt haben, sondern eher wegen dem, was der Parkwächter Lovin' Al in *Working*[1] gesagt hat, an erinnern. An den erinnere *ich* mich zufällig am besten.

Nun ist es so, daß ich Geschichte unterrichte, und da erinnert man sich an alle möglichen Dinge. Man bringt sie den Schülern bei. George Washington hat eine Armee angeführt. Die Namen der Gefreiten und Unteroffiziere sagt man ihnen nicht, selbst wenn sie eine wichtige Rolle bei dem Ganzen gespielt haben, denn niemand kann sich an alles erinnern. In einem wundervollen Gedicht von Bert Brecht[2] heißt es: »Wohin gingen an dem Abend, wo die Chinesische Mauer fertig war, die Maurer?« Je eingehender du dich mit etwas beschäftigst, desto mehr neigst du zu dazu, die Leistungen einzelner Berühmtheiten geringer einzuschätzen und dir klarzumachen, wieviele ihnen dabei geholfen haben.

Das ist mir so richtig klargeworden, als ich 1964 aus dem Gefängnis von Columbus, Mississippi, entlassen wurde. Ungefähr sechsunddreißig Stunden war ich eingesperrt; gleichzeitig haben sie einen anderen Typ namens House freigelassen; er stammte aus Detroit und war irgendwie mit dem Bluessänger Son House verwandt. Der war zwei Wochen lang eingesperrt gewesen und hatte sich, wie's nun mal so geht,

1 Studs Terkel, *Working: People Talk About What They Do All Day and How They Feel About What They Do.* New York: The New Press, 1997 (Reprint).

2 Bertolt Brecht, *Fragen eines lesenden Arbeiters.* In: Bertolt Brecht, Ausgewählte Werke in 6 Bdn. Frankfurt a. M.: Suhrkamp Verlag, 1997; Bd. 3, S. 293 (Anm. d. Übers.)

3 *American Civil Liberties Union,* die älteste und einflußreichste Bürgerrechtsbewegung in den Vereinigten Staaten (Anm. d. Übers.)

4 1941 als unparteiische und gemeinnützige Einrichtung gegründete Menschenrechtsorganisation (Anm. d. Übers.)

Läuse eingefangen. Die Gefängnisse dort waren nicht gerade luxuriös ... 1995/96 oder so hat die ACLU[3] den Staat Mississippi verklagt; daraufhin mußten sie die Hälfte ihrer Gefängnisse abreißen, da sie als grausame, übertriebene Bestrafung eingestuft worden waren. Jedenfalls, wir haben uns wieder bei Freedom House[4] gemeldet; anschließend habe ich einen langen Kamm besorgt. Um Läuse auszukämmen, braucht man einen langen, fein gezahnten Kamm; man taucht ihn in Kerosin und kämmt die Haare bis auf die Kopfhaut durch, damit man auch die Nissen erwischt. Genau das hab ich bei Stu House gemacht. 1964 war das, und seine langen Haare waren natürlich eine Art politische Aussage – ein richtig zotteliger Typ war der und das Auskämmen echt mühsam. Wir haben nebenbei den Fernseher eingeschaltet, um wieder auf dem laufenden zu sein.

Alle wichtigen Leute waren beim Demokratischen Konvent in Atlantic City. Ein großer Tag war das, der Tag, an dem Fannie Lou Hamer[5] vor dem Zulassungskomitee der Mississippi Freedom Democratic Party ausgesagt hatte. Die SCLC[6] hatte den ganzen Sommer 1964 über unsere Bewegung unterstützt, doch Dr. King persönlich hatte das Freedom Summer Movement[7] nicht gebilligt. Dabei waren Goodman, Schwerner und Chaney[8] umgebracht worden, und mindestens tausend von uns waren ins Gefängnis gewandert – doch Dr. King hatte sich immer noch nicht dazu geäußert. Jetzt, da wir einen vollen Erfolg verbuchen konnten, unterstützte Dr. King das Freedom Summer Movement – Ende August. Stu hat zu mir gesagt: »Weißt du was, du und ich, wir werden unter dem Namen von Martin Luther King in die Geschichte eingehen.« Na ja, genau das ist passiert. In einem Lehrbuch der Highschool sind der Bürgerrechtsbewegung eineinhalb Seiten gewid-

5 Die schwarze ehemalige Baumwollpflückerin war eine der engagiertesten politischen Aktivistinnen der Bürgerrechtsbewegung (Anm. d. Übers.)

6 *SCLC = Southern Christian Leadership Council* = Südliche christliche Führungskonferenz, maßgebliche, von Martin Luther King gegründete Bürgerrechtsbewegung (Anm. d. Übers.)

7 1964 war ein entscheidendes Jahr für die Bürgerrechtsbewegung; damals konzentrierte sich das Geschehen auf den Bundesstaat Mississippi (Anm. d. Übers.)

8 Drei Bürgerrechtler (Anm. d. Übers.)

met. King wird erwähnt, Rosa Parks* wird erwähnt, Malcolm X als die loyale Opposition, solche Leute. Doch nicht einmal Bob Moses**, geschweige denn wir einfachen Gefreiten und Unteroffiziere. Mir ist das auch ganz recht so. Martin Luther King hat all die Ehrungen wahrlich verdient …

Den Frauen – fast mit Sicherheit waren es Frauen –, die vor etwa zwölftausend Jahren den Ackerbau erfunden haben, bin ich zutiefst dankbar. Von vielen Leuten, die zu all dem beigetragen haben, was ich nutze und was mir Spaß macht, weiß ich den Namen nicht. Irgend jemand hat die Maschine erfunden, die sogar Sie bedienen können, das Tonband, obwohl Sie dafür berüchtigt sind, sich bei derlei fürchterlich ungeschickt anzustellen …

Zweierlei kann man in seinem Privatleben falsch machen. Das eine ist, daß man sich nicht auf den Tod vorbereitet, daß man glaubt, einem selbst würde das nicht zustoßen. Und zum anderen, daß man sich nicht darauf vorbereitet weiterzuleben. Ende der sechziger Jahren litt ich eine Zeitlang unter schweren Depressionen. Zum großen Teil hing das mit privaten Dingen zusammen, zum Teil aber auch damit, daß die Bürgerrechtsbewegung zum Stillstand kam, der Vietnamkrieg eskalierte und Richard Nixon Präsident wurde. Ich bin sicher, das hat mit zu meinen Schwierigkeiten beigetragen. Schließlich bin ich mit der Diagnose schwere Depression für etwa sechs Wochen in einem psychiatrischen Krankenhaus gelandet. Die Sache ist so: Dr. King war ermordet, alle möglichen anderen Leute waren umgebracht worden. In dieser ganzen Zeit ist es immer wieder zu Attentaten gekommen. Einige Leute, die ich gekannt habe, zum Beispiel Mickey Schwerner, sind getötet worden. Aber ich nicht. Mit anderen Worten: Ich war ein *verhinderter Märtyrer.* Ich bin auf die Straße gegangen und habe mein Leben aufs Spiel gesetzt, aber keiner hat es mir genommen. Ich war ein schrecklicher Versager … Denn darauf war ich nicht vorbereitet: Was passiert, wenn du

* Am 4.2.1913 geborene schwarze Bürgerrechtlerin, die gelegentlich als Mutter der Bürgerrechtsbewegung bezeichnet wird (sie hatte sich geweigert, in einem Bus einem Weißen den Sitzplatz zu überlassen, und damit einen landesweiten Busboykott ausgelöst; Anm. d. Übers.)

** Schwarzer Bürgerrechtler jamaikanischer Herkunft (Anm. d. Übers.)

am Leben bleibst? Wie kannst du weiterleben? Ich habe das Ganze ungefähr dreißig Jahre überlebt. Folglich muß ich mich bereit machen. Schon morgen könnte in der *Sun-Times* die Schlagzeile stehen: »Studs Terkel und ein Unbekannter Opfer eines Autounfalls.« Das geht in Ordnung, denn ich komme in Ihren Büchern vor. Auch ich werde, so wie die anderen, unter dem Namen Studs Terkel in die Geschichte eingehen.

Zweiunddreißig Jahre lang habe ich an der Highschool Geschichte unterrichtet. Alle diese Leute, von denen ich gesprochen, deren Andenken ich bewahrt habe … In jedem Jahr, in dem ich die amerikanische Geschichte durchgenommen habe, bin ich auch auf die Jungs in der 54. Armee von Massachusetts zu sprechen gekommen, die die Geschützstellung Wagner angriffen und hingemetzelt wurden; sie haben bewiesen, daß Schwarze willens waren, für ihre Freiheit zu kämpfen. Was meine Depressionen betrifft – in einer Hinsicht hat Richard Nixon mir geholfen. Mit ihm ist es stetig abwärts gegangen – und mich hat das irgendwie aufgebaut. Meine Mutter hätte gesagt, das sei unchristlich, aber so war es nun mal.

Außerdem habe ich Familie, eine Frau, die zu mir gehalten hat, und zwei prima Kinder. Ich habe es besser gemacht als mein Vater: Für meine mittlerweile erwachsenen Kinder bin ich ein Freund. Meine Enkelkinder sind gern bei mir. Das hat geholfen. Die Leute in der Highschool-Verwaltung haben mich nie so besonders gemocht, aber bei den Studenten war ich beliebt. Ich habe noch so einiges vor. Das ist wichtig. Wenn du selbst stirbst, leben andere weiter. Sie haben meinen Spenderausweis gesehen. Ich bin *sehr* froh, daß ein Medizinstudent im sechsten Semester etwas über den menschlichen Körper lernen kann, indem er meine Leiche seziert. Und das war's dann. Ach ja, vielleicht kann ich doch noch ein Märtyrer werden, und es findet eine Gedenkfeier statt. Bernard Shaw hat immer gesagt, ein Martyrium sei die einzige Möglichkeit, zu großem Ruhm zu gelangen, ohne über irgendeine besondere Fähigkeit zu verfügen. *(Lacht)* Am meisten hat mir das Buch von Albert Camus geholfen: *Der Mythos von Sisyphos.* Darin sagt er, man wolle seine Konfrontation mit dem Absurden nicht aufgeben – man mache weiter. In der Hinsicht bin ich auch mit Nietzsche einer Meinung; der sagt, er denke ungeheuer gern an Selbstmord, das habe ihm durch manch schreckliche Nacht hindurchgeholfen. *(Lacht)*

Wissen Sie, *das* hat man immer davon, wenn der Schmerz oder die Demütigung einem zuviel werden: Im Grunde will man die Konfrontation mit dem Absurden nicht aufgeben – man will weitermachen.

Auch in der Hinsicht lerne ich von Richard Nixon. Diesen Menschen konnte man nicht tödlich demütigen, und das ist genau die Art von Durchhaltevermögen, die wir alle uns wünschen. Wenn allerdings dein Lieblingsorgan, dein Gehirn, tot ist und mit Hilfe der derzeitigen Wiederbelebungstechniken nicht gerettet werden kann, dann solltest du unter allen Umständen den Vertrag mit der Elektrizitätsgesellschaft kündigen – den Stecker rausziehen. Nur das will ich nicht: daß irgend jemand mich unter Druck setzt, ich solle dies tun. Ich habe mich in der Organisation meiner Freundin Diane Coleman engagiert – sie sitzt im Rollstuhl, ich glaube, schon ein Leben lang. Die Organisation heißt »Not Dead Yet«*. Diane ist gegen aktive Sterbehilfe, denn wenn deine Schulden beim Pflegeheim immer höher werden, gerät die Verwaltung in Versuchung, ihre Bilanz aufzubessern, indem sie Druck auf dich ausübt, damit du Schluß machst. Ich bin der Überzeugung, man sollte Leute *nicht* dazu überreden, Schluß zu machen. Mediziner und auch alle anderen haben die Pflicht, es ihnen auszureden, ihnen dabei zu helfen, weiterzumachen und es mit dem Absurden aufzunehmen. Wenn ich nicht mehr reagiere, weil mein Gehirn tot ist und keine Hoffnung besteht, es wiederzubeleben, dann ist das in Ordnung, dann soll man den Stecker rausziehen. Mein Lieblingsvertreter des Manchester-Kapitalismus des 19. Jahrhunderts ist Ebenezer Scrooge. Der hat gesagt: »Wenn Klein-Tim im Sterben liegt, dann laßt ihn doch sterben; auf die Weise tut er etwas gegen die Überbevölkerung.« Kein Mensch hat das Recht, derlei zu Klein-Tim zu sagen.

* Die Organisation wurde am 27. April 1996 gegründet; seit 1983 setzen viele Behinderte sich gegen aktive Sterbehilfe und Euthanasie zur Wehr: Dadurch würden Schwerbehinderte mit zweierlei Maß gemessen: unheilbar und heilbar. Anlaß war der Freispruch des »Todesarztes« Jack Kevorkian, der zwei Frauen mit nicht tödlichen Behinderungen geholfen hatte, sich selbst zu töten. Die Organisation wendet sich nicht gegen Selbstmord oder Sterbehilfe generell, vielmehr kämpft sie gegen die Diskriminierung Schwerbehinderter als »lebensunwert« durch das medizinische Establishment (Anm. d. Übers.)

Kurt Vonnegut

Das berühmteste Werk des Schriftstellers ist Slaughterhouse-Five*, *ein von seinen Erfahrungen als amerikanischer Kriegsgefangener in Dresden während der Bombardierung durch die Alliierten geprägter Roman. Seine neueste satirische Veröffentlichung ist* God Bless You, Dr. Kevorkian**. *Er ist Ehrenvorsitzender der American Humanist Association.*

Meine ältesten amerikanischen Vorfahren stammten aus Nordeuropa: aus Deutschland, und zwar aus der Gegend um Münster; sie waren katholisch. Vonnegut ist kein Adelsname – außerhalb Münsters gibt es einen Fluß mit Namen Vonne, der ungefähr so breit wie ein Tisch ist: einen Meter. Und »Gut« bedeutet: Grundbesitz.

Meine Vorfahren, gebildete Leute, kamen vor dem Bürgerkrieg herüber. Ein Ahn mütterlicherseits verlor ein Bein – in welcher Schlacht, das habe ich vergessen. Sie siedelten sich im Mittleren Westen an und gründeten Städte wie Chicago, Milwaukee und St. Louis. Europa strichen sie aus ihrem Gedächtnis. Doch bestimmte Dinge vergaßen sie nicht: die Musik und die Dichtung, auch die Sprache nicht; doch sie verloren jegliches Interesse an deutscher Politik.

Meine Vorfahren ließen sich in Indianapolis nieder. Mein Urgroßvater väterlicherseits hatte ziemlich viel Bares mitgebracht und wollte irgendein Unternehmen kaufen. Er erstand also eine Brauerei. Betuchte Opportunisten waren sie, darüber hinaus – verglichen mit irischen und italienischen Immigranten – gebildete Opportunisten. Sie kamen, ehe Ellis Island zum Kontrollager umfunktioniert wurde und ehe es eine Freiheitsstatue gab. Sie kamen hierher, um sich anzusiedeln und der amerikanische Adel zu werden.

* Kurt Vonnegut, *Slaughterhouse-Five or The Children's Crusade.* New York, 1969. Dt.: *Schlachthof 5 oder Der Kinderkreuzzug.* Hamburg: Hoffmann und Campe, 1970; Verfilmung: USA 1971, Regie: George Roy Hill (Anm. d. Übers.)

** Siehe letzte Anmerkung im vorhergehenden Kapitel (Anm. d. Übers.)

Bernard Vonnegut, mein Großvater, wurde in Indianapolis geboren. Sein Vater Clemens Vonnegut – der ursprüngliche Einwanderer – hatte ein recht rentables Geschäft für Eisen- und Haushaltswaren gegründet. Er verkaufte Gewehre und Äxte und so Zeug. Drei Brüder hatte er. Alle liebten sie den Handel und machten eine Menge Geld, doch Bernard war todunglücklich. Er wollte Künstler werden. Allerdings wußten die kaum, was, zum Teufel, *das* war. Offenbar hatte es zuvor in der Familie nie einen gegeben. Sie unterhielten sich mit jemandem, der irgendwie etwas mit Kunst zu tun hatte: Er meißelte die Inschriften auf Grabsteinen ein; Bildhauer war er auch. Der meinte: »Der Junge muß nach Europa.« Sie schickten ihn also tatsächlich los. *(Lacht)* Und der amüsierte sich dort prächtig. Folglich erklärten sie, er müsse nach Hause zurückkommen.

Er war aufs Theater versessen. Wollte Bühnenbilder gestalten, aber es gab keine Geschäftsbranche, in der man für so was bezahlt wurde. Also ging er statt dessen ans MIT* und machte seinen Master in Architektur. Anschließend zog er nach New York und gründete dort einen Verein junger Architekten, die sich im Salmagundi Club trafen. Doch nun erklärte seine Familie: »Jetzt reicht's! Du amüsierst dich die ganze Zeit nur – komm nach Hause, heirate …« Was er auch brav tat. Er war der erste konzessionierte Architekt in Indianapolis.

Was die Religion betrifft: In meiner Familie waren die Leute alle sehr vernunftbetont und kamen zu dem Schluß, ein Priester wisse nicht, worüber er, verdammt noch mal, überhaupt rede. Wirklich begeistert waren sie hingegen von Darwin. In ihren Ohren klang das völlig einleuchtend, und für sie war die Bibel damit erledigt. In ihren Augen verfügte dieses Land über andere religiöse Dokumente: die Unabhängigkeitserklärung und die Bill of Rights**. Hinsichtlich eines Lebens

* Massachusetts Institute of Technology, 1861 in Cambridge (Mass.) gegründete private wissenschaftliche Hochschule für Ingenieurwissenschaften; gehört zu den bedeutendsten ingenieurwissenschaftlichen Bildungseinrichtungen der Welt und bezog als erste universitäre technische Hochschule auch die Wirtschafts-, Sozial- und Geisteswissenschaften in das Ingenieurstudium ein (Anm. d. Übers.)

** Die zehn ratifizierten und am 15. Dezember 1791 offiziell in die amerikanische Verfassung aufgenommenen Zusätze *(Amendments)*, die die Unabhängigkeitserklärung eindeutiger definierten (Anm. d. Übers.)

nach dem Tod machten sie sich keinerlei Hoffnungen. Sie waren Freidenker. Während des Ersten Weltkriegs – ganz zu schweigen vom Zweiten – waren die Deutschen derart verhaßt, daß die Freidenker einfach von der Bildfläche verschwanden. Sie wurden Unitarier*.

Mein Vater war Geschäftspartner seines Vaters, meines Großvaters in Indianapolis. Viele Bauwerke in Indianapolis wurden von einem der beiden errichtet. Vater war jedoch Geschäftsmann, folglich mußte er Mitglied bei Kiwanis** werden, denn dort wurden die Geschäfte abgeschlossen – in den Bereichen Versicherungen, Architektur, Recht und allem möglichen anderen. Zudem mußte er irgendeiner Religionsgemeinschaft beitreten, denn *niemand* will mit jemandem Geschäfte machen, der nichts ist, keiner Religion angehört, da das bedeutet, daß er so etwas wie ein Anarchist ist. Also erklärte Vater, er sei Unitarier. Damit war das geregelt. Er und sein Vater gestalteten die Pläne für die Unitarier-Kirche in Indianapolis. *Irgendwas* mußte man sein.

Was früher ein Freidenker war, heißt jetzt Humanist. Ich bin einer. Ein Humanist glaubt – wegen Darwin, dessen Einsichten so unerhört waren – daran, daß man die Wissenschaften so weitgehend wie möglich umsetzen sollte. Humanisten betragen sich gut, ohne mit einer Belohnung oder aber Bestrafung im Jenseits zu rechnen. Wir dienen unserer Gemeinschaft, so gut wir können. Als Heranwachsender hörte ich nie jemanden den Himmel oder ein Leben nach dem Tod auch nur erwähnen. Es hieß, das Leben hier reiche.

Ich habe erlebt, was passiert, wenn ich sterbe; Sie auch. Wir nennen es Schlaf. Letzten Februar ist in unserer Wohnung in New York ein Feuer ausgebrochen. Drei Tage lang bin ich bewußtlos gewesen, im Koma gelegen und hatte eine Art Todeserlebnis. Damals hatte ich bereits *God*

* Protestantische Gruppen, die im Sinne der Antitrinitarier und Sozinianer die Trinitätslehre ablehnen und statt dessen die Einheit Gottes betonen. Die Unitarier vertreten ein liberal-rationalistisches, ethisch-humanistisches Christentum. Verbreitung fand der Unitarismus besonders in Siebenbürgen, England und in den USA (Anm. d. Übers.)

** Kiwanis (abgeleitet von dem indianischen Ausdruck »Nunc Keewanis« = »Ausdruck der eigenen Persönlichkeit«) ist eine internationale Organisation autonomer Clubs, die aus gemeinnützigen Vereinen hervorgingen; die einzelnen Clubs bemühen sich um einen gezielten, wirkungsvollen sozialen Einsatz, vornehmlich auf kommunaler Ebene (Anm. d. Übers.)

Bless You, Dr. Kevorkian geschrieben und darin von dem blauen Tunnel berichtet, der ins Jenseits führt. Leute, die im Fernsehen interviewt werden, berichten oft von ihren Todeserlebnissen. Einige haben von dem blauen Tunnel gesprochen, und das schien mir eine gute, lustige Idee. Es ist aber gar kein Tunnel, sondern eine Eisenbahn – wahrscheinlich weil Züge früher in unserem Leben eine so große Rolle gespielt haben. Als ich Indianapolis verließ, um an der University of Chicago zu studieren, bin ich in einen Zug nach Chicago gestiegen. Als ich aus der Armee entlassen wurde, bin ich mit dem Zug aus dem Krieg zurückgekehrt – Eisenbahnen sind also sehr wichtige Symbole. Mein Zug hat neben dem Krankenhaus gehalten. Ich habe ihn gesehen, auf einem Nebengeleis. Ein ganz normaler Zug mit Speisewagen und so. Leute waren anscheinend keine drinnen, aber alle Abteile waren hell erleuchtet. Ich habe also gewußt, wenn ich sterbe, werde ich auf eine Tragbahre gelegt, so daß ich nicht zu dem Zug gehen muß. Und dann ginge es los. Das war durchaus keine furchteinflößende Vorstellung.

Ich wünschte, ich wäre am D-Day* gestorben, das hätte mir eine Menge Schwierigkeiten erspart … *(Lacht)*

Wenn Sie gestorben wären, hätten wir Slaughterhouse-Five *nicht, hätten wir …*

Sie hätten *so* viele gute Bücher. *(Lacht)*

Mit Sicherheit haben meine Eltern mir jegliche Furcht vor dem Tod genommen, einfach durch ihre Einstellung und ihr Verhalten. Sie haben vom Tod nie als von etwas Bedrohlichem gesprochen. Und wissen Sie was, wenn ich mir die Sixtinische Kapelle ansehe, wie die Leute in die Hölle purzeln und so, dann frage ich mich schon: *Hat ein so kluger Mensch wie Michelangelo das wirklich geglaubt? (Lacht schniefend)* Eigentlich kann ich mir das kaum vorstellen. Doch als Humanist versuche ich nie, irgend jemandem seinen Glauben auszureden. Wir missionieren nicht. Mein bester Kumpel im Krieg, Bernard V. O'Hare – er ist mittlerweile tot –, kommt in einigen Geschichten in meinem

* Tag des Beginns größerer militärischer Operationen mit festgelegtem Ablauf; bezieht sich meist auf den 6.6.1944, den Tag der alliierten Invasion in Frankreich (Anm. d. Übers.)

Buch vor. Bei der Armee, bei der Infanterie, ist man mit einem anderen so was Ähnliches wie verheiratet, man sucht und findet einander – vor allem bei Kriegsgefangenen ist das so. O'Hare war römisch-katholisch, aber als der Krieg vorbei war, hat er dem Katholizismus abgeschworen. Wir haben uns in Newport News getrennt, wo der Truppentransporter uns schließlich an Land gesetzt hat. Er hat gesagt, mit Gott und dem Katholizismus sei er fertig. So schlimm fand ich den Krieg gar nicht, und ich habe gewußt, der katholische Glaube ist sehr hilfreich, er verleiht einem Mut und Stärke. Und er ist etwas Ehrenwertes. Mir hat es leid getan, daß er den Krieg so tragisch genommen hat. Er hat etwas verloren, das ich nie besessen habe. Gott ist ein Kürzel für schlichtweg alles. Wie *tout le monde,* es umfaßt das ganze Universum. Genau das habe ich ja über uns Humanisten gesagt: Wir sind verdammt sicher, daß da irgend etwas sehr Bedeutsames abläuft – wir wissen nur nicht, was es ist.

Einsteins $E = mc^2$ ist ein ganz außergewöhnliches Konzept. Ungeheuer radikal: Materie und Energie sind zwei Stadien von ein und demselben. Nur noch eine andere Vorstellung gibt es, die genauso radikal ist: Vergib uns unsere Schuld, wie wir vergeben unseren Schuldigern.

Die Vorstellung von Rache war so allgemein anerkannt, daß Hammurabi*, ein großer Staatenlenker irgendwo im Mittleren Osten, den Codex Hammurabi verfaßte: Auge um Auge, Zahn um Zahn. Irgend jemand hat darauf hingewiesen, daß dies in Wirklichkeit ein friedfertiger Vorschlag ist. Er hat nicht geraten, sich ein Auge für ein Auge und einen Zahn für einen Zahn zu nehmen, sondern hat gesagt: »Nimm das, aber nicht mehr.« *(Lacht)* Doch dann diese radikale Idee: Wenn man dir weh tut, räche dich nicht. Welcher Mensch will sich nicht rächen? $E = mc^2$; probieren Sie das mal: Vergib uns unsere Schuld, wie

* Hammurabi (Chammurapi, Hammurapi), König von Babylonien (1728–1686 v. Chr.), aus der 1. Dynastie von Babylon, einer der bedeutendsten altorientalischen Herrscher; eroberte Larsa, Eschnunna und Mari und schuf ein ganz Mesopotamien umfassendes Reich. Hammurabi kodifizierte das Straf-, Zivil- und Handelsrecht. Seine in altbabylonischer Sprache abgefaßte und auf einer Dioritstele eingemeißelte Gesetzessammlung, der Codex Hammurabi, wurde 1902 in Susa gefunden und befindet sich heute im Louvre, Paris (Anm. d. Übers.)

wir vergeben unseren Schuldigern. Das ist natürlich aus dem Vaterunser.

Sie waren Kriegsgefangener und in einem Keller in Dresden, als die Alliierten die Stadt bombardierten. Hatten Sie denn keine Angst?
Es bringt nichts, wenn man Angst hat – Sie brauchen sich nur zu fragen, was für eine Art Tier der Mensch ist. Du sitzt einfach da und hältst dir die Hände über den Kopf, um dich vor herabfallendem Verputz zu schützen. Und bemühst dich, nicht zu weinen oder zu schreien oder so was. Der Grund, warum wir nicht erstickt sind, war der, daß der Schlachthof hauptsächlich aus großen Freiräumen bestanden hat, wo die Tiere eingepfercht wurden. Folglich ist nicht besonders viel brennbares Zeug rumgelegen.

Vor ungefähr fünf Jahren habe ich einen Brief von einer Frau bekommen – sie erwarte ein Kind, und ob ich nicht glaube, es sei schrecklich, so ein liebes, unschuldiges kleines Wesen in diese grausame Welt zu setzen. Ich habe geantwortet, das, was mir mein Leben wirklich erst lebenswert mache, seien die Heiligen, die ich träfe – Menschen, die sich in einer unanständigen Gesellschaft anständig verhalten. Es gibt sie überall. Ich bin ihnen in der Armee begegnet, und erst heute ist mir einer über den Weg gelaufen. Denken Sie mal über die Heiligen nach, auf die Sie im Verlauf eines ganz gewöhnlichen Tages treffen. Und dann sage ich zu den Leuten: »Vielleicht werden ein paar von euch Heilige, die dem Kind dieser Frau begegnen.«

Wissen Sie, was Sartre gesagt hat? »Die Hölle, das sind die anderen.« Eine Bedrohung. Ich habe gesagt, andere Leute, das bedeutet Unannehmlichkeit, und wenn etwas sehr lästig ist, kann es die *Hölle* sein. Leute sind einem immer im Weg. Das genügt als Hölle.

Andrew Lloyd Webber* hat ein Requiem neu vertont, das anläßlich

* Britischer Komponist, geboren in London am 22.3.1948; seit 1997 Lord of Sydmonton. Er wurde hauptsächlich durch die Rockopern »Jesus Christ Superstar« (1971) und »Evita« (1978) sowie die Musicals »Cats« (1981), »Starlight Express«(1984), »Das Phantom der Oper« (1986), »Aspects of Love« (1989) und »Sunset Boulevard« (1993) bekannt. Von ihm stammt aber auch die im Text erwähnte Neuvertonung eines lateinischen Requiems, *Requiem*

des Konzils von Trient*, so um 1500, komponiert worden war. Damals hatte die Reformation eingesetzt, und die katholische Kirche war stocksauer. Das Requiem wurde in St. Thomas uraufgeführt, einer Kirche in der Fifth Avenue in New York, die einen eigenen Knabenchor hat. Nur geladene Gäste wurden eingelassen. Ich mußte einen Smoking anziehen und meine Frau ein Abendkleid. Wir konnten von Glück reden, daß wir eingeladen worden waren. Wir haben also dagesessen und die Jungen auf lateinisch singen hören. Wunderschöne hohe Stimmen, vor dem Stimmbruch. Sie haben gen Himmel geblickt und Gott über alles geliebt und all das. Zufällig habe ich einen Blick auf die englische Übersetzung dessen geworfen, was sie gesungen haben: schreckliche Dinge würden den Leuten nach ihrem Tod bevorstehen. *(Lacht)* In einer Zeile hieß es: »Selbst die Unschuldigen sollen bestraft werden.« Die armen Leute sollten in Löwengruben den Bestien zum Fraß vorgeworfen werden und lauter so Zeug. Und die Ziegen sollten von den Böcken gesondert werden. Ein grauenhafter, sadistischer Text – wahrlich kein

* Das Konzil kam 1545 in Trient zusammen und beschäftigte sich nicht nur mit kirchlichen Reformfragen, sondern auch mit Grundfragen der Glaubenslehre. Mit ganz wenigen Ausnahmen blieben die Protestanten dem Konzil fern. Die Trienter Beschlüsse beschränkten sich nicht darauf, die Lehren Luthers zu verwerfen, sondern es wurden sehr weitgehende Dogmenfragen, die schon länger strittig waren, geklärt, etwa die Frage nach der Erbsünde und der Rechtfertigung, die Sakramentenlehre, die Heiligen-, Reliquien- und Bilderverehrung und der Charakter der Messe. Die lateinische Bibel (die Vulgata) wurde zum authentischen Text erklärt. Über diese dogmatischen Fragen hinaus stellte sich das Konzil die Aufgabe, die Rechte und vor allem die Pflichten von Bischöfen enger zu fassen sowie die Ausbildung und die priesterliche Berufung der Geistlichkeit zu verbessern. Den Laien wurde kirchliche Zucht, Beichte, Kommunion und Messebesuch zur Pflicht gemacht. Das Konzil begnügte sich nicht mit der Präzisierung von Glaubenslehren, sondern war bemüht, auf die Herausforderung durch den Protestantismus die Gemeinschaft der Kirche zu festigen. Es zog sich mit zwei Unterbrechungen bis 1563 hin, als die Konfessionalisierung in Deutschland abgeschlossen war, der Calvinismus für den Bestand Frankreichs zu einem ernsten Problem wurde und die anglikanische Kirche unter Elisabeth ihre protestantische Gestalt annahm. Es ging nicht mehr nur um die Abgrenzung von abweichenden Dogmen, sondern um die Selbstbehauptung der katholischen Kirche in einer Welt der miteinander im Streit liegenden Konfessionen. Das Konzil von Trient (das Tridentinum) schuf die Grundlagen für die Gegenreformation, die als innere Reform betrieben werden sollte.

Grund, Gott zu lieben. Ich bin also nach Hause gegangen und habe noch in der gleichen Nacht ein neues Requiem geschrieben, ein weltliches. Darin heißt es, daß es einen Augenblick großer Freude geben wird, wenn die Leute merken, niemand wird bestraft. Es gibt Leute, die einer Menge anderer Leute wünschen, sie sollten bestraft werden, und dann kommen sie in den Himmel, und niemand wird bestraft. *(Lacht)*

Was halten Sie von einem Menschen wie Hitler?
In einem meiner Bücher habe ich über Hitlers letzte Worte geschrieben. Wie er da drunten in dem Bunker gesessen hat und die Russen direkt über ihm waren; er hat gewußt, wenn die ihn kriegen, stecken sie ihn in einen Käfig, zeigen ihn rum und demütigen ihn, pissen ihn an. Also muß er sich umbringen, das steht fest. Die große Frage ist nur, was seine letzten Worte sein sollen. Denn es gibt Zeugen, die sie hören werden. Goebbels und Martin Bormann sind da, und die wollen die letzten Worte dieses großen Mannes hören. Hitler sagt: »Ich bereue nichts.« Goebbels weist ihn darauf hin, daß das eigentlich ein Chanson von Edith Piaf ist. Den Leuten wird die Ähnlichkeit auffallen. Sie wurde der »Spatz von Paris« genannt. Seine letzten Worte wären also die gleichen gewesen wie die des kleinen Spatzen. Schließlich verkündet er: »Ich habe nie darum gebeten, geboren zu werden.« Und jagt sich eine Kugel in den Kopf. Was soll man machen? Wissen Sie, welche Strafe in der Zeit Heinrichs VIII. darauf stand, wenn man Geld fälschte? Man wurde in aller Öffentlichkeit gesotten. *(Lacht)* So sehr waren sie darauf aus, die Leute daran zu hindern, das Finanzwesen durcheinanderzubringen. *(Lacht)*

Tatsache ist: Das »Vergib uns unsere Schuld, wie wir vergeben unseren Schuldigern« wird nicht mehr respektiert. Die Schuld daran schiebe ich Schriftstellern zu. Weil eine Geschichte von Rache leicht zu erzählen ist und bekanntlich die Leute zufriedenstellt. Der Kerl hat meinen Bruder erschossen. Wie wird die Geschichte ausgehen? Und was denkt der Leser? Okay, das ist erledigt. Es gibt also nichts Einfacheres, als so eine Geschichte zu erzählen. Derlei fordert regelrecht zu Rache heraus, macht sie *achtbar.*

Was halten Sie von aktiver Sterbehilfe? Ihre Einstellung, was Dr. Kevorkian betrifft, ist natürlich positiv.

Ja, weil ich auch das für ein gutes Heilmittel halte. Wenn wir Ärzten verbieten, Menschen aus ihrem Elend zu erlösen, verhindert das keinen einzigen Mord. Meine Mutter hat, unmittelbar bevor ich nach Europa mußte, Selbstmord begangen. Sie war so unglücklich, daß sie der Ansicht war, es sei an der Zeit.

Haben Sie selbst je mit dem Gedanken an Selbstmord gespielt?
Natürlich. Und probiert habe ich es auch. Eines haben wir von unseren Altvorderen ererbt: Selbstmord stellt eine Möglichkeit dar, Probleme zu lösen. In einem meiner Bücher habe ich gesagt, wenn Bauer A zwei Scheffel Kartoffeln pro Stunde ernten kann und sich mit Bauer B zusammentut, der einen Scheffel schafft, und wenn auf jedem Acre tausend Kartoffeln wachsen, wie lange dauert es dann, bis Bauer A und Bauer B, wenn sie zusammenarbeiten, fünf Acres abgeerntet haben? Meine Antwort lautet: Ich glaube, dann jage ich mir eine Kugel in den Kopf. *(Lacht schallend)*

Ich habe meinem Anwalt und meinem ältesten Sohn erklärt, wie ich mir meine Beerdigung wünsche. Nicht an einem heiligen Ort und nicht in New York. Ich will auch kein Piratenbegräbnis, bei dem man einen Typ mitsamt all seinen Schätzen in ein Boot legt und es dann in Brand steckt. Ich möchte, daß es auf Cape Cod stattfindet, dort, wo ich meine Kinder großgezogen habe, und zwar soll man mich verbrennen und meine Asche in das Hafenbecken von Barnstable streuen.

In New York habe ich prächtige Begräbnisse miterlebt, mit Videos und berühmten Leuten, die Reden gehalten haben und so. Wenn man sich an mich erinnert, dann ist alle Arbeit getan, das ist die letzte, abschließende Zeremonie. *(Lacht)* Ich will nur ein Lebewohl.

In *Slaughterhouse-Five* sage ich jedesmal, wenn jemand stirbt oder wenn eine Flasche Champagner nicht mehr sprudelt und »tot« ist: »So geht's nun mal« – das ist alles. Sooft jemand gestorben ist – meine Schwester, mein Bruder, mein Vater, meine Mutter, und ich war immer dabei –, habe ich genau das empfunden … Das war's … Ich konnte mich bei niemandem beschweren, konnte auf niemanden wütend sein. *(Lacht)* Wenn jemand stirbt, ist das alles andere als eine Überraschung – so geht's nun mal. Was könnte es Normaleres geben?

DER AUFSTEIGER

Bruce Bendinger

war in den siebziger Jahren ein Wunderkind in der Welt der Werbung. Während der Wahlkampagne um die Präsidentschaft im Jahre 1976 war er der Art Director von Gerald Fords Team. Zum ersten Mal unterhielten wir uns 1986: »Ich bin ein Revolverheld für etliche Firmen, die im Bereich Wirtschaft gegeneinander kämpfen. Die Achtziger-Jahre-Version eines Paladins. Mein Schlachtfeld ist das Großunternehmen Amerika. Ich kann immer noch sehr schnell ziehen und Trends aufgreifen. Dazu gehört die sogenannte Mustererkennung: die Fähigkeit, in seiner Umgebung rasch irgendwelche Informationsbruchstücke aufzuschnappen und schneller als der Rest der Meute die richtige Antwort darauf zu finden. Man zahlt mir so viel, damit ich das mache, daß ich es mir nicht leisten kann, freizunehmen und mich um meinen Garten zu kümmern.« Zur Zeit ist er Marketingdirektor »für ein Unternehmen, das gute Chancen hat, in der New Economy ein wenig Geld zu machen«.*

An der Generation meiner Mutter sieht man, wie alle sich einfach irgendwie abnutzen. Mein Stiefvater ist pensionierter U-Boot-Kommandant. Im Zweiten Weltkrieg hat er Schiffe versenkt – er war ein Held. Ein aufgeweckter, kluger Bursche – ausgebrannt. Vieles geht einfach nicht mehr. Ein Teil der Software versagt – Sie wissen schon, das Gedächtnis. Wenn ich Software sage, meine ich das Ding zwischen Ihren Ohren. Mein Stiefvater kann Ihnen erzählen, wie Atomreaktoren

* Siehe Studs Terkel, *The Great Divide: Second Thoughts on the American Dream.* New York: Pantheon, 1988./Dt.: *Arm und reich: das Amerika der Reagan-Ära; Zeitzeugen sprechen.* München: Schneekluth, 1990.

funktionieren, und Ihnen von den Schlachten berichten, die er im Zweiten Weltkrieg geschlagen hat, aber er kann sich nicht an seinen Arzttermin erinnern. Es ist einfach so, daß die Software sich abnutzt. Ich glaube, wir alle werden, als Spezies, ein wenig länger leben, länger gesund bleiben. Aber ein Teil von uns ... Zur Zeit sieht meine Generation, wie die unserer Eltern einfach verschleißt. Und wir begreifen, daß das möglicherweise auch unser Schicksal sein wird; trotzdem glauben wir immer noch, wir seien dreißig. Ich bin mir nicht sicher, ob uns das alles wirklich klar ist.

Meine Generation hat sich immer ausschließlich mit sich selbst beschäftigt. Sie ist nicht auf jenes nächste Lebensstadium vorbereitet – auf das Sterben. Abends trinkst du ein, zwei Gläser, und irgend jemand erzählt dir, was ihn beschäftigt – das Ende einer Karriere, das Ende unerfüllter Hoffnungen. Sie haben keine Ahnung, wie es weitergehen soll. Das sehe ich überall um mich herum.

Vom Standpunkt des Vermarktens aus hat unsere Generation die Dinge so richtig in Bewegung gebracht. Jeder geschichtliche Augenblick, ob es nun neue Schulen für die während des Babybooms Geborenen, neue Colleges, neue Wählerblöcke, neue Märkte – vom Käfer zum Gelände- und Mehrzweckfahrzeug – waren, alles ist vom Geschmack dieser Generation geprägt, der natürlich von Marketingleuten gesteuert wird, die ungeheuer geschickt mit den Medien umgehen können. Wirklich verblüffend, wie allesbeherrschend Marketing in unserer Gesellschaft geworden ist. Beim Marketing macht man folgendes: Man plant für das nächste Jahr voraus. In welchem Bereich du auch arbeitest, was auch immer für Pläne du dir ausdenkst, die Schlußfolgerung für das nächste Jahr lautet immer: schneller, mehr, billiger. Es geht immer um eine Steigerung dessen, was gerade abläuft. Die Hektik heutzutage ist in vieler Hinsicht eine Folge dieses ständig sich beschleunigenden Schwungradeffekts. Jeder hat mehrere Computerprogramme gleichzeitig laufen, und alles vergeht wie im Flug. Hundert Fernsehkanäle stehen dir zur Verfügung, aber nirgends läuft etwas Sehenswertes. Der Lebensrhythmus ist in einem Maße immer schneller geworden, daß wir nicht mehr mitkommen.

Ich wurde während des Zweiten Weltkriegs geboren – ein Kind der Babyboom-Generation. Fünfzig Jahre lang hatten wir den Fuß auf dem

Gaspedal. Und jetzt, an der Wende zum 21. Jahrhundert, haben wir, so finde ich, stärker beschleunigt, als für uns gut ist. Wir haben unsere Kinder vor den Fernseher gesetzt, damit sie sich die *Sesamstraße* anschauen, ihnen die Fernbedienung in die Hand gedrückt und sie dann in ihrem Kopf installiert, haben einprägsame, doch unzusammenhängende audiovisuelle Vorstellungen geschaffen, wie bei MTV, das die Menschen dieser Generation regelrecht konditioniert hat. Wir bringen die Kinder dazu, sich nur kurzfristig, zusammenhanglos auf irgend etwas zu konzentrieren – auf Nicht-Verbales, Hochgepuschtes. Fernsehen ist wie kalorienloses Essen: Jeder sitzt vor dem Apparat und hat nur den einen Gedanken: *»Ob wohl irgendwo was anderes läuft?«* Man denkt nicht wirklich. Wie können wir uns da Gedanken über so etwas wie den Tod machen? Doch plötzlich sterben Leute in deinem Alter. Und der Kreis schließt sich immer enger um dich. Das ist für diese spezielle Bevölkerungsstruktur charakteristisch. Wenn du ein gewisses Alter erreicht hast und nicht in der Lage warst, deine Software regelmäßig auf den neuesten Stand zu bringen, gerätst du, eben aufgrund dieser Schnellebigkeit, *echt* in Schwierigkeiten. Wenn du nur alte Techniken beherrschst, steckst du wirklich in der Klemme. Und wenn du deine Software nicht aktualisiert hast, sondern immer noch mit alten Programmen arbeitest, wird es nicht sonderlich gemütlich für dich.

Zur Zeit beschäftigen die Leute sich meist entweder mit ihrer bevorstehenden Pensionierung oder damit, daß ihre Eltern rapide altern und abbauen. Viele von uns müssen sich jetzt um unsere Eltern wie um kleine Kinder kümmern. Wir, aber auch unsere Eltern sind ein wenig verblüfft angesichts dieser Situation. Aber ich glaube, wir machen das Beste daraus. In vielen Fällen gibt es einem die Möglichkeit, seine Eltern von einer ganz anderen Seite kennenzulernen.

Meine erste Erinnerung an den Tod – da war ich in der fünften oder sechsten Klasse. Der größte und kräftigste Bursche in der ganzen Klasse, Peter Jansen hieß er, sollte den Verteidiger machen. Aber dann hat es ihn erwischt: Magenkrebs; ungefähr zwölf war er. Und ich habe miterlebt, wie der stärkste Kerl im ganzen Block gestorben ist. Damals habe ich nicht zum letzten Mal geweint, aber dieses eine Mal ist es mir wirklich unter die Haut gegangen. Er hatte noch gar nicht richtig zu leben angefangen. Mich verblüfft, daß ich mich so lebhaft und genau daran erinnere, wie ich im Wohnzimmer auf der Couch gesessen und versucht habe, damit zurechtzukommen, daß der stärkste Junge im Block tot ist. Gutmütig war er gewesen – kein Schlägertyp. Er hätte dich beschützt, wenn ein anderer versucht hätte, dich rumzuschubsen.

Wenn es etwas Geistiges, einen Gott gibt – da wäre ich ganz dafür. Ich weiß nicht, ob es einen Gott gibt – das ist nicht sonderlich wichtig für mich. Ich glaube an das Leben, habe eine bestimmte Vorstellung, wie wir leben sollten. Ich glaube, wir sind hier, jeder einzelne von uns, um die eine große Frage zu beantworten: um herauszukriegen, warum wir hier sind. Ich schaue Sie an – bei Ihnen bin ich dahintergekommen, warum Sie hier sind. Wir haben uns vorher unterhalten, wie Sie etliche Male mein Leben beeinflußt haben, von der sechsten, siebten, achten Klasse an ... Wie *Division Street** mich berührt hat. Wie *Working* mich beeindruckt hat. Die Art, wie Sie dadurch in mein Leben eingegriffen haben, ist mit ein Grund, weshalb Sie hier sind. Warum ich hier bin? Ich habe auch eine kleine Aufgabe zu erledigen. Ich schreibe Bücher, um junge Leute und Frauen schneller mit dem Beruf oder Geschäft vertraut zu machen, mit dem sie sich ihren Lebensunterhalt verdienen können. Als brächte ich den Leuten das Angeln bei – das Angeln in der Welt des Geschäftemachens. Wie man den Anschluß an eine Welt nicht verliert, die gefährlich und schnelllebig geworden ist.

Ich habe ein Buch über den verstorbenen Werbemenschen Howard Gossage geschrieben. Er war einer der Mitbegründer der Zeitschrift *Ramparts*** und hat die Welt mit Marshall McLuhan*** bekannt gemacht. Ich habe mich damit beschäftigt, welche Spuren er hinterlassen

* Studs Terkel, *Division Street: America.* New York: Pantheon Books, 1967. Dt.: *Bericht aus einer amerikanischen Stadt: Chicago.* München: Nymphenburger Verlagshandlung, 1967 (Anm. d. Übers.)

** Eine nicht sonderlich bedeutende Monatsschrift für die Westküste. Ihre Blütezeit waren die sechziger Jahre.

*** Herbert Marshall McLuhan (1911–1980), eigentlich Professor für englische Literatur, war einer der bekanntesten und wichtigsten Medientheoretiker und Kommunikationswissenschaftler. Sein Hauptthema waren die Alltagskultur und die Welt der »magischen Kanäle« Radio und Fernsehen. Berühmt wurde vor allem sein Leitsatz: »Das Medium ist die Botschaft.« (Anm. d. Übers.)

hat, habe die Puzzleteile seines Lebens zusammengesetzt. Howard war von der Bildfläche verschwunden, und die Leute in der Werbeindustrie hatten ihn vergessen. Ich habe ein kleines Buch verfaßt, und die Erinnerung an ihn ist wiederaufgelebt. Man hat für das 20. Jahrhundert hundert Spitzenleute der Werbeindustrie benannt, und der Typ, der vier Jahre vor diesem Büchlein von der Hitliste verschwunden gewesen war, steht jetzt an dreißigster Stelle der wichtigsten Personen in der Geschichte der Werbung. Seine Tochter war sechs Jahre alt, als er gestorben ist. Dreißig Jahre später ist das Buch erschienen. Sie hat gesagt: »Gäbe es das Buch nicht, hätte ich nie erfahren, was für ein Mensch mein Vater war.« Das ist doch ein guter Grund, um mein Hiersein zu rechtfertigen.

Ich glaube, da draußen läuft etwas ab, das größer ist als wir. Schon allein das Geheimnis des Lebens, ist – *herrje!* Wie Menschen gebaut sind, wie unser Verstand arbeitet, wie unsere Hände mit den Augen und dem Gehirn zusammenwirken, die erstaunliche Schöpfungsvielfalt der Natur … Ich verdiene meinen Lebensunterhalt in der sogenannten kreativen Branche. Was ich alles anstelle, um eine Packung Waschpulver an den Mann oder die Frau zu bringen, das ist unglaublich. Ich weiß nicht, was uns in der Hölle erwartet, aber es ist die Hölle auf Erden, wenn man sein Leben mit etwas verbringt, das man nur äußerst ungern macht. Ich hatte einen sehr guten Freund, der – ach was, Schwamm drüber …

Wir leben in einer Welt, in der man seine Software ständig auf den neuesten Stand bringen muß. Ich schätze, allmählich stellen wir fest, vieles von dem, was wir für Charakterschwächen gehalten haben, beruht in Wirklichkeit darauf, daß irgend etwas mit der Körperchemie, der geistigen Chemie nicht ganz stimmt – ein Fehler in der Software. Wenn du schizophren bist, ist das ein Problem der organischen Software, ein Fehler in deinem Gehirn, und hat nichts damit zu tun, daß du eine falsche Einstellung hast oder wie Mom und Dad dich erzogen haben.

Wir werden schließlich alle zu Opfern, weil unser wundervolles Leben sich einfach verschleißt. Ich würde sagen, wenn man sich diesem Alter nähert, sollte man etwas schriftlich festlegen und so die Last von den Menschen nehmen, die einen lieben.

Statt eines Grabsteins wünsche ich mir eine Bank irgendwo an einem Ort, von wo aus man einen schönen Blick hat, wo irgend jemand sich mitten am Tag einfach hinsetzt. Kein Mensch tut das auf einem Friedhof. So könnte ich einigen Menschen ein paar schöne Augenblicke schenken. Sie könnten sich auf die Bank hocken und tief durchatmen und über alles mögliche nachdenken. Wenn du unsterblich sein willst, solltest du ein Kind haben. Geh zu einer Samenbank. Das ist ein anderer Weg zur Unsterblichkeit: Ein Kind zu haben und zu hoffen, daß es gutgeht. Erwarte dir nicht zuviel von dieser Welt – an einem bestimmten Punkt wirst du zwar unsterblich, aber das bedeutet nicht notwendigerweise, daß du das Drehbuch für das Leben dieser Person schreibst. So ist das nun mal.

Noch etwas ist an der Software interessant. Wir alle funktionieren anscheinend besser, wenn wir an etwas glauben. Wenn man sich mal die Leute ansieht, die irgendeiner Religion angehören, seien sie nun Humanisten oder Freimaurer, Leute, die irgendeinem Glauben anhängen, leben länger – sie funktionieren besser. Es geht in ihrem Leben nicht nur um sie. Wenn du länger leben willst, glaub an etwas und fühl dich gut dabei. Wir leben in einer Zeit, in der wir uns ständig neu erfinden müssen; ich habe mich neu erfunden. Ich war in der Werbebranche, aber zu einem gewissen Zeitpunkt wollen die einen Jüngeren. Also schickst du entweder einen jungen Schauspieler los, der bei der Besprechung deine Rolle übernimmt, oder du suchst dir eine andere Beschäftigung. Tritt lachend von der Bühne ab!

TEIL DREI

VÄTER UND SÖHNE

Doc Watson

Der blinde Folksänger wurde in Deep Gap, North Carolina, geboren und wuchs dort auf. »Für mein Gefühl bringen die Menschen in der Musik ihre Freuden und Leiden und alles, was dazwischenliegt, alles, was das Leben mit sich bringt, zum Ausdruck.«

Ob man in meiner Familie fromm war? Gewisse Leute haben gesagt, die Einstellung meines Vaters zum Allmächtigen sei fundamentalistisch. Aber das stimmt eigentlich gar nicht. Viele waren weit strenggläubiger als er. Ein paar von den Leuten dort hätten mir am liebsten den Kopf abgerissen: In den fünfziger Jahren habe ich in einer Tanzband gespielt. Ein Cousin von mir, ein baptistischer Prediger, hat immer gesagt: »Doc, du solltest nicht diese Art von Musik machen – du tätest besser daran, immer nur Gospels zu spielen.« Eines Tages, kurz nachdem ich mit meiner Freundin in eine eigene Wohnung gezogen war, ist er zu uns gekommen, und ich habe gewußt, in spätestens zwei Minuten fängt er wieder damit an. Also habe ich gesagt: »Bruder, du hast einmal mit mir über Musik gesprochen. Ich habe über das alte, gute Buch nachgedacht, das dir und mir so viel bedeutet. Darin heißt es, der Mann, der sein Haus nicht bestellt, verleugnet seinen Glauben und ist schlimmer als ein Ungläubiger. Ich finde, wenn ich losziehe und ein bißchen von dem Geld verdiene, das die alten Kameraden in den VFW*-Vereinen für Schnaps und Bier und an den Spielautomaten verprassen, und damit meiner Freundin helfe, die beiden Kinder großzuziehen, dann ist das

* VFW = Veterans of Foreigns Wars (Veteranen im Ausland geführter Kriege; Anm. d. Übers.)

doch gar nicht so schlecht. Weißt du etwa so genau, was die Leute mit dem Holz machen, das du in deiner Sägemühle zurechtschneidest? Möglicherweise bauen sie damit Bierkneipen oder Hurenhäuser oder sonstwas.« Daraufhin meinte er: »Darüber habe ich noch nie nachgedacht.« Und ich habe erwidert: »Dann solltest du das lieber mal tun.« *(Lacht)*

Musik bietet jedem Schutz, der den richtigen Weg zu finden versucht.

Mein Dad war in der Kirche Chorleiter, und mir hat er mein erstes kleines Saiteninstrument gebastelt: ein selbstgemachtes Banjo. Damals war ich gerade elf geworden, 1934 war das. Im ersten Jahr habe ich es in die Blindenschule nach Raleigh mitgenomen. Ein wenig später habe ich zu ihm gesagt: »Dad, such mir ein neues Stück für das Banjo aus. Du hast mir ja schon ein paar Sachen gezeigt.« Darauf hat er geantwortet: »Mein Lieber, das kannst du besser als ich.« Er hat mir das Banjo gegeben und erklärt: »Hier, und jetzt lerne, richtig gut darauf zu spielen. Vielleicht hilft dir das durchs Leben.« Als ich vierzehn war, hat er mich an dem einen Ende der Ablängsäge arbeiten lassen – das war das Beste, was er je für mich getan hat, Studs: Auf diese Weise wurde ich nicht in irgendeine Ecke abgeschoben; er hat gewußt, wie wichtig das für mich war.

Er hatte eine kleine Farm oben auf dem Hügel und hat dort alles angebaut, was wir an Essen gebraucht haben. Wenn er nicht auf dem Feld gearbeitet hat, ließ er sich oft bei öffentlichen Bauvorhaben einsetzen – alles mögliche, von etlichen Gebäuden des ASU College in Boone* bis zu Autobahnen. Er war ein sogenannter Freewill Baptist**.

* Boone, so benannt nach dem Pionier Daniel Boone, der angeblich hier rastete, als er auf der Jagd war, ist Sitz der Appalachian State University (=ASU), die 1899 als pädagogische Hochschule gegründet wurde.

** Eine von drei Baptistengruppierungen, zu denen die ursprüngliche Gruppe, die abweichenden Bullockiten sowie die United American Freewill Baptists gehören; sie verteten die arminianische Doktrin, die die bedingungslose Prädestinationslehre Calvins verwirft, die Geltung der menschlichen Willensfreiheit und den Vorrang der Bibel vor den kirchlichen Bekenntnissen betont. Sie praktizieren die offene Kommunion (die Gläubigen erhalten Hostie und Wein) sowie, abgesehen von den Bullockiten, Fußwaschungen und -ölungen.

Meine Mutter, die hat oft fromme Lieder gesungen, aber auch ein paar alte Balladen und Bänkellieder gekonnt. Mit den friedlicheren hat sie uns immer in den Schlaf gesungen, als wir noch klein waren. Jemand hat mich mal gefragt, ob meine Mutter Gitarre gespielt hat. Worauf ich geantwortet habe: »Nein, sie hat neun Bälger großgezogen – Gitarre zu lernen, dafür hat sie keine Zeit gehabt.«

Seit ich mich erinnern kann, war mir verschwommen bewußt, daß es so etwas wie den Tod gibt. Meine ersten Erinnerungen an Musik, und zwar Gesang, Gesang ohne Begleitung, verbinde ich mit der Kirche. Ich habe auf dem Schoß meiner Mutter gesessen, ungefähr zwei Jahre war ich damals wohl, und die Leute haben »The Lone Pilgrim« und »There's a Foundation Filled with Blood« gesungen. In »The Lone Pilgrim« ist vom Tod die Rede. Ich erinnere mich, wie ich über den Burschen nachgedacht habe, der zum Grab eines alten Kameraden gegangen ist und über dessen Leben nachgesonnen hat. »Ich kam zu der Stelle, an der der einsame Pilger lag, und stand lange an seinem Grab.« Ich glaube, das hat mich auf die richtige Bahn gebracht, so daß ich mir ein wenig später Gedanken über den Tod gemacht habe, darüber, was er wirklich bedeutet. Denn seit ich klein war, haben sie uns immer zu Beerdigungen mitgenommen. Sie haben über den Tod und über den Himmel gesprochen. Und über die Gefahr, eine verlorene Seele zu werden. Wie sie all das kleinen Kindern klarmachen sollten, haben sie nicht so recht gewußt. Erst später habe ich verstanden, was das Evangelium wirklich verkündet. Doch auf jeden Fall gehörte seit der Zeit, als ich noch klein war, der Tod immer irgendwie dazu.

Ich glaube an die Gegenwärtigkeit des Allmächtigen – daran glaube ich von ganzem Herzen. Wäre das nicht so, dann weiß ich nicht, was ich getan hätte, als Merle* gestorben ist. Wenn wir auf Tournee waren, gab es Zeiten, da habe ich mich nach einem Auftritt im Hotelzimmer hingekniet. Ich und der junge Jack Lawrence und der Bassist T. Michael Coleman – es war hart. Ich weiß nicht, was ich getan hätte, wäre nicht diese Gewißheit gewesen.

* Merle Watson war Docs Sohn und trat oft zusammen mit ihm auf; er war »ein sehr begabter Musiker« und starb 1985 im Alter von sechsunddreißig Jahren nach einem Traktorunfall.

Als wir drei Wochen, ehe Merle tödlich verunglückt ist, aus Nashville zurückgekommen sind, habe ich zu ihm gesagt: »Sohn, ich bin zwar vermutlich nicht gerade der Geeignetste, um mit dir darüber zu sprechen, aber wenn der Gevatter Tod zu dir käme, wie stünde dann die Sache zwischen dir und dem Herrgott?« Er hat geantwortet: »Dad, ich bin im Wald niedergekniet und habe meinen Frieden mit ihm geschlossen – darüber brauche ich mir keine Sorgen zu machen.«

Als ich 1964 unterwegs war, hat seine Mutter Rosalie ihm die ersten Akkorde beigebracht. Ralph Renzler hat mich angerufen und mir gesagt, Merle habe angefangen, Gitarre zu spielen. Mann, ich war im siebten Himmel. Konnte es kaum erwarten, nach Hause zurückzukommen und mir das anzuhören. Als ich wieder daheim war, lernte er schon die ersten Fingersätze. Seit Sommer 1964 ist er gelegentlich aufgetreten. Seinen ersten Auftritt außerhalb hatte er beim Berkeley Folk Festival. Wir haben lange zusammengearbeitet.

Als ich erfahren habe, daß Merle tot ist, war ich gefühlsmäßig wie betäubt. Lange konnte ich nicht weinen. Nicht einmal wenn ich allein war. Es war so unfaßbar, so unwirklich. Wenn man unter Schock steht … Von dem Holz für eine Wandverkleidung war etwas übriggeblieben, und das wollte ich zu Spänen fürs Feueranmachen zurechtschneiden. In der Woche nach seiner Beerdigung habe ich einen ganzen Tag lang mit einer winzig kleinen Säge das Zeug zerschnitten. Und konnte an nichts anderes denken als an sein Lachen und wie er unsere Reise nach Afrika genossen hatte. Vor allem die Geräusche, und wie wir uns über die verschiedenen Vögel unterhalten haben, die Mainas und was sonst noch in der Wildnis war und die Laute, die sie von sich geben. All das habe ich gehört. Es war so real, als stünde er neben mir. Doch der volle Schmerz, als ich endlich ein paar Tränen vergießen und so die Last abwerfen konnte, der kam erst so zwei, drei oder sogar vier Jahre später. Lange Zeit konne ich die Nähe von Menschen nicht ertragen. Das ist am schlimmsten … ich kann es nicht beschreiben.

Ihnen gegenüber kann ich offen sein, schätze ich: Nur mit Gottes Hilfe habe ich das Ganze durchgestanden. Ich glaube, nicht ich selbst habe das geschafft. Sondern ich habe mich einfach an dem Versprechen festgehalten, daß er mir weiterhilft, wenn ich auf ihn vertraue. Jetzt bin ich so ehrlich, wie ich nur kann. Ich bin kein Heiliger, weiß Gott nicht. Ich habe meine Fehler, wie Sie und jeder andere auch. Ich habe nur … Er hat mir da durchgeholfen, mehr kann ich nicht sagen.

In der Zeit zwischen dem Unfall und der Beerdigung hatte ich meinen Manager angerufen, er solle die Tournee absagen, die wir geplant hatten; ich wollte nicht mehr ständig unterwegs sein. Aber wir hatten gerade ein neues Haus gebaut; ich mußte meine Familie durchbringen, und die Ersparnisse waren aufgebraucht. In dieser Nacht habe ich geträumt, ich befände mich in einer Wüstengegend, wo es so richtig *heiß* war. Es war, als stecke ich in Treibsand fest, ich bin einfach nicht vorangekommen. Ich habe die Dunkelheit regelrecht gespürt – es war schrecklich. Und ich habe gedacht: Das schaffe ich einfach nicht. Doch plötzlich war da die vertraute große, starke Hand, und er hat gesagt: »Komm schon, Dad, du schaffst das.« Und hat mir herausgeholfen und mich zu einem Platz gebracht, wo es schön kühl und sonnig zugleich war. Dann bin ich aufgewacht. Und ich habe gewußt, Gott hatte ihn mir geschickt. Seine Ruhestätte ist ganz nah bei unserem Garten. Es ist unser Familienfriedhof; das haben wir mit den staatlichen Stellen abgemacht. Die Bestattungskosten für den engsten Familienkreis habe ich bereits geregelt.

Merles Sohn Richard tritt gelegentlich auf Festivals und so mit mir zusammen auf; er spielt hauptsächlich Blues. Sein Dad hat ihm vor dem Unfall ein bißchen was in der Art beigebracht. Doch es hat lange gedauert, bis er eines Tages gesagt hat: »Pa, ich würde ganz gern ab und zu Musik mit dir zusammen machen.« Wir haben also zu arbeiten angefangen und zuerst ein kurzes Tonband aufgenommen; kürzlich haben wir dann eine CD gemacht, *Third Generation Blues.* Für das Bild auf dem Cover haben wir Merles Gitarre als stellvertretend für ihn ausgesucht.

Ich glaube, das Gute in unserem Leben wird, wenn man so will, bewahrt und lebt in unseren Nachkommen weiter. Und ich glaube an ein Leben nach dem Tod, allerdings nicht an Wiedergeburt. In meiner Vorstellung haben wir eine unsterbliche Seele – das sind wir –, die neben dem, was wir in unseren Kindern als Unsterblichkeit hinterlassen, weiterbesteht. Solange wir jung und frischverheiratet sind und die Kinder eins nach dem anderen geboren werden, denken wir nicht genügend darüber nach, daß wir ein gutes Vorbild sein und Güte an unsere Kinder weitergeben müssen und kein herrischer Vater und keine rechthaberische Mutter und all das sein sollten. Das müssen wir begreifen, und es ist eine Schande, daß wir es meistens erst verstehen, wenn es schon zu spät ist. *(Lacht)* Wenn ich zurückblicke, sehe ich so vieles, das ich bei Merle versäumt habe – kleine Dinge, die doch so wichtig gewesen wären. Ich war auf Gott wütend, weil ich geglaubt habe, ich bräuchte Merle dringender, als die Ewigkeit ihn braucht. Doch dann habe ich darüber nachgedacht. Ich möchte das jetzt nicht in allen Einzelheiten berichten, das ist nicht nötig. *(Er hält inne und seufzt ein paarmal.)* Was das Familien- und Liebesleben Merles betrifft, da hat er verdammt was durchgemacht. Und das Unterwegssein war zu hart für den Jungen, eben wegen seiner Depressionen und der Last, die er zu tragen hatte. Er war nahe daran, sich auf Dinge einzulassen, die ihn zugrunde gerichtet hätten. In einem Bericht, den Merle von dem Spezialisten bekommen hatte, der ihn ein paar Monate vor seinem Unfall in Winston-Salem untersucht hatte, hat gestanden, daß er einen Gehirntumor hatte. Wahrscheinlich war der an dem Unfall schuld. Anstatt den Brief dem Hausarzt unserer Familie zu geben, hatte er ihn in seinen Unterlagen versteckt, damit Rosalie ihn erst einige Zeit nach seinem Tod findet und weiß, daß das wahrscheinlich der Grund gewesen ist. Merle hat gewußt, daß er sterben muß, wenn auch nicht, wann genau, doch er hat es so sicher gewußt wie der Allmächtige. Doch er hat kein Wort darüber verloren. Er wollte uns damit nicht belasten – so war er nun mal. Denn er hat gewußt, wir würden ihn verhätscheln und wie ein Baby behandeln, und das wollte er nicht. Er wollte so normal leben, wie es ihm mit dieser Bürde möglich war. Das habe ich dann allerdings schon verstanden, auch wenn es eine Weile gedauert hat. Schließlich habe ich gesagt: »Herr, ich schätze, Du hast gewußt, daß es für ihn an der Zeit war zu gehen und all diese Schwierigkeiten hinter sich zu lassen.« Doch mit Sicherheit belastet es uns. Ob ich je darüber hinwegkomme? Es wird dasein, solange ich lebe. Beim Merle-Festival wird sein Andenken jedesmal großartig geehrt – alle großen Folkkünstler kommen dann. Jedes Jahr tauchen fünfzigtausend Leute auf.

Siebenundsiebzig Jahre hat mein Leben mit all seinen Problemen und Mißverständnissen und, in einigen Fällen, Bedauern bisher gewährt. In meiner Vorstellung ist der Himmel ein Ort, an dem alles vollkommen ist. Dort wird es keine Krankheiten oder derlei geben – alles wird gut sein: ein Utopia, von dem die Sterblichen träumen, es auf dieser Erde verwirklichen zu können, was sie jedoch meiner Meinung nach nie schaffen werden. Denn wir sind alle sterblich, und alle hegen wir in allen Dingen Zweifel und Befürchtungen.

Und die Flammen der Hölle sind, glaube ich, ein Bild; dennoch existiert vermutlich ein Ort, an dem man nichts von Gott weiß. Ein Ort völliger geistiger Finsternis und Reue. Der Menschenverstand kann die Schrecklichkeit dessen nicht einmal annähernd begreifen. Und dorthin kommen, glaube ich, nur diejenigen, die durch und durch schlecht sind – das glaube ich wirklich. Denn wenn kein solcher Ort existierte, wie könnte es dann einen Himmel geben? Wenn jeder dorthin käme, auch die schlechten Menschen, die nie auch nur auf die Idee gekommen sind, sich um andere Leute zu kümmern, oder denen es egal ist, wen sie töten oder welches Elend sie über andere bringen, wie könnten die durch das Tor eingelassen werden? Wenn du nicht an die Hölle glaubst, mußt du auch den Himmel abschreiben. Merle war ein so guter Musiker, der alles so schnell begriffen hat; ich habe darüber nachgedacht und mich gefragt, ob die Tatsache, daß ich ihn auf meine Touren mitgenommen habe, sein Leben beeinflußt und seine Probleme verursacht hat. Doch das habe ich mit mir geklärt, so gut ich konnte, und zu diesem Zweck den Allmächtigen um Hilfe gebeten. Und bin zu dem Schluß gekommen, Merles Probleme wären höchstwahrscheinlich noch viel schlimmer gewesen, wenn er nicht mir losgezogen wäre. Denn so hatte er die Musik, und die hat er geliebt; außerdem hat er viele Freunde kennengelernt. Das Unterwegssein war, wie eine alte Redensart sagt, teuflisch hart für den Jungen. Bestimmte Dinge hätte ich allerdings vielleicht nicht machen sollen. Dieser Gedanke tut weh. Aber dann besinne ich mich auf meinen Glauben, setze meinen ganzen Verstand ein und denke über all die Probleme nach, die er hatte. Und schiebe das Ganze beiseite, lasse nicht zu, daß es mich quält. Ich glaube, daß Merle mit mir unterwegs war, hat so sein sollen, ich glaube, so hat es das Schicksal vorgesehen.

POSTSKRIPTUM

Wenn ich an Sie und Merle denke, kommt mir immer das alte Kirchenlied »Will the Cirle Be Unbroken?« in den Sinn.

Das Lied habe ich seit jeher sehr gemocht, das es schon lange vor der Neuvertonung durch A.P. Carter gegeben hat. Ich sing es Ihnen mal vor; wahrscheinlich stammt es aus einem alten Hymnenbuch:

We have loved ones gone to glory
Whose dear forms we often miss
When we close our earthly story
Shall we join them in their bliss
Will the circle be unbroken by and by, by and by
*There's a better home awaitig far beyond the starry sky.**

In dieser anderen Version lautet die letzte Strophe *(singt):* »We can picture happy gatherings around the fireside long ago/And recall the tearful partings when they left us here below.«**

Für diejenigen, die daran glauben, ist das genauso wirklich wie das Leben selbst. Wer auch immer das Lied geschrieben hat, er hat sich durch seine Vorstellung vom Leben und vom Tod und vom Jenseits inspirieren lassen. *(Singt)*

* Wir liebten Menschen, die in Glorie eingegangen,
Deren vertraut Gestalt noch in Gedanken wir umfangen.
Wenn wir beschließen unsern Lebenskreis,
Werden wir mit ihnen sein in jenem Preis?
Wird dieser Zirkel je durchbrochen,
Ganz nach und nach, Herr, sehr gemach.
Ein besseres Zuhaus erwartet uns
Weit jenseits des gestirnten Himmelszelts.

** Noch sehen wir ums Feuer fröhlich uns versammeln, ach, dereinst, vor langer Zeit / Und gedenken des tränenreichen Abschieds, als sie von uns gegangen, und wir hier verharren, bis es für uns auch ist soweit.

Oft they told us in our childhood of that happy land above
Pointing to the dying savior as they told us of his love
*Will the circle be unbroken by and by, by and by …**

Vielleicht nehme ich noch mal ein Album mit Gospels auf, ehe ich meine Stimme verliere und das Alter die Vokale so sehr verschleift, daß man mich nicht mehr versteht. Gegen einige Sachen bin ich allergisch, aber zu den Jungen auf dem Festival habe ich gesagt: »Ich kann sie noch ganz gut niederkrächzen, Jungs.« *(Lacht)* Ich singe einfach gern Kirchenlieder und Gospels, die ich in der Kirche gehört habe. Das macht mir wirklich große Freude.

* Zu uns Kindern sie oft sprachen von dort oben, wonneseligem Gefild
Wiesen dann auf den Erlöser, wie er starb nur uns zulieb
Wird dieser Zirkel je durchbrochen, ganz nach und nach, Herr, sehr gemach …

Vernon Jarrett

arbeitete als Kolumnist für die Chicago Tribune *und die* Chicago Sun-Times. *Als Journalist hatte er beim* Chicago Defender *begonnen; zudem zeichnete er jahrelang für eine wöchentliche Fernsehsendung der Chicagoer Filiale von* ABC *verantwortlich.*

In der Schwarzengemeinde waren Todesfälle fast an der Tagesordnung. Die Lebenserwartung schwarzer Männer und Frauen lag ungefähr zehn bis zwölf Jahre unter der von Weißen. Fast schien es so, als sterbe ständig irgend jemand. Ehe wir das Radio, den Plattenspieler hatten, ganz zu schweigen vom Fernseher, haben die Alten abends immer zusammengesessen und von den alten Zeiten geredet, wie und wann Schwester Soundso gestorben war und wie sie ausgesehen hatte. Und immer wieder haben sie davon gesprochen, wie sie am liebsten sterben würden, und von Todeswarnungen in den Wolken oder in den abendlichen Schatten, die der Mond warf. *(Lacht)* Wir kleine Jungen und Mädchen dort unten im Süden haben danebengesessen und zugehört, denn selbst durften wir keinen Mucks von uns geben. Unsere Unterhaltung bestand darin, uns die großen Augenblicke in unserem Leben zu erzählen. Einige dieser Geschichten hast du immer wieder gehört, bis sie für dich ein Teil der Wirklichkeit wurden … Beispielsweise von einem Freund, der unmittelbar nach einem ausgedehnten Picknick auf dem Land gestorben war. Sie haben immer gesagt: »Er ist an Verdauungsstörungen gestorben«, obwohl er in Wirklichkeit einem Herzschlag erlegen war. Derlei habe ich ständig zu hören gekriegt.

Ich erinnere mich, wie einer meiner kleinen Spielkameraden, B.B., gestorben ist. In der ersten Klasse war er. Mein Vater hat mich zur Totenwache mitgenommen. Er hat nicht einmal in einem Sarg gelegen, so arm waren die Leute, sondern auf einem sogenannten Kühlbrett. Denn es hat eine Weile gedauert, bis sie das Geld für einen kleinen Sarg aufgetrieben haben. Wir sind hingegangen, und da hat der kleine B.B. gelegen. Ich habe Gott Vorwürfe gemacht. Warum hatte Er dem kleinen Jungen das angetan? Einem unschuldigen kleinen Kind. Ob ich an Gott glaube? Offenbar ist es unausweichlich, eine bestimmte Vorstellung von einem Gott zu haben. Sich vorzustellen, es gäbe einen identifizierbaren Gott, mit dem wir aufgewachsen sind, das ist allerdings zuviel verlangt. Ich schätze, unser Gehirn wird nie in der Lage sein, die »Idee Gott« zu begreifen. Also erfinden wir sie. Die Menschen verfügen über die Fähigkeit, sich eine Situation vorzustellen und sie auf diese Weise zu schaffen; auf die Weise versuchen wir wettzumachen, was wir nicht wissen. Wir erschaffen uns also einen Gott. Wer weiß das schon so genau?

Mein Großvater väterlicherseits ist zu uns nach Trenton, Tennessee, gezogen. Zweitausend Einwohner. Meine Großmutter mütterlicherseits auch; beide waren eben schon sehr alt. Sie haben die ganze Zeit rumgesessen und geschwatzt. Und sie hat ihm aus der Bibel vorgelesen. Was wir nicht gewußt haben – er hat nicht lesen können. Er hat behauptet, er sähe schlecht, aber in Wirklichkeit war er Analphabet. Beide waren ehemalige Sklaven. Übers Sterben haben sie geredet und ständig von irgendwelchen Leuten erzählt, die schon tot waren. Und wie manche Leute Zeichen am Himmel gesehen hätten, die den Tod angekündigt haben – manchmal haben sie die Gesichter in den Wolken gesehen. Dann haben sie gesagt: »Das sieht wie der alte Soundso aus. Ob der es wohl noch bis nächstes Jahr schafft.« *(Lacht)* Und ich habe das alles geglaubt. Schatten, die über die Wände des Schuppens im Hinterhof gehuscht sind; das Licht des Mondes schimmerte durch die Wolken, die plötzlich die Umrisse irgendeines Gesichts angenommen haben, das man gekannt hat – und dann haben die Leute sich Sorgen gemacht. Vor allem wenn jemand krank und sowieso schon ziemlich alt war. Die Gesichter von jungen Leuten haben sie nie gesehen.

Mein Großvater war sehr streng. Hat alles ungeheuer ernst genommen. So besonders habe ich ihn nicht gemocht. Er hat es nicht ausstehen können, wenn man ihm Fragen gestellt hat. Ein entflohener Sklave war er. Später haben wir erfahren, daß er nicht einmal wußte, woher genau er eigentlich kam. War einfach Richtung Norden gerannt. Eines Sonntagmorgens bin ich in die Sonntagsschule; ich war ziemlich wütend auf ihn. Er hatte mich rumkommandiert und mir eine Ohrfeige gegeben, weil ich ihm eine freche Antwort gegeben hatte. Ich habe die Lehrerin in der Sonntagsschule gefragt: »Wer war der Vater von

Gott?« Sie hat geantwortet: »Glaubst du etwa nicht an Gott, Kleiner?« Ich habe gesagt: »Schon – aber ich würde gerne wissen, wer der Vater von Gott war.« Daraufhin habe ich mich in die Ecke stellen müssen, und sie hat meinen Eltern erzählt ... *(lacht)* ... ich hätte atheistische Vorstellungen. Damals war ich, glaube ich, gerade mal sieben Jahre alt. Schließlich hat sie erklärt: »Es gibt Gottes Sohn, Gottvater und den Heiligen Geist; mehr brauchst du nicht zu wissen, wenn du aufrichtig glaubst.« Da habe ich einfach geschworen, daß ich glaube. Und habe gesagt: »Na schön, Sie haben mir gesagt, wer der Vater von Gott ist – aber wer war sein Großvater?« Darüber habe ich mir mein Leben lang den Kopf zerbrochen. Ich bin auf meinen Großvater fixiert. Und wollte es einfach wissen. Aber das hat sie mir nicht sagen können, wer der Großvater von Gott ist. Dann habe ich sie gefragt, ob der Großvater von Gott ihn je geohrfeigt hat, als er noch klein war. *(Lacht)*

Diese Frage ist mir wieder in den Sinn gekommen, als mein Sohn gestorben ist. Selbst als ich noch regelmäßig in die Kirche gegangen bin, ist es mir schwergefallen zu glauben, daß ein liebender Gott – ein Gott, von dem alle Leute sagen, er liebe die Menschen so sehr – Sünder ewig in der Hölle schmoren lassen würde. Ich erinnere mich, wie ich mir als Kind einmal am Herd die Finger verbrannt und gesagt habe: »Das tut ja scheußlich weh!« Und mich gefragt habe: »Wie es wohl ist, wenn man eine Ewigkeit lang brennen muß...?« Was ist das für ein Gott, der Leute ewig schmoren läßt, weil sie nicht an das geglaubt haben, was irgend jemand hier auf Erden gesagt hat. Und ich habe mir gesagt: »Das ist abscheulich. Ich kann es einfach nicht glauben, daß irgendein Gott Wesen, die Er geschaffen hat, so etwas antut!« Wenn Er weiß, daß wir in der Hölle schmoren werden, warum hat Er uns dann so und nicht anders gemacht? Solche Fragen sind mir durch den Kopf gegangen, als ich noch klein war. Oft habe ich zu Gott gesprochen: »Könntest Du so was wirklich tun?«

Die Menschen brauchen etwas, an dem sie sich festhalten können. Die Schwarzen sagen: »Wir fühlen uns eins mit dem Allerhöchsten. Ihr Weißen hier und jetzt seid uns egal, denn ihr werdet euer Teil abkriegen.« So haben die Alten gedacht – Gott wird sich schon um euch kümmern, die ihr uns hier so schändlich behandelt und uns lyncht. Dafür wird Gott sorgen, denn wir sind Gottes Kinder.«

An meinem Sohn William Robert Jarrett hat mir besonders viel gelegen. Er war mein Erstgeborener. Ich habe zwei Söhne, und ihn habe ich nach meinem Vater benannt. Als sein Sohn auf die Welt gekommen ist, hat er ihm meinen Namen gegeben. Diese Hochachtung unseren Eltern gegenüber haben wir von Kind auf gelernt. Er ist mit einundvierzig gestorben. Und jetzt erzähl ich Ihnen, was damals mit mir los war. Die Vorstellung von Himmel und Hölle hatte ich zwar aufgegeben, aber so anmaßend, daß ich gesagt hätte, es gäbe keinen Gott, war ich doch nicht. Ich glaube, man muß es sich sehr gut überlegen, ehe man behauptet, etwas Bestimmtes gebe es nicht. Wenn jemand sagt, es gibt keinen Gott, was bringt ihm das?

Als mein Sohn gestorben ist, habe ich wunderbare Telephonanrufe bekommen. »Bruder Jarrett, du wirst deinen Sohn in der Herrlichkeit Gottes wiedersehen. Gott hat unseren Weg vorgezeichnet, und unser Leben hier ist nur eine Durchgangsstation dorthin.« Ein Mensch, vor dem ich große Hochachtung habe – er ist Wissenschaftler –, hat irgend etwas in der Art gesagt, daß wir wie ein Schmetterling sind, in der einen Welt vielleicht dies, in einer anderen möglicherweise ein Wurm. Meistens haben die Leute gesagt: »Im Himmel wirst du deinen Sohn wiedersehen.« Verstehen Sie, das hat es mir leichter gemacht. Damals ist mir klargeworden, es war notwendig für mich, derlei zu hören. Selbst heute noch ist der Gedanke, ich könnte ihn nie, nie wiedersehen, schrecklich. *Nie!* Nennen Sie es meinetwegen Einbildung, aber wir müssen uns solche Gemeinplätze schaffen, damit wir uns besser fühlen, genauso wie man gelegentlich einen Drink braucht ... oder eine Zigarette. Man braucht etwas, das einem den nötigen Auftrieb gibt, um weiterzumachen. Denn wenn man zu dem Schluß kommt, daß das alles war ... Kennen Sie das Lied: »War das denn wirklich alles?« Wenn man sagt: »Ist denn da nichts weiter dran?! Du glaubst, das war es?«, dann öffnet man allen die Tür, um alle anderen auszunützen, wenn sie wollen, und einfach zu sagen: »Ich hole mir mein Teil.« Oder sich umzubringen. Das ist das Gesetz des Dschungels. Warum will man überhaupt leben? Es bleibt nichts, und es ist nur eine Frage der Zeit, bis man mich vergißt; alles, was ich mache, wird man vergessen, warum soll ich mir also den Kopf darüber zerbrechen?

Meiner Ansicht nach ist das der Ursprung aller Religionen. Die Leute brauchen so etwas. Können Sie sich vorstellen, wie man sich als Sklave in Amerika fühlt, wo man in seinem konkreten Dasein hier und jetzt keinerlei Zukunft für sich sieht? Es bleibt einem also nur die geistige Existenz, die alles andere überdauert. Oft habe ich gehört, wie meine Großmutter und die anderen Alten, die so zusammengesessen haben, das Lied »When the Saints Go Marching In« gesungen haben, in dem es heißt: »I want to be in that number.« Stellen Sie sich mal vor, sie hätten dieses Lied nicht gehabt ... Sie konnten einfach nicht sagen: »Das ist alles. Das war's. Sonst gibt es da nichts.« Man muß sich also etwas ausdenken, damit man sich überhaupt die Mühe macht weiterzuleben.

Ich erinnere mich an den ersten Weihnachtsabend nach dem Tod meines Sohnes – er war im November gestorben. Nachmittags bin ich auf den Friedhof – ganz war die Sonne noch nicht untergegangen, aber fast. Der Boden war gefroren, und es lag Schnee. Weder Autos noch irgendwelche Leute waren auf dem Oakwood-Friedhof zu sehen. Ich habe direkt vor dem Grab meines Sohnes geparkt und mir gesagt: »Es stimmt einfach nicht, daß er da in der kalten Erde liegt. Wenn er lebt, und das hoffe ich, dann in mir und seinem Bruder, in seinen Freunden und in seiner Mutter und seinen Enkelkindern.« Ich mußte mich einfach von dem Gedanken befreien, daß er in der kalten Erde liegt. Meine Mutter hat genauso gedacht. Als mein Vater gestorben ist, hat sie einen Großteil des Geldes von der Versicherung für eine teure Gruft ausgegeben. Und wissen Sie, warum? Sie hat gesagt: »Ich will einfach nicht, daß mein Mann da draußen in der Kälte liegt. Ich möchte eine wasserdichte Gruft, damit er auch an ganz kalten Tagen im Trockenen ist.« Das viele Geld dafür auszugeben hat es ihr erträglicher gemacht. Das Ding hat uns, glaube ich, zweitausend Dollar gekostet.

Als meine Großmutter Harriet Jane Thomas gestorben ist, mußte sie drei, vier Tage lang leiden. In der Gemeinde und in der Nachbarschaft hatte sich herumgesprochen, daß sie im Sterben liegt. Eigentlich eine ganz harmlose Krankheit. Heutzutage würde man die in Null Komma nichts kurieren – Gallensteine. Sie hatte das Bewußtsein verloren. Im halb ländlichen Süden hat es so ein kleines Ritual gegeben. Wenn die Leute zu dem Schluß gekommen sind, daß es keine Hoffnung mehr gibt, hat man dem Kranken das Kopfkissen weggezogen. Ich erinnere mich, wie mein Bruder, als er das gehört hat, erklärt hat: »Zieht mir ja nie das Kissen unter dem Kopf weg!« Und ich: »Mir auch nicht! Laßt das Kissen unter meinem Kopf, denn es könnte ja irgendwas geschehen, und ich erwache wieder zum Leben!«

Ich erinnere mich in allen Einzelheiten an den Nachmittag, als meine Großmutter gestorben ist. Die Leute aus unserem Viertel sind vorbeigekommen, haben ihr die Hand getätschelt und ein paar Worte gesagt. Das hat die Unvermitteltheit des Todes ein wenig gemildert. Drei Tage lang hat sie, glaube ich, leiden müssen. Die Leute, die vorbeigekommen sind, haben gebetet und alles mögliche mitgebracht. Als sie dann schließlich starb, hat irgend jemand einen Leichenbestatter aus einer anderen Stadt gerufen, weil wir keinen schwarzen gehabt haben. Und die weißen wollten keine Trauerfeiern oder Beerdigungen für Schwarze übernehmen. Der ist zusammen mit seinem Gehilfen rübergekommen; sie haben meine Großmutter in dem Zimmer liegen lassen, in dem sie gestorben ist. An dem Abend bin ich, während die Alten in einem anderen Raum vor dem offenen Feuer gesessen und ihren Nachtisch gegessen haben, nach draußen gegangen und habe durchs Fenster geguckt. Und habe gesehen, wie sie mit dem Einbalsamieren angefangen haben. Sie haben ihr einen Krug unter den Arm gehalten, den Arm aufgeschlitzt und ein Röhrchen in die Vene geschoben, so daß das Blut rausgelaufen ist. Da bin ich gegangen.

Die Totenwachen wurden immer zu Hause abgehalten, und der Sarg hat dabei offen gestanden. Die Reden wurden erst bei der Trauerfeier gehalten. In meiner Kindheit bin ich, seit ich laufen konnte, ständig zu irgendwelchen Beerdigungen mitgegangen. Und jedesmal habe ich geweint – ich brauchte gar nicht zu wissen, um wen es ging. Mein Bruder hat dann immer an mir herumgenörgelt: »Du kleiner Heuchler – du *kennst* diese Leute ja nicht mal.« Aber man hat einfach gelernt, sich damit abzufinden, daß es irgendwann allen Menschen so ergeht. Mir hat wirklich jeder leid getan, der gestorben ist. Die Alten haben einen mitgenommen, weil sie einen damit vertraut machen wollten, daß man sterblich ist, nicht ewig lebt. Das haben sie uns regelrecht eingebläut. Ich bin immer neben dem Sarg hergegangen und hab versucht, raufzublinzeln und sie mir anzusehen oder sie zu streicheln.

Noch ein anderes Sterben hat mir sehr zu schaffen gemacht. Hier in Chicago habe ich eine Hinrichtung miterlebt. Damals war ich Reporter für den *Chicago Defender.* Der Typ, der eigentlich den Bericht schreiben sollte, hat gesagt, er könne da nicht hin, weil er das Gerichtsverfahren verfolgt habe. Es ging um einen jungen Mann, Anfang zwanzig. So um 1947 war das wohl. Ich war damals noch jung, hatte in meinem Beruf gerade erst angefangen. Das Ganze hat im Bezirksgefängnis von Cook, Kalifornien, stattgefunden. Wir haben alles, außer einem Stift und einem Notizblock, bei den Wachen abgegeben. Der Kerl hatte einen Ladenbesitzer umgebracht. Ich habe mir gesagt: »Da sitze ich jetzt und warte darauf, daß ein Mensch stirbt.« Ein ungeheuer seltsames Gefühl war das – daß wir jemandem das Leben nehmen können, einfach so. Regelrecht traumatisiert hat mich das, und ich habe die Reportage nicht geschrieben: habe den Abgabetermin sausen lassen und bin in eine Kneipe gegangen. Habe einfach dagesessen und kein Wort gesagt. Zu niemandem. Ich habe nicht gewußt, was ich sagen soll. Zwei Männer haben ihn reingebracht. Man hatte ihm die Augen verbunden und den Kopf geschoren. Er ist dahingestolpert, und dann haben sie ihn auf den elektrischen Stuhl gesetzt. Haben ihn festgeschnallt, und ein-, zweimal hat er noch gezuckt.

An eines erinnere ich mich genau: an die Gefühllosigkeit eines berüchtigten Bullen von der South Side; Two-Gun Pete* hieß er. Der hat sich aufgeführt, als wäre er ein Touristenführer. Am liebsten hätte ich zu ihm gesagt: »Halt doch endlich dein blödes Maul.« Er hat erklärt: »Also, der Kerl da braucht euch nicht leid zu tun, er hat es verdient. Es hat so kommen müssen – er hat es herausgefordert.« Und weiter: »Gleich werdet ihr sehen, wie sie ihm die Kathoden – oder was immer das ist – an den Beinen und an den Armen und am Kopf festmachen, und dann seht ihr an der Seite vielleicht ein Rauchwölkchen aufsteigen.« Unmittelbar vor der Hinrichtung hat der sich noch den Mund fusselig geredet. Schließlich haben sie den Jungen gebracht, ihn schnell hingesetzt und festgeschnallt. Ich erinnere mich, daß es plötzlich ganz still war. Mir ist es wie Stunden vorgekommen, aber es hat nur den Bruchteil einer Sekunde gedauert. Da hat er also gesessen, seine Brust hat sich

* »Pete mit den zwei Pistolen«; es handelte sich um Sylvester Washington, einen schwarzen Polizisten, der im ganzen Viertel gefürchtet war. Er war stolz auf sein brutales Vorgehen, für das er von seinen Vorgesetzten gelobt wurde.

aufgebäumt, er hat zweimal gekeucht und ist dann in sich zusammengesackt. Zu mir selbst habe ich gesagt: »Was soll das alles eigentlich?« Dieser Kerl, Two-Gun Pete, hat sich fast damit gebrüstet, daß der Mann umgebracht worden ist. In Gedanken mußte ich bis zu den Leuten in dem ach so zivilisierten Frankreich zurückgehen, zu dem Mob, der sich an der Guillotine ergötzt hatte – wenn der Kopf von jemandem auf den Block gelegt und abgehackt wurde. Bei der Hinrichtung waren eine ganze Menge Leute anwesend, so ungefähr zwanzig. Ganz still waren sie. Ich habe mich umgeschaut und gesehen, wie ein paar den Kopf geschüttelt haben. Dann ist der Doktor gekommen und hat ihn untersucht, ob das Herz noch schlägt. Anschließend haben sie ihn rausgeschafft.

Noch einen anderen Menschen habe ich sterben sehen. Erinnern Sie sich an das alte Bacon's Casino, das die Packarbeitergewerkschaft gekauft hat, in der 49., Ecke Wabash. Dort hat Joe Louis* zum allerersten Mal geboxt. Ich erinnere mich, wie ich eines Abends da rausgekommen bin und ein Auto um die Ecke gerast kam. Viel zu viele PS für so eine kleine Karre. Sie hat sich überschlagen, und der Fahrer wurde darunter eingeklemmt. Ich habe reingeschaut und gesehen, daß der Mann tot war. Das hat mich immer verwirrt, wie plötzlich jemand sterben kann. Eben noch war der Bursche Auto gefahren. Wir haben das Quietschen der Reifen gehört. Und dann hat er da gelegen, tot, und über ihm die ganzen PS. Irgend jemand hat dann gesagt: »Das war Gottes Wille.« Das bedeutet, daß man Gott beinahe als Vorwand hernimmt, um alles zu erklären. Trotzdem, die Leute brauchen irgend so was …

Ich wünschte, daß ich mich hinsichtlich meiner Zweifel irrte. Der Zweifel, daß ich meinen Sohn nie wiedersehen werde … Ich will Ihnen sagen, was mir wirklich zu schaffen macht. Wenn ich irgendeine Ehrung oder einen Preis erhalten soll, sage ich zu mir: »Herrgott nochmal, ich wünschte, Bobby wäre hier.« Vorher war mir einfach nie klar gewesen, wie sehr ich für den Jungen gelebt habe. Würde mir morgen der Nobelpreis verliehen, dann wäre es nicht dasselbe, weil er nicht

* Joseph Louis Barrow (1914–1981), auch »The Brown Bomber« (»Der braune Bomber«) genannt: amerikanischer Boxer, Weltmeister im Schwergewicht (Anm. d. Übers.)

dabeisein könnte – weil Kinder etwas sind, von dem man träumt, noch ehe sie auf die Welt kommen. Und wissen Sie, was ich inzwischen mache? Ich schätze, damit versuche ich, das irgendwie auszugleichen. Nie nehme ich eine Ehrung selbst entgegen; statt dessen schicke ich meine Enkelkinder hin. Vielleicht versuche ich auf die Weise unbewußt, meinen Sohn zurückzuholen.

Ich erinnere mich, wie mein Vater geweint hat, als mein Bruder in Fisk* seine Doktorurkunde bekommen hat. Seine Eltern waren Analphabeten gewesen, doch er wurde Direktor einer Highschool in Paris, Tennessee. Seine Ausbildung hatte er ausschließlich in der Zeit absolviert, wenn sie weder gepflanzt noch geerntet haben. Anschließend war er auf eigene Faust nach Nashville gegangen, ohne dort eine Unterkunft zu haben, und hat beim Bau der Kapelle der Fisk University mitgeholfen. Mein Dad war, nebenbei bemerkt, als Rektor sehr streng. Wenn der Leiter sprach, durfte kein anderer auch nur ein Wort sagen. Er hat in der Schule Jungen dafür bestraft, wenn sie sich am Sonntag in der Kirche nicht gebührlich verhalten hatten! Aber da hat nun mein Dad gesessen und laut vor sich hin gebrabbelt, als der berühmte Pädagoge Dr. Alaine Locke, der erste schwarze Gelehrte in der Geschichte, der mit einem Rhodes-Stipendium** studiert hatte, die Eröffnungsrede gehalten hat. Mein Vater hat einfach zu reden angefangen, obwohl meine Mutter ihn immer wieder geknufft und gemurmelt hat: »Hör auf! Die Leute müssen ja glauben, wir kämen vom Land.« Ich habe hingeschaut und gesehen, daß ihm die Tränen übers Gesicht gelaufen sind; er hat gesagt: »Du weißt ja nicht, wie sehr ich von einem solchen Tag geträumt habe.« Und er hat erklärt: »Beim Festschrauben der schmiedeeisernen Bänke hier drinnen habe ich mitgeholfen. Als das Gebäude errichtet worden ist, bin ich zum Vorarbeiter und habe ihn dazu überredet, daß er mich jeden Abend zusperren läßt. Ich habe dann immer eine Tür oder ein Fenster offengelassen, weil ich keine Unterkunft ge-

* Private Hochschule in Nashville, Tennessee, eine der bedeutendesten schwarzen Universitäten (Anm. d. Übers.)

** 1902 entsprechend der letzten Verfügung Cecil Rhodes', des ehemaligen Premierministers der Kapkolonie, an der University of London zur Förderung der Einheit der englischsprachigen Nationen eingeführtes Stipendium.

habt habe. Nicht einmal Geld, um mir etwas zu essen zu kaufen. Abends habe ich dann meine Hose ausgezogen und zu einem Kopfkissen zusammengerollt. Genau in der Ecke da drüben habe ich geschlafen. Und jetzt – jetzt steht da mein Sohn in Doktorhut und Talar!« Mich hat das, was mein Dad gesagt hat, viel mehr interessiert als die Rede. Er hat einfach immer weiter vor sich hin gebrabbelt, die ganze Zeit. Verstehen Sie, wenn Menschen keine Träume haben, an die sie sich klammern können, wenn sie nicht an etwas glauben …

Meiner Ansicht nach war das einer der Hauptgründe für die Anziehungskraft des christlichen Glaubens: daß Er genauso gelitten hat wie sie. Man braucht einen Grund, um leben zu wollen. Wenn ich an die Sklaven zurückdenke, die meine Großmutter besucht haben, frage ich mich, wie zum Teufel sie das Ganze psychisch durchgestanden haben. Sie hatten keine Zukunft, außer sie schufen sich eine durch ihren Glauben.

Der Tod meines Vaters war ein einschneidendes Ereignis. Meine Cousine Hedda May Thomas hat mir ein Telegramm geschickt. Noch eine Woche vor seinem Tod hat er unterrichtet. Irgendwie haben sie es so hingedreht, daß er weitermachen konnte. Er hat gerne Witze gemacht. Meine Mutter ist wie immer reingekommen, hat sich hingesetzt, ihre Schuhe aus- und Hausschuhe angezogen – sie war auch Lehrerin. Dann ist sie aufgestanden, um das Abendessen herzurichten. Er hat dagesessen und ein bißchen rumgealbert: »Du hast vergessen, mir etwas zu sagen!« Sie hat gefragt: »Was denn?« – »Du hast heute dein Gehalt bekommen – und das Geld müßtest du eigentlich mir abliefern.« Er hat das ungeheuer lustig gefunden und sich schier kaputtgelacht, hat gar nicht mehr aufhören können zu lachen. Dann hat er tief Luft geholt und war tot – ein Herzanfall.

Gemeinsam haben mein Vater und meine Mutter es auf hundertzehn Jahre Unterrichten an solchen Kleinstadtschulen gebracht. Als er gestorben ist, hat es den ganzen Tag geregnet. Schon eine Stunde vor dem Trauergottesdienst war die Kirche voll. Von überallher sind die Leute gekommen, um Abschied von ihm zu nehmen. Drei Generationen sind an seinem Sarg vorbeidefiliert. Etwas ist mir besonders nahe gegangen, und ich habe geweint: die kleinen Kinder, die sich auf die Zehenspitzen stellen mußten, um ihn zu sehen, und die gesagt haben:

»Auf Wiedersehen, Professor Jarrett, auf Wiedersehen …« Und ich habe gesagt: »Warum, zum Teufel, weine ich eigentlich? Der Mann da hat ein *großartiges* Leben hinter sich.«

An seinem Sarg habe ich das Gelübde abgelegt – als ich den allerletzten Blick auf ihn geworfen habe –, irgendwie sein Leben fortzuführen. Das ist es, was wirklich zählt, finde ich. Ich mache das gleiche bei meinem Sohn. Viel von dem, was ich tue, mache ich seinetwegen. Ich arbeite ehrenamtlich mit Kindern, und das merken sie sich. Ich muß da an einen Jungen denken, dreizehn oder vierzehn war er, der draußen vorbeigegangen ist – da war eine Glühbirne, und die hat er einfach kaputtgeschmissen. Ich habe das Geräusch gehört, habe aber nicht gewußt, was es war, also hab ich einfach das Spielzeuggewehr genommen – es hat wie ein echtes ausgesehen – und bin die Treppe runter. Er hat irgendwas Obszönes gesagt: »Na los, erschieß mich, du Scheißkerl.« Ihm war das völlig egal. Es gibt Kinder, die haben ihr Leben einfach *abgeschrieben,* weil sie nichts haben, für das es sich zu leben lohnt. Die ganze Rührung und Ergriffenheit in den Kirchen ist einfach nicht bis zu ihnen durchgedrungen. Auch wenn es nur eine Wunschvorstellung ist – es hat nicht funktioniert. Wo du auch hinschaust: Die großen Fische fressen die kleinen, und die kleinen fressen die Krabben. Deshalb sind die Afroamerikaner die eifrigsten Kirchgänger in Amerika: Für sie ist es am allerwenigsten augenscheinlich, daß sie einen Platz in dieser Gesellschaft haben. Wie heißt es gleich wieder in der Bibel? Glaube ist der Beweis für das, was man nicht sieht. Also erschaffst du es dir.

Ich erinne mich an Leute, die in der Straße in Paris, wo ich gewohnt habe, hin und wieder zusammengekommen sind, um gemeinsam zu beten. Religion stellt für die Menschen auch eine Vergewisserung dar, daß sie sich aufeinander, auf den Beistand der anderen verlassen können. Es geht nicht einfach nur um Gott, sondern um Gott, der bei uns ist – das »Uns« ist das eigentlich Wichtige. Du kannst weiß, mächtig und in der Lage sein, jemandem ohne auch nur einen Anflug von Schuldbewußtsein oder gar Reue das Leben zu nehmen, aber ich habe einen direkten Draht zu Gott. Und das habe ich nicht nur einmal, sondern Tausende Male gehört: »Gott ist auf unserer Seite« – »Es ist nur eine Frage der Zeit«.

Als ich noch klein war, haben viele Leute geglaubt, Schwarzenviertel blieben vor Wirbelstürmen verschont. *(Lacht)* Sie sind immer als letzte ins Haus gegangen, wenn ein Sturm aufgekommen ist. »Gott wacht über uns.« Jede Gruppe kann sich zum auserwählten Volk Gottes küren. Unsere Spezies, wir verfluchten Menschen, wir vergessen, daß wir nur ein kleiner Stern unter Millionen anderer sind. Dennoch führen wir uns auf, als wären wir Anfang und Ende aller Dinge. Vielleicht müssen wir das glauben, um uns mit der Tatsache abzufinden, es hinzunehmen, daß wir sterblich sind – wie jegliches tierische Leben sterblich war und ist. Ich habe vor, das Programm für meine Trauerfeier selbst festzulegen, um zu zeigen, wie sehr wir uns in die Vorstellung verrannt haben, wunders wie bedeutend wir seien. *(Lacht)* Wen ich dabeihaben will, wer etwas sagen soll. Und dann erkläre ich: »Ich tue so, als wäre das eine großmächtige Angelegenheit.« Mein Tod ist nur einer von vielen. Doch ich bin in der Vorstellung gefangen, daß wir nicht bedeutungslos sind, daß unser Dasein hier auf Erden irgendwie von Belang ist. Wir wollen uns einfach nicht damit abfinden, nichts weiter als ein Zufallstreffer der Evolution zu sein. Daher messen wir unserem Leben eine so große Bedeutung bei.

Ich möchte einen Grabstein mit meinem Namen drauf! Und ich möchte neben meinem Sohn begraben werden. Es gibt ein altes Spiritual der Schwarzen, in dem es heißt: »Dies kleine Lichtlein mein, es soll ausstrahlen seinen Schein ...« Und zwar jetzt! Da wir keinerlei Gewißheit haben, ob irgend etwas von alldem *wahr* ist, tun wir besser daran, unser kleines Licht hier und jetzt leuchten zu lassen.

FRAUEN VOM LAND

Peggy Terry

war in den sechziger Jahren, als viele Weiße aus dem Süden – vor allem aus den Appalachen und den Ozark Mountains – nach Chicago kamen, eine der leidenschaftlichsten Vorkämpferinnen der Bürgerrechtsbewegung. Mittlerweile hat sie sich zur Ruhe gesetzt und wohnt zusammen mit ihrer Tochter und ihrem Enkel in einem Vorort nordwestlich von Chicago.

Ich versuche mir etwas auszudenken, wie ich für meine Beerdigung vorsorgen kann, damit meine Kinder sich nicht verschulden müssen. *(Lacht)* Ich stamme aus einer Familie, die zu einem Klan gehörte – der Pfingstkirche: in Zungen sprechen und so. Davon habe ich mich freigekämpft. Wie, das weiß ich selbst nicht, aber irgend etwas hat dies ausgelöst. Als hätte ich in einem tiefen Loch gesessen und wäre herausgeklettert, in den Sonnenschein hinein. Mein Großvater gehörte zu dem Klan in Kentucky: Tabakpflanzer, die sich zusammentaten, um sich gegen die Aufkäufer und Weiterverkäufer ihrer Ernte zu schützen. Mit der Zeit wurde das Ganze allerdings zu einer rassistischen Vereinigung, und sie begannen, Schwarze zu lynchen. Großvater hat sich da rausgehalten. Zwar war er durchaus irgendwie rassistisch, aber doch nicht so. Oft hat er davon gesprochen. In der White Rock Road in Paducah steht ein Baum an der Stelle, wo der Mob einen jungen Mann gelyncht hat. Großvater hat mich dorthin mitgenommen und mir den Baum gezeigt. Er hat erklärt, die Schwarzen – möglicherweise hat er auch gesagt: die Nigger – hätten es ziemlich schwer; mehr nicht. Später hab ich erfahren, daß er eine schwarze Amme gehabt hatte.

Mein Vater war ein eingefleischter Rassist. Das macht mich immer noch traurig, denn ansonsten war er ein wundervoller Mensch – ein Ire, der ständig irgendwelche Geschichten auf Lager hatte. Außerdem ein loyaler Gewerkschaftler. In der Kirche haben wir immer das Lied gesungen: »Jesus liebt die kleinen Kinder, alle Kinder auf der Welt, rot und gelb und schwarz und weiß, sie sind für ihn alle eins. Jesus liebt die kleinen Kinder, alle Kinder dieser Welt.« Mindestens einmal im Monat haben wir das gesungen, manchmal noch öfter. Aber irgendwie haben die es fertiggekriegt, uns trotzdem einen fast unausrottbaren Rassismus einzuimpfen. Mein Dad ist nie auch nur in die Nähe einer Kirche. Hat gesagt, die erzählten sowieso nichts als Schmus.

Meine Mutter war sehr fromm. Als meine Großmutter aus der katholischen Kirche ausgetreten ist und sich der Pfingstbewegung angeschlossen hat, war meine Mutter mit von der Partie und wurde ebenfalls Mitglied der Pfingstgemeinde. Meine Tante und meine Großmutter haben in Zungen gesprochen und sind herumgetanzt. Diese »Sprache« verstehe ich nicht; für mich war das nichts als Geschnatter. Doch von Kalifornien bis New York, von Kanada bis Mexiko hört man es überall, und überall klingt es gleich. Wo meine Tante das herhatte, ist mir schleierhaft, denn sie konnte kaum lesen und schreiben.

Wir würden alle zur Hölle fahren, wenn wir nicht unsere Sünden gestehen und den Herrn Jesus, unseren Erlöser, der uns leitet, in unsere Herzen blicken lassen. Meiner Ansicht nach ist das ein Widerspruch, denn einerseits haben die mir weisgemacht, daß Jesus für meine Sünden gestorben ist, andererseits hieß es, ich würde in die Hölle kommen, wenn ich sie nicht zugebe. Jesus muß also gewußt haben, daß ich sündigen werde – sonst hätte er es nicht auf sich genommen zu sterben, um mich und meinesgleichen zu erlösen! Bis zum Alter von ungefähr zehn, zwölf Jahren habe ich an Himmel und Hölle geglaubt, aber dann haben so viele Dinge in meinen Augen einfach keinen Sinn mehr ergeben.

Wenn Erweckungen angesagt waren, hat jeden Abend ein Gottesdienst stattgefunden; sonntags sogar dreimal. Und manchmal haben diese Erweckungen zwei Wochen gedauert! Alle meine Freundinnen sind jeden Abend zum Altar vorgegangen und haben sich erlösen lassen. Ich habe das schlichtweg *albern* gefunden. Man hat sich auf den Altar gelegt und geweint und geschrien und um Vergebung gefleht. Anfangs habe ich das auch ein paarmal gemacht, aber dann ist es mir einfach dumm vorgekommen. Wichtigtuerisch. Ich hatte das Gefühl, die Mädchen wollten nur im Mittelpunkt stehen, und das war der Grund, weshalb sie immer wieder zum Altar vor sind. Damals habe ich noch an Gott geglaubt. Angezweifelt habe ich zu der Zeit lediglich die Kirche und was da vorgegangen ist – das, was ich gesehen habe. Später habe ich *überhaupt nichts mehr* geglaubt. Als ich zwölf wurde, hatte ich schreckliche Angst, ich müßte jetzt für meine Sünden selbst geradestehen. Bis zu dem Alter ist man nicht selbst für seine Sünden verantwortlich, sondern die Eltern. Sobald man aber zwölf ist, wird man selbst in die Pflicht genommen. Ich hatte fürchterliche Angst davor, zwölf zu werden, wollte lieber elf bleiben.

Ich erinnere mich an Blanche Ryan. Sie war einfach wunderschön anzuschauen: eine schwarze Irin mit kohlrabenschwarzen Locken, die ihr auf die Schultern fielen, und hellblauen Augen. Sie hatte in einer Theaterrevue getanzt. Und dann ist sie in die Kirche gegangen – ihre Familie war katholisch. Mir ist in letzter Zeit aufgefallen, viele Katholiken schließen sich der Pfingstbewegung an, weil sie regelrecht nach einer Möglichkeit gieren, sich auszudrücken. In der katholischen Kirche ist das kaum möglich, außer dem Priester gegenüber, bei der Beichte oder so. In der Kirche haben sie Blanche auflaufen lassen. Dabei wäre doch – zumindest in meinen Augen – gerade die Kirche genau der Ort gewesen, wo sie mehr als irgendwo sonst hingehörte, falls sie wirklich so eine schlimme Sünderin war. Mir hat man verboten, mit ihr zu reden. Also habe ich gewartet, bis Mama mit ihren Babys beschäftigt war, denn eines hatte sie immer auf dem Schoß – wir waren sieben –, dann habe ich mich rausgeschlichen und mich hinter ihrem Rücken mit Blanche getroffen. Sie hat mir ihre Handtasche gezeigt; das war vielleicht aufregend, denn da waren ein Lippenstift und alle möglichen Sachen drin. Damals war ich so um die elf. Ich hatte keine Angst davor, mit Blanche zusammenzusein, denn sie steckte so voller Liebe und Lebenslust und sang wunderschön. Sie war wie ein Licht in der Dunkelheit. Und so hatte ich nie irgendwelche Angst, ich käme ihretwegen in die Hölle – auf den Gedanken bin ich gar nicht gekommen. Aber sehr wohl auf den, daß die nicht recht daran tun, sie so zu behandeln.

Die Angst vor Himmel und Hölle ist mir geblieben, bis ich erwachsen war. Erst als ich selbst Kinder bekommen habe, konnte ich sie verjagen. Zu der Zeit, als ich mich endgültig aus den Ketten befreit habe, mit denen ich irgendwie gefesselt war, habe ich mich der Bürgerrechtsbewegung angeschlossen. Das hatte nichts mit dem zu tun, was ich von der Religion her kannte – es geschah *trotz* alldem. Der Busboykott in Montgomery hat angefangen, als ich dort gewohnt habe, und alle Frauen im Viertel haben über Reverend King geredet. So haben sie ihn natürlich nicht genannt! Man hatte ihn gerade eingesperrt. Weiße Frauen waren das. Damals kannte ich noch keine Schwarzen. Sie haben sich über diesen Klugscheißer von Nigger das Maul zerrissen, der da im Gefängnis sitzt. Und sind alle hingegangen, um ihn sich anzusehen, um zu gucken, wie er aussieht, dieser Unruhestifter. Wir sind auf dem Gehsteig gestanden, als er gegen Kaution freigelassen wurde. Er ist durch eine Seitentür herausgekommen, und als er zu seinem Auto gegangen ist, haben sie schon auf ihn gewartet. Ungefähr sechs oder sieben Kerle sind auf ihn losgegangen, haben angefangen, ihn zu schlagen und zu treten. Da ist mir das plötzlich durch den Kopf geschossen: Im Süden gibt es eine alte Redensart – zwei gegen einen, das ist Niggerspaß. Das bedeutet, Weiße sind darüber erhaben, einfach auf einen anderen loszugehen – derlei machen nur Nigger. Weiße sind zu anständig, sie kämpfen von Mann zu Mann. Da habe ich mir gedacht: Und jetzt gehen diese weißen Typen da auf ihn los. Ich weiß auch nicht … damals habe ich angefangen, die Dinge in einem anderen Licht zu sehen.

Ich hatte einen Lebensmittelladen; einmal war so eine winzig kleine Schwarze mit ihrem Einkaufswägelchen voller Lebensmittel bei mir. Sie schickte sich an rauszugehen, und der Kerl vor ihr wollte ihr gerade die Tür aufhalten, als er sich umgedreht und gesehen hat, daß sie schwarz ist. Da hat er einfach die Tür vor ihr zuschlagen lassen. Hat sie mitsamt ihrem Einkaufswagen in den Laden zurückgestoßen.

Ursprünglich stamme ich aus Oklahoma. In der einzigen Kirche, in die ich in Kentucky je gegangen bin, hat der Pfarrer meinen Busen begrapscht. Als ich das meiner Mama erzählt habe, hat sie mir eine Ohrfeige gegeben und erklärt, der würde so etwas nie machen. Na schön, ich habe *gewußt,* daß er es getan hat. Das war ein weiterer Nagel im Sarg für ihre Religion. *(Lacht)* Jetzt glaube ich nicht mehr an ein Leben nach dem Tod, jedenfalls nicht so, wie es einem beigebracht wird. Was mit uns passiert, wenn wir sterben, darüber bin ich mir ganz und gar nicht sicher. Aber warum sollen wir uns eigentlich so viele Gedanken darüber machen? Am besten stellt man sich das wie eine Blume oder einen Baum vor, die absterben und ihre, na ja, Lebenskraft oder was es auch ist, der Erde zurückgeben. Die Blumen sterben jedes Jahr. Bäume sterben. Alles, was lebt, stirbt. Warum sollten wir soviel mehr wert sein als die Tiere auf dieser Erde oder die Blätter an den Bäumen oder sonst irgend etwas in der Natur? Wir sind alle ein Teil von ihr. Ich verstehe nicht, warum wir so viel Angst davor haben. Es ist lästig zu wissen, daß man nicht mehr hier sein wird. Wenn ich ans Sterben denke, ärgert mich eigentlich nur eines: daß ich dann nicht mehr lesen kann. Wenn ich Bücher mitnehmen könnte, wäre es mir egal. *(Lacht)* Nie war ich so stolz darauf, wer und was ich bin, wie damals, als ich *The Grapes of Wrath** gelesen habe. Fünfundvierzig war ich damals. Die Schule habe ich nur fünf Jahre lang besucht. Genauer gesagt: Nach fünf Jahren bin ich von der Grundschule abgegangen. Aber ich habe alles gelesen, was ich in die Finger gekriegt habe – egal was. Mit Football habe ich mich irrsinnig gut ausgekannt, weil mein Cousin jede Menge Football-Geschichten gelesen hat.

Ich möchte nicht unbedingt sterben, aber ich habe auch keine besondere Angst davor. Was mir Sorgen macht, ist der Kummer der Leute, die ich zurücklasse. Das ist das Schlimme daran. Du *weißt,* daß es ihnen das Herz bricht, so wie es mir ergangen ist, als meine Mutter gestorben ist. Ich wünschte, ich könnte etwas dagegen tun, dagegen, daß ich dann nicht mehr hier bei ihnen bin. Natürlich mache ich mir Gedanken übers Sterben, denn schließlich muß irgendwann jeder dran glauben – der Tod ist ein Gleichmacher. Ich finde, wir würden die Zeit besser nutzen, wenn wir mehr davon darauf verwendeten, freundlicher zu unseren Mitmenschen zu sein, anstatt sie in Kirchen und mit Trauern um Verstorbene zu vergeuden. Ich wünschte, jeder Mensch könnte einfach friedlich einschlafen. Aber natürlich muß man sich den Tod auf

* John Steinbeck (1902–1968) erhielt für den 1939 erschienenen Roman (Dt.: *Früchte des Zorns*) 1940 den Pulitzerpreis; 1962 wurde er mit dem Nobelpreis ausgezeichnet. 1940 wurde der Roman in den USA verfilmt (Regie: John Ford; Anm. d. Übers.)

unterschiedlichste Weise vorstellen, denn etliche Menschen sterben eines gewaltsamen Todes. Manche haben Glück und verlöschen einfach – Herzinfarkt oder Gehirnblutung, und schon ist es vorbei. Das nenne ich Glück. Ich habe lange genug in Krankenhäusern gearbeitet, um zu wissen, was es bedeutet, dort dahinzusiechen. Fünf Jahre lang war ich Hilfsschwester am Mercy Hospital in Jackson, Michigan. Damals habe ich mich um Krebspatienten gekümmert, die so schlimm gerochen haben, daß man sich zu einem Lächeln zwingen mußte, wenn man zu ihnen ins Zimmer gegangen ist, damit sie es einem nicht angemerkt haben. Aber einmal war da so ein kleiner Mann, den ich versorgt habe, nichts als Haut und Knochen; er hat seine Hand auf meine gelegt und erklärt: »Bei mir brauchen Sie sich nicht zu verstellen. Ich weiß, hier drinnen stinkt es grauenhaft.« Darauf habe ich geantwortet: »Na gut, reden wir nicht mehr darüber.«

Der erste Tod, an den ich mich erinnere, das war, als meine kleine Schwester an Lungenentzündung gestorben ist. Drei Jahre war sie alt. Wir waren im Januar 1929, vor dem Börsenkrach, von Kentucky nach Oklahoma gezogen. Im Mai ist sie gestorben. Ich selbst war ungefähr sieben Jahre alt. So recht habe ich damals nicht verstanden, was das eigentlich bedeutet hat, denn ich war ganz aufgeregt wegen des Kleides, das unsere Nachbarin für mich genäht hatte und das ich bei der Beerdigung anziehen sollte. Ein wunderhübsches Kleidchen. Damals haben die Leute sich ihre Kleider selbstverständlich noch selbst genäht. Mama hat mich zur Seite genommen und gesagt, ich solle mich hinsetzen und still sein – meine kleine Schwester sei tot.

Einen ähnlichen Schmerz habe ich dann wieder in einem Krankenhaus in der Nähe von Waco, Texas, verspürt. Meine Schwester und ich haben dort gearbeitet. Ihr Mann war in Camp Wood*. Ich habe junge Soldaten, fast noch Kinder, sterben sehen – das hat weh getan. Es war, als gehörten sie zu meiner Familie. Soldatenkinder des Zweiten Weltkriegs. Ich erinnere mich an den wundervollen Jungen, dem ich lange geschrieben habe. Dem war die untere Hälfte des Gesichts weggeschossen worden. Die Briefe an mich hat er immer mit »das kinn-

* Das Dorf liegt in Nueces River Canyon im Bezirk Real im westlichen Hügelland von Texas und gilt als eines der malerischsten Fleckchen (Anm. d. Übers.)

lose Wunder« unterschrieben. *(Lacht)* Damals habe ich wirklich Trauer empfunden …

Was mich betrifft, ich bin für eine Beerdigung. Ein Grab, da können deine Leute hingehen und mit dir reden. Sie können beten und singen und zu dem toten Ich sprechen. Ich glaube, das würde mir gefallen. Ich habe bereits einen Platz auf dem Symsonia-Friedhof in Paducah ausgesucht. Der Friedhof, auf dem ich mir eine Grabstelle gekauft habe, reicht bis zu meinem Ururgroßvater zurück. Und dort liegen, na ja, mindestens hundert, vielleicht noch mehr von meinen Leuten.

Meine kleine Schwester ist, wie gesagt, 1929 gestorben. Meine Schwester Elsie 1979. Und mein Bruder Lon erst vor ein paar Jahren. Jetzt sind noch zwei Schwestern von mir übrig. Ich wurde 1921 geboren – im Oktober werde ich achtundsiebzig. Wir sind zum Grab meiner Großmutter, und mein Cousin Willie Helms Draffen, der ungefähr so alt wie meine Mutter war, hat sich an all die Leute erinnert. Er hat von Großmama berichtet, und dann hat auch meine Schwester zu erzählen angefangen. Wir drei hatten ein Tonband dabei, denn wir wollten die Geschichte unserer Familie rekonstruieren. Ich habe damals an meinem Stammbaum gearbeitet. Und Willie hat natürlich alle da draußen gekannt, weil von denen alle Draffens abstammen.

An diesem Grab zu stehen hat etwas Tröstliches für uns – das ist der Grund. Ich glaube nicht an so etwas wie einen Himmel, denn wenn es einen Gott gibt, dann ist Er es meiner Ansicht nach nicht wert, verehrt und angebetet zu werden. Falls Er wirklich so ist, wie man mir das beigebracht hat: ein liebender Gott, der selbst den kleinen Spatzen fallen sieht, warum fristen dann so viele Menschen auf dieser Erde ihr Leben unter so grauenhaften, erbärmlichen Bedingungen? Wenn Er wirklich ein ungemein mitfühlender Gott ist, warum müssen dann so viele Menschen so schrecklich leiden? Warum sind Leute, die jeden Sonntag in die Kirche gehen, trotzdem immer noch eingefleischte Rassisten? Vielleicht ist es ihnen ja egal, daß es Menschen gibt, die für dieses Land gekämpft haben, aber unter dem Wacker Drive schlafen, kein Zuhause, nicht einmal einen Unterschlupf, keine medizinische Versorgung, kein gar nichts haben. Wenn Gott selbst auf den kleinsten Spatzen ein Auge hat, warum dann nicht auf uns? Ich mag Spatzen, aber … *(Lacht)*

Ich bin fest davon überzeugt, die Hölle, die ist hier auf Erden. Sehen Sie sich nur all das Elend an. Jeden Tag wird mir das Herz schwer – ich sehe nicht mal mehr fern. Schalte den Apparat nur noch selten an. Eine Horrormeldung nach der anderen. Ich meine, jetzt stecken sie auch schon Kinder ins Gefängnis! Die beiden kleinen Jungen, die ein Kind vergewaltigt haben sollen, die haben sie des Mordes beschuldigt. Du meine Güte – die waren sechs und acht Jahre alt!

Ich kann nur eines sagen: Er ist der unwissendste Gott, den man sich nur vorstellen kann. Vor den alten römischen Göttern habe ich mehr Achtung. Verstehen Sie, die haben wenigstens nicht behauptet, wir Sterblichen würden sie ernstlich interessieren. Die haben sich um ihre eigenen Angelegenheiten gekümmert und auch kein Hehl daraus gemacht. Sie waren die Götter, und wir haben sie angebetet, aber sie haben uns nichts versprochen.

Nur zu gerne würde ich an Wiedergeburt glauben – das wäre vielleicht was! Wäre es nicht wundervoll, wenn wir daran glauben könnten? Ich glaube, die Menschen haben vor allem deswegen so verzweifelte Angst vor dem Sterben, weil sie noch gar nicht richtig gelebt haben. Wir tun hier doch nichts weiter, als die Leiter möglichst ein Stück weiter hinaufzuklimmen als unser Nachbar. Damit verbringen wir unsere Zeit: Wir fahren in die Arbeit und wieder nach Hause, verpesten die Luft und so … ich glaube, das Leben der meisten Leute ist schlicht erbärmlich. Die ganze Zeit rennen sie wie verrückt herum, wie besoffene Ameisen, und haben Angst davor zu sterben. Und warum ist das so? Und bleibt so? Der Grund dafür ist *Gier.* Man sollte den Menschen von Kind auf beibringen, einander zu achten, vielleicht nicht unbedingt zu lieben, doch zumindest etwas Respekt und Freundlichkeit für einander aufzubringen, sich mehr um seine Mitmenschen zu kümmern als darum, sich ein neues Auto anzuschaffen. Dann hätten wir vielleicht auch eine andere Einstellung zum Tod.

Ich glaube nicht, daß irgend etwas nachkommt. Würden wir uns als Menschen verwirklichen – nicht als *Ansammler* von irgendwelchen Dingen, Geld, Bankkonten und so, sondern als menschliche Wesen –, dann, so glaube ich, hätten wir keine solche Angst vor dem Tod. Meiner Ansicht nach merken die meisten Leute gar nicht, daß ihr Leben völlig leer ist. Oder vielleicht wissen sie es sogar: wissen es irgendwie, weil sie morgens aufstehen und zur Arbeit gehen, den ganzen Tag über wie verrückt schuften und abends wieder nach Hause fahren. Am nächsten Tag stehen sie wieder auf und tun genau das gleiche. Der Verkehr, der einen beinahe verrückt macht, und Leute, die mit jedem Tag ekelhafter zueinander werden. Und dann schauen sie sich im Fernsehen die Nachrichten an und denken: *Mein Gott, die sind doch nichts als eine Horde wilder Tiere, und ich lebe hier in einem Zoo, in dem alle Tiere durchgedreht sind, doch ich stehe darüber, weil ich hier draußen in einem Vorort oder irgendwo in Chicago wohne, wo diese Viecher nicht einmal in die Nähe kommen …* Und sind voller Verachtung und Furcht. Was für ein Leben ist das denn, wenn man in ständiger Angst lebt?

Wie wünschen Sie sich, daß man sich an Sie erinnert?
(Langes Schweigen) Als an ein Symbol für die, die nichts haben, die aber, wenn man ihnen die Chance bietet, auf die gleiche Weise den Weg aus ihren Löchern des Elends und der Unwissenheit heraus finden könnten wie ich. Man soll sich meiner als einer Frau erinnern, die versucht hat, das soweit wie möglich voranzutreiben, soviel wie möglich zu tun. Ich hätte gern, daß Fran Ainsley singt: »Ain't You Got a Right to the Tree of Life.«* Aber bitte keine frommen Worte. *(Lacht)* Mein liebster irischer Kriegsgesang ist »The Minstrel Boy«:

Der kleine Spielmann, in den Krieg ist er gezogen,
in den Reihen der Toten findet ihr ihn.
Umgegürtet hat er sein Schwert und sein Schild,
doch sein ungestüm Herz geschleudert hin.
Land der Lieder, sang er, der Kriegerbarde,
wiewohl die Welt dich verrät,
Ein Schwert zumindest soll dich beschützen,
eine treue Harfe singen dein Lied.

Und Sie sind das Liebchen des Spielmanns. Irgendeine Grabinschrift?
»Ich habe mein Möglichstes getan.«

* »Hast nicht auch du ein Recht auf den Baum des Lebens?«

POSTSKRIPTUM

Nie habe ich solche Ovationen erlebt wie jene, nachdem sie 1968 im Rahmen der Operation PUSH eine Rede gehalten hatte. Das Publikum bestand zum überwältigenden Teil aus Afroamerikanern. Reverend Jesse Jackson stellte sie vor. Soweit ich mich erinnere, berichtete sie von ihrer Verhaftung nach einer Bürgerrechtsdemonstration. Ein Südstaatler fragte: »Was hatten denn Sie in dem Gefängnis mit all den Niggern zu suchen?« Sie antwortete: »Wo sonst würde armer weißer Abschaum wie ich von einem Nobelpreisträger wie Dr. King voller Achtung begrüßt?« Die Menge brach in Beifallsrufe aus, die Leute sprangen auf, jubelten, trampelten, riefen Amen, Amen – beinahe ohne Ende.

Rosalie Sorrels

reist als Sängerin von Volksballaden quer durchs Land; einen Großteil ihrer neueren Lieder hat sie allerdings selbst geschrieben.

> *Vor dem Tod habe ich keine Angst. Schon zweimal bin ich ihm begegnet: 1988 litt ich an einem Gehirnaneurysma, bin acht Tage lang im Koma gelegen. Und habe keinerlei hellstrahlendes Licht gesehen; entgegengekommen ist mir auch niemand.* (Lacht) *Nichts als ein großes schwarzes Loch – ich kann mich an nichts mehr erinnern. Vor drei Jahren bin ich dann an Brustkrebs erkrankt – und der hätte mich mit Sicherheit umgebracht, wenn ich mich nicht selbst untersucht hätte. Denn obwohl ich jedes Jahr eine Mammographie machen ließ, hat man nie etwas festgestellt. Zu der Zeit, als ich die Knoten ertastet habe, war der Krebs schon sehr aggressiv. Hätte ich ihn nicht entdeckt, wäre ich daran gestorben. Ich mußte mich einer massiven Chemotherapie unterziehen, und alle Haare sind mir ausgefallen; die ganze Haut und die Fingernägel waren hinüber und so. Es war scheußlich. Aber schauen Sie mich an.* (Lacht) *Das hat mich zäher gemacht – und sturer – und dazu geführt, daß ich das Leben jetzt mehr zu schätzen weiß.*

Wissen Sie, den Tod habe ich mir nie als unfreundlich vorgestellt. Ich bin auf einer Farm groß geworden, wo wir, wenn jemand im Sterben lag, abwechselnd am Krankenbett gesessen haben, bis es zu Ende war. Ich hatte immer das Gefühl, das sei das letzte, was man für einen Menschen noch tun könne, und man wollte es schließlich so gut wie möglich machen. Das war in Idaho. Mein Dad war Straßenbauer, Ingenieur im Staatsdienst, Abteilung Autobahnen; er war daher oft unterwegs. Meine Mutter hat ihn immer begleitet, und meist haben sie mich dann bei einem der beiden Großelternpaare abgesetzt. Der Vater meiner Mutter hatte eine Selbstversorgerfarm, was in Twin Falls, Idaho, bekanntlich ein Widerspruch in sich ist. *(Lacht)*

Die Mutter meines Vaters war Photographin und Journalistin; sie hat für die Zeitung geschrieben. Und die Kirchenbulletins verfaßt. Der Vater meines Vaters war episkopalistischer* Missionar. Ungefähr dreißig Meilen außerhalb von Boise hatte er sich ein Blockhäuschen gekauft. Das war, ehe ich auf die Welt gekommen bin, und ich werde jetzt achtundsechzig. Dort oben hat er gewohnt. Eine Farm war es nicht, sondern eine Bergbehausung. Sie haben das, was sie zum Leben gebraucht haben, selbst angebaut und sind auf die Jagd gegangen. Großteils haben sie also von dem gelebt, was das Land, die Natur ihnen gegeben hat. Geld war kaum da, und schon gar keines, um jemanden in irgend so einem schnieken Sanatorium unterzubringen. Die Leute sind zu Hause gestorben.

In der Gegend um Twin Falls hat die Wirtschaftskrise lange angedauert. *(Lacht)* Wir mußten uns also selbst darum kümmern. Was meiner Ansicht nach ein Segen war. Viele Menschen haben Angst vor dem Tod, weil sie nicht mit ihm leben. Das ist wie mit einer Geburt: Die stecken dich in eine Klinik, und man versucht es so einzurichten, daß du nichts Unangenehmes mitbekommst. Sie nehmen dir das Ganze aus der Hand. Ich glaube, mittlerweile ist es etwas besser geworden, aber lange Zeit wurden Tod und Geburt von den Leuten ferngehalten. Sie haben sich gedacht, nun ja, wir dürfen die Kinder das nicht miterleben lassen, denn es ist hart und macht ihnen angst. Aber wenn sie derlei nicht mitgekriegt haben, haben sie viel mehr Angst davor. Ich kenne Leute, die sind fünfzig oder sechzig Jahre alt, haben aber nie jemanden sterben sehen. Und haben höllische Angst davor.

Ich erinnere mich sehr gut, wie sie gestorben sind. Bei jedem haben wir am Bett gesessen. Von mir hat man erwartet, das auch zu machen, genauso wie alle anderen in der Familie. So richtig kennengelernt habe ich sie immer erst in der Zeit. Bei der Mutter meiner Mutter hat es sich ein Jahr lang hingezogen. Ich habe oft bei ihr gesessen, und sie hat mir viele Dinge erzählt, von denen ich nichts gewußt hatte. Der Vater meiner Mutter ist gestorben, als ich acht war. Er war der einzige, mit dem zu reden ich keine Gelegenheit hatte – doch so genau wie an ihn erin-

* Episkopalisten: aus der Kirche von England hervorgegangene, zur anglikanischen Kirchengemeinschaft gehörige selbständige anglikanische Kirche in den USA mit bischöflicher Verfassung (Anm. d. Übers.)

nere ich mich kaum an irgend jemanden, den ich je kennengelernt habe. Er war Ire und Atheist, und in der Hinsicht hat er mit seiner Meinung auch durchaus nicht hinter dem Berg gehalten. Kein Mensch hat mir gesagt, daß er krank war. Er ist mir immer so stark vorgekommen. Als er gestorben ist, war er Ende sechzig. Diesen Mann habe ich mehr geliebt als irgend jemanden sonst. Wahrscheinlich bin ich nie wieder einem Menschen begegnet, der mir so kraftvoll erschienen ist. Phantastische Augen hatte er. Wir nennen das Rabenaugen: damit konnte er einem direkt in die Seele schauen. Ich war damals in der zweiten Klasse, und er ist während des Unterrichts reingekommen. Ist einfach reingekommen, hat meine Hand in seine genommen und mich angeschaut, aber kein Wort gesagt. Dann ist er wieder gegangen. In der Tür war ein winzig kleines Fenster. Als letztes habe ich seine Augen gesehen, wie er mich durch die Tür angeschaut hat. Am nächsten Tag haben sie mir gesagt, daß er tot ist – und ich hatte nicht einmal gewußt, daß er krank gewesen war. Richtig wütend war ich. Ich meine, ich habe mich *jahrelang* darüber geärgert. Als ich das kleine Büchlein über meine Mutter geschrieben habe – ich habe es Ihnen gezeigt* –, ist sie damit zu mir gekommen und hat gefragt: »Warum behauptest du, nicht gewußt zu haben, wie mein Vater gestorben ist?« Darauf habe ich geantwortet: »Du hast es mir nicht gesagt. Du hast mir nicht gesagt, daß er krank war. Todkrank.« Sie hat weitergefragt: »Niemand hat dir das je gesagt?« – »Na ja, Jahre später hat Vater mir gesagt, daß er an einem versteinerten Pimmel gestorben ist.« *(Lacht)* »Ich habe das so aufgefaßt, daß er keine Liebe bekommen hat und an gebrochenem Herzen gestorben ist.« Da hat sie sich umständlich geräuspert und erklärt: »Er ist an Prostatakrebs gestorben – auf dem Operationstisch.« Mit Sicherheit hat er gewußt, daß er sterben würde. Er wollte auf keinen Fall begraben, sondern eingeäschert werden. Meine Großmutter war jedoch Methodistin** und

* Ein Tagebuch mit Familienerinnerungen und allgemeinen Betrachtungen.

** Aus der anglikanischen Kirche hervorgegangene, von den Brüdern John und Charles Wesley während ihrer Studienzeit in Oxford in den Jahren um 1720 begründete religiöse Erweckungsbewegung. Im Mittelpunkt steht die individuelle Vergewisserung des eigenen Glaubens und des Angenommenseins durch Gott auf der Grundlage der reformatorischen Rechtfertigungslehre. Die Anhänger der Bewegung sollten systematisch zu geistlichem Fortschritt geführt *sehr* fromm. Sie hat professionelle Klageleute angeheuert. Herrje, das hätte ihn vielleicht gewurmt …! *(Lacht)*

Mein Vater Walter Pendleton Stringfellow – wir haben ihn Walt genannt – war ein wundervoller Mensch. Er hat zuviel getrunken. Hat seine Stelle verloren. Ich glaube, der eigentliche Grund war, daß er Henry Wallace* unterstützt hat. Er hatte für den Bundesstaat Idaho gearbeitet. Chemiker war er außerdem, überhaupt sehr gebildet. Ich weiß, er hat immer gern getrunken. Und sich gern geprügelt – schließlich war er Ire. *(Lacht)* Als er keine Arbeit mehr hatte, hat er angefangen, zuviel zu trinken. Eine Zeitlang hat er Äpfel gepflückt – er hat dies und jenes gemacht, alles mögliche. In der Zeit, als ich die Grundschule abgeschlossen habe, ist meine Mutter arbeiten gegangen. In Boise hat sie einen Buchladen geführt, zwanzig Jahre lang. Sie hat das Geld verdient, und er hat mit dem Bau des Hauses begonnen, in dem ich jetzt wohne, einer Blockhütte. Die hat er mit eigenen Händen gebaut.

(Sie zeigt mir ein Photo.) Das ist das Haus. Jeden einzelnen Balken hat er selbst zurechtgeschnitten, jeden Ziegel selbst geformt. Nach seinem Tod 1971 hat meine Mutter dort gewohnt.

Vermutlich war ich erst damals wirklich alt genug, um bei den entsprechenden Vorkehrungen mitzuhelfen. 1971, da war ich Ende dreißig. Er ist nur dreiundsechzig Jahre alt geworden, dabei hatte er immer so kräftig und gesund gewirkt. Aber er hat wirklich viel getrunken.

werden (daher der Spottname »Methodisten«). Die Berufung von Laienpriestern durch J. Wesley hatte den Bruch mit der anglikanischen Kirche und die Bildung eigener methodistischer Gemeinden zur Folge. Die schnelle Ausbreitung im angelsächsischen Raum führte 1784 in Nordamerika zur Bildung einer eigenständigen methodistischen Kirche, die auch heute noch zahlreiche Anhänger hat (Anm. d. Übers.)

* Henry A. Wallace (1875–1965) war in den Jahren 1932 bis 1940 Präsident Roosevelts Landwirtschaftsminister und 1940 bis 1944 Vizepräsident. 1944 ließ der kränkelnde Roosevelt sich im Verlauf des tumultösen Demokratischen Konvents von einflußreichen Wirtschaftsleuten dazu überreden, Wallace als Vizepräsidentschaftskandidaten fallenzulassen; an seiner Stelle berief er Senator Harry Truman. 1948, zu Beginn des Kalten Krieges, kandidierte Wallace auf der Liste der Progressiven Partei für die Präsidentschaft und wurde damit zu einer umstrittenen Persönlichkeit. Viele seiner Anhänger wurden als unpatriotisch eingestuft und hatten unter entsprechenden Sanktionen zu leiden.

Todesursache war ein blutendes Magengeschwür. Teilweise lag es daran, daß er dort oben in der Blockhütte gelegen hat, man folglich nicht schnell genug einen Arzt holen konnte. Es war ein grausames Sterben. Mein Bruder und ich sind zu dem Leichenbestatter gegangen, der unglaublich salbungsvoll oder, wie mein Vater es ausgedrückt hätte, ein schmieriger Mistkerl war. Damals mußte man einen Sarg haben, auch wenn man den Toten einäschern wollte. Man *mußte* einen Sarg kaufen – das war gesetzlich vorgeschrieben. Wir wollten einen einfachen Sarg aus Kiefernholz. Da hat dieser Kerl uns mehr oder weniger deutlich zu verstehen gegeben, wir seien unglaublich knausrig – lediglich einen einfachen Sarg aus Kiefer! Also haben wir erklärt, wir würde ihn ohnehin einäschern. Er hat gemeint: »Aber was werden Sie bei dem Anblick empfinden?« Darauf wir: »Schließlich wollen wir keine Besichtigung veranstalten – wir *wissen,* wie er aussieht!« *(Lacht)* Dann wollte er wissen, welchen Floristen er anrufen solle. Ich habe erklärt, ich würde von der Blockhütte, wo er gelebt hatte, Kiefernzweige und getrocknete wildwachsende Blumen mitbringen. Er hat nur geseufzt: »Ach du meine Güte ...« Alsdann, welchen Organisten wir denn gern hätten? – »Ich werde für meinen Vater singen«, habe ich erklärt. »Nun, dann brauchen Sie doch einen Organisten, der Sie begleitet«, hat er gemeint. »Nein«, habe ich widersprochen, »ich werde ohne Begleitung singen« – und das habe ich dann auch gemacht. Habe »Bright Morning Stars are shining« gesungen. *(Singt)*

Ach, wo sind sie, unsere geliebten Väter
Ach, wo sind sie, unsere geliebten Väter
Ach, wo sind sie, unsere geliebten Väter
In meiner Seele wird es Tag
Einige sind unten im Tal, dort zu beten
Einige sind unten im Tal, dort zu beten
Einige sind unten im Tal, dort zu beten
In meiner Seele wird es Tag
Einige sind im Himmel und rufen
Einige sind im Himmel und rufen
Einige sind im Himmel und rufen
In meiner Seele wird es Tag.

Ich hatte Angst, ich würde es nicht schaffen, würde zusammenbrechen. Doch dann habe ich mir gedacht, wenn ich keinem in die Augen schaue, dann stehe ich es durch. Ganz hinten in der Kirche habe ich gestanden und gesungen; auf die Weise konnte ich niemandem in die Augen sehen. Drei Lieder habe ich so ganz gut geschafft. Anschließend war ich allerdings völlig aufgelöst ...

Jedenfalls, der Kerl war richtig bekümmert, daß er mich nicht dazu überreden konnte, einen Floristen oder Blumen oder sonstwas kommen zu lassen. Schließlich hat er erklärt: »Alsdann, eine der von uns angebotenen Dienstleistungen besteht darin, den Nachruf zu verfassen. Erzählen Sie mir also etwas über Walter.« Mittlerweile hatte ich einen richtigen Haß auf den Kerl und habe deshalb gesagt: »Wir haben ihn Walt genannt.« *(Lacht)* Darauf er: »Womit hat er seinen Lebensunterhalt verdient?« – »Er hat schon seit einer ganzen Weile nicht mehr gearbeitet.« – »Also hatte er sich zur Ruhe gesetzt?« – »Na ja, wenn Sie wollen, können Sie es so nennen.« Dann wollte er wissen, welcher Religionsgemeinschaft er angehört hat. »In die Kirche ist er auch nicht gegangen«, habe ich geantwortet. »War er dann zumindest in einer Bruderschaft oder dergleichen?« hat er weitergefragt. Ich habe erwidert: »Für den Elchgesangsverein hat er oft gesungen.« Darauf er: »Das ist gut, das kann ich reinschreiben.« Das hat ihm jedoch nicht genügt: »Erzählen Sie mir noch mehr von Walter.« Ich hab ihn einfach angeschaut und daran gedacht, daß mein Vater zwei Blocks weit auf den Händen gehen konnte. Konnte alle Stufen zum Capitol hinauf und wieder hinuntergehen, alles im Handstand. Und er konnte aus dem Stand über einen Kartentisch springen. Das war vielleicht ein Kerl! *(Lacht)* Außerdem war er unglaublich gebildet und hat oft zotige Gedichte verfaßt – ich habe die richtig gemocht, und er hat sie immer in die Briefe an mich reingeschrieben. *(Lacht)* Die ganze Zeit hat er mir Briefe geschrieben, wunderschöne Briefe.

Der Vater meiner Mutter – der Atheist – hat mir, noch ehe ich in die Schule gekommen bin, sämtliche Monologe aus Hamlet beigebracht. Noch ehe ich in die Grundschule gegangen bin, konnte ich das schon auswendig: »Haltet die Rede leicht von der Zunge weg« und »O schmölze doch dies allzu feste Fleisch«. Er hat immer auf Shakespearisch geflucht – auf die Pferde! »Der Teufel brenn' dich schwarz, milchbleicher Lump!«

Meine Mutter wollte dort oben in der Blockhütte sterben. Seit dem Tod meines Vaters hatte sie ganz allein dort gewohnt. Ich bin dann 1983 nach Hause zurück, weil sie sehr krank wurde und ich gedacht habe, sie würde sterben. Ich wollte bei ihr sein, damit sie dort oben wohnen bleiben kann. Schließlich wurde sie jedoch so schwach, daß sie in die Stadt ziehen mußte, in eines dieser Hochhäuser, die die Regierung alten Menschen zur Verfügung stellt. Sie war sozialversichert. In dieser Zeit hat sie sich wieder erholt und schließlich noch elf Jahre lang gelebt. Aber ich bin einfach dort oben in der Blockhütte geblieben, und ich werde auch weiterhin hierbleiben!

Wenn man hierher kommt, sieht man als erstes zwei große Kiefern, die mein Vater gepflanzt hat, als wir noch ganz klein waren. Mittlerweile sind sie riesig, zwei Stockwerke hoch; wie Wächter sehen sie aus. Morgens ist er immer zu ihnen runtergegangen, hat sich zwischen sie gestellt und gesungen. Mir ist es immer vorgekommen, als sei er Orpheus und lasse die Sonne aufgehen, denn wenn er so dagestanden und gesungen hat, ist sie tatsächlich über den Rand des Canyon gestiegen. Er hat es Morgen werden lassen. Wir haben also seine Asche um diese Bäume herum verstreut.

Mein Sohn ist 1976 gestorben. Selbstmord. Auch seine Asche liegt hier. Mein Bruder und ich haben das jedesmal selbst gemacht; es waren immer nur wenige Leute dabei. Wir haben gesungen, und wir sind wieder hierher zurückgekommen. Jedesmal haben wir dort oben bei der Blockhütte all unserer Freunde gedacht. Und haben es nicht zugelassen, daß irgend jemand Schnittblumen mitbringt – immer haben wir irgend etwas angepflanzt, Blumen, Bäume. Als meine Mutter gestorben ist, haben wir auch ihre Asche hierhergebracht. Und auch die von meinem alten Hund. Vierzehn Jahre hatte ich ihn gehabt und habe seine Asche ziemlich lange aufbewahrt, da ich sie an Allerseelen verstreuen wollte. Sein Name war Dominick der Aufpasser, denn eigentlich hatte ich ihn mir immer als Wachhund gewünscht. Jetzt habe ich einen anderen Hund, Lenny Bruce Peltier.

Auch meine Asche und die meines Bruders werden hier verstreut werden. Genau an der Stelle, wo die beiden Bäume aufragen, nahe der Stelle, wo das alte Haus gestanden hat. Und dann oben bei der Quelle in den Bach. Meine Mutter hat ein Gedicht darüber geschrieben: das war, was sie uns aufgetragen hat. Wir haben es getreulich befolgt, und es wird jedesmal, wenn jemand von uns geht, vorgelesen. Meine Mutter hieß Nancy Ann Kelly Stringfellow.

Und das hat meine Mutter gesagt. Es heißt: »Verstreut meine Asche«.

Dort unten bei der sanften Biegung des Flusses
Dort unten, wo die Kiefern einander entgegenwachsen
Ihre Zweige sich über die Straße hinweg umarmen
Dort verstreut meine Asche
Verstreut die Asche meiner alten Knochen
Meiner müden Knochen
Frei soll sie dahintreiben, schwerelos
Der Kalk: weggebrannt
Die Schmerzen: verschwunden
Aufgelöst im heilenden Wasser
Im mitleidsvollen Regen
In der nährenden Erde
Andere Asche
Asche jener, die ich geliebt
Wird meine willkommen heißen
Wir werden den betäubendenen Duft wilder Rosen schmecken
Süße wilde Brombeeren pflücken
Und wenn eine leichte Brise deine Wange streift
Spürst du unsere Liebe und unseren Frieden
Dort unten beim Fluß.

Fünf Kinder hatte ich. David war fast dreiundzwanzig, als er gestorben ist. Er war der älteste. Mittlerweile denke ich gern an ihn. Lange Zeit war es sehr schwer für mich. Ungefähr vier Jahre lang habe ich gedacht, ich werde verrückt. Doch ich habe gelernt, damit zu leben. Ich glaube nicht, daß man über so etwas hinwegkommen muß – man muß einfach damit zu leben lernen. Er ist ein wundervoller Junge gewesen. Regelrecht vergöttert habe ich ihn. Sein Tod hat mich am tiefsten getroffen, weil ich mich nicht hatte verabschieden können. Zwar habe ich damals seine Leiche geholt und seine Asche hierher gebracht und verstreut. Doch ich hatte nicht auf Wiedersehen sagen können. Das tut sehr weh … Es gibt Leute, die haben Angst davor, wollen nicht damit konfrontiert werden: Sie nehmen nicht Abschied, doch damit vermasseln sie sich ihr ganzes Leben, bis hin zum Ende. Ich sage immer noch auf Wiedersehen.

Vor nicht allzu langer Zeit habe ich ein Lied über ihn geschrieben. Es heißt: »Anhalter im Regen«. *(Singt)*

Gestern sah ich ihn, wie er so im Regen stand
Den Daumen ließ er hängen, den Rücken halb mir zugewandt,
die Augen in weite Ferne gerichtet, als sähe er Spanien
Und wiewohl erschöpft er aussah, so alt beinahe wie ich
Stand in seinen Augen noch immer Unschuld,
wie damals, neunzehnhundertdreiundsechzig
Doch ich hastete weiter, wandte den Kopf ab und fuhr schneller vorbei als ein Mitternachtszug
Ließ ihn allein, den alternden Unschuldsengel, wie er so im Regen stand
Und ihr Zorn wächst, wenn ihre Hoffnungen schwinden
Meine Nerven halten nicht stand, und nur noch Angst ist in mir
Und du und Liebe und Furcht und Erinnern verwirren sich in meinem Kopf
Und ich lasse die Kinder da stehen, mein Gott, nur ungern lasse ich sie stehen
Ich lasse die alternden Kinder im Regen stehen
Du hast einmal gesagt, ich dürfe nicht an den vom Regen durchnässten Anhaltern vorbeifahren
Sonst würde ich dein Anhalterkarma zerstören, und nie mehr nähme einer dich mit
Vielleicht mähe irgendwo in Wyoming des Teufels Advokat dich um
Beende das Leben, das in mir seinen Anfang nahm
In Vermont dann habe ich erfahren, du warst tatsächlich tot

Hattest dich selbst umgemäht, mein Sohn, aus Wut und aus Stolz
Eines Nachts am Pazifik hast du einfach ein Ende gemacht
Und jahrelang bin ich gefahren, von Küste zu Küste, mit dem Adler und dem Kranich
Auf der Suche nach deinem zornigen Geist inmitten der alternden Kinder, die im Regen stehen
Ihr Zorn wächst, wenn ihre Hoffnungen schwinden
Meine Nerven hielten nicht stand, und jetzt ist nur noch Angst in mir
Und du und Liebe und Furcht und Erinnern verwirren sich in meinem Kopf
Und ich lasse die Kinder da stehen, mein Gott, nur ungern lasse ich sie stehen
Ich lasse die alternden Kinder im Regen stehen.

(Schweigt lange) Er ist die ganze Zeit per Anhalter kreuz und quer durchs Land getrampt. Und hat einen Brief für mich hinterlassen: daß es nicht meine Schuld gewesen sei. Er wollte unbedingt, daß ich weiß, er hatte nicht wegen irgend etwas, das ich getan hatte, Selbstmord begangen. Aber das half alles nicht … *(Gequältes Lachen)* Ganz gewiß nicht. Du hast einfach das Gefühl, bestimmt hättest du etwas tun können, um es zu verhindern …

Ich habe meinen Vater gesehen, buchstäblich, wie er auf der Straße steht und die Hand nach mir ausstreckt. Die ganze Zeit rede ich mit ihm. Und mit meiner Mutter. Ein paarmal habe ich meinen Sohn gesehen, wie er am Straßenrand steht und darauf wartet, mitgenommen zu werden. Und dann war doch niemand da, oder es war nur ein Pfosten oder irgend jemand, der ihm ähnlich gesehen hat. Ich glaube nicht, daß man wirklich weggeht. Und bin überzeugt, daß ich mir das nicht nur einbilde. *(Lacht)* Ich meine, für mich sind sie fühlbar. Und Gott lebt meiner Meinung nach in den Geistern, die hierbleiben, den Geistern, die immer bei dir sind. Das Haus dort ist fast so etwas wie ein Geist. Es beherbergt buchstäblich meine ganze Familie. Ich wohne in dem Haus, das mein Vater gebaut hat. Ich bin dort nicht ganz heimisch, aber ich wohne dort. *(Lacht)* Jeder Grashalm, jede Pflanze … es gibt dort

Himbeeren … Ich glaube, für meine Kinder werde ich in meinen Liedern, in meinem Haus fortleben. Meine Vorstellung vom Himmel ist ungefähr so etwas in der Art, wie meine Mutter es in ihrem Gedicht beschreibt: Rosen und Brombeeren zu pflücken und mit Menschen zusammenzusein, die ich liebe, und Musik zu machen und sich nicht um seine Gesundheit zu sorgen. Die Hölle, das ist die Verdammnis der Unschuldigen. Das gibt es mehr als reichlich auf Erden. Mehr Bestrafung braucht es nicht. *(Lacht)*

Mehr denn je liebe ich das Leben. Ehe ich gehe, lasse ich Ihnen ein Gedicht da. Es stammt von einer Frau namens Judith Kuchen, einer Farmerfrau, möglicherweise aus Nevada. Es bringt all das zum Ausdruck, was ich empfinde.

Ich will leben und eine unwürdige alte Frau sein, die nie
Gefahr läuft, für eine alte Dame gehalten zu werden
Ich will leben und in einer vielleicht siebzig Jahre
währenden Liebe zehntausend Liebhaber haben
Zumindest zwei Menschen bin ich
Schlanker will ich werden und wüster, harsch, von der
Farbe des Schmutzes
Bis ich aus schierer Freude mich in nichts auflöse.

DIE SEUCHE I

Tico Valle

Der ehemalige stellvertretende Sprecher der Schülerschaft an der Holy Trinity High School ist mittlerweile der dortige Planungsleiter.

Aids ist eine allgegenwärtige Bedrohung. Ich fürchte, was wir erlebt haben, war erst das Ende der Anfangsphase der Seuche – daß noch viele, viele Menschen daran sterben werden. Im Grunde genommen fehlt eine einheitliche landesweite Politik im Hinblick darauf. Ehe Aids nicht einen unserer führenden Politiker persönlich trifft, wird auch nichts geschehen. Als im Mittleren Westen die Überschwemmungen das Land heimsuchten, stellte unsere Regierung im Handumdrehen und mit einem Federstrich Millionen Dollar für Soforthilfe zur Verfügung. Warum machen sie das nicht auch bei Aids? Wir sind die Ausgestoßenen, eine Randgruppe, die Leute, die man immer übergeht. Genau das ist von Grund auf falsch in unserer Gesellschaft: Daß Leute ihr Wertesystem anderen aufzwingen wollen.

Auch an dem Quilt bin ich aktiv beteiligt, sehr sogar. Die Leute bringen kleine Flecken, die in den großen Quilt eingefügt werden. Derlei gibt es überall; allerdings haben wir hier eine Ortgruppe gegründet, um den Leuten bei der Anfertigung der einzelnen Flicken zu helfen. Bis jetzt haben wir fünfzigtausend solcher Teilstücke, und der Quilt wird im ganzen Land ausgestellt. Auf ihm sind die Namen von Schwulen wie auch Heterosexuellen verzeichnet, die an Aids gestorben sind – allerdings repräsentiert er nur dreizehn Prozent der Menschen in den Vereinigten Staaten, die bislang Opfer der Seuche wurden.*

* In vielen Städten zieht sich über die Wände in allgemein zugänglichen Sälen ein Aids Memorial Quilt (Aids-Gedenkteppich).

Ich bin Latino, sechsunddreißig Jahre alt, schwul. Zusammen mit meinen vier Geschwistern bin ich hier in der Altstadt von Chicago aufgewachsen – als sie noch einen Hauch von Boheme hatte und das Leben hier richtig Spaß machte, nicht so, wie sie heute ist. Als einziges der fünf Kinder wurde ich auf Puerto Rico geboren. Meine Eltern stammen aus San Juan. Sie wollten, daß eines ihrer Kinder auf der Insel zur Welt kommt. Beide Eltern haben in einer Fabrik gearbeitet. Sie wollten das Beste für ihre Kinder und haben die Insel verlassen, um sicherzustellen, daß sie eine Ausbildung bekommen und im Leben Erfolg haben.

Meine gesamte Ausbildung habe ich an katholischen Schulen absolviert, zuerst in der St. Michaels-Schule, später in Holy Trinity. Dann habe ich mich den Brüdern des Heiligen Kreuzes an der Notre Dame University angeschlossen. Zwei Jahre habe ich dort verbracht, und anschließend bin ich zu DePaul. Meine Eltern haben uns zu gläubigen Christen erzogen; allerdings würde ich nicht sagen, daß ich fromm bin. In vielem bin ich anderer Meinung als die Kirche. Jahrelang habe ich im Kirchenchor gesungen, bin immer noch Mitglied – das dient mir zur spirituellen Orientierung.

Meine Mutter hat uns beigebracht, anderen Menschen zu helfen, nie jemanden danach zu beurteilen, wer er ist und was er ist. Beide waren sie so eingestellt, meine Mutter und mein Vater. Sie hätten noch ihr letztes Hemd für jemand anderen hergegeben. Vor ungefähr drei Jahren ist mein Vater an Aids gestorben. Ein harter Schlag für die Familie. Als die Krankheit festgestellt wurde, haben wir jedoch nicht gefragt, wie er sich angesteckt hatte; wir haben uns einfach um ihn gekümmert. Ich habe dabei eine Schlüsselrolle gespielt.

Ich glaube, es lag an seiner Promiskuität. Für uns war es keine allzu große Überraschung, daß er ein Doppelleben geführt hatte – schockiert hat uns nur die Diagnose. In den Medien ist so viel von Aids bei Schwulen die Rede; nur selten bekommen wir zu hören, daß es auch einen heterosexuellen Mann treffen kann, wie eben meinen Vater. Das Ganze war sehr, sehr schwierig. Es war eben in den achtziger Jahren.

Interessanterweise wurde bei meinem besten Freund schon 1984 HIV diagnostiziert; er hieß Jay McKinley, war ein Nachfahre von Präsident McKinley*. Er hat zu mir gesagt: »Ich bin aidskrank – wirst du dich um mich kümmern?« Ich habe erwidert: »Jay, du hast Familie, du hast Freunde, alle werden für dich sorgen. Doch es wird mir eine Ehre sein, mich um dich zu kümmern.« Darauf er: »Die werden in meinen letzten Stunden nicht für mich da sein.« Damals, 1984, hatten alle fürchterliche Angst. Er starb schließlich, und ich war bei ihm. Es war ein langer Kampf. Zu jener Zeit hat es noch kaum Medikamente gegeben. Die Krankheit hat seinen Körper zerstört, sie hat seine Persönlichkeit, sein Denken zerstört. Für mich war es eine Ehre, für ihn sorgen zu dürfen – daß er mich für seine letzten Tage ausgesucht hat, hier auf Erden.

Ich war nur ein guter Freund. Sein Liebhaber hat ihn letztlich verlassen. Ganz zum Schluß ist seine Familie zu ihm gekommen, aber die waren ziemlich hilflos. Haben nicht gewußt, wie sie sich verhalten sollen. Sie hatten Angst davor, ihn zu berühren, sich im selben Zimmer aufzuhalten wie er. Nur ganz wenige Leute haben ihn besucht. Ich habe damals noch zu Hause gewohnt, tagsüber gearbeitet und ihm nachts seine Medizin verabreicht, nicht geschlafen und war dann so erschöpft, daß ich schließlich meine Mutter angerufen und sie gefragt habe: »Kannst du kommen und mir helfen?« Das hat sie gemacht – und damals ist ihr aufgegangen, was diese Krankheit unserer Gemeinschaft, unserem Volk antut.

Jay hatte sich dafür entschieden, zu Hause zu sterben, und wegen der Schmerzen, die er ertragen mußte, habe ich darum gebetet, daß er stirbt. Sechsunddreißig war er – so alt wie ich heute. Er hat allmählich den Verstand verloren. Vorher war er ein brillanter Kopf. Hat an der Börse gearbeitet, ein sehr intelligenter Mensch. Es ist eine Sache zu sehen, wie der Körper verfällt, doch wenn jemand den Verstand verliert ... ich glaube, jeder hat davor Angst, nicht mehr richtig denken zu können.

Er wollte nicht ins Krankenhaus, wollte zu Hause versorgt und gepflegt werden. Zusammen sind wir oft zum Arzt gegangen. Ich habe

* William McKinley war fünfundzwanzigster Präsident der USA (1897–1901). Er setzte als republikanischer Abgeordneter des Repräsentantenhauses eine Politik hoher Schutzzölle durch; 1892-1896 war er Gouverneur von Ohio. In seiner Amtszeit kam es 1898 zum Spanisch-Amerikanischen Krieg. Er starb an den Folgen eines Attentats von Anarchisten.

gelernt, ihm Spritzen zu geben, ihm frische Infusionen anzulegen, habe schlicht gelernt zu versuchen, Tag für Tag damit zurechtzukommen.

Zwei Jahre später wurde mein Partner mit der gleichen Diagnose konfrontiert. Ich bin überzeugt, nichts in unserem Leben geschieht grundlos. Und die höheren Mächte haben mich auf das vorbereitet, was zu einem späteren Zeitpunkt in meinem Leben geschehen sollte. Durch den Tod erst meines Partners und dann meines Vaters. Beide sind an der Seuche gestorben. Mich hat das stärker gemacht. Es hat mich zu dem gemacht, was ich heute bin – zu einem Kämpfer für die Menschen, die mit dieser Krankheit leben müssen. Meine Familie hat durch die Epidemie viel eingebüßt. Ich habe einen jüngeren Bruder, der schwul ist; er hat vor zwei Jahren seinen Partner verloren. Um uns herum ist also nichts als Tod. Für uns ist dies eine Lebensweise geworden.

Ich bin HIV-positiv. Das macht mir angst. Doch mehr Angst habe ich vor etwas anderem: Ich will nicht sehen, wie meine Freunde und Angehörigen meinetwegen leiden. Ich will in der Lage sein, ein gutes Leben zu führen, dem Leben das zurückzugeben, was es mir schenkt, und zwar bis zum Ende. Wir alle, glaube ich, fürchten uns vor dem Unbekannten. Ein Teil von mir hat daher Angst vor dem Tod, ein anderer nicht. Ich habe ein gutes Leben hinter mir. Ich hatte das Glück, mit wundervollen, wirklich wundervollen Menschen zusammenzusein. Wir weilen nur sehr, sehr kurze Zeit auf dieser Erde. Ich will versuchen – und ich hoffe, es gelingt mir –, die Denkweise der Menschen zu ändern, damit sie erkennen, was wirklich wichtig ist. Letzlich geht das alles auf meine Mutter zurück. Sie hatte keine Ausbildung. Ich habe immer gesagt, hätte sie eine, dann wäre sie Präsidentin der Vereinigten Staaten geworden.

Ich glaube, das hängt auch mit meiner Überzeugung zusammen, daß alles auf dieser Erde geschieht, um dich auf die nächste Etappe in deinem Leben vorzubereiten. An eine Hölle glaube ich angesichts dessen, was in unserer Welt vor sich geht, angesichts der Tatsache, daß Menschen leiden und sterben, nicht. Nicht angesichts der *grauenhaften* Krankheiten, der Armut. Es gibt keine Hölle. Auf die eine oder andere Weise durchleben wir schon hier und jetzt die Hölle. Doch ich glaube, irgend etwas gibt es. Als mein Partner Jeff im Sterben lag, haben er und ich immer Witze darüber gemacht, daß wir, falls es eine Möglichkeit gäbe, im nächsten Leben Verbindung miteinander aufzunehmen, dies tun würden. Am Jahrestag seines Todes, ein Jahr später, war ich zu Hause und sehr niedergeschlagen. Ich wollte nicht ausgehen. In jener Nacht bin ich früh ins Bett, und um zwei Uhr in der Früh hat das Telephon geläutet. Ich habe mir gesagt: »Wer, um alles in der Welt, ruft mich denn um zwei Uhr morgens an? Das ist doch absurd«, und habe abgenommen. Am anderen Ende war niemand. Ich habe den Hörer aufgelegt, und in diesem Augenblick hat mich ein Gefühl des Friedens überkommen; ich habe auf die Uhr geschaut, und da ist es mir gedämmert: Es war genau die Zeit, genau der Augenblick, in dem er ein Jahr zuvor gestorben war …

Danach habe ich nie mehr um ein weiteres Zeichen gebeten. Damit war ich schlicht zufrieden. Fast war es, als wolle er mir damit sagen, daß es ihm gutgeht. Wenn es denn so etwas wie den Himmel gibt, dann ist es ein Ort des Friedens, ein Ort der Schönheit. Ich habe das Gefühl, ich gehe durch dieses Leben, und die Menschen, die ich verloren habe, haben ständig ein Auge auf mich, passen auf mich auf. Wie Schutzengel beinahe. Ich glaube, es gibt eine andere Welt da draußen, ob es nun ein Himmel oder ein anderes Universum oder was auch immer ist. Ich glaube an Gott.

Trotzdem bin ich jeden Tag böse auf Gott. *(Lacht)* Hat Er uns geschaffen? Hat Er oder Sie dieses Leid, diese Schmerzen über die Welt gebracht? Hat Er oder Sie die Macht, sie von uns zu nehmen, und falls ja, warum tut Er oder Sie das dann nicht? Ich glaube, nach dieser Welt muß etwas Besseres kommen. Jahrelang war ich überzeugt, man müßte beerdigt werden. Doch jetzt, da ich älter bin, und nachdem ich mich eingehend mit dem katholischen Glauben befaßt habe, bin ich der Ansicht, Einäscherung ist die beste Möglichkeit, den Geist freizusetzen.

Ich glaube, die Buddhisten sind es, die glauben, daß unser Leben ein steter Kreislauf ist; jedesmal, wenn wir zurückkehren, lernen wir eine neue Lektion, bis wir aus dem Kreislauf ausbrechen, weil wir den Sinn des Lebens begriffen haben. Das finde ich ungemein einleuchtend, daß wir jedesmal etwas dazulernen und jedesmal, wenn wir zurückkommen, ein besserer Mensch sind. Sie kennen das bestimmt, daß man Leute trifft, bei denen man das Gefühl hat, sie seien uralt. Ich glaube, die haben schon oft gelebt und nun den Gipfelpunkt des Lebens erreicht.

Manchmal wünsche ich mir, ich hätte mehr tun können. Als ich mich um Jay gekümmert habe, am letzten Tag, in den letzten paar Stunden, habe ich ihm Morphium gespritzt. Und ich wußte, daß die letzte Spritze auch die endgültige ist. Das ist mir ungeheuer schwergefallen … zu wissen, ja, nun hat er Ruhe, nun muß er nicht mehr leiden – aber dies geschähe durch meine Hand. Ich habe das Gefühl, es war eine Ehre, diese Menschen festzuhalten und sie in meinen Armen sterben zu lassen. Ich glaube, das ist eine sehr große Ehre.

Lori Cannon

ist eine beinahe unwahrscheinliche Kreuzung aus Sophie Tucker und Olivia de Havilland**. Wir sind bei einer Essenverteilungsstelle, die sie leitet: die* Open Hand Society***, *die sich in den Dienst der bunt durcheinandergewürfelten Bevölkerungsgruppen im nördlichen Chicago gestellt hat. Ihre Klientel besteht aus Aidsinfizierten, aber auch andere werden niemals abgewiesen.*

Am Weihnachtsabend des Jahres 1988 haben wir angefangen. Ich bin die einzige Überlebende der Gründergemeinschaft. Wir kümmern uns um schwarze und weiße Schwule, um Frauen, lesbisch oder hetero, Asiaten, Indianer, Latinos, Juden – das Virus kennt keine Unterschiede. Die zu uns kommen, haben Behindertenstatus oder leben von der Sozialhilfe oder haben schlicht Pech gehabt. Wundervolle Menschen, die glänzende Karrieren hinter sich, ein interessantes Leben geführt und gute Freunde gehabt haben. Leider haben sie, als sie krank wurden, das alles verloren. Doch das war nicht das wirklich Tragische. Sie wurden zum Sterben verdammt, weil die Regierung sich einen Dreck um sie scherte. Den gleichen Fehler macht man mit dieser falschen Einstellung, die hierzulande Anfang der achtziger Jahre vorherrschte, derzeit in Afrika, wo diese verheerende Seuche ganze Generationen dahinrafft. Gewissenlos und schändlich ist das. Die Haltung der amerikanischen Regierung war damals folgende: »Herrje, wen kümmert's schon, wenn ein paar Schwule oder Junkies draufgehen?«

* Sophie Tucker, auch Sophie Abuza genannt (ursprünglicher Name: Sophie Kalish), 1884 in Rußland geborene (1966 in New York verstorbene) amerikanische Nachtclub- und Varietésängerin (Anm. d. Übers.)

** Olivia de Havilland, amerikanische Filmschauspielerin englischer Herkunft (geboren 1916), wurde mit dramatischen Rollen berühmt (u. a. »Vom Winde verweht«; Anm. d. Übers.)

*** Open Hand ist ein gemeinnütziger Verein, der für ans Haus gefesselte Aidskranke Mahlzeiten zubereitet und verteilt (Anm. d. Übers.)

Wir hier in Chicago hatten das Gefühl, eines zumindest konnten wir tun: den Leuten zu essen geben. Zuerst haben wir uns hauptsächlich um unsere Freunde gekümmert, aber wir haben gewußt, es gibt andere, die völlig von der Welt abgeschnitten leben, in Schande, von ihrer Familie, ihren Freunden und der Kirche abgeschrieben. Viel konnten wir nicht machen. aber wir haben uns überlegt, wie wir Mahlzeiten zubereiten können. Es waren die Schwulen und die Lesben, die auf eine Notsituatuion reagiert haben, als sich sonst niemand darum geschert hat. Lesben und Schwulen haben die Leute versorgt. Oft frage ich mich, ob die Schwulen ihren lesbischen Schwestern ebenso geholfen hätten wie umgekehrt, falls Aids zuerst Frauen und nicht Männer getroffen hätte. Rein gefühlsmäßig bezweifle ich das. Falls ich mich irre, bitte ich alle um Entschuldigung.
Mitte der achtziger Jahre ist folgendes passiert: Die Leute haben sich verändert, als sie erleben mußten, wie ihre Altersgenossen in ihren Armen gestorben sind. Junge Leute, gut gebaut, beruflich erfolgreich. Was hat sie umgebracht, was hat meine Freunde umgebracht? Jetzt, im Jahr 2000, komme ich mir vor wie eine Frau im Mittelalter, die völlig den Kontakt zur Welt da draußen verloren hat, denn der Tod ist mein ständiger Begleiter geworden. Ich bin jetzt fünfzig. Und nie und nimmer hätte ich mir auch nur träumen lassen, daß ich die mittleren Jahre meines Lebens allein verbringen würde. Ich habe gedacht, wir werden zusammen alt.

Wir sind voller Wut. Glücklicherweise sind wir hier bei *Open Hand* in der Lage, diesen Zorn und die Trauer in eine positive Richtung zu lenken – denn wir wissen, wir nehmen jemandem, der sich von einem Tag zum nächsten durchkämpft, eine Bürde ab. Als wir vor zwölf Jahren mit *Open Hand* angefangen haben, befanden die Leute sich im Endstadium von Aids. Wir haben die Gold Coast und Cabrini Green* versorgt, haben geholfen, wo immer es nötig war. Wenn man völlig verarmt und zu schwach ist, um am Herd zu stehen und sich einen Teller Suppe zuzubereiten, dann ruft man bei *Open Hand* an. Einige Leute haben nie in ihrem Leben irgend jemanden um Hilfe gebeten, da immer *sie* die-

* Sozialsiedlungen im Norden Chicagos

jenigen waren, die geholfen haben. Doch jetzt sagen sie: »Ich kann nichts mehr machen. Wie soll ich es schaffen, bis zum Lebensmittelladen zu kommen? Ich würde ja meine Freunde bitten, aber die sind alle tot.«

Mein bester Freund, David Sotomayor, halb Puertoricaner, halb Mexikaner, war der führende Aids-Aktivist in Chicago. Als Kind wurde er mißbraucht. Als er von seiner HIV-Infizierung erfuhr, setzte er die Wut seines gepeinigten Lebens in etwas Positives um: Er hat seine Begabung als politischer Karikaturist genutzt, um sich auf die Homophoben einzuschießen. Insbesondere hat er die Arzneimittelkonzerne aufs Korn genommen, die auf Kosten unserer toten Freunde riesige Profite eingestrichen haben – Blutgeld. Er war ein kleiner Hitzkopf, der Stadtratssitzungen sprengte. Wir haben mehr finanzielle Unterstützung verlangt. Ich kann Ihnen gar nicht sagen, wie oft wir verhaftet worden sind.

Eines Nachts sind wir ins Büro des Budgetausschusses von Chicago eingebrochen. Wir haben die Unterlagen gestohlen, uns die Zahlen genau angesehen, und jetzt raten Sie mal, was wir gefunden haben: *Zwei Millionen Dollar* im Gesundheitsbudget der Stadt, die nicht verwendet worden waren. Damit sind wir zu der Stadträtin Helen Shiller. Und die hat im Sitzungssaal des Chicagoer Stadtrats eine ungeheuer aufrüttelnde Rede vom Stapel gelassen und erklärt: »Bürgermeister Daley, Sie können uns nicht mehr an der Nase rumführen, Sie können uns nicht anlügen« – ein leidenschaftlicher Appell, mit dem sie an jenem magischen Tag dem gesamten Stadtrat die Wahrheit enthüllt hat: »Wie erklären Sie diese Zahlen? Wie kommt es, daß dieses Geld nicht ausgegeben worden ist? Und warum erzählen Sie dem Gesundheitsamt und den Aidskranken in Chicago, für Dienstleistungen wie erschwingliche Wohnungen, Fahrten zu Kliniken, für Lebensmittel sei kein Geld da? *Wie können Sie es wagen!* Das ist *gewissenlos.«* Der Bürgermeister war wie vor den Kopf geschlagen, denn mit Sicherheit hat er sich gedacht: *Wo, zum Teufel, haben Sie diese Informationen her?* Das Abstimmungsergebnis war einhellig, und die zwei Millionen Dollar, die zur Disposition standen, sind an Organisationen gegangen, die sich darum gekümmert haben, daß Aidsinfizierte im täglichen Leben zurechtkommen. Das Chicagoer Gesundheitsreferat trägt den größten Teil unserer Auslagen. Vor allem den HIV-Infizierten hat Chicago enorme Mittel zur Verfügung gestellt. Wären nicht unsere »Mulis« – homosexuelle Männer und Frauen, die willens waren, nach der Arbeit, spätabends im Rathaus mit uns zusammenzuarbeiten – und unser Einbruch gewesen, wir hätten diese Unterstützung nicht bekommen. Wenn es deine Freunde trifft, bist auch du betroffen. Wenn du mit jemandem befreundet bist, wenn er gesund ist, dann bist du auch dann sein Freund, wenn er erkrankt. Und du hältst diese Freundschaft in Ehren.

Ich komme aus einer verrückten Mittelschichtsfamilie. Mein Vater hatte mit dem Vertrieb von Filmen und Fernsehshows großen Erfolg. Aber mittendrin ist er in ein Navajo-Reservat gezogen und Stellvertreter des Stammeshäuptlings geworden. Fünfundzwanzig Jahre lang hat er in dem Reservat gelebt – aufgrund seiner Erfahrungen mit Öffentlichkeitsarbeit haben sie ihm eine Stelle angeboten. Meine Mutter, mein behinderter Bruder und ich sind hiergeblieben. Mein Dad war sehr stolz auf die Arbeit, die ich geleistet habe. 1996 ist er gestorben.

Ich habe als Busfahrerin gearbeitet und auch am Steuer von Reisebussen gesessen – für die Marschkapelle der Northwestern [University] habe ich einen Schulbus gefahren; deren Tubaabteilung ist immer geschlossen mit mir gefahren, und das war wirklich ein *verrücktes* Unternehmen. Damit habe ich angefangen, als einer meiner Freunde krank geworden ist. Mit der Schwulencommunity bin ich vor allem über das Theater in Kontakt gekommen, beim Friseur und beim Einrichten meines Apartments. Schon immer wurden die Schwulen diskriminiert, aber trotzdem verhalten sie sich human und vermitteln über Agenturen Hilfsdienste für alle Leute, nicht nur für Schwule. Bis zu ihrem letzten Atemzug haben diese wunderbaren Aktivisten, meine Freunde, sichergestellt, daß die Agenturen ihre Sache richtig machen. Sie haben eine Schneise geschlagen. Ihr Vermächtnis an Chicago ist, daß Leuten mit Aids jetzt geholfen wird. In Würde. Und mit Respekt. Vom Sozialamt kann ich das nicht behaupten, ebensowenig von der Wohlfahrt. Denen sind die Aidskranken scheißegal. Anfangs hatten sie die Einstellung: »Die sterben ohnehin, ehe sie sich um die entsprechende Unterstützung bemühen können, also brauche ich mich nicht zu beeilen.«

Ich bin an sieben Tagen der Woche hier, vierzehn bis sechzehn Stunden pro Tag. So sieht mein Leben derzeit aus. *Open Hand.* Der Tod ist mein ständiger Begleiter. Jetzt sterben die Leute allerdings nicht mehr so häufig und zahlreich wie in den ersten Jahren; 1980/81 – da hat alles angefangen. Diejenigen, die lange genug durchgehalten und das Glück haben, noch am Leben zu sein, erinnern sich, wie es damals war. Wissen Sie, wie unser gesellschaftliches Leben ausgesehen hat? Wir haben uns regelmäßig bei Trauergottesdiensten getroffen. Wenn du jede Woche zu sieben, acht solcher Feiern gehst, dann besteht dein Sozialleben nur noch daraus. Untertags hast du gearbeitet, dann bist du zu deinen Freunden, weil die Bettwäsche gewechselt und die Küche aufgeräumt werden mußte – und zwar tipptopp, denn Bakterien konnten wir wahrlich keine brauchen. Wenn jemand zu schwach ist, um aufzustehen und sich eine Mahlzeit zuzubereiten, mußtest du einspringen. Und jetzt multiplizieren Sie das mal mit Hunderten, Tausenden Menschen, die wir versorgt haben. Ich schätze, letzte Woche bei der Parade »Stolze Schwule« habe ich ihrer aller gedacht. Für mich war es eher ein Fest zu Ehren der Toten, nicht so sehr eines für die Lebenden. Das ist die Ecke, an der Bob Adams immer gestanden und mir zugewinkt hat ... und dann habe ich eine andere Stelle gesehen, an der mein Freund Christopher Richardson jedesmal ohne Hemd und in seiner Tarnhose herumgetanzt ist. Und dann noch eine Ecke – dort haben all die Leute gestanden, die jetzt nicht mehr dabei waren. Solche Erinnerungen quälen mich oft. Für mich war es also schon ein Tag des Stolzseins, aber mit Sicherheit war er bittersüß.

Gelegentlich habe ich Angst, ob ich die Geister je vergessen werde. Doch das ist mangelnder Respekt. Man soll, man muß sich erinnern. Und die Leute kommen ja deswegen zu mir in den Laden, weil sie wissen, von Lori Cannon bekommen sie eine Geschichte über all ihre Freunde zu hören, die mittlerweile tot sind. Doch das, was uns eigentlich wirklich miteinander verbindet, ist unser Mut. Die Diagnose Aids bedeutet, daß man sich erneut offen zu seiner Homosexualität bekennen muß. Werden die Leute dann überhaupt noch mit dir sprechen wollen? Wird jemand dir eine Wohnung vermieten? Wirst du deine Stelle behalten? Und dann irgendwie diese Kraft ... Überlegenheit. Wer anderer als die Schwulencommunity könnte derlei ertragen? Fast ist es so wie bei den Juden in den Konzentrationslagern. Es bedarf einer gewissen Bildung und Kultur sowie einer Gruppe, die begreift: hier geht es ums *Überleben.* Und wenn du an einem bestimmten Punkt verstehst, daß du nicht überleben wirst, dann hast du hoffentlich Freunde um dich herum. Was bringt einen, der tödlich an Aids erkrankt ist, dazu, nach wie vor aufzustehen, eine Symphonie zu komponieren, ein Abendkleid zu entwerfen, als Architekt ein großes Bauwerk zu planen? Es gibt, glaube ich, in der Schwulencommunity ein bestimmtes Gen, das es ihnen ermöglicht, Herausforderungen auf eine Art und Weise zu bewältigen, die dennoch Raum für Spleens, für Humor – und Liebe läßt. Ich habe das selbst erlebt.

Mein Freund Scott McPherson hat ein Stück geschrieben, *Marvins Room**, eine schwarze Komödie, die in gewisser Weise den Tod und seine Herausforderungen verhöhnt. Er hat gewußt, daß er an Aids sterben würde. Das Stück hatte er verfaßt, kurz nachdem er die Diagnose erhalten hatte. Er war mein bester Freund, Dannys Partner. Das war meine Familie, Danny und Scott.

Kurz vor seinem Tod wollten die Ärzte noch mehr Untersuchungen machen. Nur mehr ein Strich war er – ein großer Kopf auf einem winzigen Körper. Das Lymphwasser war in den Kopf gewandert, der jetzt verunstaltet war. Ein Ergebnis des letzten Tests hat bereits vorgelegen. Der Arzt ist zu mir gekommen, weil er gewußt hat, ich kenne alle, die Aids haben. Er wollte Scott das Ergebnis nur in meiner Anwesenheit mitteilen. Ich habe es seinem Gesicht angesehen: gut war es nicht. Also habe ich mich neben Scott gesetzt; er hat meine Hand an seine schmale knochige Brust gepreßt, und dann hat der Arzt es ihm gesagt: »Ja, Scott, die Lymphknoten sind größer geworden. Die Krankheit ist bereits in ziemlich fortgeschrittenem Stadium – es sieht nicht gut aus.« Und ohne auch nur einen Augenblick zu zögern, hat mein lieber kleiner Freund den Arzt angesehen und erklärt: »Tut mir leid, daß Sie sich solche Mühe machen mußten: Ich weiß, wie schwer es Ihnen gefallen ist, mir das zu sagen.«

Als Scott McPherson gestorben ist und wir uns alle in seinem Zimmer versammelt hatten, war mein erster Gedanke … ich habe alle seine Angehörigen hereingerufen, denn ich habe gewußt, gleich würde er seinen letzten Atemzug tun. Mir ist nicht klar, woher ich das weiß, aber

* Bei der Premiere am Goodman Theatre in Chicago wurde es von Kritik und Publikum mit Beifall aufgenommen; später wurde es zu einem Drehbuch umgeschrieben und verfilmt (Regie: Jerry Zaks, 1996).

wenn ich merke, es ist gleich soweit, bitte ich die Leute hereinzukommen, und wir stellen uns in einem Kreis der Liebe um das Bett … Scott war für seine Brille berühmt – er hat immer diese komischen runden Dinger aufgehabt, die man in den fünfziger Jahren getragen hat. Ohne sie konnte er nichts sehen. Als sie seine Leiche hochgehoben haben, um sie wegzubringen, habe ich mir gedacht: *Wenn er das Glück hat, jetzt mit Danny zusammenzutreffen, wie soll er ihn finden?* Die Brille hat auf dem Nachttisch gelegen, und er würde sie brauchen. Irgend jemand hat gesagt: »Na ja, vielleicht tragen die dort keine Brillen.« Darauf habe ich erwidert: »Scott braucht seine Brille immer.« Wie sollte er sonst Danny finden? Denn ich bin sicher, sie suchen einander.

Mit dem Tod kann ich mich abfinden, doch vor dem Sterben habe ich Angst. Wird es qualvoll sein? Oder geht man eines Tages schlafen und wacht einfach nicht mehr auf? Das wäre keine schlechte Art zu sterben. Wenn es nur schnell geht – denn wir haben gesehen, wie grauenhaft ein Dahinsiechen ist. Das ist für niemanden angenehm, und es ist alles andere als poetisch. Doch ich freue mich darauf, alle meine Freunde und meinen Dad und alle meine Helden wiederzusehen.

Es gibt keinerlei Grund, das Leiden zu verlängern. In der traditionellen Medizin sagt man: »Wart einen Augenblick, probieren wir erst noch dies und jenes …« Doch wenn der Patient erklärt: »Hey, ich bin es leid, krank zu sein – ich möchte, daß Schluß ist«, dann *muß* man auf ihn hören. Die traditionelle Medizin bietet einem diese Hilfe nicht, nur die alternative. Denken Sie nur an Marihuana. Meinen Freunden besorge ich ständig welches. Warum kann man in Chicago nicht zivilisiert mit diesem Problem umgehen? Es legalisieren. Es lindert die Schmerzen, hilft bei der Chemotherapie.

Es ist großartig, wenn du mit deinem Arzt darüber sprechen konntest, wie du es haben willst. Doch oft wollen Ärzte nichts davon wissen – sie akzeptieren es nicht. Sie haben den Eid abgelegt, Leben zu erhalten, und das war's. Es gibt jedoch auch einige ungewöhnliche Ärzte, die das voll und ganz verstehen. Und wenn es darauf hinausläuft, jeden Tag die Morphiumdosis ein bißchen heraufzusetzen, so daß schließlich das Herz stehenbleibt, dann machen sie das, und es findet keine Untersuchung statt. Das geschieht. Und es ist menschlich. Wenn man sieht, es gibt einfach keine Hoffnung mehr, dann soll man dem Kranken die

Würde lassen, daß er selbst entscheidet, wie es geschehen soll; dann legt sich ein großer Friede auf ihn, eine Ruhe. Er kann darauf zählen, daß diese Menschen ihm beistehen und helfen.

Ich war einmal in einer Situation, da ist der Kerl einfach nicht gestorben! Er hat mich angerufen und gebeten: »Hilf mir, dem ein Ende zu machen.« Also bin ich nach New York gefahren und habe alle notwendigen Mittel besorgt. Eines habe ich jedoch *nicht* fertiggebracht: Ihm eine Plastiktüte über den Kopf zu stülpen und um seinen Hals zuzuschnüren. Ich habe also dagesessen und beobachtet, wie seine Brust sich hob und senkte. Er litt ungeheuer, es bringt einen um, das mitanzusehen. Ich habe mir gedacht: *Wie ist das möglich?* Man weiß, welche Betäubungsmittel man verabreichen und wie man sie einsetzen muß. Das sind junge Leute, die ein kräftiges Herz haben. Normalerweise bleibt ein junges Herz nicht einfach stehen. Und ich habe mir weiter gedacht: *Verdammt noch mal, Steve – was soll das?* Und wissen Sie, was ich getan habe? Ich habe ihm den Mund und die Nase zugehalten, und das war's. Dann habe ich zu den anderen gesagt: »Ich muß jetzt gehen.« Ich war gerade in Brooklyn, also habe ich mir bei Nathan's einen Hot Dog gekauft. Und mir gedacht: *Das ist vielleicht ein Ding.* Denn ich habe gewußt, am nächsten Morgen kommt Steves Schwester in die Wohnung, um nach ihm zu sehen und ihm Frühstück zu machen. Sie hatte keine Ahnung, denn er wollte nicht, daß zuviele Leute Bescheid wissen. Steves Schwester ist dann tatsächlich gekommenen. Und als sie ihren Bruder tot vorgefunden hat, war sie keineswegs entsetzt. Sie hat gewußt, er war krank, und hat damit gerechnet, daß dies eines Tages geschehen würde – es hatte also keinerlei Grund gegeben, sie in unsere Absicht einzuweihen. Man konnte sehen, daß sie erleichtert war. Und sie weiß es bis heute nicht. Die Polizei mußte keine Untersuchung durchführen, schließlich war daran nichts Ungewöhnliches. Die Ironie des Ganzen ist, an dem Abend hat sie mich angerufen, um mir zu sagen, daß Steve tot ist, und ich habe ihr mein Beileid ausgesprochen. Habe zu ihr gesagt: »Daisy, du warst Steve eine wunderbare Schwester. Du kannst stolz auf dich sein.« Das hat ihr wohlgetan. Eine gute Beziehung zu ihrem Bruder hatte sie erst wieder, als er schon krank war. Ich habe erklärt: »Das ist ein großer Verlust für dich – herzliches Beileid. Ich werde deinen Bruder nie vergessen.« Und sie hat geantwortet:

»Danke, daß du eine so gute Freundin warst.« Und ich: »Darauf kannst du wetten.«

Krieg. Unserer Meinung nach ist es ein Krieg. Dr. Kevorkian halte ich für einen Heiligen und ärgere mich, wenn irgendwelche Leute ihn angreifen – ich habe das Gefühl, die haben einfach nichts kapiert. Ich achte die Heiligkeit von Leben. Wenn meine Freunde nie älter als siebenundzwanzig, achtundzwanzig oder vielleicht einunddreißig wurden, waren diese einunddreißig Jahre in meinen Augen eine goldene Zeit. Doch dem Leiden ein Ende zu machen, ist ebenfalls wichtig.

Mir sind die Geister toter Freunde erschienen. Wenn ich sie sehe, steche oder verletzte ich mich auf andere Weise, bis ich blute, damit ich sicher bin, es ist keine Halluzination. Deshalb kann ich sagen: *Hoppla*, ich war ja völlig bei Verstand. Ich spreche mit vielen Leute, die Freunde durch Aids verloren haben, über derlei Heimsuchungen. David, einer unserer Freiwilligen, der jetzt schon seit vielen, vielen Jahren tot ist, hat mich einmal mitten in der Nacht vom St. Joe's-Krankenhaus aus angerufen; er hat geweint. Ich habe gewußt, daß er krank war. Er hat mich angerufen, weil er Angst hatte. Das war ein Jahr nach Dannys Tod, 1993 also. David hat gesagt: »Lori, ich bin im St. Joe's-Krankenhaus.« Ich habe erwidert: »Davon habe ich gehört. Diese Woche wollte ich vorbeikommen und dich besuchen.« Darauf er: »Warum ich anrufe – heute abend ist Danny mir erschienen.« – »Tatsächlich?« Als erstes wollte ich wissen, wie er ausgesehen, ob er Haare auf dem Kopf gehabt hatte. Denn ehe Danny krank geworden war und vor der Chemotherapie hatte er einen prächtigen Latino-Schopf gehabt – dichte, gewellte Haare, richtig romantisch. David hat berichtet: »Er hat seine Haare gehabt und sich auf mein Bett gesetzt. Er ist gekommen, um mir zu sagen: ›David, deine Zeit ist noch nicht gekommen. Auch wenn du dich diese Woche sehr schlecht fühlst und glaubst, jetzt sei es soweit – du bist noch nicht dran.‹ Und dann ist er verschwunden.« Ich habe ihn gefragt: »David, hast du Danny überhaupt gekannt?« Er hat erklärt: »Nein, ich habe lediglich sein Bild in der Zeitung gesehen.« Er war ihm also nie begegnet. Da habe ich ihm gut zugeredet: »Schau, Danny hat sich die Zeit genommen, dich zu besuchen.« – »Er wollte mich beruhigen.« – »Siehst du, dann solltest du ihm das auch glauben.« Er hat sich wieder erholt und konnte nach Hause. Ein Jahr darauf ist er gestorben.

Oh, ich habe oft solche Erscheinungen gehabt. Sogar hier – wenn ich auf der Sheridan 3902 den städtischen Bus sehe, der an unserem Fenster vorbeifährt, sitzen Freunde von mir drin, die schon längst tot sind. Ich kann mir nicht helfen, aber wenn ich dann zur Bushaltestelle rausrenne, weil ich glaube, jetzt steigen sie gleich aus, dann passiert das nicht. Ich spüre, sie kommen, um nachzusehen, ob es mir gutgeht.

Brian Matthews

bin ich zum ersten Mal begegnet, als er in der Zentrale der Open Hand Society *auftauchte, um sich sein Essenspaket abzuholen. Lori Cannon mußte ihn überreden, es anzunehmen: Er hatte das Gefühl, es jemand anderem wegzunehmen, der es möglicherweise dringender bräuchte.*

Ich bin schwul und siebenunddreißig Jahre alt. An der Indiana University habe ich mein Examen in Betriebswirtschaft gemacht. Nach dem College habe ich ein paar Jahre lang als Graphiker gearbeitet und mich dann in die Kneipenbranche locken lassen. Die letzten zehn Jahre habe ich als Barkeeper gearbeitet, zeitweise in einer sogenannten Lederbar, in die hauptsächlich Leute kommen, die am liebsten Ledersachen anziehen: eine extreme Randgruppe der Schwulen, extreme Machos.

Aufgewachsen bin ich in Munster, Indiana; von dort ist man in etwa einer Dreiviertelstunde in Chicago. Gehobene Mittelschicht. Als ich so ungefähr fünf Jahre alt war, habe ich gemerkt, ich bin schwul. Daß das etwas mit Sexualität zu tun hat, war mir allerdings nicht klar, aber ich habe gespürt, irgendwie bin ich anders. Meine erste Erfahrung als Schwuler habe ich mit vierzehn gemacht. Und als ich siebzehn war, habe ich es meiner Familie gebeichtet. Mein Dad war der Geschäftsführer der Amoco-Raffinerie in Whiting. Ich bin der älteste von drei Geschwistern. Mein Bruder ist Ingenieur bei Amoco, und meine Schwester arbeitet ebenfalls in der Branche. Und sie alle halten zu mir, helfen mir, sehr sogar.

Nach der Lederbar war ich Geschäftsführer von Big Daddy's, einer anderen Schwulenbar; anschließend habe ich in Buck's Saloon bedient; der liegt mitten im Schwulenviertel. Aber dann bin ich zu dem Schluß gekommen, es reicht – es ist nämlich ziemlich aufreibend.

Jetzt bin ich Herausgeber einer Wochenzeitschrift für Schwule – respektlos und, hoffentlich, witzig.

Vor drei Jahren hat man festgestellt, ich bin HIV-positiv. Binnen weniger Monate bin ich dann krank geworden – todkrank beinahe. Tatsächlich bin ich schließlich an einem Punkt angelangt, an dem ich in den Spiegel im Krankenhaus geschaut habe. Die haben alle möglichen Untersuchungen gemacht, aber ich habe einfach nicht gewußt, was nicht in Ordnung war. Fast ständig hatte ich einundvierzig Fieber. Ich habe mich also im Spiegel angeschaut und mir gesagt: »O mein Gott, du wirst sterben ...« Das war wirklich merkwürdig, aber eigentlich hat mir das überhaupt nicht angst gemacht; ich habe es lediglich festgestellt. Am nächsten Tag haben sie an der Hüfte eine Knochenmarkpunktion gemacht und festgestellt, ich habe ein Karposi-Sarkom* – eine Art Krebs. Normalerweise kriegt man in dem Fall Flecken auf der Haut. Meist tritt es bei älteren Leuten oder bei solchen mit einem geschwächten Immunsystem auf. In meinem Fall hing es mit Aids zusammen. Bei mir haben sie es im Knochenmark gefunden; ich war der erste im ganzen Land, bei dem diese Krebsart diagnostiziert wurde. Das war vor drei Jahren. Am nächsten Tag haben sie also mit einer Chemotherapie angefangen, und ungefähr einen Tag später hatte ich kein Fieber mehr – eine regelrechte Kehrtwendung, und ich habe mich wieder erholt. Schon vorher hatte ich regelmäßig einen »Medikamentencocktail« eingenommen: dreizehn verschiedene Tabletten pro Tag; deswegen nenne ich es »Cocktail«. Sie sind in einer kleinen Pillendose verstaut. Heute habe ich schon alle genommen. Hier – bitteschön. Ganz ordentlich, alle beschriftet. Mittags. Dienstagmorgen. Abends und vor dem Schlafengehen. Und dann trinken wir einen Martini – ich genieße mein Leben.

Anfangs hatte ich Angst, doch mit einem Schlag nicht mehr. Als hätte ich einfach akzeptiert, daß ich sterben würde. Zwei Tage später ist es mir eindeutig besser gegangen. Und jetzt fühle ich mich ziemlich gut.

Viele Freunde habe ich verloren. Der erste starb, als ich fünf Jahre alt war. In Munster war damals Frühling, und wir haben draußen gespielt. Er wollte unbedingt über eine Holzbrücke, in der etliche Bohlen gefehlt haben. Und genau durch so eine Lücke ist er in den reißenden Fluß dort gefallen. Ich war dabei, als er ertrunken ist.

Das Beste, was jemand für mich getan hat, haben meine Großeltern

* Ein bei Aidskranken häufig auftretender Hautkrebs (Anm. d. Übers.)

gemacht. Sie haben in Indiana auf dem Land gelebt und mich auf ihre Farm mitgenommen, ein Dutzend Küken gekauft und mir den steten Kreislauf des Lebens erklärt. Mit den Küken haben sie mir gezeigt, daß es nicht nur Tod gibt, sondern auch immer wieder neues Leben. Und für dieses neue Leben war jetzt ich zuständig. Die Ironie des Ganzen ist, daß sie mir, als ich achtzehn war, lachend erzählt haben, wie ich meine Hühnchen verspeist hatte, und mir schleierhaft war, wovon sie eigentlich gesprochen haben. Mir hatten sie damals erzählt, die Küken seien zu groß und müßten auf eine andere Farm gebracht werden. Aber in Wirklichkeit haben sie die Hühnchen natürlich geschlachtet, und ich habe sie gegessen.

Ich bin als Methodist erzogen worden; jeden Sonntag sind wir in die Kirche gegangen. Ganz sicher bin ich mir nicht, was es ist, aber ich glaube, irgend etwas gibt es, das größer ist als wir, und ich glaube, daß das Leben hier nicht alles ist – es gibt nicht nur diese eine Ebene, auf der wir existieren. Vor fünf Jahren ist ein sehr guter Freund von mir gestorben – an Aids. Ich habe ihn bis zu seinem Ende versorgt, und er hat zu mir gesagt, nach seinem Tod, wenn er im Himmel sei, würde er ein Auge auf mich haben, auf mich aufpassen. In der Nacht, in der er gestorben ist, hab ich im Buck's gearbeitet; jemand ist reingekommen – was genau passiert ist, weiß ich nicht mehr –, aber ich hatte plötzlich das Gefühl, mein Freund hätte diesen Menschen geschickt, um mir zu sagen, daß mit ihm alles in Ordnung, daß er jetzt im Himmel sei. Ich hatte einfach das Gefühl. Er hatte für mich gearbeitet, als stellvertretender Geschäftsführer im Big Daddy's. Mit Sexualität hatte es überhaupt nichts zu tun; wir waren einfach verwandte Seelen, hatten einen Draht zueinander. Er ist schwerkrank geworden und in das von den Freimaurern drüben in Illinois geleitete Bonaventura House gegangen – einen Zufluchtsort für Aidskranke. Jeden Tag bin ich hingefahren und habe ihn besucht. Habe mitgekriegt, wie es mit ihm immer weiter bergab ging. Er hatte Darmparasiten; mittlerweile kann man das behandeln, damals aber noch nicht.

Aidskranke leiden unter Umständen an ganz unterschiedlichen Krankheiten – das Immunsystem ist im Eimer; es kann also alles mögliche sein. Jetzt erinnere ich mich – er hatte Kryptosporozoen, Sporentierchen, die im Trinkwasser enthalten sein und Darmerkrankungen verursachen können. Die meisten werden damit fertig, einige Leute mit geschwächtem Immunsystem aber nicht. Er war ständig an eine Infusion angeschlossen und ist parenteral* künstlich ernährt worden, um am Leben zu bleiben, denn er hatte chronischen Durchfall. Jede Viertelstunde mußte er auf die Toilette, hat den wäßrigen Stuhl kaum zurückhalten können. Er und sein Arzt haben schließlich entschieden, mit der Behandlung aufzuhören und ihm Morphium zu geben. Ich habe ihm versprochen, bei ihm zu bleiben, und das habe ich auch gemacht, bis zwei Tage vor seinem Tod. Wenn ich ihn angerufen habe, hat er mich nicht erkannt; er stand unter Morphium und litt allmählich unter Wahnvorstellungen. Aber ich habe das Gefühl, ich habe mein Versprechen, für ihn da zu sein, erfüllt.

Ich wünschte, ich könnte mich erinnern, was der Typ an dem Abend gesagt hat, als mein Freund Tommy gestorben ist. In einer Bar wollen die Leute solches Zeug nicht vom Barkeeper hören – du mußt ein fröhliches Gesicht aufsetzen. Er ist also gestorben, und ich habe mich an die Arbeit gemacht, habe einfach versucht, stark zu sein. Ein paarmal bin ich zusammengebrochen und mußte nach unten ins Kellergeschoß. Die Leute, mit denen ich damals zusammengearbeitet haben, waren sehr verständnisvoll. Wenn ich zu weinen angefangen habe, bin ich einfach runtergegangen. Anschließend bin ich wieder raufgegangen und habe Drinks serviert; und da ist jemand reingekommen und hat gesagt: »Alles wird gut.« Die haben mich nicht gekannt, haben nicht gewußt, was ich durchmache – es war, als hätte er diesen Kerl geschickt, um mir zu sagen, daß alles in Ordnung ist.

Kurz bevor ich zwanzig wurde, habe ich alles in Frage gestellt. Alles, was ich glauben sollte, mußte man mir beweisen. Wie ein Wissenschaftler habe ich mich aufgeführt, alles nicht Greifbare in Zweifel gezogen. Doch wenn man so viele Freunde verloren hat wie ich … Vielleicht will ich mich damit nur trösten, vielleicht existiert das alles nur in meinem Kopf, ein Selbstschutz der Psyche. Aber mittlerweile glaube ich tatsächlich, daß es noch etwas anderes gibt, daß unser Dasein hier auf Erden nicht alles ist.

* Parenterale Ernährung = Ernährung unter Umgehung des Magen-Darm-Kanals mittels Injektionen oder Infusionen (Anm. d. Übers.)

POSTSKRIPTUM

Vor kurzem hatte Brian einen Rückfall. Und die Diagnose war genau die, vor der er sich gefürchtet hatte. Er würde sterben. Seine Angehörigen sind gekommen, er hat die letzte Ölung erhalten. Doch dann ist etwas Seltsames passiert. Brian hat berichtet: »Als ich schon weg war, habe ich eine Stimme gehört, die gesagt hat: Brian, deine Zeit ist noch nicht gekommen. Du hast noch einiges zu erledigen!« Er hat sich einigermaßen erholt, dann jedoch erneut einen Rückfall erlitten. Daraufhin hat er zu arbeiten aufgehört und hilft jetzt als Freiwilliger bei der Open Hand Society *mit.*

Matta Kelly

ist Mitarbeiterin des Outreach Intervention Project* *im Fachbereich Gesundheitswesen an der University of Illinois. Vom Aussehen her könnte sie eine jener liebenswerten, attraktiven Hausfrauen mittleren Alters sein, wie man sie in Werbespots sieht. Und in der Art einer »gemütlichen Hausfrau« erzählte sie uns ihre verblüffende und doch so natürliche Geschichte. »Als ich noch Drogen genommen habe, bin ich tatsächlich einmal für tot erklärt worden und auf so einer Rollbahre vor dem Leichenschauhaus aufgewacht. Die hatten mir schon so ein Schildchen an eine Zehe gebunden.«*

»Wer ist Matta Kelly?« Ehrlich gesagt, ich weiß es nicht – im Laufe meines Lebens war ich so viele verschiedene Frauen. Geboren wurde ich 1946 in Reykjavík, Island; folglich bin ich jetzt vierundfünfzig. Aufgezogen wurde ich von einer Mutter und einer Stiefmutter: in ärmlichen Verhältnissen, in einem ausgesprochen chaotischen Haushalt. Meine Mutter hatte sieben Kinder. Ich war das verängstigte Kind, ich war das mißbrauchte Kind; ich war der verschreckte Teenager, der ungenügende Teenager war ich auch, ohne Selbstbewußtsein, ich war die Frau, die Mutter, die Drogenabhängige, die Prostituierte – all das war ich. Jetzt bin ich eine unabhängige, selbstbewußte Karrierefrau. Mutter und Großmutter bin ich immer noch, und von Berufs wegen kümmere ich mich um andere Leute. Das verängstigte Kind, das war in Island. Die verunsicherte Frau ohne Selbstbewußtsein ist nach Amerika gegangen.

1967 bin ich aus Island weg. Damals war ich einundzwanzig. Ich hatte Robert Kelly kennengelernt, einen bei uns stationierten amerikanischen Soldaten. Als er wieder in Amerika war, hat er mir Briefe geschrieben. Ich konnte Englisch weder lesen noch schreiben, also habe ich die Briefe mit Hilfe des Lexikons übersetzt. Und ich habe sie so verstanden, daß er in mich verliebt sei und ich nach Amerika kommen solle. Er hat er-

* Streetworker, die sich um Drogenabhängige kümmern, sie von der Straße holen, Aufklärungsarbeit leisten, Eingliederungsmaßnahmen für – ehemalige – Suchtkranke betreuen etc. (Anm. d. Übers.)

klärt, Amerika sei großartig, das Geld liege dort auf der Straße, jedermann sei reich. Ich habe mir also ein Ticket nur für den Hinflug gekauft. Als ich nach Amerika, nach Chicago gekommen bin, hatte ich zwanzig Dollar und einen kleinen Zettel mit einem Namen und einer Adresse in der Tasche. Und bin hier hängengeblieben.

Als ich hier angekommen bin, waren alle sehr überrascht. Robert war alles andere als reich – er kam aus einer armen Familie. Und war arbeitslos. Er hatte keine Ahnung, daß ich komme. Von New York aus hatte ich ein Telegramm geschickt, das aber erst angekommen ist, als ich schon da war. Deshalb waren sie alle verblüfft, ja, bestürzt und verärgert. Mich wieder nach Hause zu schicken, das konnten sie sich nicht leisten. Seine Mutter hat schließlich darauf bestanden, daß wir heiraten. Es hat viel Streit gegeben deswegen, aber ich habe ja kein Englisch gesprochen, also habe ich nicht verstanden, was sie gesagt haben. Jedenfalls ist mein Name oft erwähnt worden. Wir haben also geheiratet und zwei Kinder bekommen – und uns scheiden lassen. Übrigens habe ich in Island einen Sohn, den ich zurückgelassen habe, als ich nach Amerika bin. Der ist inzwischen wohl so fünfunddreißig. Ich habe eine Tochter mit einunddreißig, einen Sohn mit dreißig, und meine jüngste Tochter ist sechsundzwanzig. Mit unserer Ehe, das ist nicht gutgegangen. Er war jung. Dann die Sprachbarriere. Außerdem war ich ziemlich schwierig, da bin ich mir sicher. Da war das Kind. Ich kriegte einen Job, hatte eine Affaire. Und die Ehe war im Eimer.

Gleich nach der Geburt meiner älteren Tochter, 1968 war das, habe ich bei Bally Manufacturing angefangen. Die stellen Spielautomaten her. Damals war ich noch verheiratet. Nachdem wir uns getrennt hatten, bin ich weiter nach Norden gezogen. Ich habe meine zwei Kinder genommen, aber als ich allein gelebt habe, bin ich Leuten begegnet, die nicht gearbeitet, sondern Musik gemacht haben und in Konzerte gegangen sind. Und habe Leute kennengelernt, die Drogen genommen haben. Ich wurde heroinsüchtig. Natürlich war dieses Leben nicht gerade einfach, denn du mußt ständig Geld für Heroin beschaffen. Und so bin ich in die Prostitution abgerutscht – und habe angefangen zu stehlen und Drogen zu verkaufen. Genau deswegen habe ich meine Kinder verloren. Meine beiden ältesten Kinder sind meinem ersten Mann Kelly zugesprochen worden – im nachhinein betrachtet, war das auch ganz gut so. Bis 1987 habe ich Drogen genommen. Dann habe ich endlich damit aufgehört. Doch bis dahin war mein Leben die Hölle.

Die Leute glauben immer, es ginge einem gut, wenn man high ist, aber das stimmt nicht, denn man ist körperlich abhängig, und das ist äußerst schmerzhaft. Wenn du deine Droge nicht bekommst, geht es dir wirklich dreckig. An die fünfzehn Jahre habe ich so dahinexistiert. Von 1973 bis 1987. Mit achtundzwanzig habe ich angefangen und war, glaube ich, etwas über vierzig, als ich endlich damit aufgehört habe. Es ist so viel passsiert. Ich habe in der Sozialsiedlung Lathrop Homes gelebt, zehn Jahre lang, habe Drogen genommen und auch verkauft. Damals war nur meine Tochter Michelle, die jüngste, bei mir. Die habe ich durch das ganze Elend mitgeschleppt. Sie war nicht Kellys Tochter, sondern von einem anderen, deswegen konnte sie mir niemand wegnehmen. Ein halbes Jahr war sie alt, als ich mit den Drogen angefangen habe.

Das Entgiften hat sehr lange gedauert. Alle möglichen Leute sind bei mir ein- und ausgegangen. Fast jede Woche einmal hat die Polizei meine Tür aufgebrochen. Mein Leben war das reinste Chaos. Ich wurde in einen Autounfall verwickelt und war krank.

Das Ganze ist so gelaufen: Jeden Tag habe ich mir gedacht: *Verdammt noch mal, ich hasse das.* Ich habe genau gewußt, wie ich viel lieber gelebt hätte. Eines Tages habe ich einfach alle rausgeschmissen, auch meinen Freund, und habe den Leuten erklärt, ich wolle aufhören und keinen von ihnen je wieder sehen. So hat es angefangen. Und dann bin an einem Punkt angelangt, ab dem ich allmählich aufgehört habe. Das hat sehr lange gedauert. Ich war auf Methadon gesetzt worden, habe aber auch alle möglichen anderen Drogen genommen: habe Methadon getrunken, Heroin und Kokain gespritzt und Tabletten geschluckt – alles, was man sich nur denken kann. Doch dann habe ich der Reihe nach alles abgesetzt: habe mit dem Kokain aufgehört, mit den Tabletten, mit dem Heroin. Schließlich habe ich nur noch Methadon genommen.

Ich habe gewußt, ich würde sonst sterben. Ich habe gewußt, ich würde nicht miterleben, wie meine Tochter heranwächst. Außer mir hat sie keine Angehörigen. Ich wußte, wenn ich sterbe, wäre sie ganz allein. Sie war etwas älter als zehn, als ich angefangen habe aufzuhören. Zwei Jahre habe ich gebraucht, um ganz davon loszukommen. Ich hatte Angst um sie. Weil sie sonst niemanden hat. Wo ihr Vater war, habe ich nicht gewußt – er war lediglich irgend so ein Kerl gewesen. Ich hatte Angst um mein Kind. Sie war ziemlich frühreif und fing an, in Schwierigkeiten zu geraten: hat sich mit den Banden rumgetrieben. Ich habe erst, als ich clean war, bemerkt, daß sie mich in der ganzen Zeirt bemuttert hat. Sie hat eine schrecklich schwierige Zeit durchgemacht. Denn mit einem Mal, als ich von dem Zeug losgekommen bin, hat die Person, um die *sie* sich all die Jahre gekümmert hatte, angefangen, sie herumzukommandieren, und erwartet, daß sie das, was ich sage, auch macht.

Wenn ich so richtig high war, hat sie dafür gesorgt, daß ich heimgekommen bin; sie hat mich aus Bars rausgeholt. Sie hat mich aufgeweckt, wenn ich mit der Zigarette Löcher in die Couch gebrannt habe, weil ich eingedöst war. Sie hat sich Sorgen um mich gemacht und um mich geweint, hat für mich gekocht und all das. Die ganze Zeit, seit sie ein oder zwei Jahre alt war, habe ich Drogen genommen. Und auf sie habe ich weiter nicht geachtet. Wenn ich in der Bar war, hat sie nach mir gesehen. Wenn die Polizei die Tür aufgebrochen hat, war sie da. Sie hat Angst gehabt, daß ich ins Gefängnis muß. Wenn ich ausgegangen bin, hat sie nie gewußt, ob ich zurückkomme. Im Gefängnis habe ich zwar nicht gesessen, aber verhaftet worden bin ich ein paarmal.

Die Schuld, die ungeheure Schuld … Diese Schuld macht die meisten Leute verrückt. Tag für Tag habe ich mir gesagt: *Ich müßte das ändern, ich sollte heute keine Drogen nehmen. Wenn ich Geld auftreibe, kauf ich irgendwas für meine Tochter.* Aber du machst es nie, nie – denn an allererster Stelle stehen die Drogen. Jedesmal, wenn ich mir was in die Vene gespritzt habe, war mir klar, ich gehe das Risiko ein zu sterben. Doch das Bedürfnis nach der Droge ist größer als die Angst vor dem Tod.

Zwei Jahre habe ich gebraucht, um wirklich clean zu werden, denn ich mußte ja auch von dem Methadon runterkommen. Ich mußte immer in eine Klinik, um mir Methadon zu holen, aber besondere Beratung haben die nicht geboten. Ungefähr einmal pro Woche hat sich eine Gruppe getroffen, so in der Art. Diese Gruppen wurden aber meistens von irgend jemandem sehr Jungen geleitet, der gerade eine Seminararbeit geschrieben hat. Wenn man zwanzig Jahre alt ist und gerade das College abschließt, wie soll man da eine Beziehung zu solchen Leuten herstellen? Schließlich war ich von den Drogen runter, und das war eine schreckliche, eine grauenhafte Zeit, weil ich mich nicht mehr mit dem Zeug betäuben konnte. Nicht mehr völlig benebelt war. Du stehst dann ständig irgendwie unter Hochspannung. Bist völlig überdreht. Deine Nerven sind hinüber. Und du hast alle deine sozialen Fähigkeiten eingebüßt.

Ich habe von der Fürsorge gelebt, und die haben mir jetzt gesagt, ich soll mir eine Stelle suchen. Ich habe keine richtige Ausbildung, hatte fünfzehn Jahre Drogenmißbrauch hinter mir, konnte nicht besonders gut schreiben und hatte *keinerlei* Selbstwertgefühl – absolut keines. Ich bin also zu irgendwelchen Kneipen, Fast-Food-Buden und so gegangen und habe versucht, einen Job zu kriegen. Habe mich Zwanzigjährigen vorgestellt. Aber ich konnte mich einfach nicht verkaufen …

Dann habe ich von diesem Forschungsprojekt gehört, und daß die vor allem Drogenabhängige ansprechen, die gedealt haben. Die haben nach Streetworkern gesucht. Eines Tages bin ich aus dem Stadtzentrum gekommen, habe im Bus gesessen; ich hatte mich um einen Job beworben, ihn aber nicht gekriegt, es hat einfach nicht geklappt. Ich bin also bei einer Methadon-Klinik ausgestiegen, wo ich einen der Berater gekannt habe. Ich habe geheult und ihm erzählt, daß ich einfach keinen Job kriege und nicht mehr weiß, was ich tun soll, und daß ich wahrscheinlich wieder auf der Straße lande. Er hat mir einen Zettel mit einer Telephonnummer gegeben und erklärt: »Ruf mal die Leute da an – die suchen eine Frau in deinem Alter, die einen Entzug hinter sich hat.« Ich hab also dort angerufen, und die haben gesagt, ich soll mich vorstellen. Das war an der University of Illinois, ein Großprojekt des Fachbereichs Gesundheitswesen.

Das ist jetzt dreizehn Jahre her, und ich arbeite immer noch dort! Gerade bin ich befördert worden *(Sie schaut richtig fröhlich und stolz.)* Ich bin jetzt dafür zuständig, daß das *ganze* Projekt gut funktioniert. Angefangen habe ich aber als Streetworkerin. Hier im Norden der Stadt. Meine Aufgabe war es, mit Handzetteln durch die Straßen zu gehen, und mit kleinen Fläschchen Desinfektionsmittel – um die Spritzen zu reinigen, damit die Leute sich nicht mit Aids anstecken. Und kleinen Flaschen Wasser. Und Aufklärungsbroschüren. Und Kondomen. Kostenlosen Kondomen. Und ich habe mit jedem gesprochen, der mit mir geredet hat.

Ich bin süchtig, also rieche ich Süchtige förmlich auf zehn Blocks Entfernung. Ich spüre sie. *(Lacht)* Es liegt irgendwie an ihrem Verhalten. Ich hatte mir meine Drogen immer uptown besorgt. In den siebziger Jahren habe ich mich mit meinen Lieferanten auf dem Broadway und in der Irving getroffen. *(Lacht).* Du *spürst* andere Süchtige. Ich glaube, das hängt ein bißchen mit ihrer Art, sich zu bewegen, zusammen, und wie sie reden. Alle haben mit uns geredet; das machen Drogenabhängige immer. Sie wollen immer nett sein, nur um ein paar Dollars zu ergattern. So ist es eben. Allmählich haben die Leute mich gekannt, weil ich jeden Tag dort war – tagtäglich. Wir waren drei Streetworker: ich und zwei Männer. Und sind jeden Tag durch die Straßen des Viertels gezogen. Die meisten haben das großartig gefunden. Sie wollten aufgeklärt werden. Damals in den Achtzigern hatten alle so schreckliche Angst vor Aids. Aber die Leute haben geglaubt, nur Schwule kriegen das, es sei eine Schwulenkrankheit. Die haben nicht gewußt, daß es durch Spritzen verbreitet wird.

Sechs Jahre lang war ich Streetworkerin, und in der Zeit sind wir auch zu Betreuern geworden – denn wenn man es mit Leuten zu tun hat, die arm und krank und süchtig sind, suchen sie oft Hilfe. Wo sie sich behandeln oder medizinisch betreuen lassen können … Als die Leute gemerkt haben, was wir machen, hatten wir plötzlich alle am Hals, die HIV-positiv waren; sie haben es aber niemandem gesagt, weil sie sich so geschämt haben. Viele von ihnen wurden nicht ärztlich behandelt, hatten kein Einkommen, lebten auf der Straße oder in irgendeinem Rattenloch oder in einem Schuppen. Und haben sich zu sehr geschämt, als daß sie um Hilfe gebeten hätten. HIV macht die Leute zu Ausgestoßenen. Als ich zum ersten Mal raus bin und der erste auf mich zukam, sich an mir festgehalten und mir gesagt hat, er ist infiziert, da habe ich einen Satz rückwärts gemacht. Ganz automatisch. Ich wollte das gar nicht. Aber ich habe damals auch Angst gehabt.

Die meisten Leute, die mich damals in den achtziger Jahren um Hilfe gebeten haben, sind jetzt tot. Damals waren alle regelrecht paranoid, was HIV betraf; die Familien von diesen Leuten wollten nichts damit zu tun haben, nichts auch nur davon *hören.* Ich und die Leute, mit denen ich zusammengearbeitet habe, wir haben also selbst immer eine kleine Trauerfeier im Roland Bestattungsinstitut, droben bei St. Mary, organisiert. Die meisten hatten, als sie gestorben sind, alle Brücken hinter sich abgebrochen. Die Angehörigen wollten also nicht damit behelligt werden – sie haben sich *geärgert.* Dabei brauchten sie gar nichts zu bezahlen. Wenn man von der Fürsorge lebt, zahlen die das Minimum. Wir haben also morgens einen zweistündigen Trauergottesdienst gefeiert, und dann noch einen am frühen Nachmittag, wenn an dem Tag mehr als einer begraben wurde. Wir haben rundum angerufen und um Blumenspenden gebeten, haben selbst den Sarg geschmückt und alles vorbereitet, die Kerzen angezündet, aus der Bibel und *Der Prophet** vorgelesen. Im Kofferraum hatte ich immer alles dabei, was man für eine Trauerfeier braucht. Meine Ausrüstung war in zwei Einkaufstüten untergebracht. In der einen waren ein Tonbandgerät und ein paar Bänder, in der anderen Kerzen, Patschuliessenz, Schleifen – purpurfarben, immer purpurfarben – ich weiß auch nicht warum, es war einfach die richtige Farbe.

Ich habe dann irgendeine sehr beruhigende Musik gespielt, nichts Religiöses, sondern eher etwas Spirituelles, so was wie Sprechchöre, oder man hat einen Wasserfall oder den Regen gehört. Nicht traurig; ich konnte es nicht ertragen, wenn es zu traurig war. Aus *Der Prophet* von Kahlil Gibran habe ich immer das Kapitel über Tod und Sterben vorgelesen. Mein Mitarbeiter hat eine Bibelstelle vorgetragen, ein kurzes Kapitel oder so. Es war also für alles gesorgt. Mein Mitarbeiter hat selbst ein Sterbebild fabriziert. Wir haben ein Bild des Verstorbenen abgedruckt, wenn wir eines gefunden haben; manchmal war eines in der Brieftasche. Unsere Trauerfeiern waren immer sehr schön.

Viele von meinen Schützlingen haben gesagt: »Matta, bitte, *bitte,* sorg dafür, daß ich nicht an irgendwelche Apparate angeschlossen werde.« Einer hat sich immer ein Wikingerbegräbnis gewünscht. Da bettet man die Leiche in ein Boot und zündet es an und läßt es hinaussegeln. Na ja, das war nicht möglich, also habe ich das gemacht, was dem am nächsten kam – na ja, eigentlich ist es verboten … Aber ich habe die Asche mit zum See runter genommen und sie … *(Sie tut so, als würde sie Asche ins Wasser streuen.)*

* Gedichtband von Kahlil Gibran (1883–1931), einem libanesischen Dichter, Philosophen und Künstler, der vor allem in Amerika sehr beliebt ist (Anm. d. Übers.)

Aber ich muß Ihnen die Geschichte von Norma Sanders erzählen. Sie war eine der ersten, die ich betreut habe: eine Schwarze, die als Mann geboren worden war – aber sie hat immer wie eine Frau gelebt. Damals, 1989, als ich ihr begegnet bin, hat sie mir gestanden, daß sie bereits HIV-infiziert ist. Von Patientenverfügungen verstehe ich nichts, aber ich habe gewußt, es gab so ein Formular, das alle Betreuer dabeihatten und in dem es so ungefähr hieß: »Ich will nicht an eine lebensverlängernde Maschine angeschlossen werden.« Wir haben also dieses Formular ausgefüllt. Norma – sie war ein Transvestit – ist dauernd zu uns ins Büro gekommen. Und hat mich jedesmal gefragt: »Matta, hast du meine Unterlagen noch, meine Patientenverfügung? Ich will sicher sein, daß du dich um mich kümmerst, wenn ich tot bin. Ich will nicht an irgendwelche Apparate angeschlossen werden. Wenn ich beerdigt werde, will ich so gut aussehen wie möglich. Sorg dafür, daß ich eine hübsche Perücke und ein schönes Kleid habe.« Wir haben gewußt, wie HIV-Infizierte leiden. Sie magern immer mehr ab, bekommen alle möglichen Krankheiten ... Wir haben darüber gesprochen, daß es vielleicht besser wäre, wenn sie ein schönes Photo von sich machen läßt, richtig herausgeputzt, und ich würde dieses Bild aufheben, bis sie stirbt. Und das hat sie gemacht. Um Weihnachten rum hat sie ein Photo machen lassen – ein sehr schönes Photo.

Eines Tages bekomme ich einen Anruf. Sie liegt im Koma. Das war letztes Jahr. Ich gehe also ins Krankenhaus. Norma hatte einen Freund, Wayne. Jetzt mußte ich mir überlegen, wie ich ihm beibringe, was Norma wollte – denn sie hatte ihm nicht gesagt, daß sie nicht an Apparate angeschlossen werden wollte. Norma war irgendwann mal Krankenschwester gewesen, sie wußte, was es bedeutet, wenn man an solchen Dingern hängt. Als ich ins Krankenhaus gekommen bin, ist mir der Freund entgegengekommen. Norma war an alle möglichen Apparate angeschlossen, überall Schläuche, und sie war ganz aufgedunsen. Die Ärzte haben mir gesagt, ihre Leber habe versagt, aber sie habe eine Chance durchzukommen. Das ist fast einen Monat lang so gegangen. Zwei-, dreimal die Woche bin ich da hin, wenn ich irgendwelche Papiere unterzeichnen mußte. Sie haben dies und jenes versucht, mußten mich aber immer um meine Genehmigung bitten, weil ich die Vollmachten eines Anwalts hatte. In der Zwischenzeit bin ich zu ihr ins Zimmer gegangen; ich habe neben ihr gestanden, und um ihren Kopf herum hat es ziemlich schlecht gerochen. Sie hatte ein Haarteil auf. Ich habe rumgeschnuppert, wo der Gestank herkommt; es war das Haarteil. Ich habe gewußt, daß die Krankenschwestern und Ärzte das auch gerochen haben. Als ich es wegnehmen wollte, war es festgeklebt; offensichtlich hatte sie es mit Klebstoff befestigt, und der war ganz verschimmelt. Ich mußte eine Schere nehmen und das Haarteil abschneiden.

Dann habe ich mir überlegt, genau das wollte Norma nicht, sie wollte es *absolut* nicht. Also hab ich mit den Ärzten geredet, ob wir den Beatmungsapparat abschalten, den Stecker rausziehen sollen. Sie hatte drei verschiedene Ärzte: den Oberarzt, den mittleren und den ganz unten in der Rangordnung. Und jeder hat was anderes gesagt. Einer hat gemeint: »Wenn wir den Stecker rausziehen, stirbt sie.« Der andere hat gesagt: »Wenn wir die Maschinen abstellen, überlebt sie vielleicht und atmet wieder von allein.« Und der dritte hat erklärt: »Wenn wir abschalten, wird es ein schlimmer Tod; sie wird nach Luft schnappen und leiden.« Ich mußte mir das also noch mal überlegen. Es war eine schwierige Entscheidung, denn es ging um ein Menschenleben. Für so etwas bin ich *nicht* ausgebildet. Ich kann mich nur nach meinen Gefühlen und meinem Mitleid richten – und danach, was sie gewollt hat.

Ohne mein Wissen hat man sie in ein Koma-Zentrum gebracht. Dort sind alle an irgendwelche Apparate angeschlossen. Zuerst habe ich angerufen, um zu hören, wie es ihr geht. Als ich nach Norma Sanders gefragt habe, haben sie geantwortet: »Oh, Sie meinen *Norman* Sanders?« Darauf ich: »Nein, *Norma* Sanders.« Immer wieder haben sie erklärt: »Da muß sich ein Fehler in den Computer eingeschlichen haben.« Ich glaube, ich habe sie im Hintergrund kichern hören. Als ich dann in das Krankenhaus bin, war ich sehr wütend und habe die Oberschwester verlangt. Ich hatte ein Bild von Norma dabei, das schöne. Ich hab erklärt: »Das ist die Person, die *in dem Bett da* liegt. Sie hat immer als Frau gelebt. Und will als Frau behandelt werden. Und sie will als Frau sterben.« *(Schweigt)* Die haben alle gelacht, haben das Photo rumgezeigt und gesagt: »Schaut euch das an, schaut euch das mal an.« Ich war wütend, habe nach dem Oberarzt gefragt und zu ihm gesagt: »Ich bin sehr verärgert. Vor allem möchte dieser Mensch in Würde sterben.« Ich habe also das Bild über ihr Bett in dem Komazentrum gehängt. Und habe sie gebeten, das Beatmungsgerät auszuschalten, da ich ihr erlauben wollte zu sterben. *(Erbost)* Und die haben immer noch mit mir gestritten: »Da müssen wir erst das Ethikkomitee einberufen«, und lauter so Scheiß. Ich hatte eine *Patientenverfügung*, und die wollten über Moral reden, können Sie sich das vorstellen? Sie hatten mir erklärt: »Sie wird nie wieder aus dem Koma aufwachen. Die Nieren haben versagt, die Leber hat versagt, ihr Herz versagt allmählich.« Aber sie wollten die Beatmungsmaschine nicht abschalten. Ich habe mich mit den Sozialarbeitern getroffen und ihnen gesagt, ich wolle erreichen, daß man den Stecker rauszieht; sie sollten das am nächsten Tag machen. Ich hatte das Recht dazu.

Ich bin zu Norma ins Zimmer gegangen, habe meinen Finger in ihre Hand gelegt und gesagt: »Norma, zehn Jahre lang habe ich dir versprochen, dafür zu sorgen, daß du in Würde stirbst. Dafür zu sorgen, daß du keine Schmerzen hast. Wenn du mich hören kannst, dann drücke meinen Finger.« Das hat sie gemacht. Und dann hab ich gesagt: »Norma, deinen Katzen geht es gut. Die Miete ist bezahlt. Wayne geht es auch gut. Ich habe mich um alles gekümmert. Deine Wohnung ist aufgeräumt. Die Telephonrechnung ist bezahlt. Du kannst einfach loslassen. Ich weiß, daß du Schmerzen hast. Ich weiß, daß du dem ein Ende machen willst. Wenn du willst, daß ich das tue, was ich dir versprochen habe, dann drücke meinen Finger.« Und sie hat meinen Finger gedrückt. Am nächsten Morgen ist sie an Herzversagen gestorben.

Das ist die Geschichte von Norma.

(Sie schweigt sehr, sehr lange.)

Oh, sie war eine hartgesottene alte Nutte. Ihre Freunde hat sie immer mit einer Bratpfanne verdroschen. Ich habe eine Trauerfeier für sie arrangiert. Wir hatten uns für einen geschlossenen Sarg entschlossen. So schlecht hat sie gar nicht ausgesehen – aber nicht so, wie sie es gewollt hätte; sie wollte immer tipptopp aussehen. Wir haben also eine kleine Trauerfeier abgehalten. Ungefähr vier Leute waren da, mehr nicht. Ihr Freund konnte es kaum erwarten wegzukommen, weil er angeblich einen Drink brauchte; er war also schon auf der Suche nach jemand anderem.

Die einzige Möglichkeit für mich, mein Leben zu verstehen und mich damit abzufinden, ist die Vorstellung, daß es wirklich und wahrhaftig für jeden von uns vorbestimmt ist. Ich war von Island gekommen. Ich mußte alles durchmachen, was ich als Kind erlebt habe, sexuellen Mißbrauch, zu hart arbeiten … Ich mußte drogenabhängig und eine Prostituierte werden, meine Kinder verlieren – um meinen Schützlingen gegenüberzusitzen und eine Beziehung zu ihnen herstellen zu können. Wie könnte ich sonst zu einer Frau, die gerade ihre Kinder verloren hat, sagen: »Ich verstehe, was Sie empfinden, ich verstehe Ihren Schmerz.« Wie könnte ich mit jemandem sprechen, der Drogen gespritzt hat, wenn ich das nicht selbst getan hätte? Es ist also alles vorbestimmt. Ich bin nicht fromm, aber ich glaube fest an Gott. Ich nenne ihn Gott, weil ich nur dieses Wort für Ihn weiß. Fast wie ein großer Daddy ist Er. Ich habe keine Angst vor Ihm, aber ich will das Richtige tun, etwas Gutes. Denn dann wird Er mich belohnen. *(Lacht)* Er ist mein Aufpasser. Und Er beschützt mich. Er hat mir so viel gegeben, so viel …

Ich gehöre zu den Menschen, die nicht gern über den Tod sprechen, vor allem nicht über den eigenen. Das ist einfach ein bißchen zu gespenstisch, denn wenn du tot bist, dann bist du tot – und niemand kann mit dir kommen und dir Gesellschaft leisten. Angesichts all dessen, was ich erlebt habe, will ich Teil des ewigen Kreislaufs sein. All das, was ich in meinem Leben gelernt habe, würde ich gern woandershin mitnehmen und einfach weitermachen. Mir ist es egal, ob es einen großen Computer da oben im Himmel gibt, in den meine Energie einfließt. Ich möchte es nur wissen. Alles wäre leichter, wenn ich es mit Sicherheit wüßte.

DIE SEUCHE II

NANCY LANOUE

treffe ich am frühen Morgen im Thousand Waves, einem Studio für Kampfsportarten und Selbstverteidigung. Mit ihrem kurzgeschorenen Haar wartet sie in T-Shirt und Jeans auf mich.

Früher war ich Journalistin bei der New York Post. *Leider war das, kurz bevor Rupert Murdoch das Blatt gekauft und auf den Hund gebracht hat. Damals habe ich mich für einen achtwöchigen Selbstverteidigungskurs eingeschrieben, weil ich in New York City zu jeder Tages- und Nachtzeit in der ganzen Stadt unterwegs sein mußte und mich einfach nicht sicher gefühlt habe. Ich habe mich also für so einen Kurs eingeschrieben, und das hat mir richtig Spaß gemacht. Diese Art, sich zu bewegen, hat mich schlicht fasziniert. Es war genau das Richtige für mich. Kampfsportarten sind so sehr mit Mythen überfrachtet. Wir sehen das im Fernsehen und im Kino. Daß ich mich vom Kampfsport angezogen gefühlt habe, hat sich aus meiner Aktivität gegen Gewalt ergeben, Mitte der Siebziger, als ich gerade das College abgeschlossen hatte und wir angefangen haben, über Vergewaltigung und sexuelle Übergriffe zu reden, über all die Arten von Gewalt, die Frauen angetan wird. Wir haben etliche Hilfseinrichtungen für diese Art von Seuche ins Leben gerufen. Und für mich war es eine Möglichkeit, meinen Feminismus körperlich in die Tat umzusetzen, denn ich war der Ansicht, wir könnten den Frauen vielleicht beibringen, wie sie einen Vergewaltiger abwehren können, anstatt ihnen erst nach der Vergewaltigung Hilfe anzubieten. Wir konnten Vergewaltigungen verhindern, indem wir Frauen in die Lage versetzt haben, nicht mehr so ohne weiteres vergewaltigt zu werden. Zu jener Zeit war das eine sehr radikale Idee.*

Das Studio hier habe ich eröffnet. 1985 habe ich mit dem Karateprogramm angefangen. Ich glaube, ich hatte einen besonderen Auftrag: diese Fertigkeiten an Frauen weiterzugeben, die sich vielleicht nicht wohl dabei gefühlt hätten, in eine herkömmliche, von Männern dominierte Schule für Kampfsportarten zu gehen. Als 1989 meine Partnerin – meine Lebensgefährtin und Geschäftspartnerin – an Bauchspeicheldrüsenkrebs gestorben ist, mußte ich es schließen. Damals hatten wir fünfzig Karate-Schülerinnen, und die haben weitergemacht. Haben sich einfach geweigert aufzugeben, denn es hat ihnen etwas bedeutet. Als ich zurückgekommen bin und wieder arbeiten wollte, waren sie da. Wir haben die Karate-Schule ausgebaut und machen jetzt seit zehn Jahren weiter. Ich glaube, es ist eine Möglichkeit, Gewaltfreiheit zu leben.
Einige Kampfsportarten haben eine unglaublich schöne Geschichte, zum Beispiel die Kunst des Capoeira, eines afro-brasilianischen Kampfsports. Es waren Sklaven, die ihn entwickelt haben. Bei vielen Bewegungsabläufen setzt man seine Hände nicht ein: die Folge davon, daß ihre Hände mit Ketten gefesselt waren. Hier haben wir also eine Geschichte der Befreiung, verknüpft mit Traditionen des Kampfsports, von denen ich mich ungemein angezogen fühle. Andererseits gibt es aber auch die schrecklichen Green Berets, die für eine völlig andere Richtung stehen.

In mein Leben hat der Krebs wie eine Bombe eingeschlagen. Ich war in keiner Weise darauf vorbereitet. Meine Eltern sind beide an einer Herzkrankheit gestorben. Ich war jung, durchtrainiert, kräftig. Der Gedanke, ich könnte Krebs bekommen, lag mir völlig fern. Es war mein fünfunddreißigster Geburtstag, als man mir die Diagnose mitgeteilt hat – ziemlich jung, um Brustkrebs zu bekommen. Normalerweise wird er diagnostiziert, wenn die Frauen über fünfzig sind. Sogar bei Frauen in ihren Sechzigern oder Siebzigern. Doch ich war noch so jung. Ich glaube, meine Ausbildung in den Kampfsportarten hat mir den Mut gegeben, dagegen anzukämpfen, die Behandlung durchzustehen und dabei offen zu bleiben, mit den Leuten darüber zu reden, statt mich zu schämen, weil ich Krebs gehabt habe.

Viele Krebskranke fühlen sich sehr isoliert. Sie trauen sich nicht, es anderen zu sagen. Besonders bei Brustkrebs, weil er das Erscheinungsbild so sehr verändert. Zumindest war das früher so. Krebs ist noch immer ein tabuisiertes Thema. Darüber spricht man nicht. Wenn du Krebs bekommst, fragen die Leute dich als erstes: Rauchst du? Wie ernährst du dich? Lauter solche Fragen, so daß das Gefühl hast: *Ich habe etwas falsch gemacht, und das ist an dem Krebs schuld.* Schuldig. Gebt dem Opfer die Schuld. Ich habe das als sehr verstörend empfunden. Warum fragt keiner, welche Giftmülldeponie in der Gegend war, in der du aufgewachsen bist? Welche chemischen Substanzen? Welche Unternehmen haben die Flüsse verseucht, in deren Nähe du gelebt hast? Welchen Arten krebserregender Umweltgifte warst du ausgesetzt? Ich glaube, wir müssen Krebs in einem viel größeren Zusammenhang betrachten, nicht nur im Hinblick darauf, wie diese eine Person sich verhalten hat. Meiner Ansicht nach ist es wie bei einer Lotterie, wer von uns an Krebs erkrankt. Meiner Meinung nach weichen wir den wirklich wichtigen Fragen aus.

Als man mir die Diagnose mitgeteilt hat, ist mir das wie ein Todesurteil vorgekommen – das war meine erste Reaktion. Ich war völlig am Boden zerstört und wie gelähmt vor Angst, Angst vor dem Tod. Es war das erste Mal, daß ich mich mit meiner Sterblichkeit auseinandersetzen mußte. Wenn du jung bist, denkst du nicht daran, daß du einmal sterben wirst. Der Tod, das passiert anderen. Aber der Krebs war plötzlich da … [*sie klatscht*] … einfach so, und hat gesagt: »Weißt du was? Dein Leben ist begrenzt. Es wird enden. Vielleicht ist schon bald Schluß.« An dem Punkt habe ich angefangen – die Angst vor dem Tod stand mir ins Gesicht geschrieben. Doch dabei kannst du nicht stehenbleiben, sonst wird es wahr. Wenn du dich nicht aus diesem psychischen Loch aufrappelst, *wirst* du sterben. Du mußt also in dich gehen und dir sagen: »Na schön, jetzt ist es an der Zeit zu kämpfen.«

Die Art, wie ich gekämpft habe, entspricht der Art zu kämpfen, die wir jetzt den Frauen beibringen. Wir haben eine Gruppe ins Leben gerufen, die wir *Lesbian Community Cancer Project** genannt haben. Mit dem, was wir bei unseren Kämpfen gelernt haben, konnten wir anderen Frauen helfen, sich selbst zu verteidigen. Meine Heilung hat mir

* Etwa: Krebsprogramm der Lesbengemeinschaft (Anm. d. Übers.)

Kraft gegeben. Denn ich glaube, ich bin geheilt. Seit dreizehn Jahren bin ich bei guter Gesundheit – ich bin jetzt achtundvierzig.

Vorher hatte ich nie über den Tod nachgedacht. Ich hatte meine Eltern verloren, als ich noch jung war, doch ich habe nie daran gedacht, daß das auch mir passieren könnte. Jemand hat mir ein Buch gegeben, das mich sehr beeindruckt hat. Von Audre Lorde, der schwarzen lesbischen Autorin, die selbst an Brustkrebs gestorben ist; der Titel lautet: *The Cancer Journals**, in denen sie von ihrem Kampf gegen den Krebs berichtet. Das Buch unterschied sich sehr von dem, wie alle Welt über Krebs gesprochen hat. Sie schildert es als Schlacht und uns als Kriegerinnen. Du mußt Kriegerin sein, wenn du diese Krankheit bekämpfen willst. Ihre Art zu kämpfen bestand darin, nicht unsichtbar zu sein, nicht zu verbergen, daß sie Krebs hat, keine chirurgische Brustrekonstruktion zuzulassen, um so zu tun, als hätte man noch eine Brust, wo gar keine mehr ist, noch nicht einmal eine Prothese zu tragen, mit der es so aussieht, als wäre alles wie zuvor. Sondern statt dessen eine Kriegerin mit einer Brust zu sein. Wenn du die Chemo durchmachst und dir die Haare ausfallen, mußt du dich trauen und die Leute sehen lassen, was dir geschehen ist. Dann können sie eine Beziehung zu dir herstellen, und du fühlst dich nicht so allein und isoliert. Das hat ganz anders geklungen als all das, was die anderen mir gesagt haben: »Oh, was dir zugestoßen ist, braucht ja keiner je zu erfahren. Du kannst dies anziehen, dich jenem chirurgischen Eingriff unterziehen, und alles wird so sein wie früher ...« Audre Lorde sagt: Es wird nie wieder so sein wie vorher. Du weißt jetzt, du bist sterblich, und damit verändert sich dein Leben für immer. Du solltest unter die Leute gehen und aufrichtig sein. Ihre Worte haben mich sehr, sehr bewegt, und ich habe versucht, da-

* Audrey Geraldine Lorde (1934–1992) wurde in New York als Tochter von Einwanderern aus der Karibik geboren; schon in jungem Alter strich sie das »y« aus ihrem Namen – ein erstes Beispiel für ihr selbstbestimmtes Leben. Sie studierte an der Columbia University und am Hunter College, wo sie später den angesehenen Thomas-Hunter-Lehrstuhl für Literatur innehatte. Obwohl Lesbierin, war sie acht Jahre verheiratet und hatte zwei Kinder.
Audre Lorde wurde nicht nur mit vielen Auszeichnungen geehrt, sondern hinterließ auch ein umfangreiches literarisches Œuvre, darunter auch die eben erwähnten »Krebstagebücher«.

nach zu leben. So habe ich meinen Kampf mit dem Krebs mutig und mit einer Brust ausgetragen. Für mich war es eine sehr gute Erfahrung.

Einige Frauen haben mir erzählt, für sie sei ihr coming out als Überlebende eines Krebsleidens schwieriger gewesen als das als Lesbierin. Können Sie sich das vorstellen? Das zeigt, wie Krebs von den Mächtigen, die keine politische Diskussion darüber wollen, personalisiert worden ist. Sie wollen, daß wir glauben: *Womit habe ich meinen Krebs verursacht?* Denn damit und mit unseren Schuldgefühlen sind wir so beschäftig, daß wir nicht politisch aktiv werden und uns nicht auf die Kämpfe einlassen, die nötig sind, um die Krankheiten zu beseitigen, die darauf zurückzuführen sind, wie die Unternehmen weltweit agieren. Davon bin ich persönlich fest überzeugt.

Die Scham oder extreme Zurückhaltung, was Krebs betrifft, ist mir irgendwie nicht richtig vorgekommen. Es hat mir nicht mehr Sicherheit gegeben, daß niemand etwas von meinem Krebs zu wissen brauchte. Sicherheit habe ich daraus gewonnen, daß ich die Leute an meinen Kämpfen habe teilhaben lassen; das hat auch mir geholfen. Eineinhalb Jahre nach meiner Erkrankung wurde bei meiner Partnerin Jeannette ebenfalls Krebs diagnostiziert. Bei ihr war es viel gefährlicher und hoffnungsloser. Sie hat noch acht Monate gelebt und ist im Herbst 1989 gestorben. Ich war *völlig fertig.* Die Liebe meines Lebens. Die Frau, mit der ich ein Geschäft eröffnet hatte. Sie nach siebeneinhalb Jahren zu verlieren, war schrecklich.

Jeannette war Griechin und eine starke Persönlichkeit. Bei ihrer Beerdigung hat meine Schwester eine Ansprache gehalten; das hatte meine Partnerin sich gewünscht. Sie hat gesagt: »Jeannette hat gewußt, sie würde bald sterben, sie hat es akzeptiert. Doch sie wollte, daß ich euch sage, der Gedanke, mit siebenundvierzig Jahren an Krebs zu sterben, hat sie beinahe wahnsinnig gemacht. Und sie möchte, daß ihr alle euch damit auseinandersetzt und aktiv werdet und etwas unternehmt.« Nach der Beisetzung haben mich ein paar Leute angerufen. Sie haben gefragt: »Was können wir tun? Können wir eine Gruppe ins Leben rufen? Was kann man gegen Krebs machen?« Nach Jeannettes Beerdigung haben die Lesbierinnen in Chicago erkannt: Es gibt mehr als die eine Seuche Aids. Wir sollten auch im Kampf gegen den Krebs aktiv werden. Ich war deprimiert und müde und sehr niedergeschlagen, und ich wollte keine Gruppe auf den Weg bringen. Aber dann hatten sich so viele Frauen an mich gewandt, daß ich gesagt habe: »Einverstanden, wenn ihr Flugblätter in Umlauf bringt, können wir uns bei mir treffen.« Die entsprechenden Hinweise standen nur in den Schwulenblättern, da vor allem lesbische Frauen betroffen waren. In meinem Wohnzimmer hat sich dann eine gemischte Gruppe getroffen – etwa dreißig Personen: lesbische Frauen, denen es nicht behagte, sich an eine traditionelle, vorwiegend heterosexuell orientierte Selbsthilfegruppe zu wenden, weil sie befürchteten, auf homophobe Ablehnung zu stoßen, und das in einer Zeit, in der sie besonders verletzlich sind. Eine der Frauen war besonders offen, eine politische sehr aktive Biologin, die selbst ein Krebsleiden überlebt hatte. Sie wollte eine Diskussion über Krebs und die Umwelt und deren Verschmutzung sowie die Verantwortung der Unternehmen in Gang bringen. In der Gruppe waren ganz unterschiedliche Frauen.

Wenn alles vorüber ist und der Schrecken hinter einem liegt, kann man manchmal darüber reden, was einem diese Erfahrung gegeben hat. Was habe ich dabei gewonnen? Im Grunde geht es um die eigene Sterblichkeit, der man ins Auge blicken muß. Es klingt vielleicht abgedroschen, ist aber wahr: Wenn es überstanden ist, schätzt man sein Leben auf greifbarere und unmittelbarere Weise. Man denkt erneut darüber nach: *Mache ich überhaupt das, wofür ich auf der Welt bin?* Würde mein Leben morgen enden, wäre ich dann zufrieden damit, wie ich den heutigen Tag verbracht habe? Solche Fragen stellt man sich. Manchmal änderst du dein Leben von Grund auf. Manchmal sagst du dir auch: *Ja, ich mache genau das, was ich machen möchte.* Hätte ich nur noch einen Tag oder auch zehn Jahre, ich wüßte, ich mache das, was ich tun soll. Die Erfahrung, mit dem Tod konfrontiert zu sein, wird seltsamerweise zu einem Geschenk.

Ich fühle mich großartig, glücklich und froh, einfach wunderbar. Noch immer habe ich Angst, der Krebs könnte zurückkommen, doch ich habe gelernt, mit dieser Angst umzugehen. Sie ist keine große graue Wolke mehr, die mein ganzes Leben überschattet wie anfangs, als jede körperliche Reaktion, jeder Schmerz, jede Qual die Gewißheit vermittelten, der Krebs komme wieder. Jetzt habe ich die Nachsorgeuntersuchungen. Jedes Jahr, wenn du zur Mammographie gehst, ist das *immer noch* irgendwie unheimlich. Doch ich glaube, ich habe Glück. Nicht jede lebt nach Brustkrebs dreizehn Jahre bei guter Gesundheit.

Damals, Ende der achtziger Jahre, haben Frauen im ganzen Land nach und nach kleine Gruppen gegründet – Frauen, die sich in Sachen Krebs engagieren wollten. Man sollte nicht vergessen, es war die Zeit, in der wir noch nicht gewußt habe, daß Aids eine weltweite Epidemie ist. Es hat vor allem männliche Schwule betroffen. Jackie Winnow, eine Krebsaktivistin aus Oakland, hat das so ausgedrückt: »Würde ich in diesem Moment Aids bekommen, hätte ich jemanden, der mir Mahlzeiten bringt. Ich hätte einen Kumpel, der mir hilft. Mir stünden all jene Organisationen zur Verfügung, die ins Leben gerufen wurden, damit Aidskranke besser mit dieser Tragödie zurechtkommen. Doch als Frau mit Krebs habe ich *keinerlei* Unterstützung von irgendwelchen Institutionen zu erwarten.« Das ist ein großer Teil des Problems, die Frage der Geschlechtszugehörigkeit. Als Audre Lorde nach ihrer Brustoperation zur ersten Nachuntersuchung gegangen ist, hat sie sich elegant angezogen, sich wohlgefühlt und ist in die Praxis ihres Onkologen spaziert; dort hat die Sprechstundenhilfe ihr erklärt: »Ich möchte, daß Sie nächstes Mal, wenn Sie in die Praxis kommen, Ihre Prothese tragen.« Es könnte die anderen Frauen ja vielleicht schrecken, wenn sie eine Frau mit nur einer Brust sehen, auf einer Seite eine große Brust, die andere Seite flach. Audre war völlig außer sich, daß man ihr zumutete, sie solle eine Prothese tragen, um ihr Schicksal zu verheimlichen. Sie hat das mit dem Israeli Moshe Dayan und seiner Augenklappe verglichen: »Hat jemals einer zu Moshe Dayan gesagt, er solle sich ein Glasauge einsetzen lassen, weil es für die Leute so deprimierend sei, ihn mit Augenklappe zu sehen? Nein. Es ist eine Kriegsverletzung. Er trägt sie mit Stolz, und sie steht für seine Erfahrung. Und das spiegelt meine Erfahrung wider. Und ich will von niemandem gesagt bekommen, wie ich auszusehen habe.«

Ich selbst habe etwas Ähnliches erlebt. Mein Arzt war ein guter Chirurg, wollte nur das Beste für mich. Es gibt die ältere chirurgische Methode der Mastektomie, bei der die Brust vollständig amputiert wird. Andererseits wurde mittlerweile ein neueres Verfahren namens Lumpektomie oder Segmentresektion entwickelt; dabei werden der Tumor und das umgebende Gewebe entfernt, um die Brust zu erhalten: eine neuere Entwicklung der letzten fünfzehn Jahre. Die Wissenschaft vertritt heute die Ansicht, die Segmentresektion biete den gleichen Schutz wie die Mastektomie selbst, wenn man sich unmittelbar danach einer sechswöchigen Strahlentherapie unterzieht. Mein Arzt ist davon ausgegangen, ich würde mich für die Segmentresektion mit anschließender Bestrahlung entscheiden, weil er als Mann sich nicht einmal vorstellen konnte, daß eine Frau sich für die andere Möglichkeit entscheiden könnte. Doch ich wollte keine sechs Wochen Strahlentherapie. Strahlung an sich ist gefährlich – nicht extrem, aber es ist eine gewisse Gefahr damit verbunden. Sechs Wochen lang täglich in die Klinik, wenn ich statt dessen wieder an meine Arbeit gehen kann? Ich habe mich zu einer Mastektomie entschlossen.

Er hat gemeint, ich würde besser aussehen. Selbst eine Onkologin, die ich aufgesucht habe, hat erklärt: »Sie sollten ernstlich über eine chirurgische Rekonstruktion nachdenken, denn später werden Sie mit dieser Entstellung nicht glücklich sein.« Ich bin froh, daß man so etwas entwickelt hat, damit sich manche Frauen mit Krebs besser fühlen – ich freue mich für diese Frauen. Doch es macht mir Sorgen, daß man den kosmetischen Aspekten von Krebs soviel Aufmerksamkeit schenkt und *so etwas* Aufmerksamkeit, Forschung, Zeit und Geld davon abzieht, was Krebs verursacht, und wie wir damit umgehen können.

Ich kann nicht behaupten, ich hätte meine Furcht vor dem Tod überwunden. Ich glaube, weil ich meinen Kampfsport ausübe, weil ich meditiere, weil ich bereit bin, mich mit dem Tod auseinanderzusetzen und ihn als letzte Umwandlung zu betrachten, bin ich besser auf ihn vorbereitet. Meine Angst vor dem Tod ist nicht so groß wie die vor Krebs. Was ein Leben nach dem Tod angeht, so habe ich persönlich den Eindruck, in unserer hier geleisteten Arbeit, in den Leben anderer, mit denen wir hier in Berührung kommen, geht unser Leben weiter. Jeannette, meine Partnerin, lebt in meiner Erinnerung fort, außerdem in dem, was sie aufgebaut hat, in den Ideen, die sie mir vermittelt hat, in dem, was sie mir beigebracht hat. Ihr Leben geht weiter, weil sie ein Teil von mir geworden ist, und ich gebe das an den nächsten weiter. Das ist meine Spiritualität. Meiner Ansicht nach leben wir durch unsere Arbeit und durch unsere einzigartige Persönlichkeit noch einmal. Ich glaube nicht, daß ich in den Himmel, und ebensowenig, daß ich in die Hölle komme. *(Lacht)* Und ich glaube nicht daran, wiedergeboren zu werden. Mein Vater war ein sehr überzeugter Atheist, hat die Religion *gehaßt.* Mein Mutter war bei den Unitariern. Im Süden *mußtest* du Unitarier sein, weil das die einzige fortschrittliche religiöse Einrichtung war. Über meinen Kampfsport bin ich mit dem Buddhismus in Berührung gekommen, und in mancher Hinsicht zieht er mich an. Der damit verbundene Stoizismus läßt etwas bei mir anklingen.

Ich möchte, daß man mich als einen Menschen in Erinnerung behält, der optimistisch an unsere Fähigkeit geglaubt hat, zu wachsen und uns zu verändern. Was mich angeht, und auch all die Leute, mit denen ich Kontakt habe, so bin ich überzeugt, wir sind nicht auf irgend etwas festgelegt – wir haben die Möglichkeit, zu wachsen und zu lernen und uns immer wieder selbst in Frage zu stellen, solange wir leben.

DA DRAUSSEN

Dr. Gary Slutkin

arbeitete als Assistenz- und Stationsarzt am San Francisco General Hospital und führte dort ein Tuberkuloseprogramm durch, ehe er nach Afrika ging und dort praktizierte. Nach einem Jahrzehnt im Ausland kehrte er in die USA zurück.

> *Als Gründer und Leiter des Projekts zur Gewaltprävention in Chicago setze ich mich mit aller Kraft dafür ein, die Gewalt einzudämmen. Ein großer Teil dessen besteht darin, auf die jungen Leute zuzugehen und zu versuchen, ihre Anschauungen über Gewalt zu verändern und Alternativen dazu aufzuzeigen. Wir bemühen uns, sie von der Vorstellung abzubringen, Gewalt sei cool und ganz toll und eine Möglichkeit, auf alles zu reagieren – ob einem ein anderer die Freundin wegnimmt, ob er einem Geld schuldet oder ob er dich einfach falsch angeschaut hat. Die Kids in der Innenstadt, die diese Art Gewalt leben, sie sind so sehr verletzt worden, daß sie sich einen Panzer zulegen mußten, um nichts mehr zu spüren. So oft sind sie beleidigt worden, daß sie all diese Kränkungen nicht mehr fühlen wollen. Darum hat ihre Seele, ihr Herz, jetzt einen sehr, sehr harten Panzer, und sie empfinden nichts mehr. Mit uns arbeiten einhundertfünfundzwanzig Geistliche: Juden, Christen und Muslime. Wir arbeiten mit der Polizei, dem Büro des Staatsanwalts im Bundesstaat, der Staatsanwaltschaft der Vereinigten Staaten und mit der Stadtverwaltung zusammen – sowie mit den Stadtteilgruppen und den Leuten, die dort wohnen.*

Ich habe drei Jahre in Somalia gelebt; dort habe ich vor allem mit Flüchtlingen gearbeitet. Anschließend war ich sieben Jahre für die Weltgesundheitsorganisation tätig und habe gegen die Aids-Epidemie in Uganda und Kenia, Tansania, Malawi, in der Republik Kongo und der Zentralafrikanischen Republik angekämpft. In Somalia hatten wir es mit etwa einer Million Flüchtlingen in vierzig Lagern zu tun, in denen es schon viele Todesfälle gegeben hatte. Vor allem Kinder sterben sehr oft in diesen Notunterkünften.

Eine Cholera-Epidemie ist ausgebrochen, und da haben wir gesehen, wie *Tausende* von Menschen innerhalb von einer oder zwei Wochen gestorben sind. Frauen, die um ihre Verwandten geklagt, geschrien und geweint haben. Die Gräber waren so schnell gefüllt, wie man sie ausheben konnte. Das liegt jetzt fünfzehn Jahre zurück.

Jede Nacht habe ich geweint, wie alle meine Kolleginnen und Kollegen auch. Dann haben wir uns erneut an die Arbeit gemacht und wieder geweint. Mehrere Gruppen freiwilliger Helfer aus verschiedenen Ländern sind angerückt, wie Cowboys, und gemeinsam mit ihnen haben wir gekämpft. Ich war zusammen mit meiner Exfrau dort, eine erstaunliche Heldin, Ärztin auch sie. Und mit Leuten aus Holland, der Schweiz und Finnland. Aber natürlich waren die Somalis selbst die wichtigste Hilfstruppe. Wir hatten keine Ahnung, wo wir anfangen sollten. Ich hatte es noch nie mit einer Cholera-Epidemie zu tun gehabt. Wir sind alle durcheinandergerannt, um Telephone zu ergattern und jemanden anzurufen, um die US-Marine dazu zu bewegen, herzukommen und zu helfen. Ich glaube, wir alle haben dadurch einen psychischen Schaden davongetragen. In meiner Familie war ich nie wirklich mit dem Tod konfrontiert worden. Ich habe ihn immer nur als der Arzt erlebt, der sich um Patienten kümmert und einige schreckliche Dinge gesehen hat.

In Amerika interessiert man sich im Grunde überhaupt nicht dafür. Gerade jetzt ist die Lebenserwartung bei uns hier sehr, sehr hoch, aber wir sind völlig abgekoppelt von dem, was sich überall sonst immer noch abspielt. Wir reden von den Millionen Menschen, die in Afrika an Aids gestorben sind und nach wie vor sterben, sind aber *völlig* davon losgelöst. Gleichgültig, wie oft wir es im Fernsehen sehen, wir sind nicht in der Lage, angemessen zu reagieren.

Als ich in San Francisco für das Tuberkulose-Programm verantwortlich war, haben wir Flüchtlinge aus Vietnam betreut. In Übersee ist TB ein *riesiges* Problem. Diese Leute haben TB in die Stadt eingeschleppt. Wir waren sehr erfolgreich bei der Eindämmung einer TB-Epidemie in San Francisco. Zu jener Zeit kam es in Somalia zu einer Flüchtlingskrise. Meine Exfrau ist hingeflogen, und auch Freunde haben sich auf den Weg gemacht. Es ging um einfachste Gesundheitsfürsorge unter Notfallbedingungen. Sie sind zurückgekommen und haben erklärt: »Dort unten haben sie schreckliche Probleme mit TB. Kannst du nicht hinfliegen und dir das einfach mal ansehen?« Innerhalb von zwei oder drei Jahren bin ich mehr als fünf- oder sechsmal hingeflogen, ungefähr alle drei bis sechs Monate einmal. Ich hatte sehr viel Glück – und Erfolg. In dem einen Lager haben wir ein Behandlungsprogramm ausgearbeitet, es dann auf drei, anschließend auf zehn und schließlich auf vierzig Lager ausgeweitet. Alles, was wir angepackt haben, hat irgendwie funktioniert. Ich bin zwischen San Francisco und Mogadischu hin und her gependelt. In Ostafrika hatten wir etwa fünfzigtausend Fälle von TB. Nur viertausend Patienten wurden angemessen versorgt. Hier in San Francisco waren es gerade mal fünfhundert. Wir hatten die Sache im Griff. »Wozu soll ich nach Hause zurück?« Also habe ich beschlossen, nach Somalia umzusiedeln. Dort bin ich drei Jahre lang geblieben, 1985 bis 1987.

Es schien einfach notwendig, so als müßte es getan werden. Es hat ja sonst keiner gemacht. Und jetzt habe ich nicht viel Geld. *(Lacht)* Deshalb habe ich das gelegentlich bedauert. Meine Mom meint jedoch: »Es hätte dich gelangweilt, nur Arzt zu sein.« Hier gibt es Ärzte in Hülle und Fülle. Sie konkurrieren miteinander um Patienten. Will ich wirklich einer von denen sein? Dort drüben haben sie nicht genug Ärzte. Niemand erledigt die Arbeit dort. Wenn dir das klar ist, was tust du dann?

Ich bin mir nicht sicher, warum ich eigentlich Medizin studiert habe. Ich wollte herausfinden, wie der Körper funktioniert – ganz besonders hat mich interessiert, wie das Gehirn arbeitet. In Wahrheit ist es mir also darum gegangen, mir Wissen anzueignen. Meinen Abschluß habe ich in Physiologie gemacht, und dann hat man mir gesagt: »Mach das Examen als Arzt, da sind die Lehrer und die Ausbildung besser.« Ich hatte auch gewisse Wunschvorstellungen, daß ich etwas entdecken oder ein Held der Krebsforschung oder von sonstwas würde. Doch ehrlich gesagt, mit der Forschung bin ich an meine Grenzen gestoßen – es war mir einfach zu öde. Nach Mogadischu bin ich ohne jegliche Bezahlung gegangen. Ich hatte absolut nichts. Habe mich abgemüht, jemanden zu finden, der mich für einen Monat, einen anderen, der mich für drei Monate bezahlt hat, und schließlich, nach etwa einem Jahr, hat mir jemand einen Zweijahresvertrag gegeben. Doch das war nicht der Grund, weshalb ich dort war. Wir hatten ausreichend Geld. Ich war gerade Ende zwanzig, Anfang dreißig – was machte das da schon aus? Nun bin ich gerade fünfzig geworden.

Wir weinen, weil wir so hilflos sind. Wenn da nichts ist als Tod, Tod und nochmals Tod, und wir können nicht genug von den Kranken erreichen, wissen nicht einmal, ob wir überhaupt das Richtige tun, dann ist es unsere Hilflosigkeit, die uns so sehr ängstigt. Man muß sich klarmachen, in welchem Ausmaß in Afrika der Tod herrscht. *Dauernd* stirbt irgend jemand. Wir hatten eine Haushaltshilfe, die selbst Flüchtling war. In dem Haus in Mogadischu haben wir beide, meine Exfrau und ich, gewohnt. Das Mädchen hat beim Kochen und Putzen mitgeholfen, für einen denkbar geringen Betrag, der für sie die denkbar größte Menge Geld darstellte. Fast jeden Tag hat sie sich unser Auto ausgeliehen, um zu einer Beerdigung zu fahren. Ständig ist ein Freund oder ein Angehöriger gestorben. Ich war bei einer *Menge* Beisetzungen. Vor fünf oder zehn Jahren war eine Beerdigung noch etwas anderes als heute. Jetzt sind es drei- bis fünfmal so viele Beerdigungen wie vor fünf oder zehn Jahren – wegen Aids. In den meisten afrikanischen Ländern dauerten Begräbnisfeiern meist drei Tage bis eine ganze Woche: eine Menge Mahlzeiten gehörten dazu, und die Familie hat sich versammelt … Jetzt beschränken sie sich auf ein paar Stunden. Die Leute können ja nicht ständig von der Arbeit wegbleiben. Manchmal sind es richtige Feste, mit Trinken und Tanz. Findet die Beisetzung nach islamischem Ritus statt, geht es feierlicher zu, es wird ungeheuer viel gebetet. Somalia ist ein islamisches Land. Südlich der Sahara herrscht in Afrika größtenteils eine Mischung aus Christentum und der jeweils eigenen Tradition vor.

Im Verlauf der letzten zehn oder zwölf Jahre hat TB in Afrika fast jedes Jahr weiter zugenommen. Wir sehen ein wenig davon, was in Europa, auch noch, was in Asien geschieht, aber die Bedingungen in Afrika *übersehen* wir. In Afrika haben die meisten Menschen kein Wasser in ihrer Behausung, sie haben nicht genug zu essen. Die meisten haben keine Arbeit. Das Klima ist fast unerträglich, die Hitze … Und jetzt die Aids-Epidemie.

1987 habe ich Somalia verlassen und bin bis 1994 zur Weltgesundheitsorganisation gegangen. Man hat mich bei der afrikanischen Aids-Epidemie eingesetzt. Ich habe in Uganda und den zwölf oder dreizehn umliegenden Ländern, dem Epizentrum, gearbeitet. Recht bald ist uns klargeworden, daß in den Städten zwischen fünfzehn und fünfundzwanzig Prozent der Bevölkerung aidsinfiziert war. Meine Aufgabe war es, gemeinsam mit der Regierung Pläne zu entwickeln und Geld für Aufklärungskampagnen, für Programme zur Außenarbeit, für Kondome und rudimentäre Behandlungsmöglichkeiten aufzutreiben. Zwei- bis fünfmal jährlich bin ich in jedes dieser Länder gereist. War ständig unterwegs. Wir haben mit der US-Regierung, mit Großbritannien, der Schweiz, Schweden, der Weltbank und der EU verhandelt, haben weltweit Leute als Personal für dieses Programm rekrutiert. Und dann haben wir angeschoben, wir haben geschoben und geschoben. In Uganda waren wir zum Teil erfolgreich: Dort ist die Epidemie zurückgegangen. Es war das einzige afrikanische Land, in dem sie eingedämmt werden konnte. Fünfundzwanzig Prozent meiner Zeit habe ich in dieser Gegend verbracht, mein Vorgesetzter ebenso. Die anderen Länder haben nie so viel Geld, nie solche Unterstützung erhalten. Deshalb bleibt Uganda bis heute das Vorbild dafür, wie man so was macht.

In den übrigen Ländern wird die Lage immer schlimmer. Auf den Straßen sieht man eine Menge abgemagerter Leute. Jeder kennt jemanden, der an Aids erkrankt ist. Ständig finden Begräbnisse statt, dauernd ist das Läuten der Glocken zu hören. In den meisten dieser kleinen Dörfer sind die Nägel für Särge ausgegangen – du kriegst nirgends *Nägel.* Ich erinnere mich, wie ich auf einem Fischerboot über den Viktoriasee von einem Teil Tansanias in einen anderen gefahren bin. Auf diesem Boot werden sonst auch Nahrungsmittel, Matten und dergleichen befördert. Doch diesmal war der ganze Rumpf, der ganze untere Bereich des Schiffes voller Särge. Gelegentlich trifft man auf völlig ausgestorbene Dörfer. Im Nordwesten Tansanias war ich in einem Ort, wo kaum noch jemand am Leben ist. Die wenigen, die übrig sind,

sind aus Angst vor Geistern geflohen. Selbst in dieser Lage braucht man jedoch nur Geld und Engagement, um das zu ändern. Alle, die Weltgesundheitsorganisation und die UN, begreifen voll und ganz, daß die Situation sich noch umkehren ließe. Doch es geschieht nichts. Im Grunde sind vier oder fünf Dinge nötig, je nach Größe des Landes – das kostet fünfzehn bis dreißig Millionen Dollar im Jahr. *Mehr nicht!* Fünfzehn bis dreißig Millionen jährlich pro Land. Das ist nichts! In Illinois geben wir vierzehn Milliarden für Straßen aus. Würde man das Geld vernünftig in Vorbeugung stecken, kämen fünfzig bis sechzig Prozent Besserung dabei heraus. Dieses Geld flösse in Programme für junge Leute, in Informationsbroschüren für die Allgemeinheit, Plakate, Handzettel, Anschlagtafeln sowie Ausbildung und Workshops. Und Kondome. Mehr braucht man im Grunde nicht.

Mittlerweile läuft noch etwas anderes ab. So viele sind von der Krankheit befallen, daß ein ungeheurer Bedarf an Medikamenten besteht. Die Kosten einer Behandlung sind sehr, sehr hoch, da wir ja nun die Medikamente haben, mit denen wir alle am Leben halten könnten. Hierzulande kosten diese Arzneien pro Person zwanzig- bis dreißigtausend Dollar jährlich. In Afrika haben wir nicht einmal die zweihundert Dollar pro Jahr gegen TB zusammenbekommen. Manchmal hat es nicht einmal für die fünfzig Cents gereicht, um Penicillin zu beschaffen! Das ist heute wahrscheinlich das größte ethische Dilemma auf diesem Planeten: Wir verfügen über Medikamente, mit denen wir die Menschen, die von der schlimmsten Epidemie in der Geschichte betroffen sind, am Leben erhalten könnten. Wir *haben* die Medikamente und wir *haben* die Vorbeugungsmöglichkeiten, aber wir *tun nichts.*

Die Arzneimittelhersteller sitzen weitgehend hier bei uns; das Geld ist ebenfalls zum größten Teil hier. Als ich dort drüben war, waren die Hälfte bis drei Viertel der Krankenhausbetten mit Aids- und TB-Kranken belegt. Ich sehe ein Krankenzimmer vor mir – Betten ohne Matratzen. Stellen Sie sich einen Raum vor, mit, sagen wir, dreißig oder vierzig Bettgestellen, nur die Stahlfedern, keine Matratzen. Okay? Manche Patienten liegen zu zweit in einem Bett. Ungefähr zwölf oder fünfzehn Leute auf dem Fußboden. Okay? Keine Medikamente vorhanden, Okay? Und zu essen gibt es auch nichts. Manchmal bringen Familienmitglieder Lebensmittel. Mehr gibt's nicht. Das ist die Regel.

Mir kommt etwas in den Sinn, an das ich nicht gedacht habe, als ich hierherkam: Der Tod ist unser Lehrer. Er ist der letztgültige Lehrer in Hinblick auf das, was wir an gegenseitiger Hilfe unterlassen. Wenn es dort Todesfälle gibt, gegen die wir etwas tun könnten, und wir tun es nicht … Was könnte augenfälliger sein als das, wozu wir nicht geworden sind?

Wir im Westen sind die Experten für die äußerliche Welt. Im Osten sind sie Spezialisten für die innere Welt. Mit dem Teleskop und dem Mikroskop haben wir so weit geschaut wie nur möglich, und wir versuchen, immer noch weiter zu blicken. Im Osten hingegen haben sie viertausend Jahre oder länger nach innen geschaut. Sie achten darauf, wie ihr Geist funktioniert und suchen nach allen möglichen Methoden, mit Leuten in Kontakt zu treten, die gestorben sind. Eine der grundlegenden Lehren in Tibet fordert, über den Tod nachzudenken. Im Westen hat mir nie auch nur einer gesagt: »Mach dir mal Gedanken über den Tod.« Meine Großmutter ist gestorben – denk nicht darüber nach. Dort dagegen heißt es: »Denk darüber nach. Setze dich dem aus.« Wenn uns Einsamkeit oder Angst anrühren, schalten wir gleich den Fernseher an oder telephonieren oder gehen zum Kühlschrank. Wir wollen nicht an diese Angst rühren. Dort sagen sie: »Mach dir diese Angst bewußt, laß dich darauf ein.« Wenn du durch diese Angst hindurchgehst, dann begreifst du allmählich etwas. Doch sobald wir Angst oder Traurigkeit spüren, heißt es: »Komm schon, gehen wir ein wenig spazieren.« Ich lese und studiere den jüdischen Glauben, das Christentum, den Buddhismus und Wissenschaft – speziell Physik. All das Zeug über Teilchen, Wellen, Energie und Materie, und daß Energie und Materie ineinander übergeführt werden können. Wissenschaft und Buddhismus kommen einander in Wirklichkeit ja sehr nah.

Ich bin jüdisch erzogen worden, doch meine Eltern waren keine praktizierenden Juden. Kulturell bin ich jedoch jüdisch geprägt. Allerdings habe ich ziemlich intensiv erfahren, daß die Antworten in der Wissenschaft zu suchen sind. Ich habe eine Christin geheiratet, bin in ein moslemisches Land gezogen, habe mich mit dem Buddhismus befaßt. Ich glaube, alle diese Religionen haben etwas zu bieten. Ich mag keine Etikettierungen, weil jede dieser Lehren etwas Wunderbares hat, aber ebenso fehlt es ihnen irgendwo. Ich bin allen gegenüber offen. Du mußt selbst deine Erfahrungen machen. Das Wort Glaube, wenn man es in Großbuchstaben schreibt, hat etwas Falsches an sich. Sooft du erklärst, du hättest in irgendeiner Angelegenheit den festen *Glauben*, hast du aufgehört, dich weiter umzusehen. Wir müssen dem Tod gegenüber offen sein. Wir können ihm ja nicht davonlaufen, oder? Ich möchte so lange wie möglich verschont bleiben. Denn ich schätze, ich setze mein Denken ein, und vielleicht tue ich auch etwas für andere, also gehe ich pfleglich mit meinem Körper um. Nicht rauchen, ausreichendes Training, richtige Ernährung, einfach alles, um den Tod noch eine Weile hinauszuschieben. Doch wenn er kommt, sollten wir bereit sein, ihm zu folgen. Jesus und sein Leben finde ich sehr, sehr überzeugend, ebenso die Wissenschaft und den Buddhismus und den Judaismus. Im Grunde interessieren sie mich alle.

TEIL VIER

Vissi d'arte, vissi d'amore …

Ich lebte für die Kunst, für die Liebe.
… schickte meinen Gesang zu den Sternen
Am Himmel, auf daß sie heller strahlten.

Aus Puccinis Tosca

EINE KÜNSTLERIN

Uta Hagen

ist Schauspielerin und hat zwei Tony Awards gewonnen: den einen für ihre Leistung in Who's Afraid of Virginia Woolf?*, *den anderen für ihre Rolle in* The Country Girl**. *Ebenso wurde sie als Shaws Saint Joan***, als Desdemona mit Paul Robeson als Othello sowie als Blanche DuBois in* A Streetcar Named Desire**** *gefeiert. Alexander Woolcott, Theaterkritiker des New Yorker, beschrieb sie als »die Duse Brooklyns«. Zudem wirkte sie in etlichen Fernsehspielen und »gelegentlich auch in einem Film« mit. Darüber hinaus gründete sie die* HB Playwright's Foundation, *eine Schauspielschule mit angeschlossenem Theater im Greenwich Village. Das Gespräch fand bei ihr zu Hause statt.*

Ich denke ständig über den Tod nach. Zwar tue ich dann meistens so, als würde ich nicht darüber nachgrübeln, so, als gäbe es ihn nicht. Die Vorstellung, wir hätten, wenn wir alt werden, keine Angst vor dem Tod, ist Quatsch, denn er macht mir *sehr wohl* etwas aus. Es macht mir etwas aus, daß ich zusehen kann, wie mein Körper langsam, aber sicher verfällt.

* Edward Albee, *Who's Afraid of Virginia Woolf?* Schauspiel in drei Akten. Uraufführung New York, 1962./Dt. Erstaufführung *(Wer hat Angst vor Virginia Woolf?)*: Berlin, 1963 (Anm. d. Übers.)

** Clifford Odets, *The Country Girl.* Uraufführung: New York, 1950./Dt. Erstaufführung *(Ein Mädchen vom Lande)*: Berlin, 1951 (Anm. d. Übers.)

*** George Bernard Shaw, *Saint Joan.* »Dramatische Chronik in sechs Szenen und einem Epilog«. Uraufführung: New York, 1923./Dt. Erstaufführung *(Die heilige Johanna)*: Berlin, 1924 (Anm. d. Übers.)

**** Tennessee Williams, *A Streetcar Named Desire.* Schauspiel in elf Szenen. Uraufführung: New York, 1947./Dt. Erstaufführung *(Endstation Sehnsucht)*: Zürich, 1949 (Anm. d. Übers.)

Wenn die Leute sagen: »Sie sind doch noch so vital und lebensfroh und sehen so jung aus«, dann erwidere ich immer, das liege nur daran, daß ich so gern arbeite. Wenn man mich arbeiten läßt, komme ich mir jünger vor und vergesse, daß ich irgendwann einmal sterben muß.

Eine Arbeitspause habe ich nur im Oktober dieses Jahres eingelegt. Ich war ein Vierteljahr lang in Kanada aufgetreten und habe mich unglaublich lebendig und vital, einfach wunderbar gefühlt. Ich stelle mir immer vor, was ich gerade spiele, sei mein Schwanengesang, und ich würde nie mehr ein neues Rollenangebot bekommen, einfach weil ich so alt bin und es schwer ist, Rollen zu finden, die mich interessieren und herausfordern. Gerade habe ich eine gefunden, und über Nacht habe ich mich wieder jung gefühlt! Ich habe mit Gymnastik angefangen, habe begonnen, an meiner Rolle zu arbeiten. Und hatte den Eindruck, nun gäbe es wieder Hoffnung, da ich eine Rolle habe und einfach ungeheuer gern arbeite.

In meinem Leben bin ich oft mit dem Tod konfrontiert worden. Mit dreiundzwanzig mußte ich mich massiven chirurgischen Eingriffen unterziehen, habe eine Brustoperation durchgemacht. Als es überstanden war, haben alle gesagt: »Hast du ein Glück!« Worauf ich gefragt habe: »Wieso Glück? Ich habe eine Brust verloren. Was ist denn daran so schön?« Sie haben erklärt: »Aber du lebst.« Worauf ich erwidert habe: »Ich hatte keineswegs die Absicht zu sterben!« Nie habe ich auch nur einen Augenblick lang gedacht, ich könnte sterben – alle anderen offenbar schon. Was meine Einstellung zum Tod betrifft, ist da so eine Art Leerstelle – ich nehme ihn nicht zur Kenntnis. Ich weiß nicht, ob das gut oder schlecht ist. Bis auf den heutigen Tag – ich bin einundachtzig– habe ich nie eine Leiche gesehen. Nicht die eines Hundes, nicht die eines Menschen, nicht die meiner Eltern. Wen ich auch verloren habe, einen toten Menschen habe ich nie gesehen; davor habe ich schreckliche Angst. Sobald ich eine tote Maus erspähe, renne ich weg. Jetzt bringe ich es zumindest endlich fertig, einen toten Vogel anzusehen, da die immer an die Fenster meines Hauses auf dem Land prallen. Der Tod als solcher jagt mir schreckliche Angst ein. Und ich habe dem nie ins Gesicht gesehen. War bis jetzt noch nie dazu gezwungen.

Von Beerdigungen halte ich nichts, weil sie derart mit Heuchelei überfrachtet sind. Wann immer ich bei einer dabeisein mußte – das war zweimal der Fall –, und der Sarg geöffnet war, habe ich mich nie in seine Nähe gewagt! Schon mit neunzehn Jahren hatte ich etwas gegen Begräbnisse, gegen Gedenkfeiern überhaupt. Damals habe ich zusammen mit Paul Muni in einem Stück von Maxwell Anderson gespielt, *Key Largo**. Einer der anderen Schauspieler, den kein Mensch ausstehen konnte, starb – betrunken steckte er sich selbst in Brand, im Brevoort Hotel, gleich um die Ecke. Wir mußten zu seiner Beerdigung. *Niemand* hat diesen Mann gemocht. Ich erinnere mich, wie Joe Ferrer verschiedene Leute angerufen und ihnen mitgeteilt hat, daß er gestorben sei; jeder einzelne hat offen zugegeben: »Das tut mir durchaus nicht leid.« Neunundvierzig war er geworden. Ich habe mir gedacht: Da hast du nun neunundvierzig Jahre gelebt, und jeder freut sich, daß du weg bist! Die Kirche war voll. Alle Leute haben davon gesprochen, wie froh sie über seinen Tod seien. Ich habe das schlicht *grotesk* gefunden. Dann war ich noch einmal bei einer schrecklichen Beisetzung: Mein alter Tierarzt war gestorben, den ich sehr gern gehabt hatte. Der Geistliche hat von nichts anderem als vom Höllenfeuer gesprochen, und wie sündig wir seien. Da habe ich mir überlegt: *Dieser Mensch hat nie in seinem Leben gesündigt!* Am Broadway lief es bei Gedenkfeiern immer so ab: »Warst du dort? Hat man dich gesehen? Wer war sonst noch da?« Das ist im Grunde, finde ich, die größte Heuchelei bei einem Todesfall, die ich mir vorstellen kann. Widerwärtig.

Und deshalb wollte ich für mich selbst oder für alle, die ich gern habe, nie etwas in dieser Art. Doch dann hatte ich einen Schüler, dem ich sehr nahe stand – er war wie ein Sohn für mich –, Hal Holden. Er ist sehr jung gestorben. Mein erster Gedanke war: Ich muß eine Trauerfeier für ihn ausrichten. Wie besessen war ich von diesem Gedanken. Und habe eine wirklich schöne Gedenkfeier mit eindrucksvollen Ansprachen in unserem Studio gestaltet, die mich und alle anderen Anwesenden getröstet hat. Sehr, sehr feierlich war es. Von da an hat sich meine Einstellung zu Trauerfeiern geändert. Die Feier für meinen Mann** war sehr schön. Ich habe alles auf Band. Auch die großartigen Reden auf ihn von

* Maxwell Anderson, *Key Largo*. Blankversdrama in einem Vorspiel und zwei Akten. Uraufführung: New York, 1939 (Anm. d. Übers.)

** Herbert Berghof.

New Yorks besten Köpfen. Vierundvierzig Jahre waren wir zusammen. Es war unglaublich. Das werde ich nie vergessen!

Mein Mann ist hier in dieser Wohnung gestorben, in der wir sitzen. Ich war gerade auf dem Land, als er gestorben ist. Die Polizei hat mich angerufen, und ich bin in die Stadt gefahren, wo ich bereits von Freunden erwartet wurde. Ich habe gefragt: »Muß ich da reingehen?« Sie meinten: Nein. Ich bin nicht sicher, ob ich es nicht doch hätte tun sollen. Vielleicht hätte ich mich leichter mit seinem Tod abgefunden, wenn ich ihn noch einmal gesehen hätte. Man hat mir nur alle Einzelheiten berichtet: Daß er friedlich ausgesehen und keine Schmerzen gelitten hat. Gott sei Dank ist er gestorben, ohne an irgendwelche Schläuche angeschlossen zu sein, ohne alle diese schrecklichen Sachen, mit denen die Medizin uns heutzutage am Leben hält. Aber ich konnte ihn mir nicht ansehen. *(Fängt unvermittelt zu weinen an.)* Ich wünschte, ich hätte es getan, aber ich … ich weiß nicht. Ich weiß wirklich nicht, ob ich ihn mir nicht doch hätte ansehen sollen. Ich träume immer noch von ihm, als wäre er nach wie vor am Leben. Der andere Mensch, den ich sehr geliebt habe, war meine Mutter. Als sie starb, war ich in der Klinik; man hat mir gesagt, ich könne nicht zu ihr, denn wenn sie wüßte, ich bin da, würde sie sich aufregen, weil ihr dann klar würde, wie schlecht es um sie stehe. In dem Fall hatte ich also eine Ausrede. Doch auch da habe ich jahrelang geträumt, sie sei noch am Leben. Wenn ich die beiden tot gesehen hätte, wäre ich vielleicht imstande gewesen, ihren Tod bereitwilliger anzunehmen. Ich weiß es nicht …

Ich weiß noch, wie es war, als Alfred Lunt gestorben ist. Dreizehn Jahre später hat irgend jemand Miss Fontanne gefragt: »Fehlt er Ihnen?« Sie hat geantwortet: »Nein, ich rede jeden Tag mit ihm.« Die Urne mit der Asche meines Mannes steht gleich dort drüben in seinem Arbeitszimmer. Und wenn ich sterbe, soll meine zusammen mit seiner in unserem Hof vor dem Arbeitszimmer verstreut werden. Oder draußen ins Wasser.

Da fällt mir eine komische Geschichte ein. Als meine Tochter acht war, habe ich in einer Komödie gespielt. Zuvor hatte sie mich in Stücken wie *Othello* gesehen. Ich habe das Kindermädchen gebeten: »Wenn sie da draußen irgendwie laut wird oder nicht zu bändigen ist, dann bringen Sie sie bitte weg, denn wenn ich sie höre, kann ich nicht spielen.« In der Pause hat das Kindermädchen sie wieder zurückgebracht. In der komischsten Szene des Stücks hörte ich draußen auf der Bühne *(sie imitiert ein Schluchzen)* ... Weinen. Ich habe mir gedacht: *Mein Gott,* was *ist denn da los?* Hinter der Bühne habe ich sie dann gefragt: »Lettie, was ist los mit dir?« Und sie hat geantwortet: »Wann stirbst du denn?« Darauf ich: »Lettie, in diesem Stück sterbe ich *nicht.*« Und sie: »Tust du doch. Du stirbst immer.« *(Lacht)* Sie hatte mich als Desdemona gesehen – und hatte schreckliche Angst, ich könnte jeden Augenblick sterben.

Wenn ich es mir vernünftig überlege, fürchte ich mich vor dem Tod. Aber ich glaube, ich bin nicht sehr vernünftig. *(Lacht)* O ja, ich denke oft über ihn nach, denn mit dem Älterwerden verfällt man irgendwie. Deine Kopfhaut verfärbt sich rosa, dir gehen die Haare aus, die Zähne tun dir weh, du kriegst Blasenschwäche, am ganzen Körper hast du häßliche braune Flecken, oder du bekommst Hautkrebs. Es ist eine unaufhörliche, schleichende Verringerung aller Körperfunktionen. *(Lacht)*

Ich habe in meinem Leben vierzehn Hunde gehabt. Der Verlust eines Hundes erscheint einem immer so unvermittelt. Bei einem Menschen, den man mag, dauert es eine Weile, ehe man den Verlust begreift. Bei einem Hund ist es der unmittelbare Verlust eines Wesens, das du gern hast und an dem du hängst. Du fütterst ihn, gibst ihm Wasser, er ist von dir abhängig. Ich empfinde das manchmal ebenso intensiv wie den Verlust eines Menschen. Das ist erschreckend.

Sie waren Shaws Johanna. Sie waren Desdemona. Ich habe Sie in beiden Rollen gesehen. Ihr Tod kam mir jedesmal so real *vor. Wie haben Sie sich in diesen Augenblicken den Tod vergegenwärtigt?*

Angst vor dem Tod ist, wenn ich sie als Schauspielerin analysiere, eine Furcht vor dem Unbekannten. Diese Furcht vor dem Unbekannten erfahren wir oft. Wir erleben sie, wenn wir auf eine Operation warten. Herrje, wir erleben sie, wenn uns ein Zahn gezogen werden soll. Und die entsetzliche Angst, wenn wir nicht wissen, was uns zustoßen wird; das ist für mich genau das gleiche wie die Angst vor dem Tod. Es ist also eine sehr irreale, seltsame Furcht. Und genau dem möchte ich mich nicht aussetzen. Weil ich nicht glaube, daß wir uns überhaupt klarmachen *können,* was es heißt zu sterben, einfach nicht mehr da zu sein. Ich glaube nicht, daß wir das wissen. Ich glaube vielmehr, der Herr bewahrt uns davor.

Religiös bin ich in keiner Weise. Mein Vater war Agnostiker; trotzdem bin ich getauft worden und all das. Aber ich glaube, es gibt eine Macht, die unseren Verstand bei weitem übersteigt, die größer ist als wir alle; doch von organisierter Religion halte ich absolut nichts. Ich bin überzeugt, das ich das für mein Leben nicht brauche, weil mein Glaube – vielleicht ist das ja so etwas wie Religiosität – etwas mit der Kunst zu tun hat. Ich glaube, das Weitervermitteln, wenn ich gehe … Michelangelo mit seinem Adam, der Gottes Finger berührt … in meinen Augen ist diese Vermittlung in der Kunst etwas Ungeheuerliches. Wenn ich eine Bach-Kantate oder einen Choral höre, versetzt mich das in eine spirituelle Welt. Und so glaube ich an den Geist, aber nicht, daß dieser etwas mit einem institutionalisierten Gott zu tun hat.

Wenn Sie Gott sagen, beziehen Sie sich dann auf die Kunst …?
Genau das, ja. In dieser Hinsicht bin ich wahrhaftig religiös. O mein Gott, ich finde, der Glaube, das Wunder der Schöpfung ist das, was der Mensch zu vermitteln imstande ist. Das ist keine Privatangelegenheit, das muß man *mitteilen.* Und genau das liebe ich so sehr an der Kunst – du gibst etwas weiter, du schenkst anderen Menschen etwas von deiner Spiritualität und hoffst, es hilft ihnen, macht ihnen etwas klar, bringt sie zum Lachen und zum Weinen. Das macht das Leben lebenswert. Das ist für mich Kunst. Das ist meine Religion.

Eines habe ich nie verstanden – es gibt Leute, die etwas überlebt haben, beispielsweise den Holocaust; überhaupt jede Erfahrung von Leid, von Entbehrung, schrecklicher Einsamkeit. Mein Leben war stets so reich, und ich erwarte von ihm eine Menge – deshalb glaube ich, wenn ich wirklich verlöre, wenn ich nicht in der Lage wäre, mich an dem zu erfreuen, was mir im Leben wichtig ist, dann würde ich wahrscheinlich nicht weiterleben wollen. Ich habe jene Menschen nie verstanden, die leben wollen, obwohl … ich finde das seltsam. Ich habe oft zu Gott gebetet, ich möge doch schnell sterben. In einem Auto, in einem Flugzeug oder im Schlaf. Das wäre am schönsten.

Was wird Ihrer Meinung nach sein? Danach …?
Ich glaube, dann ist es vorbei. Punkt. Es ist das Ende. Ich glaube jedoch, und das eigentlich erst, seit ich meinen Mann verloren habe, ich

glaube, etwas vom Geist lebt weiter und bleibt in deiner Nähe und ist um dich herum. Außerdem glaube ich, keiner ist wirklich tot, solange noch irgend jemand sich an ihn erinnert. Für mich ist meine Mutter irgendwie immer noch am Leben, weil sie für mich weiterhin so wichtig und in meiner Erinnerung so lebendig ist.

Was meine Altersgenossen und mich betrifft – wir sterben allmählich alle –, finde ich, daß es wichtig ist einzuschätzen, was unser Leben bedeutet hat. Als ich jung war, habe ich mich darüber geärgert. Sich zu fragen: *Was hat mein Leben für eine Bedeutung?*, das trägt schon etwas vom Tod in sich. Doch jetzt, da ich nun wirklich alt werde, überkommt mich das einfach. War es wirklich von Bedeutung? Wird es weiterhin bestehen bleiben? Wird unser Studio weiter existieren? Ich habe gerade einen Dokumentarfilm über meine Lehrtätigkeit abgeschlossen. Wird meine Lehre weitergeführt, weil ich diesen Film gemacht habe? So zu denken wäre mir vor zehn Jahren *nie und nimmer* in den Sinn gekommen. Eine Freundin von mir ist Malerin; sie stellt gerade einen Katalog all ihrer Arbeiten zusammen. Sie hat nur noch das im Kopf. Die Bilanz deines Lebens. Daß du sagen kannst: Es hat einen Sinn gehabt. Wir waren nicht einfach da und sind dann wieder gegangen. Wir haben einen gewissen Einfluß ausgeübt, einen gewissen Wert für die Welt gehabt, die wir verlassen, wir waren nützlich für jemanden …

Ich hatte einmal einen Autounfall und habe befürchtet, ein Auge verloren zu haben. Fleischfetzen hingen mir im Gesicht. Ich habe Witze gemacht. Alle um mich herum haben geschrien – ich nicht. Habe mich bemüht, mich normal zu verhalten. Drei Stunden lang bin ich in einem Auto gesessen; überall lagen Glassplitter von dem Unfall. Mein Körper war von Schnitten übersät. Ich habe das nicht einmal gemerkt, habe nichts gespürt. Ich glaube, da habe ich zum ersten Mal begriffen, warum Soldaten, denen der halbe Kopf weggeschossen worden ist, weiterkämpfen. Es gibt etwas in der Natur, das dich in eine Art Trauma versetzt, bis du damit fertigwerden kannst. Ich hoffe, der Tod ist genauso.

Wie immer ist zur Zeit die Arbeit mein Leben. Könnte ich nicht mehr arbeiten, würde ich keinen Wert mehr darauf legen weiterzuleben.

Aber jetzt ist es Ihnen wichtig.

Weil ich arbeiten kann. *(Lacht)*

DER KOMÖDIANT

Mick Betancourt

Ich fürchte, wenn ich sterbe und in den Himmel komme, marschiere ich rein, und die Lichter sind aus. Dann, ganz plötzlich, gehen die Lichter an, und alle meine toten Verwandten rufen: »Überraschung!!« Als ich vor unbändiger Freude anfange zu weinen, kommt der Teufel daher und feixt: »Dieser Trick funktioniert immer noch. Alsdann, ihr Mistkerle, marsch, wieder an die Arbeit!«

Ich bin gerade sechsundzwanzig geworden. Am 14. April. Verheiratet, keine Kinder. Ich bin professioneller Stand-up Comedian, Autor und Schauspieler. Vermutlich wartet man stets auf den großen Durchbruch. Ich bin in Kanada aufgetreten, bin quer durch das ganze Land gezogen, außerdem war ich beim Chicago Comedy Festival. Und jetzt ziehe ich wahrscheinlich nach New York. Ich glaube, wenn ich erst mal umgezogen bin, wird sich endgültig herausstellen, wer ich wirklich bin, denn dann setze ich alles auf eine Karte und sage: »Also gut, ich verwette mein Leben und meine Familie darauf, daß ich bin, wer ich bin.« Ich wette auf mich selbst.

Ich habe so ziemlich jeden miesen Job angenommen, den Sie sich vorstellen können. Aber schon seit meiner frühesten Kindheit wollte ich nichts als andere unterhalten. In der Grund- und Oberschule habe ich bei jedem Theaterstück mitgespielt, habe Sketche geschrieben und für die einzelnen Rollen Kinder ausgesucht. Auch Comics und Gedichte habe ich verfaßt – doch die Leute zum Lachen zu bringen, das ist meine Lieblingsdroge.

Es hat sich einfach so ergeben, daß ich mit keinem meiner nächsten Angehörigen mehr als fünf Jahre zusammengelebt habe. Mein Vater ist gestorben, als ich sechs war. Da bin ich dann zu meiner Mutter gezogen. Aber die ist ein bißchen verrückt geworden, also bin ich zu meinem Großvater. Bei meiner Mutter habe ich ungefähr vier Jahre gewohnt, anschließend drei Jahre bei meinem Großvater, bis der starb. Für die letzten drei Jahre Highschool bin ich bei Tante und Onkel untergekommen; dann bin ich ausgezogen. So kommt mir alles immer nur vorübergehend vor. Als mein Vater starb, habe ich ihn kaum gekannt. Bis auf den heutigen Tag war und bleibt mein Großvater für mich der wichtigste Mensch in meinem Leben. Als er starb, war ich *am Boden zerstört.* Damals war ich dreizehn oder vierzehn. Ich trauere jeden Tag um ihn.

Der Tod ist eine seltsame Angelegenheit. Meine Frau – in ihrer Familie ist niemand gestorben. Was mich angeht, ich habe nicht übermäßig viel Angst vor dem Leben. Weil meine ganze Familie tot ist. Ich habe keine Geschwister. Meine Mutter wird inzwischen seit fast einem Jahr vermißt. Keiner weiß, wo sie steckt. Ich schätze, der Tod hat mich im Hinblick auf das, was ich machen will, ungeduldig gemacht, und deswegen will ich dafür sorgen, daß das, was ich in meinem Leben zustande bringe, an meine Kinder übergeht. Es ist einfach so – du glaubst, du kannst alles erreichen, was du willst, doch es ist schwer, das jeden Tag zu denken. Es ist schwer, so sehr an sich selbst zu glauben, dieses »Ich schaffe alles, was ich mir vornehme« durchzuhalten, weil das Leben das genaue Gegenteil des Todes ist. Jeder Tag, den du lebst, erinnert dich daran, daß der Tod kommen wird, deshalb sollten wir uns bemühen, mit dem, was wir haben, etwas anzufangen.

Ich habe den Eindruck, je älter man wird, desto weniger ist man bereit, Risiken einzugehen; wahrscheinlich liegt das an der Angst vor dem Tod. Obwohl der Tod erst ganz am Ende steht, scheint er einen Schatten zu werfen, der dir vor dem Leben angst macht. Sie ist einfach da: Allmählich machst du etwas langsamer, und eigentlich würdest du am liebsten überhaupt nichts mehr machen. Du willst nicht raus und gegen die Welt angehen.

Ich fühle mich alt. Mit all dem Scheiß, den ich durchgemacht habe, komme ich mir vor, als wäre ich mental fünfundvierzig. *(Lacht)* Mein Großvater ist in meinen Armen gestorben. Ich war als einziger im Zimmer: ein Alptraum, der mich immer wieder heimsucht. Zweiundsiebzig ist er geworden. Er hatte ein zweigeschossiges Haus Ecke 26th/East

Avenue; wir haben im oberen Stockwerk gewohnt. Es war das Unheimlichste, was ich je erlebt habe. Als mein Vater gestorben war, hatte ich gar nicht so recht begriffen, daß das der Tod war. Damals war ich sechs. Und er war schon drei Tage weg, ehe überhaupt jemand auf die Idee gekommen ist, nach ihm zu schauen. Irgend jemand hat dann vorgeschlagen, im Leichenschauhaus nachzufragen, und da hat er auch gelegen, seit drei Tagen schon. Hatte an der Oberleitung einen tödlichen Stromschlag abgekriegt. Meine Eltern waren geschieden; sie haben nicht zusammengelebt. Also bin ich jetzt wieder zu meiner Mom gezogen – sie hat bei meinem Großvater im Untergeschoß gewohnt. Allmählich habe ich immer mehr Zeit bei ihm verbracht, und schließlich bin ich bei ihm eingezogen. Als ich sechs war, hatte ich keine Ahnung, was der Tod ist; ich habe nur gewußt, daß mein Dad fort war. Ich erinnere mich an die Totenwache, als der Leichnam aufgebahrt war. Ich bin raufgegangen und habe versucht, seine Augen aufzumachen. Natürlich sind alle angerannt gekommen, haben mich gepackt und geschrien …

Doch an dem Morgen, als Großvater gestorben ist – das war wirklich ein harter Schlag. Es ist ganz früh passiert, so gegen sieben Uhr. Herzanfall. In der Nacht war es sehr heiß. Ich habe im Sonnenzimmer geschlafen; er hatte sein eigenes Schlafzimmer. Doch meistens bin ich in sein Schlafzimmer und habe dort geschlafen. Bin nachts in sein Bett gekrochen. Ich erinnere mich, es war einer der heißesten Tage in jenem Sommer; ich bin zu ihm ins Bett geschlüpft, habe mir dann noch überlegt, ob ich nicht lieber, eben weil es so heiß war, in mein Bett gehen und dort schlafen sollte. Wir haben oft miteinander gerangelt; als er den Herzanfall hatte, bin ich aufgewacht und habe geglaubt, er wolle mit mir raufen. Also habe ich mich auf eine Art Ringkampf mit ihm eingelassen, doch plötzlich habe ich gemerkt, er hatte einen Herzanfall. Ganz blau war er im Gesicht, und sie konnten ihn nicht wiederbeleben. Es ist alles so schnell gegangen, einfach so. *(Schnippt mit den Fingern)* So schnell hat sich sonst nie in meinem ganzen Leben etwas verändert – so etwas kann ich nicht noch einmal ertragen. Selbst wenn meine Frau sterben sollte … ich wäre zwar verzweifelt, und es würde mir das Herz brechen, aber es geschähe nicht so überraschend, weil ich jetzt weiß, sie wird eines Tages sterben. Natürlich wünschst du dir immer, vor dem anderen dran zu sein.

Wissen Sie, was der Tod mit einem anstellt? Er macht dich ungeduldig und zugleich zögerlich. Ich weiß nicht, ob das eigentlich irgendwie einen Sinn ergibt. Ein Beispiel: Ich bin ungeduldig in der Liebe zu meiner Frau. Ich möchte alles für sie tun, doch dann denkst du: *Mann, erinnerst du dich an diese Erfahrung?* Daran, wie sehr du deinen Großvater geliebt hast und wie weh es getan hat, als er nicht mehr da war? Das ist nicht umkehrbar – das Kapitel ist abgeschlossen. Das hier ist sein Führerschein; ich habe ihn mir als Talisman aufgehoben. Auch die Todesanzeige habe ich in der Tasche *(liest)*: »In liebendem Angedenken an Thomas McDonnell. Verstorben am 15. Juni 1987. Auferstehungsmesse in der St. Odilo Church, Beisetzung im Mt. Carmel Cemetery am 19. Juni 1987, 9 Uhr 30 vormittags.« Und das Sterbebild: »Möge deine Seele und die Seelen aller von uns gegangenen Gläubigen … in Frieden ruhen, möge Gott sich ihrer erbarmen.« Ich habe sie mit Folie überziehen lassen. Dahin, nur noch Erinnerung.

Also will ich meine Frau lieben und ihr emotional alles geben, aber ob ich imstande sein werde, all das noch einmal durchzumachen? Kann ich *derlei* noch einmal durchstehen? Kann ich psychisch *überhaupt* damit umgehen und all das nochmals aushalten? Doch das mußt du.

Ich glaube, das ist mit ein Grund, weshalb ich Komödien so sehr mag. Lachen ist eine Möglichkeit, jemanden schnell dazu zu bringen, daß er dich für einen Augenblick gern hat: eine ganz natürliche Reaktion, und du kriegst das, du stellst eine Art Beziehung zu den Leuten her, ohne eine emotionale Bindung zu ihnen zu haben. Wenn du auf der Bühne stehst, stellst du für zehn Minuten, für eine halbe Stunde eine solche Beziehung her, und dann bist du fertig. Du konntest nach wie vor du selbst sein und bist emotional nicht irgendwie festgelegt. Ich bringe die Leute einfach ungeheuer gern zum Lachen. Sogar in der Arbeit kann es passieren, daß ich mitten in einer Sitzung vom Stuhl falle, nur um das verblüffte Gelächter zu hören. Das macht einen süchtig.

Sie wissen ja, wie sehr die Leute Angst haben, sie würden sterben und das wär's dann; Himmel und Hölle gibt es nicht – das läßt die Leute förmlich zu Stein erstarren. Was mich angeht, mir ist das egal. Wie es ist, ist es gut. Himmel und Hölle kann ich mir nicht vorstellen – es gibt da zuviele Fragen.

Vor Ihrem Haus liegt ein totes Eichhörnchen; ich weiß nicht, ob Sie das überhaupt bemerkt haben. Ist das Eichhörnchen jetzt im Himmel oder in der Hölle? Hat das Eichhörnchen eine Seele? Kennt das Eichhörnchen den Unterschied zwischen Gut und Böse? Wenn ja, kommt es dann in den Himmel? Da sind einfach viel zuviele Fragen, die Sie unmöglich beantworten können.

Ich war Meßdiener, und man hat mir beigebracht, der Altar ist der heiligste aller Orte, das Fenster zur Seele Gottes. Der Priester ist der Vermittler. Wenn das so ist, warum läßt man dann achtjährige Jungs so nahe an den Altar? Die sind doch am *allerweitesten* vom Allerheiligsten entfernt. Ich meine, man macht neben dem Tabernakel Geräusche, als würde man furzen. Für mich hat das einfach *keinerlei* Sinn ergeben, und auf die Weise wurde fast ein Spaß daraus. Ich habe versucht, immer ernst zu bleiben, aber Sie können sich bestimmt vorstellen, wie du mit den Kumpeln rumblödelst. Wie im *Zauberer von Oz*: Achte nicht auf den Mann hinter dem Vorhang! Da ich nun Shows veranstalte und vor den Leuten auf der Bühne etwas aufführe, weiß ich, was da dahinter steckt. Du weißt, wie du deine Stimme verändern mußt, um jemanden zu manipulieren. Ich habe also den Weihrauch gerochen und habe mir gedacht: *Da sind viel Rauch und Täuschung mit im Spiel. Und jetzt: kommt das Ballett ...! (Lacht)*

Als Kind habe ich mir all diese Überlegungen immer aufgeschrieben, um mich auf die Probe zu stellen und mit jemandem darüber zu reden. Ich habe sie in die Schule mitgenommen vor allem in die Highschool, und den Religionslehrern gezeigt. Zuerst war ich auf der Fenwick Highschool auf der West Side – bei den Dominikanern. An Gott zu glauben oder so habe ich nie aufgehört. Aber es fällt mir nicht schwer, diesen Glauben in Frage zu stellen und mit jemandem darüber zu sprechen. Dann erkläre ich, es gebe keinen Grund für die Annahme, wir würden irgend jemandes Gefühle verletzen, speziell Gottes Gefühle, indem wir tiefer in all das eindringen und herauszufinden versuchen, was eigentlich Sache ist. Einer von denen, mit denen ich diese Diskussionen und Debatten hatte, war Pater Peddicord an der Fenwick. Ich habe ihm die gleiche Frage gestellt wie Sie mir. Er war ein Mensch, der sein Leben Gott geweiht hatte. Ich habe also zu ihm gesagt: »Pater Peddicord, was, glauben Sie, geschieht nach Ihrem Tod mit Ihnen?« Er hat erwidert: »Ich hoffe, ich komme in den Himmel.« – »Und was ist, wenn es keinen Himmel gibt?« – »Da wäre ich ganz schön sauer.« *(Lacht)*

Ich liebe das Leben mehr als alles andere. Ich möchte einer der größten Komödianten aller Zeiten werden. Ich will keine blöde Fernsehshow, sondern möchte als großer Entertainer bekannt werden und Spaß in das Leben der Leute bringen, eine kleine Unterbrechung in den geschäftigen Alltag. Viele, die ich sehe, sind selbstgefällig, doch der Tod meines Großvaters hat in mir das Gefühl hervorgerufen, ich müßte all das tun. Eben weil der Tod eine Tatsache ist.

Ich lebe nicht leichtsinnig dahin, auch wenn ich gestern einen in der Birne hatte. *(Lacht)* Ich lebe nicht so, als gäbe es kein Morgen. In der Regel arbeite ich achtzehn, neunzehn Stunden täglich, normalerweise an sechs Tagen in der Woche. Ich arbeite also hart für das, was ich will, investiere eine Menge in mein Leben. Aber ich habe keine Angst vor dem Sterben. Ich bin wahrlich nicht scharf darauf, aber ich fürchte mich nicht davor. Ich arbeite als LKW-Fahrer für die Stadtverwaltung von Chicago. Und wenn dort Feierabend ist, schlafe ich meistens eine Stunde, und dann schreibe ich; anschließend gehe ich in die Nachtclubs und trete dort auf. Zur Zeit spiele ich mit dem Gedanken, in zwei Monaten nach New York umzusiedeln. Man hat mir hier gerade eine wirklich hübsche Wohnung angeboten, drei Schlafzimmer, neue Fußböden, Teppichböden. Meine Frau arbeitet in einem Reisebüro, doch in ihr brennt nichts, das sie um jeden Preis tun muß. Sie wünscht sich eine Familie. Bei mir hingegen gibt es etwas, was ich meinem Gefühl nach *tun muß*. Und darauf werde ich alles setzen. Ich werde den Job bei der Stadt aufgeben – es ist der beste Job, den ich je im Leben hatte – und nach New York gehen. Ich setze mein Familienleben aufs Spiel, um mich als Komödiant durchzusetzen.

Einer meiner Freunde, ein großartiger Maler, ein echter Künstler, hat auf der Highschool immer gesagt, er werde nach Frankreich gehen, um zu malen und zu schreiben und sein Leben als Künstler zu verbringen. Mein Leben als Künstler zu leben, nicht ein Kellner zu sein, der gern Schauspieler wäre, das möchte ich schaffen. Neulich war ich bei ihm zu Hause zum Abendessen; er ist verheiratet, Vater eines Kindes und als Mechaniker bei dem gleichen Unternehmen beschäftigt wie ich. Wir haben alle zusammen zu Abend gegessen, und seine Hände waren schmutzig. Zwar hatte er sie gewaschen, verstehen Sie, aber als Mechaniker kriegt man den Dreck nie ganz weg. Sein Essen hat etwas von dem Schmutz abekommen, und seine Tochter hat das bemerkt. Was er in sein Leben hineingelassen hatte, war mittlerweile fester Bestandteil dieses Lebens geworden. Er wollte eigentlich nicht so existieren, doch eine andere Art von Leben hat sich eingeschlichen, weil er auf Nummer Sicher gehen wollte, anstatt auf das hinzuarbeiten, was er sich wünscht – keine Risiken, kein gar nichts. Jetzt steckt es in ihm drin, und er kriegt es nicht mehr raus. Es hat von ihm Besitz ergriffen. Ich habe das gesehen und mir gesagt: »So will ich nicht werden.«

Ich spiele gegen die Zeit, doch auch ich gehe auf Nummer Sicher. Wozu sollte ich noch ein weiteres Jahr rumsitzen? Sie glauben vielleicht, ich sei bekloppt, weil ich mit sechsundzwanzig etwas angehe, das Jahre dauert. Wenn du ein schlaues Bürschchen und neunzehn oder zwanzig bist, heißt es: »Dieser Bursche ist clever, schaut ihn euch an.« Vielleicht fährt er mit dem Auto kreuz und quer durchs Land, nur um zu sehen, was läuft. »Großartig, dazu braucht es eine Menge Mumm. Schaut euch den Burschen an, der traut sich was …« Aber nehmen Sie denselben Burschen mit neunundzwanzig, dann heißt es: »So ein Trottel. Hat keinen Job, fährt einfach mit dem Auto kreuz und quer durchs Land. *Warum*?« Warum denken die Leute in dem Fall so ganz und gar anders? Den Neunzehnjährigen bezeichnen sie als eine Art Wunderkind: »Er schmeißt sich ins volle Leben!« Kaum zehn Jahre später ist der Kerl ein Idiot. Er sollte sich lieber einen Job suchen, er sollte tun, was immer er kann, um Essen auf den Tisch zu bekommen, er sollte anfangen, für die Rente zu sparen.

So steht's also, ich arbeite für die Stadt. Wenn ich meinen Schwiegereltern erzähle, ich schmeiß den Job bei der Stadt hin und zieh nach New York, wo ich keine Arbeit kriege, dafür jeden Tag vorspreche und versuche, meinen Weg als professioneller Entertainer zu machen, werden sie mich zwar höchstwahrscheinlich unterstützen – aber ich bin *immer noch* ein Trottel, weil ich verheiratet bin und diesen Job bei der Stadt behalten sollte und vielleicht noch einen anderen Teilzeitjob dazu nehmen. Doch ich will mich mit den Allerbesten messen.

Seit meiner frühesten Kindheit bin ich von Tod umgeben. Ein Freund am College hat Selbstmord begangen. Dann haben die Schwestern von zwei guten Freunden sich umgebracht – ein Doppelselbstmord im Oak Park. Jeder hat irgendwann einmal in seinem Leben mit dem Gedanken gespielt, sich umzubringen. Du fühlst dich, als stündest du mit dem Rücken zur Wand. Leute, denen im Grunde nichts an diesem Leben liegt, begehen leichter Selbstmord. Sie haben das Gefühl, nirgends hineinzupassen, sie wollen sich nicht anpassen, sie brauchen sich nicht einzufügen. Selbstmord, das ist es. Wenn du tot bist, ist alles vorbei. Als ich geheiratet habe, dachte ich, Mann, ich werde *niemals* imstande sein, das zu … Wollte ich nach allem, was ich meiner Ansicht nach durchgemacht habe, nun ein durchschnittliches Leben führen, dann wäre das ungerecht mir und meiner Frau gegenüber. Ich wäre blöd, denn ich *weiß*, ich kann mehr leisten. Inzwischen weiß ich, nie würde ich das tun. Aber mit so einer Einstellung sagt man sich: *Steig jetzt aus, ehe du jemandem weh tust.* Meine Frau ist dabei, ihr Leben in meinem aufgehen zu lassen … Steig aus, ehe sie es tut. Soll sie sich einen anderen suchen und das Leben führen, das sie sich wünscht. Mach dich aus dem Staub, knips dich selbst aus. Doch das sind nur so flüchtige Gedanken.

Der Freund, dessen Schwester sich umgebracht hat, war letzte Nacht mit mir einen trinken. Richtig wütend war er. Sie war sechzehn oder siebzehn. Sein Vater ist gestorben, als er selbst gerade in die Highschool übergewechselt war. Auch er ist von Tod umgeben, deshalb haben wir in etwa die gleiche Meinung. Seit wir ungefähr achtzehn waren, haben wir beide recht unbekümmert gelebt. Wir sind beide aus dem College geflogen. Drei oder vier Jahre lang haben wir uns das Hirn weggesoffen, uns einfach vollaufen lassen. Haben uns um nichts gekümmert. Wir würden ja sowieso sterben. Gerade weil wir die Vergänglichkeit des Lebens schon in so jungen Jahren kennengelernt hatten. Meine Frau war mit dem Tod noch nie konfrontiert, und das ist *großartig.* Aber auch unheimlich, weil ich immer sage: »Du weißt, daß auch deine Eltern sterben werden.« Ein wenig seltsam, denn warum sollte ausgerechnet ich ihr das sagen? Ich muß sie doch nicht ständig daran erinnern – aber für mich ist es immer vorhanden.

Man sollte die Leute tun lassen, was sie wollen. Man soll kein Urteil über andere fällen. Die Welt, in der wir leben, ist zu groß, als daß man wirklich urteilen könnte. Ich hoffe, wenn ich sterbe, komme ich an einen Ort mit nichts als Stripperinnen und kaltem Bier. *(Lacht)* Mein Schwiegervater hatte ein gutes Argument. Sagen wir, du bist verheiratet; du hast einen Unfall, und du stirbst. Du bist im Himmel, deine Frau heiratet wieder. Nun sterben diese beiden. Mit welchem von den beiden Männern verbringt die Frau im Himmel ihre Zeit? Mit dem ersten oder dem zweiten? Solche Fragen kann man nicht beantworten. Deshalb gibt es den Glauben. Die Menschen mögen diese Ungewißheit nicht, daß sie nicht wissen, was geschehen wird – damit können sie nicht umgehen. In ihrem Leben herrscht so eine Leere. Sie haben sich ihre Leidenschaften verboten und sind auf der Suche … Manche haben noch nicht einmal Leidenschaften. Das sind die, die glauben, weil sie meinen, da muß es doch noch was anderes geben, eben *weil* sie keine Leidenschaft, keine Begabung, rein nichts mitgekriegt haben. Wer also kann mir etwas geben? Gott, Gott kann mir etwas geben. Was kann Er mir geben? Ewige Erlösung. Man geht viermal in der Woche in die Kirche und trägt sein Geld auf diese Bank und hofft, es zahlt sich aus.

TOTENGEDENKTAG

Vine Deloria

»Ich bin ein alter indianischer Politiker, ein Beobachter der Ereignisse, und ein Schriftsteller.« Sein berühmtestes Buch ist Custer Died for Your Sins. *Lange Jahre lehrte er an der University of Colorado und genießt jetzt seinen Ruhestand, schreibt aber immer noch.*

Aufgewachsen bin ich in einem Grenzort mit etwa siebenhundert Einwohnern, in Martin, South Dakota, direkt beim Reservat Pine Ridge. Klassenkameraden von mir sind gestorben – von Traktoren überfahren worden, ertrunken. Ein guter Freund wurde Opfer einer Polio-Epidemie.

In den Prärien war der Tod ein Ereignis. Als ich noch ein Kind war, hat man Totenwachen abgehalten; meistens haben die ziemlich lange gedauert – vielleicht zwei Tage –, ehe das eigentliche Begräbnis stattfand. Außerdem hatte man einen sehr tröstlichen Brauch eingeführt: Ein Jahr nach der Beisetzung findet ein »Giveaway« statt. Man hat erkannt, die Trauer läßt sich nicht in einem Zeitraum von zwei oder drei Tagen bewältigen. Also sondern die Trauernden sich für ein ganzes Jahr ab, tun aber alles, um anderen zu helfen; dafür kommen diese anderen und trösten sie. Etwa ein Jahr nach dem Tod veranstalten sie dann eine großzügige Verteilung von Geschenken: Es ist ein richtiges Fest, und sie überreichen allen Mitgliedern der Gemeinschaft irgend etwas. Dies bezeichnet das Ende der Trauerzeit. Man hat erkannt, daß der Verlust eines Gefährten oder eines Kindes oder eines Angehörigen ungeheuer traumatisierend ist. Früher schnitten sie sich die Haare ab und schlitzten sich die Haut auf – der Beginn des Trauerns. Heute verkünden sie, sie wollten für eine gewisse Zeit trauern. Während dieser Phase darf man sie nicht barsch ansprechen. Meist hilft die Gemeinschaft der trauernden Familie, Dinge zusammenzutragen, damit sie ein Jahr darauf ein großes Fest feiern und viel verschenken kann. Manche, die ein Verlust besonders schwer getroffen hat, befolgen diesen Brauch in vier aufeinanderfolgenden Jahren.

Als mein Vater starb, hat mich vor allem die Aussicht und Vorfreude auf das »Giveaway« getröstet – den Leuten der Gemeinschaft zu essen zu geben, Decken, Jacken, Schals und derlei Dinge. Bei dem Fest mußte ich dem Medizinmann beweisen, daß ich genug über die Kultur und die Sprache wußte, daß mein Vorhaben aufrichtig gemeint war. Als der Todestag meines Vaters sich jährte, nutzte er die Gelegenheit, allen darzulegen, was das Leben und was der Tod bedeuten. Er verwandte keine Zeit darauf, über meinen Vater zu sprechen; auf diese Weise vermied er es, mich in meinen Kummer zurückzustoßen. Er gab mir das Gefühl, mein Vater sei, wie alle anderen, die in diesem Reservat gestorben waren, an einen anderen Ort gegangen. Und auch wir würden uns dereinst anderswohin begeben.

Ganz besonders mögen die Frauen dort die kleinen Schüsseln aus blauem Porzellan, blau emailliert. Also kaufte ich alle möglichen Spielarten davon und überreichte sie ihnen. *(Lacht)* Du häufst alle möglichen Dinge an, doch auch alle deine Freunde steuern einen Quilt oder eine Decke bei. Im Grunde feiert man das Leben des Verstorbenen, und man bedankt sich bei der Gemeinschaft für die Unterstützung dieses ganze Jahr hindurch. Eigentlich feiert man das Leben. *(Lacht leise in sich hinein)* Der plötzliche Schock, jemanden verloren zu haben, liegt nun ein Jahr zurück. Bei den »Giveaways« werden lustige Geschichten über Beerdigungen oder über das Sterben von Leuten erzählt; dadurch vermitteln sie dir ein gutes Gefühl, denn du hast ja wirklich etwas vollbracht. Und natürlich wird groß gefeiert. Sie bereiten Truthähne, Schinken, Büffelfleisch, alles mögliche zu.

Meine Familie ist zum Christentum übergetreten. Mein Großvater war ein weithin bekannter Missionar; er zwang meinen Vater geradezu, in seine Fußstapfen zu treten. Er war Häuptling der Yankton-Sioux. Und Missionar der Episkopalkirche. Mein Urgroßvater war ein sehr berühmter, sehr mächtiger Medizinmann. Er hatte einen Traum über unsere Familie. Deshalb ermutigte er meinen Großvater, nicht Häuptling zu werden, sondern sich taufen zu lassen und Priester zu werden. Also wurde er Christ, und jetzt wird durch mich die Familie wieder heidnisch. *(Lacht)* Mein Großvater wurde dann von diesem Stamm erneut zum Häuptling gewählt und blieb dies, bis er so krank war, daß er überhaupt nichts mehr tun konnte.

Eigentlich gab er nicht so sehr seine Überzeugungen auf, sondern versuchte eher herauszufinden, welche Möglichkeiten seine Führungsposition innerhalb des Reservats bot. Seiner Ansicht nach mußte man eine gute Ausbildung erhalten, weil allmählich die traditionelle Religion ausgegrenzt wurde. Wenn du die Vision erfüllen willst, die ich von unserer Familie in ihrer Funktion als religiöse Führer habe, dann mußt du dich in dieser anderen Religion darum bemühen. Ich habe mit modern eingestellten Medizinmännern gesprochen, die berichten, in ihren Visionen würde ihnen Wahlmöglichkeiten aufgezeigt: Du kannst christlicher Pastor und Peyote sein. Du kannst traditioneller Sioux oder etwas anderes sein. Die Geister sagen dir: Du kannst dich für eine dieser Möglichkeiten entscheiden, wir wirken in allen auf gleiche Weise.

Ich bin in der Episkopalkirche großgeworden. Für mich hat sich einiges verändert, und ich arbeite inzwischen viel mit Traditionalisten zusammen. Die meisten wenden sich direkt an den Medizinmann, wenn sie in eine Krise geraten; er sagt ihnen, was zu tun ist. In vieler Hinsicht übernimmt er die Rolle eines Priesters oder Pfarrers. Häufig eröffnet er das zeremonielle Fest, indem er die Trauernden beobachtet und dann ihre Äußerungen und Gefühle aufgreift. Manchmal verbrennt man Süßgras, um alle mit Ruß zu beschmieren und in Rauch zu hüllen. Gelegentlich raucht man eine Pfeife. Oft geschieht es auch, daß Geister einen Besuch abstatten.

Als ich noch ein Kind war, wurde ein Indianerjunge von einem Pferd abgeworfen – er schlug auf dem Zaun auf und brach sich den Hals. Sie hielten eine große Totenwache für ihn. Es war Sommer, und die Zeremonie wurde in einer Blockhütte gefeiert; sie hatten einen Teil der Wand aufgebrochen, um eine kühlende Brise durchwehen zu lasssen. Mitten in der Totenwache streckte das Unglückspferd seinen Kopf in die Hütte. Es hatte Schaum vor dem Maul, der auf den Boden troff. Einer der Männer erklärte: »Das ist das Pferd, das den Jungen abgeworfen und umgebracht hat.« Alle riefen: »Fangen wir das Pferd ein.« Sie rannten also hinaus und sprangen, ausgerüstet mit ihren Lassos auf die Pferde. Es war schon fast dunkel, deshalb nahmen sie Laternen mit. Sie verfolgten das Pferd etwa fünf Meilen weit in das Ödland hinein. In einer Schlucht ohne Ausgang war das Pferd in der Falle – es konnte nicht mehr ausweichen. Doch dort lag das Pferd; es war schon seit drei Tagen tot, genauso lange wie der Junge. Aber in der Hütte mußten die Leute den Speichel des Pferdes aufwischen. Wirklich: ein Geisterbesuch. Derlei geschieht recht häufig. Statt zu sagen, die Welt seit materiell und entwickle sich zum Spirituellen hin, vertreten die Indianer die Ansicht, die Welt sei spirituell und manifestiere sich im Materiellen. Ein mächtiger Geist kann auch physische Gestalt annehmen.

Erst in den letzten vier oder fünf Jahren ist bei den Menschen im Reservat der Wunsch aufgekommen, auf einem Gerüst bestattet zu werden, wie dies bei den Prärie-Indianern der Fall war. Man hüllt den Leichnam sehr sorgfältig ein und legt ihn auf ein Gerüst, das meistens den Kopf eines Menschen kaum überragt. Der Leichnam wird dem Verfall preisgegeben, bis nur noch Knochen übrig sind. Jedes Jahr besuchen sie das Skelett, um sicherzugehen, daß es nicht vom Gerüst gefallen ist. Sind nur noch Knochen übrig, nehmen sie diese und vergraben sie. Diese Sitte leitet sich aus der althergekommenen Vorstellung ab, wonach wir in der Nahrungskette sehr weit oben stehen und unser ganzes Leben lang von den Körpern und Leben unter uns profitiert haben. Folglich müssen wir unsere Körper dem Staub zurückgeben, damit der Büffel sich von uns ernähren kann. Die Gerüstbestattung kommt bei einigen – meist recht gebildeten – Reservatsindianern allmählich wieder in Gebrauch. Sie erkennen den spirituellen Zusammenhang.

Mit Sicherheit gibt es ein Danach. Zahlreiche Erfahrungen im Grenzbereich des Todes und Visionen teilen den Menschen etwas über das Danach mit, wo es Täler und Wild, alles gibt. Es wird als sehr angenehmer Ort geschildert, an dem sich das Leben kaum von dem, das wir hier führen, unterscheidet. Es geht einfach weiter. Deine Angehörigen, die vor dir gegangen sind, kommen zu Besuch. Du kannst eine Weile dort bleiben und sie besuchen, darfst aber nicht von ihrem Wasser trinken und auch nichts von ihrer Nahrung essen. Wenn du das tust, mußt du bleiben.

Derzeit werden Untersuchungen darüber durchgeführt, ob Indianer wiedergeborene Wesen sind: Sie selbst glaubten daran wiederzukommen. Immer wieder einmal läuft in einem der Reservate ein Gerücht um, einer der sagenhaften Häuptlinge würde wiedergeboren und das Volk führen. Gibt es bei Beerdigungen eine ungewöhnliche Störung, sagen die Leute: »Dieser Mensch muß die Wiedergeburt eines anderen gewesen sein.« Als einer meiner besten Freunde – er war Vorsitzender in Standing Rock gewesen – starb, regnete und donnerte es fünf Tage lang, so daß man kaum vor die Tür gehen konnte. Den Menschen im Reservat war das unheimlich. Sie sagten: »Er besaß die Macht über den Donner. Der heißt ihn zu Hause willkommen.« Eine Menge Leute war davon sehr bewegt. Die bekannteste Verkörperung Gottes ist der sehr alte Indianer. Ich glaube nicht, daß Gott im westlichen, europäischen Sinn überhaupt existiert. Er ist die Kraft in allem, was lebt.

Früher, als sie ihre Lieblingspferde und Hunde zu töten pflegten, die sie in die andere Welt begleiten sollten, war das nicht nur ein Opfer. Sie wollten damit ausdrücken, das Pferd und der Hund seien so sehr Teil von ihnen, daß sie alle gemeinsam weitermachen müßten. Ohne sie wäre ich nicht vollständig, und sie wären ohne mich nicht vollständig. Es kam nur selten vor, denn unser Lieblingspferd war wahrscheinlich ein gut ausgebildeter Büffeljäger. Normalerweise bekam der Sohn das Pferd. Ein so wertvolles Tier tötete man nicht.

Ich hoffe, ich bleibe bis zur letzten Minute bei klarem Verstand, begreife alles, was um mich herum geschieht. Vor etwa vier Jahren hatte ich einen stark entzündeten Abszeß – ich dachte schon, ich würde sterben. Mein Sohn nahm alles auf Video auf, was ich ihm sagen konnte. Wie der Alte in *Little Big Man* war ich. Ich legte mich auf den Fußboden unseres Wohnzimmers. *(Lacht)* Jemand brachte mir meine Zigaretten, und meine Frau kochte eine riesige Kanne Kaffee. Ich nahm meinen kleinen Kassettenrecorder, legte das Band mit Hank Snow auf und hörte mir das eine Weile an, rauchte eine Zigarette und dachte: *Nun, ich bin bereit zu gehen.* Aber ich war nicht soweit. *(Lacht) Ich ging einfach nicht.* Schließlich langte ich an einem Punkt an, wo ich einfach völlig gelähmt war, und da riefen sie einen Krankenwagen und ließen mich ins Hospital bringen. Fast hatte ich zu lange gewartet, aber ich dachte wirklich: *Schön, ich habe getan, was ich tun konnte …* Ich habe einige schlimme Sachen angestellt und einige gute Dinge getan. Es steht unentschieden. Wenn der Tag des großen Gerichts kommt, werde ich sagen: »Schau, mit mehr Information hätte ich es besser gemacht, aber du hast mir nicht sehr viel zukommen lassen.« *(Lacht)*

Als ich etwa neun Jahre alt war, lebte ein sehr berühmter Indianer ungefähr neun Meilen westlich von uns, Billy Fire Thunder. Der wachte eines Morgens auf und sagte zu seiner Frau: »Heute um Mitternacht werde ich unter die Erde gehen, also möchte ich, daß du mir mein Lieblingsfrühstück zubereitest. Und dann bringst du mich in die Stadt, damit ich mich von meinen Freunden verabschieden kann.« Er bekam sein Frühstück und rauchte bei einem Kaffee seine Pfeife. Anschließend ließ er sich in die Stadt fahren und verabschiedete sich von Ladeninhabern und einigen Indianern, die in der Stadt wohnten. Voller Energie war er. Doch er sagte nicht, er werde sterben, er sagte: »Ich mache eine Reise, also möchte ich euch Lebewohl sagen, für den Fall, daß ich nicht zurückkomme.« Dann ging er wieder nach Hause, und sie setzte ihm eine wirklich gute Mahlzeit vor, er nahm von allem nur einen Bissen, wollte lediglich den Geschmack all der Dinge kosten, die er besonders mochte. Freunde aus der Gemeinde schauten vorbei; schließlich, so gegen halb elf, erklärte er: »Nun möchte ich meine Familie um mich haben, denn ich bin bereit zu gehen.« Er hatte den ganzen Tag genau geplant gehabt. Wochenlang war dies *das* Gesprächsthema im Reservat. Die Leute fragten sich immer wieder: »Wie konnte einer all das *wissen*?« Dann kamen alte Leute und erklärten: »Wenn man nicht im Krieg getötet wurde, war es üblich, so zu sterben. Man wußte, daß das Ende gekommen war.« Deshalb hat man sich im letzten Moment von allen verabschiedet und angeordnet: »Mein Pferd gebt ihr dem oder dem« – so in der Art. Sie sagten, so hätte man das von einem erwartet.

Bei fast allen Stämmen brachte man den jungen Leuten bei, daß dies eine grausame Welt ist. Du mußt tapfer sein, gleichgültig, was geschieht. Doch falscher oder vorgespiegelter Mut, das ist nicht richtig. Deshalb haben sie im Grunde keine Angst vor dem Tod. Sie erzählen gern die alten Geschichten, immer wieder. Der Sohn eines Osage-Häuptlings hatte ein paar Weiße umgebracht, und die Soldaten wollten ihn holen. »Wir werden ihn mitnehmen und töten.« Der Vater wendet ein:

»Wenn ihr nichts weiter wollt als Leben gegen Leben, warum nehmt ihr dann nicht meines? Ich habe mein Leben zum größten Teil gelebt, und dieser junge Mensch mag vielleicht einen Fehler gemacht haben, aber er hat noch ein ganzes Leben vor sich und könnte etwas daraus machen.« Hier hast du den Älteren, der sagt: »Gut, wenn ihr wirklich jemanden töten wollt, dann macht schon und bringt mich um.« Es gibt Völker, die ihr Todeslied singen, wenn sie im Kampf zahlenmäßig unterlegen sind. Ein Lied, das ihr Leben zusammenfaßt: *So lebe ich.* Oft haben sie gesagt, es ist besser, in der Schlacht zu sterben oder von jemandem getötet zu werden, als so alt zu werden, daß du gar nichts mehr tun kannst.

Ich glaube, das war bei Indianern lange Zeit eine allgemeine Einstellung. Und dann hielten wir in Arizona eine Konferenz ab. Wir fragten einen neunzigjährigen Navajo-Medizinmann: »Was verbindest du mit deinem langen Leben? Erkläre uns dein Leben.« Er antwortete: »Unser Volk lehrte die Männer, daß es gut sei, auf dem Schlachtfeld zu sterben. Wenn du aber ein tapferer Krieger warst und das überstanden hast, verstehst du im Alter alles und immer besser. Bist du dann in den Achtzigern, hast du verstanden, daß du einer von denen bist, die gesegnet sind«, sagte er, »weil du bis in deine Neunziger leben und erfahren wirst, was Gebet wirklich bedeutet, ehe du stirbst.« Es existieren also zwei Deutungsebenen. Mittlerweile gibt es keine Schlachtfelder mehr. Das haben sie abgeschafft, und damit hat man viel von dem verloren, worum es bei dem Höheren ging – nämlich bis ins sehr hohe Alter zu leben und zu verstehen, was Beten bedeutet. Deshalb herrscht in den Indianerreservaten eine solche Verwirrung. Die jungen Männer haben nichts, woran sie sich messen könnten. Manche Stämme versuchen, das kühn neu zu interpretieren: Mach dich auf und eigne dir Bildung an oder lerne ein Handwerk. Das ist genausoviel wert, wie auf den Kriegspfad zu gehen. Doch im Innersten wissen die Menschen, es ist nicht gleichwertig. In diesen hundert Jahren haben sie versucht, den Wandel zu meistern. Daß es genauso wichtig ist, lang zu leben und sich um seine Familie zu kümmern, wie auf irgendeinem Schlachtfeld zu sterben.

Als ich die Gedenkfeier für meinen Vater ausrichtete, hatte er mir eine wunderschöne Pfeife hinterlassen, eine heilige Pfeife für zeremonielle Anlässe. Auf ihr war ein roter Büffel eingraviert, sie hatte einen schönen Hals und steckte in einem perlenbestickten Beutel. Ich hatte schon ungefähr drei Pfeifen, und es wurde erwartet, daß ich dem Medizinmann eine Pfeife überreiche, wenn er die Gedenkfeier abhält. Ich wäre mir schäbig vorgekommen, hätte ich ihm nicht die beste Pfeife gegeben – die meines Vaters. Er hielt seine Ansprache, und dann gab ich ihm die Pfeife. Er hielt die Pfeife mit dem Beutel in den Händen und sagte: »Ich möchte den Anwesenden erklären, was dies bedeutet.« Er begann also: »Als ich sie sah, kam mir der Beutel ein wenig vertraut vor.« Und fuhr fort: »Diese Pfeife habe ich vor zweiunddreißig Jahren hergestellt, und bei einer Zeremonie habe ich sie weitergereicht.« Und weiter: »Schaut … diese Pfeife ist nie benutzt worden.« Und schließlich: »Diese Pfeife ist all die Jahre hindurch von Zeremonie zu Zeremonie weitergegeben worden, und nun gibst du sie mir zurück, eine Pfeife, die ich als junger Mann gemacht habe.« Ich dachte mir, das sei doch *unglaublich*, daß keiner jemals diese Pfeife geraucht haben und sie nur als Präsent von einem zum anderen gewandert sein soll. Er lebt nicht mehr – er starb diesen Sommer –, und ich weiß nicht, wer sie jetzt hat. Ich bin sicher, er hat sie einem anderen gegeben. Bei solchen Zeremonien geben die Indianer immer das Beste her, was sie besitzen; sie behalten nichts für sich. *(Wehmütig)* Denn es war wirklich eine schöne Pfeife … Während du sie auf einer Seite hergibst, klopft dir einer auf die andere Schulter, um sie dir zu überreichen. Sie wurde einfach immer weitergegeben, all die Jahre hindurch. Jedesmal sagte sich der Betreffende: »Die will ich eigentlich nicht verschenken, aber ich komme nicht darum herum; ich kann sie nicht behalten.« Und so verschenkten sie sie. Keiner hat sie je anderen vorgeführt und damit geprahlt: »Schaut euch nur meine wunderbare Pfeife an«, oder sie geraucht. Sie alle sind würdig mit ihr umgegangen. Mein Vater bekam sie – und man sollte meinen, sobald ein christlicher Pastor eine Pfeife hat, siehst du sie niemals wieder. Doch dann bekam ich sie, und ich gab sie dem Mann zurück, der sie gemacht hatte. Der Kreislauf des Lebens und des Todes.

DER ANDERE SOHN

Steve Young

zog zusammen mit seiner Frau Maurine vier Söhne groß. Im Juni 1996 wurde Andrew, ihr ältester, von dem achtzehnjährigen Mario Ramos erschossen.

Nachts kann ich kaum schlafen; es strömt einfach zuviel Energie durch meine Adern. Viele Jahre hindurch war ich Klaviertechniker und für meinen Sohn und seine Freunde der Trainer im Eisschnellauf. Damals, als sie an den nationalen Meisterschaften teilnahmen, reisten wir normalerweise in einem großen Kombi zu gottverlassenen, weit entfernten gefrorenen Tümpeln irgendwo in den Wäldern im Norden.

Nach dem Tod meines Sohnes Andrew beschloß ich, mich mit dem Thema Waffengewalt zu befassen, denn er war mit einer illegal beschafften Waffe ums Leben gebracht worden. Ich habe gewußt, in gewisser Hinsicht trug die Industrie eine Mitverantwortung für seinen Tod. Und deshalb habe ich mich für diese Sache engagiert.

Wir haben vier Kinder. Andrew kam als der ältere von Zwillingen zehn Minuten früher zur Welt als sein Bruder Sam. Dann ist da Philip, der wahrscheinlich noch schläft – er ist derzeit schlecht in Form. Zur Zeit kümmere ich mich vor allem um ihn. Und Clinton, der Zwölfjährige, der ist gerade in der Schule.

Es geschah im Juni 1996. Andrew, Sam und zwei ihrer Freunde machten sich auf den Weg; sie wollten einen Scheck einlösen; ein paar Jungs, die zu einer Gang gehörten, haben sie mit provozierenden Gesten angemacht, und das hat ihnen nicht gepaßt. Es ist zu einem Wortwechsel gekommen. Andrew ist bis etwa zwei Blocks nördlich von dem Lebensmittelgeschäft weitergefahren, und die beiden Jungs aus der

Bande sind auf einem Fahrrad hinterher – zwei Kids, ein Rad; sie haben das Auto verfolgt. Und einer der beiden hatte eine Schußwaffe; Andrew steckte im Berufsverkehr fest. Es war halb sechs an einem Montagabend im Juni – bei hellem Tageslicht also. Der Junge ist auf Andrew zugegangen und hat ihm aus kürzester Entfernung in die Schulter geschossen. Später hat er einem katholischen Priester gestanden, er habe Andrew nur erschrecken und ihm die Schulter ankratzen wollen. Das ist mir mittlerweile klargeworden, diese Jungs kapieren gar nicht, was für gefährliche, ja tödliche Waffen das sind. Er hat Andrew in die Schulter geschossen, aber die Kugel ist glatt durch den Körper und direkt in sein Herz. Im Grunde ist Andrew schon im Auto, in Sams Armen gestorben. Er hatte zu schwere Verletzungen am Herzen. Die Ärzte konnten ihn nicht mehr retten.

Seitdem ist alles anders geworden.

Der Schütze hatte vorher nie Ärger mit der Polizei gehabt. Vierzig Jahre hat er bekommen. Der andere, der ihm die Waffe in die Hand gedrückt und gesagt hatte: »Tu's schon« – derjenige, der mit seinen Beleidigungen und Drohgebärden das Ganze in Gang gesetzt hatte –, der bekam fünfundfünfzig Jahre, weil er schon dreizehn Vorstrafen hatte. Der war damals fünfzehn; Mario Ramos, der geschossen hatte, achtzehn. Der andere Junge hieß Roberto Lazcano. Andrew war neunzehn gewesen.

Zwei Tage später kamen Maurine und ich aus dem Bestattungsunternehmen. Ich hatte gerade einen Sarg ausgesucht und war vollkommen durcheinander. Meine Knie gaben nach, und plötzlich kniete ich heulend auf dem Gehsteig, und ich wußte, ließe man mich jetzt zu Ramos in die Zelle, ich würde ihm kurzerhand den Hals umdrehen. Ich spürte nur mehr Kummer und Wut … ich hatte meinen Sohn verloren. In vieler Hinsicht war er mein bester Freund gewesen. Andrew. Er vor allem war so gern Schlittschuh gelaufen; mir selbst hat diese Sportart immer schon, seit ich ein kleiner Junge war, gefallen. Wahrscheinlich hätte ich Ramos, wenn sie mich mit ihm in einem Raum allein gelassen hätten, zumindest windelweich geprügelt.

Seit unserer Hochzeit sind wir fast immer in die Kirche gegangen. Aufgewachsen bin ich als Mitglied der Episkopalkirche. Als Erwachsener bin ich dann davon abgekommen. Christlich oder nicht, das macht für mich keinen großen Unterschied. Meine Frau wollte, daß ich mich wie sie einer jener bibeltreuen Kirchen anschließe; allerdings waren einige von den Leuten dort ziemlich extrem. Ich habe mich immer ein wenig unwohl gefühlt, besonders wenn die Leute anfingen, sich auf dem Boden zu wälzen und in Zungen zu reden. Meine Spiritualität ist ein innerer Dialog mit mir selbst und mit meinem Gott.

Zu jener Zeit war ich selbständiger Klaviertechniker, konnte aber nicht mehr arbeiten – ich war einfach völlig fertig. Doch die Rechnungen sind nach wie vor regelmäßig reingekommen: Ich mußte immer noch die Hypothek abzahlen, mußte die Stromrechnung und alles andere bezahlen. Es war mir egal. Schließlich habe ich die Rechnungen einfach in die Ecke gefeuert. Habe mir einen Dreck daraus gemacht. Ich konnte einfach nicht arbeiten. Morgens bin ich aufgewacht und habe gewußt, daß ein paar Termine abgesprochen waren, aber ich habe einfach gesagt: »Scheiß drauf.« Damals ging mein Einkommen wahrscheinlich um zwei Drittel zurück. Die Leute in dieser Kirche haben für meine Familie den Hut rumgehen lassen und sind mit ein paar Schecks rübergekommen. Ich weiß noch, einer belief sich auf etwa achthundert Dollar, ein anderer auf ungefähr neunhundert, und das hat uns wirklich geholfen. Die Rechnungen summierten sich allmählich, und nach etwa sechs oder acht Monaten hatte ich *eine Menge* Schulden. Droben in Glencoe hatte ich eine Kundin, eine reizende alte Dame. Wann immer ich etwas an ihrem Klavier zu richten hatte, machte das so etwa fünfundsiebzig Dollar, aber sie wollte mir immer das Doppelte geben. Ich wollte aber die Großzügigkeit einer alten Dame nicht ausnutzen, also habe ich ihr immer den regulären Preis berechnet.

Ungefähr ein halbes Jahr nach Andrews Tod kam es in einem der Gerichtssäle mit einem der Jungen, die Andrew erschossen hatten, zu einem Zwischenfall – es war derjenige, der Mario die Waffe gegeben hatte. Der Vater des Jungen war ein sehr kleingewachsener mexikanischer Einwanderer, und ich hörte, wie ihm jemand – sein Cousin, wie sich herausstellte – auf spanisch wiederholte: »Fünfundfünfzig Jahre.« Der Mann vergrub den Kopf in den Händen und fing an zu schluchzen. Mir hat der Kerl wirklich leid getan, weil sein Sohn praktisch für den Rest seines Lebens – fünfundfünfzig Jahre – ins Gefängnis mußte. Ich legte den Arm um ihn. Er reichte mir buchstäblich nur bis zur Schulter, so klein war er. Er hat mir von Herzen leid getan, denn ich kannte diesen Mann: Er war eingewandert und ganz gewiß nicht in dieses Land gekommen, um seine Kinder zu Mördern zu erziehen. Mein Bild war auf der Titelseite der *Sun-Times* vom nächsten Tag, auch auf der ersten Seite der *Tribune*. Leute von den Fernsehsendern haben mich angerufen. Es war das erste Mal, daß ich damit konfrontiert wurde, in den Medien zu erscheinen. Jene kleine alte Dame, von der ich sprach, hat die Geschichte gelesen und gemerkt, daß es um mich ging. Sie hat mir einen Platz angeboten und gefragt: »Wie geht es Ihnen?« Ich habe erwidert: »Es ist sehr, sehr schwierig. Es geht nicht nur um mich – es geht darum, meine Familie da herauszuholen, meine anderen Söhne dazu zu bringen, ihr Leben wieder auf die Reihe zu kriegen.« Da hat sie mir das Geld gegeben, das ich brauchte, um alle meine Rechnungen zu zahlen.

In meiner Vorstellung liegt mein Sohn in seinem Grab; ich glaube an ein Leben nach dem Tod. Wir sind Christen, und wir glauben, wenn der Leib stirbt, bedeutet das nicht das Ende. Der Geist lebt weiter. Ich bin überzeugt, mein Sohn ist irgendwo da draußen; vielleicht weiß er sogar, was wir alle hier unten gerade machen. Und für mich ist es so besser, als wenn ich einen Sohn hätte, der im Inneren der Bestie unten in einem beschissenen Knast sitzt, wo die ganze Zeit über unsägliche Dinge geschehen. Ich habe den kleinen Mann angeschaut, der einfach stumm vor sich hin geweint hat. Und hatte das Gefühl, er hätte Trost nötig. Das war auch nicht weiter schwierig. Er hat mir einfach leid getan.

Eines Nachts habe ich von Andrew geträumt. Ich stand auf einer Fußgängerbrücke über einem zugefrorenen See, und Andrew fuhr auf Schlittschuhen unter der Brücke durch. Ich hatte Angst, das Eis könnte zu dünn sein und er würde mittendrin einbrechen und ertrinken. Ich rannte bis ans Ende der Brücke und winkte Andrew, er solle herkommen. Und habe gesagt: »Wenn du mir zuhörst, wirst du nicht sterben, wirst nicht durch das Eis brechen.« Eine nicht-verbale Kommunikation, aber er hat mich verstanden und ich ihn. Ungefähr so: *Du brauchst nicht zu sterben, du wirst nicht ins Eis einbrechen und ertrinken.* Und Andrew erwiderte nur: »Alles in Ordnung, mir geht's gut, ich bin hier gut aufgehoben. Mach dir um mich keine Sorgen. Ich bin in Sicherheit. Kümmere dich um meine Brüder und sorge für Mom.« Das ist die Botschaft, die mir der Traum vermittelt hat.

Meine Arbeit als Klaviertechniker habe ich aufgegeben. Nun bin ich für eine Bürgerbewegung tätig, den Million Mom March*. Es handelt sich dabei um eine landesweite Organisation, die sich für vernünftige Waffengesetze stark macht, um unsere Kinder vor Waffengewalt zu schützen. Die Leute in der Kirche, die ein wenig Geld für uns gesammelt hatten, waren unmittelbar nach Andrews Tod sehr freundlich. Doch als ich in der Bürgerbewegung aktiv wurde, ging mir plötzlich auf, daß ich es da mit einigen ziemlich konservativen Leuten vom rechten Flügel zu tun hatte. Eines Sonntags gehe ich in die Kirche, und da sitzt doch einer von der Christian Coalition** am Informationstisch und gibt Wahlempfehlungen ab. Ich gehe zum Pastor und frage: »Was, zum Teufel, soll denn das? Dieser Typ ist von der NRA***. Das ist Blutgeld!« Der Pastor wurde sehr verlegen. Ein paar Frauen in der Kirche sagten zu Maurine: »In unserer Kirche reden wir nicht über Schußwaffenkontrolle.« Ich merkte, wie ich mich immer weiter von dieser Religionsgemeinschaft entfernte, während zur gleichen Zeit Pater Oldershaw an mich herantrat, in dessen Kirche Mario Ramos' Familie ging. Als Pater Oldershaw von Andrews Tod erfuhr, erklärte er: »Ein Mitglied unserer Pfarrei hat jemanden aus unserer Gemeinschaft ermordet – wir müssen etwas unternehmen.« Nachdem er von dem Jungen gehört hatte, der einfach zu einem Auto hingegangen war und aus nächster Nähe geschossen hatte, schrieb er im Gemeindebulletin zunächst einen Brief, in dem es hieß: »Sperrt ihn ein und werft den Schlüssel weg. Ein so wertloses Individuum ist für die Gemeinschaft nutzlos.« Doch dann erfuhr er, daß es sich um Mario handelte, einen Jungen, der in seiner Kirche Ministrant gewesen war und den er von klein auf gekannt hatte. Das brachte ihn völlig durcheinander. In seiner Erinnerung war

* Marsch der Million Mütter (Anm. d. Übers.)

** Christian Coalition: amerikanische christliche Sammlungsbewegung, 1989 von dem Fernsehprediger Pat Robertson (geb. 1930) gegründet, die sich als konservative Bewegung zur Erneuerung Amerikas als »christlicher Nation« versteht; sie tritt in öffentlichen Kampagnen gegen liberale Politik- und alternative Lebenskonzepte ein, denen sie die »traditionellen amerikanischen Werte« (Ehe, Familie, Kirche, Nation) entgegensetzt. Von Kritikern wird sie als wesentlicher Teil der »neuen christlichen Rechten« in den USA angesehen (Anm. d. Übers.)

*** NRA: National Rifle Association= vereinigte Waffenlobby der USA

Mario ein hübsches, artiges Kind gewesen, dann jedoch in das Umfeld dieser Gang hineingeraten. Und dort schob man ihn über jene gewisse Grenzlinie, so daß er eines Tages eine Waffe in der Hand hielt – und das hat meinen Sohn das Leben gekostet. In der Pfarrei begann man, für die Familie von Mario Ramos zu beten. Die Familie war so beschämt, daß sie für einige Monate nach Mexiko zurückging. Und dann fingen die Gemeindemitglieder an, auch für meine Familie zu beten.

Eines Tages begegnete Pater Oldershaw meiner Frau: er unterhielt sich kurz mit ihr und gab ihr seine Telephonnummer. Sie fragte: »Wer ist dieser Kerl? Kann ich ihm trauen?« Ich war gerade in so düsterer Stimmung und so wütend und depressiv, daß ich ihm den Kopf abgerissen hätte, wenn ich ihm jetzt begegnet wäre. In meiner Vorstellung machte ich ihn in gewisser Weise verantwortlich, weil es einer aus seiner Pfarrei gewesen war. Ein paar Abende später rief ich ihn dann an, etwa um halb elf Uhr nachts. Wir redeten bis ein Uhr morgens. Ungefähr eine Woche darauf war ich drüben im Refektorium. Ich versuchte ihm zu erzählen, wer Andrew gewesen war. Und von meiner Familie. Das war der Beginn einer wunderbaren Freundschaft. Ich gehöre jetzt zu dieser Kirche.

Ich bin nicht nach außen hin gläubig, sondern in mir. Jeden Tag spreche ich ein kleines Gebet. Meine Mutter hat es mir beigebracht, als ich ein kleiner Junge war. Ich kann es Ihnen aufsagen: »Jesus, geh' voran, auf des Lebens Bahn. Bei Arbeit, Ruhe oder Spiel ich dir immer folgen will. Du sollst mich bei allem lenken, immer will ich an dich denken. So bleibt das Übel von mir fern, dann weiß ich, Jesus hat mich gern.« Das habe ich immer gebetet, seit ich ein kleiner Junge war, und außerdem spreche ich das Vaterunser, jeden Tag.

Clinton, mein Jüngster, ist zwölf. Damals war er acht. Er stellte sich immer auf die Straße und wartete, daß ihn ein Auto anfuhr. Er zündelte auf dem Herd. Mit Kindern, die doppelt so groß waren wie er, fing er zu raufen an, weil er hoffte, sie würden ihn fertigmachen. Er sagte immer: »Ich wäre lieber bei Andrew.« Er jagte uns immer wieder einen *höllischen Schrecken* ein. Wir wußten nicht, was er mit sich anstellen würde. Ich erinnere mich, wie eine seiner Lehrerinnen anrufen hat – sie war ungeheuer besorgt seinetwegen. Er lebte in einer Art Unterwelt. Ich stand selbst so unter Schock, daß ich gar nicht alles mitbekam, was geschah. Maurine war in einem Lebensmittelgeschäft und hat auf einmal die Orientierung verloren, hat nicht mehr gewußt, wo sie war. Zum Glück war P.J. dabei, unser mittlerer Sohn, und konnte sie nach Hause führen. P.J. verfiel in schreckliche Depressionen. Damals war er gerade vierzehn. Er kapselte sich für ziemlich lange Zeit ab. Mir ist aufgefallen, daß jeder nach einem anderen Muster trauert. Sam ging von der Schule, gab seinen Job auf, verkroch sich praktisch in sein Zimmer. Er ist künstlerisch begabt, und so hat er in seinem Zimmer gesessen und eine Menge bizarrer, düsterer, sehr dämonischer Bilder gezeichnet.

Inzwischen geht es allen besser. Sie sind aber noch nicht über den Berg – alle spüren noch die Nachwirkungen. Maurine hat sich befreit, weil sie verzeihen konnte. Ich fühle mich freier, weil ich aktiv geworden bin. Ich denke, bei Sam ist soweit alles in Ordnung. P.J. ist als letzter zusammengebrochen und hat eine Phase schrecklicher Depressionen hinter sich, die fast die ganzen Jahre an der Highschool andauerte. Allmählich kommt er da raus. Clinton hat einige emotionale Störungen, und das erschwert die Lage zusätzlich. Er macht eine Therapie, und es geht ihm schon ein wenig besser. Nächsten Monat wird er dreizehn; jetzt machen sich auch all die Pubertätshormone bemerkbar, was die Situation noch mehr kompliziert. Aber es geht aufwärts – mit der ganzen Familie geht es ein wenig aufwärts.

Und viele Leute beten für uns. Mario Ramos betet im Gefängnis jeden Tag für uns. Ich habe ihm nicht geschrieben, habe ihn nicht besucht. Obwohl ich schließlich einen Winkel in meinem Herzen gefunden habe, wo ich verzeihen konnte, was er getan hat.

Daß ich imstande war, ihm zu vergeben, hat meinen Geist klar gemacht, und so kann ich mich jetzt auf die Dinge konzentrieren, an denen ich arbeiten muß. Ich bin nicht im Haß oder einem Wunsch nach Rache steckengeblieben. Ich habe Opfer gesehen, die ihre ungeheure Wut und das Bedürfnis zurückzuschlagen nicht hinter sich lassen können, und das *frißt sie auf*. Sie bekommen letztlich Krebs. Als ich ein paar Opfer sah, die den Haß nicht überwinden konnten, ist mir das sehr deutlich geworden; und mir ist auch klar geworden, es geht mit einem bergab, wenn man zuläßt, daß es einen verzehrt. Maurine hat mir geholfen, das zu verstehen.

Maurine Young

Anders als ihr Mann, der eher nach innen gekehrt ist, geht sie aus sich heraus: eine große, kräftige Frau, die vor Begeisterung und Überschwang übersprudelt. Oft lacht sie laut heraus.

Ich bin eine Frau von sechsundvierzig Jahren, zur Hälfte jüdischer Abstammung – mein Vater ist Jude, meine Mutter Christin. Meine Eltern ließen sich scheiden, als ich noch klein war, und ich wurde von meinem Stiefvater großgezogen – katholisch erzogen. Lastwagenfahrer war er. Mein jüngerer Bruder Mark wurde auch Lastwagenfahrer. Ich ging auf eine öffentliche Schule. Jeden Mittwoch bin ich jedoch zum katholischen Katechismusunterricht gegangen, habe die Firmung und all das Zeug mitgemacht. Fast zwölf oder dreizehn war ich, als ich allmählich verstanden habe, wovor ich gerettet wurde: vor der Hölle. Doch der Katholizismus hat mir nicht beigebracht, *wofür* ich gerettet wurde. Keiner hat mir erklärt, wie man mit Gott lebt und einen Vorgeschmack vom Himmel auf Erden bekommt, und zwar *jetzt.* Ich habe mich also von der Kirche zurückgezogen. Sie hat einfach nicht meinen Bedürfnissen entsprochen.

Wenn ich in meiner Bibel las, sah ich, sie forderte ziemlich eindeutig, man solle zu Gott beten, warum also beteten die Leute Statuen an? Für mich sah das nach Götzenverehrung aus. Ich habe also schon im Teenageralter begonnen, Fragen zu stellen. Schließlich habe ich mich gefragt, was das alles soll. Ich weiß, es gibt einen Gott, und ich weiß, Er liebt mich, aber was sonst noch? Wie sollst du gerade jetzt leben? Ich stamme aus einem sehr problematischen Alkoholikerhaushalt; schon als Teenager habe ich angefangen, Drogen auszuprobieren – zu machen, wozu immer ich Lust hatte. In einem gewissen Sinn hatte ich die Zehn Gebote verinnerlicht, wußte also, was richtig und was falsch war, doch um die Konsequenzen kümmerte ich mich nicht ernstlich. Im Grunde genommen verstand ich nicht, wozu ein Gott gut ist, der mich liebt, und weshalb ich, weil er mich liebt, ihn lieben soll, was ja hieß, alle anderen zu lieben. Ich war sehr, sehr selbstsüchtig.

Seit dem vierzehnten Lebensjahr hatte ich mich mit Teilzeitjobs durchgeschlagen. Ein paar Wochen nach meinem Abschluß an der Highschool hat mein Vater erkärt: »Raus aus dem Garten, wo du nur im Bikini rumhängst, und beweg' deinen Hintern in die Stadt. Such dir einen Job.« Ich bin also los und habe schließlich eine Stelle als Sekretärin gefunden. Damals war ich siebzehn. Und mit achtzehn bin ich dann zu meinem Freund gezogen. Das ist nicht gut gelaufen. Ging wieder nach Hause zurück, und nicht lange darauf, im März 1975, lernte ich Steve kennen. Wir zogen hier nach Rogers Park rauf und gründeten eine Familie. Im Mai 1977 kamen die Zwillinge, Andrew Needham und Samuel Richard, an verschiedenen Tagen: am 7. und 8. Mai. Und 1982 im August kam dann Philip dazu, und 1987 im Dezember Clinton. Ich arbeitete als Floristin Teilzeit, das war in Skokie. Steve reparierte Klaviere.

Andrew ging mit seinem Bruder aus dem Haus, um einen Scheck einzulösen, und kam nicht zurück. Er wurde von einem jungen Mann erschossen, der leichten Zugang zu einer Handfeuerwaffe und am Tag zuvor die Highschool abgeschlossen hatte. Er war darauf aus, in seiner Gang, den Latin Kings, aufzusteigen. Er schoß Andrew nieder, wahrscheinlich, weil Andrew sein Mundwerk nicht im Zaum gehalten hatte. Er wußte, die Mitglieder der Bande waren Idioten, und es machte ihm nichts aus, ihnen zu sagen, was er von ihnen hielt, als sie ihn mit beleidigenden Gesten provozierten. Er saß in unserem Wagen.

Als ich im Krankenhaus ankam und erfuhr, daß er tot war, und die Jungs auf meine Frage, was geschehen war, mir alles erzählten, sagte ich: »Also, wißt ihr was? Wir werden keine Vergeltungsaktion veranstalten. Das möchte ich eindeutig klarstellen.« Männer wollen gewöhnlich Rache nehmen, Frauen auch, aber Männer in der Regel viel schneller. In Frauen brodelt es eine Weile vor sich hin. Ich wußte, Rache ist falsch, aber mir war auch klar, was diese Burschen angestellt hatten, war so schrecklich, daß sie Strafe verdient hatten. Ich habe ein paar alte Tagebücher aus jener Zeit herausgesucht. Notizbücher. Hier ist ein Eintrag vom 13. Juli 1996. Andrew ist am 10. Juni 1996 ermordet worden. Da steht: »Zweiunddreißig Tage, seit Andrew von uns gegangen ist. Mario und Roberto haben ihn gewaltsam um sein Leben gebracht. Bitte, Herr, laß Gerechtigkeit walten. Und strafe sie. Laß sie nicht in Freiheit leben.« Genau so habe ich damals empfunden. Ich wollte sie nicht in Freiheit sehen, und ich war richtig froh, daß die Polizei mitangesehen hatte, was passiert war.

Ich möchte ein wenig weiter zurückgehen. Meine Zwillinge waren drei Monate alt. Ich habe mit ihnen am Strand gesessen. Da sind so Leute gekommen und haben gesagt: »Könnten wir uns über Jesus unterhalten?« Ich habe erklärt: »Das hier ist ein öffentlicher Park, ein freies Land, setzen Sie sich.« Sie fingen also an, mir von Jesus zu erzählen. Eine Lady wendet sich mir zu und fragt: »Wie ist das nun mit Ihrem Leben?« Und ihre Worte sind mir in die Brust gedrungen wie ein Schwert. Ich denke mir: *O mein Gott, was weiß die von mir?* Ich hatte gerade die Zwillinge bekommen. Und wurde einfach nicht damit fertig. Habe Unmengen Marihuana geraucht. Vierundzwanzig Stunden war ich täglich auf den Beinen, wußte nicht, wie ich mit den Säuglingen einen geordneten zeitlichen Ablauf einhalten sollte. Gelegentlich überkamen mich Phantasievorstellungen, einen von ihnen aus dem Fenster zu werfen. Ich hatte, wie ich heute weiß, eine schwere nachgeburtliche Psychose. Keiner hat mir geholfen. Ich habe einfach versucht durchzuhalten … Also fing ich an, dieser Lady und ihren Freunden zu erzählen, wie schlimm ich dran war. Sie sagte: »Würdest du dein Leben gern wieder Christus weihen?« Ich antwortete: »Ja, wirklich gern. Denn ich merke, allein komme ich nicht zurecht. Irgend etwas fehlt da.« Und so habe ich es gemacht und an jenem Tag gebetet. Seitdem habe ich gelernt, meine Mutterrolle anzunehmen, zuzulassen, daß Gott mich liebt, andere zu lieben und ihnen zu vergeben.

Neunzehn Jahre später, als das mit Andrew passiert ist und er ermordet wurde, da habe ich gesagt: »Okay, ich weiß, wem ich folge.« Was würde Jesus tun? Das war ganz klar. Er sagt: Liebe deine Feinde – ich betrachte diese kleinen Burschen als meine Feinde, die meinen Sohn umgebracht haben. Bete für die, die dich ausnutzen, vergib deinen Schuldigern, wie Gott dir vergeben hat. Ich dachte mir also, *okay, was heißt das?* Wenn ich mir ein anderes Tagebuch ansehe … das hier ist vom Januar 1997. Damals habe ich geschrieben: »Welche Hindernisse stehen dem Verzeihen entgegen? Wie kann uns das befreien, wenn wir vergeben? Wie kann es mich befreien? Nun, zunächst muß ich erkennen, ich muß mich meinem Schmerz und meiner Trauer stellen. Und nicht den Zorn beibehalten wie eine Art Rüstung. Annehmen, was man mir angetan hat, und die Wut erleben. Aber Gott gegenüber aufrichtig sein, was meinen Schmerz angeht, und warum. Ihm gegenüber meinen Zorn loszulassen und dem Angreifer zu vergeben, das macht mich verletzlich und läßt mich sogar die Kontrolle verlieren. Doch was bleibt mir anderes übrig? Wenn ich an meinem Zorn festhalte, wird er mich zerstören.« Und dann habe ich noch geschrieben: »Es ist in Ordnung, wenn du Angst davor hast, erneut verletzt zu werden.«

Diese Vorstellung von Vergebung war also offensichtlich die ganze Zeit über im Hinterkopf präsent, und dabei habe ich weiterhin gedacht: *Ich will sie töten, ich will sehen, wie man sie grillt.* Doch Gott sagt: Vergib … Und ich habe hin und herüberlegt: *Wie machst du das?* Ich habe mir beinahe den Kopf zerbrochen. Dann habe ich gemerkt, ich kann mich dafür entscheiden und darauf vertrauen, daß ich dann auch die Kraft dazu haben würde. Denn ich weiß, mein Glaube, einfach mein Ja, bindet die Macht Gottes an seine Verheißungen. Und Er hat mir versprochen, Er werde tun, worum ich ihn bitte, Er werde in meinem Leben für das sorgen, was richtig ist. Ich werde glauben und vergeben und darauf vertrauen, daß Er sich all dessen annimmt. Und das habe ich auch gemacht, etwa im Juli 1997, ungefähr ein halbes Jahre nach dem, was ich Ihnen gerade vorgelesen habe. Ich vergab und schrieb Mario einen Brief ins Gefängnis. Er war achtzehn, mein Sohn neunzehn. Ich erzählte ihm von meinem Leben. Ich wollte ihn wissen lassen, wie ich erzogen wurde, und daß ich eine Menge Dinge getan hatte, die Vergebung erforderten, und daß Gott mir vergeben hat. Wie also konnte ich ihm die Vergebung vorenthalten? Ich konnte es nicht. Daß ich ihn liebe und Gott ihn liebt und ich ihm vergebe.

Was ich nicht wußte: Er schrieb mir zur gleichen Zeit einen Brief. Soweit ich mich erinnere, bat er um Verzeihung, erklärte, wie leid es ihm tue, wie sehr er wünschte, Andrew zurückbringen oder gar mit ihm tauschen zu können. Und mir kam es vor, als wäre der Brief aufrichtig gemeint. Doch damit ich ihm vergab, war er nicht notwendig gewesen. Ich hatte darum gebeten, ihn sehen zu dürfen.

Jemandem zu schreiben, du verzeihst ihm, das ist eine Sache – etwas ganz anderes ist es, ihn körperlich zu berühren und ihm persönlich zu sagen, du vergibst ihm. Ich wußte, das würde mir bei meiner und ihm bei seiner Heilung helfen. Ich fühlte mich *aufgerufen*, es zu tun. Ich hatte durch seinen Priester anfragen lassen, wann ein guter Zeitpunkt dafür sei. Mario sagte immer: »Ich bin noch nicht soweit. Mrs. Young drängt zu sehr. Ich bin noch nicht bereit.« Er hatte Angst. Er glaubte, ich würde ihn schlagen oder so etwas. Er war noch nicht soweit, sich mir zu stellen. Das war im Juli 1997. Erst am 17. Dezember 1998 konnte ich ihn besuchen. Es dauerte also mehr als eineinhalb Jahre, bis er bereit war. Und ich wartete. Wir schrieben uns. Und dann besuchte ich ihn zusammen mit Pater Oldershaw und einer pensionierten Lehrerin namens Arlene Bozack. Sie hatte ihn schon vorher besucht.

Als wir ankamen, weinte der stellvertretende Gefängnisdirektor, ein Hispanoamerikaner. Er fragte: »Mrs. Young, *warum* sind Sie hier?« Ich erwiderte: »Nun, ich bin gekommen, um dem jungen Mann, der meinen Sohn getötet hat, meine Vergebung anzubieten.« Und er fragte: »*Warum?*«, und ich antwortete: »Weil ich um ihn besorgt bin, ich liebe ihn. Es ist richtig, das zu tun. Und ich möchte es persönlich machen.« Er erklärte: »In meinem ganzen Leben erlebe ich so etwas zum ersten Mal. Ich finde es großartig, was Sie da tun.« Er, dieser großgewachsene hispanoamerikanische Direktor, der so hartgesotten wirkte.

Mario habe ich damals zum ersten Mal gesehen. Er konnte mich nicht anschauen. Hatte den Kopf gesenkt. Sie setzten uns an einen kleinen runden Tisch mit vier angeschraubten Stühlen, wiesen uns an, wo wir sitzen sollten. Alle schauten mich argwöhnisch an, als würde ich den Jungen gleich anfallen und windelweich prügeln. Mario ließ den Kopf hängen, und ganz plötzlich schaut er auf, kann aber keinen Augenkontakt herstellen. Ich habe gesehen, wie er anfing, am ganzen Körper zu zittern. Wir beteten alle vier. Da saß ich, Pater Oldershaw zu meiner Rechten, Mario mir gegenüber und Arlene Bozack rechts von ihm.

Ich langte quer über den Tisch nach Marios Händen und sah ihm in die Augen und erklärte: »Ich möchte dir nur sagen, ich bin froh, hier zu sein.« Ich wußte, ich mußte den ersten Schritt tun. Er schüttelte nur den Kopf. Langsam, aber sicher kam ein Gespräch in Gang. Eigentlich nur Geplauder, wir alle redeten drum herum. Ich wollte etwas über seine Familie erfahren, und wie es ihr ging. Wegen der Schande, die er über sie gebracht hatte – vor allem, weil es eine Hispano-Familie war

– das ist für die ungeheuer wichtig. Und dann lief das Gespräch ein wenig anders, weil ich den Eindruck hatte, okay, jetzt ist es Zeit, daß dieser kleine Bursche hört, was er uns angetan hat. Die Folgen seines Handelns. Ich fing an, ihm die Schwierigkeiten zu schildern, die jeder in unserer Familie hatte. Als ich alle nacheinander durchging, ihm sagte, ein junger Mann sei selbstmordgefährdet, der andere könne sich nicht mehr konzentrieren, und was wir sonst noch für Probleme hatten, hörte er zu. Er hielt Arlenes Hand und zitterte und weinte, aber er hörte zu.

Im Lauf der Unterhaltung sagte ich irgendwann: »Ich liebe dich, als wärst du mein Sohn.« Und: »Ich kann mir nicht vorstellen, wie das passieren konnte!« *(Lacht)* Ich dachte, ich wäre *durchgeknallt.* Das habe ich ihm allerdings nicht gesagt. Ich habe gedacht: *Ich muß verrückt sein.* Und habe gesagt: »Ich liebe dich wie einen eigenen Sohn. Du bist mit Gewalt in mein Herz eingedrungen, aber da bist du nun mal. Das muß also ein Wunder sein. Das hat Gott vollbracht. Denn ich war das nicht. Doch als ein Sohn hast du Verpflichtungen, du mußt wissen, was los ist, und für uns beten, regelmäßigen Kontakt mit uns halten. Du gehörst jetzt zur Familie.« Dann zog er seine Bibel hervor. Ich sagte: »Mario, da steht etwas geschrieben, das mir sehr viel bedeutet und mir dabei geholfen hat, diesen Schritt zu tun. Im Römerbrief, im zwölften Kapitel. Da steht: ›Vergeltet niemand Böses mit Bösem. Befleißiget euch der Ehrbarkeit gegen jedermann. Ist es möglich, soviel an euch ist, so habt mit allen Menschen Frieden.‹« Ich erklärte: »Es stand in meiner Verantwortung, die Hand auszustrecken und zu vergeben, und das hing nicht davon ab, ob du die Vergebung annimmst oder nicht. Es lag an mir, das zu tun.« Da steht auch: »Rächet euch selbst nicht; sondern gebet Raum dem Zorn Gottes.« Und dann sagte ich, wirklich wichtig ist, was in Vers einundzwanzig steht: »Lasse dich nicht vom Bösen überwinden, sondern überwinde das Böse mit Gutem.« Ich sagte: »Mario, das hat mir wirklich viel bedeutet. Weil ich gewinnen wollte. Ich wollte nicht, daß das Böse, das du und Roberto uns angetan habt, gewinnt. Ich wollte das Gute gewinnen sehen. Deshalb habe ich dir vergeben, und deshalb liebe ich dich.«

Er war sprachlos. Er sah mich an, als hätte ich zwei Köpfe. *(Sie lacht schallend.)* Er starrte mich an wie: *Ich weiß nicht, wovon die redet – die ist von einem anderen Stern.* Das Ganze ist ihm nicht in den Kopf gegangen. Aber er hörte zu. Wie ich später erfuhr, war er verwirrt und verstand es nicht, aber es fing an, einen Sinn zu ergeben. Er hatte seine Bibel an der Stelle aufgeschlagen und sah immer wieder hinein. Wir redeten, und dann wollte ich ihn in den Arm nehmen. Das war wirklich sehr, sehr merkwürdig. Das ist ein weiterer Grund, weshalb ich dachte, ich sei verrückt: Ich sitze ihm gegenüber an diesem kleinen Tisch, und da muß ich bleiben. Ich denke: *Was stimmt nicht mit mir? Kriege ich einen Nervenzusammenbruch?* Alles in mir wünschte sich, über den Tisch zu springen, diesen Jungen festzuhalten und ihn wie ein Baby zu wiegen, ihn einfach *im Arm zu halten.* Dieses Bedürfnis war einfach überwältigend, aber ich hatte Angst, daß ich großen Ärger mit den Wachen und dem Direktor bekommen würde, wenn ich die Kontrolle verlor. Also widerstand ich diesem Bedürfnis die ganze Zeit.

Auf dem Heimweg dachte ich über alles nach und sprach dann mit Arlene und Pater Oldershaw darüber. Ich sagte: »Ich hab's! Ich weiß, was passiert ist. Ich habe eine körperliche Ahnung davon gehabt, wie sehr Gott uns liebt. Er liebt uns so, daß Er über den Tisch springen, uns in den Arm nehmen und uns einfach wiegen will, weil wir Seine Kinder sind.« Diese Liebe, diese Versöhnlichkeit – ich habe etwas von dem gespürt, wie es für Jesus gewesen sein muß, als er hier war und auf Erden unter den Menschen wandelte, die er so maßlos, so wunderbar liebte. Und etwas davon habe ich empfunden!

Die Zeit verging, wir korrespondierten weiter, und als ich ihn wieder besuchte, war es gut. Ich sah wirklich, wie er reifer wurde, sah es an seinen Briefen und bei den Besuchen. Ich bildete ihn aus, leitete ihn an – um ihm zu helfen, erwachsen zu werden, ihm auf seinem spirituellen Weg beizustehen. Seine Briefe änderten sich. Sie wurden klarer, sein Wille, die Verantwortung uneingeschränkt zu übernehmen, wuchs. Ich mußte keine Ausflüchte mehr lesen. Ich sah einen Menschen, der geradeheraus sagte: *Hier stehe ich, und da soll ich auch stehen, und Gott verändert mich genau hier, und vielleicht hat es mir das Leben gerettet, hier zu sein.* Mittlerweile arbeitet er als Assistent eines Kaplans … *(Seufzt)* … Ich bin überzeugt, hätte ich ihm nicht verziehen, sondern an meiner Wut festgehalten, wäre ich psychisch krank geworden. Hätte mich vielleicht umgebracht, vielleicht jemand anderen verletzt.

Es fühlte sich an, als läge Gottes Hand auf mir und quetsche mich flach wie einen Pfannkuchen: *Dies wirst du tun – es ist das Richtige.*

Ich habe gewußt, große Dinge standen bevor, obwohl mir der Gedanke, Neuland zu betreten, Angst machte. Weil ich für den größten Teil meines Lebens niemand war, der besonders leicht verziehen hat, das kann ich Ihnen sagen. Jedem, der mir etwas angetan hat, habe ich das normalerweise nachgetragen. Es bedurfte wirklich der Ermordung meines Sohnes und daß ich dem Mörder verziehen habe, um mir beizubringen, wie ich allen um mich herum vergeben kann. Ich machte mir allmählich klar: Mein Mann wird nie vollkommen sein. Meine Eltern sind keine perfekten Eltern gewesen. Meine Kinder sind nicht vollkommen. Meine Freunde lassen mich immer wieder mal im Stich. Das ist eben so. Denn es sind Menschen wie ich. Einer ist vollkommen, und das ist Gott, und Er liebt mich. Und für mich genügt das. Deshalb habe ich mich, als ich ihnen verziehen habe, so wie Mario auch, zu wirklicher Liebe befreit. Meine Liebe war wie in einer Flasche oder so eingeschlossen gewesen, ist nur tropfenweise herausgekommen. Doch meistens war die Flasche verstopft gewesen, bis ich diesem Kind vergeben habe. Und dann ging es *wuuusch* – das hatte ich mein Leben lang vermißt. *(Lacht herzhaft)*

Mario habe ich erst letzten Monat besucht. Ich habe mich mit seiner Mom und seinem Dad getroffen. Sie sprechen kein Wort Englisch, doch normalerweise ist eine seiner Schwestern da und übersetzt. Die meiste Zeit über kann seine Mutter nichts weiter tun, als sich an mich klammern und weinen. Sie ist ein sehr lieber Mensch.

DER JOB

William Herdegen

Ein bereits halb im Ruhestand lebender Beerdigungsunternehmer in Chicago. Einst hatte er fünf Niederlassungen in der Stadt. Heute ist nur noch die eine in Betrieb. »Wir haben zwei Kapellen – fünfzehn Einheiten. Normalerweise werden die Verstorbenen eine Nacht lang aufgebahrt, damit die Angehörigen sie sich ansehen können. Drunten in den anderen Filialen hat die Totenwache zwei Nächte gedauert, manchmal sogar drei.«

Nach der Highschool besuchte ich 1948 das Worsham College of Mortuary Science*. Im Grund genommen war es ein auf ein Jahr zusammengezogener zweijähriger Kurs. Wir hatten von acht Uhr morgens bis fünf Uhr nachmittags Unterricht. Wenn man in der Leichenhalle an einem Leichnam arbeitete, mußte man die Arbeit abschließen, auch wenn es bis sechs Uhr dauerte. Wir lernten einzubalsamieren, das war selbstverständlich: das Blut aus dem Körper zu ziehen und durch Balsamierungsflüssigkeit ersetzen, um die sterblichen Überreste zu konservieren.

Ich wartete, bis ich meine Zulassung hatte, dann ging ich 1952 zum Militär, zog in den Koreakrieg. Ich war bei der 92nd Armor. Da blieb ich nur neununddreißig Tage, und an etwa dreißig lagen wir unter Artilleriebeschuß. Schließlich sagt der Batteriekommandant: »Wie ich aus Ihren Akten ersehe, sind Sie examinierter Leichenbestatter. Was wollen Sie denn bei der Artillerie?« Also versetzten sie mich zur 40th Infantry Division, und dort arbeitete ich mich zum Leiter des Beisetzungs-

* Fachschule für wissenschaftliche Leichenpräparation (Anm. d. Übers.)

trupps hoch. Arbeitete in der Registratur der Gräberabteilung. Die Leichen wurden alle auf einen Flugplatz gebracht und dann nach Japan geflogen, wo man sie für den Transport in die Heimat herrichtete. Für die Präparation der Leichen hatten wir keine Leichenhalle eingerichtet; schließlich lagen wir nur ein paar Meilen hinter der Front. Wir mußten sie nur da rausbekommen, und zwar schnell. Anfangs war das ziemlich furchterregend. Mehr als dreihundert Tote des Feindes beerdigte unsere Kompanie gleich an Ort und Stelle.

1954 kehrte ich nach Hause zurück und arbeitete drei Jahre lang in mehreren Bestattungsinstituten in Chicago. Alte, eingeführte Etablissements. Mein eigenes Unternehmen gründete ich 1957; ich zahlte George Westphall aus, dem es seit 1907 gehört hatte. Vor drei Jahren habe ich das Geschäft meinem Sohn übergeben und bin jetzt halb im Ruhestand, komme aber an den Wochenenden immer noch rein, damit er zwei Tage bei seiner Familie sein kann. Ich erinnere mich noch an meinen ersten Fall, als ich mit der eigenen Firma anfing. Es war Mr. Knights, ein guter Freund meiner Schwiegermutter. Er wohnte in der Clybourn Avenue. Seit damals habe ich vermutlich die meisten aus seiner Familie beerdigt. Die wollen das nur mich machen lassen.

Anfangs war es ein wenig beängstigend. Alles habe ich allein gemacht. Eigentlich ist das noch immer so, auch wenn ich nur mehr an den Wochenenden reinkomme. Wenn uns eine Todesnachricht erreicht, fahre ich hin, und wenn ich zurück bin, balsamiere ich den Leichnam ein. Ist der Betreffende zu Hause gestorben, fahren wir zu der Wohnung und benachrichtigen den Arzt, damit der den Totenschein ausstellt. Dann packen wir die sterblichen Überreste ein und bringen sie ins Beerdigungsinstitut. Meistens ist es zwei oder drei Uhr morgens, daher kommen die Angehörigen am nächsten Tag gegen neun Uhr, um die Modalitäten der Beisetzung zu besprechen. Zu diesem Zeitpunkt habe ich den Leichnam bereits einbalsamiert und all das. Die ganze Nacht arbeite ich durch; sieben Tage die Woche, 365 Tage im Jahr sind wir in Bereitschaft. Inzwischen habe ich nur noch von Freitagabend bis Montagmorgen Bereitschaftsdienst, dann kommt mein Sohn.

Vor allem geht es darum, daß du versuchst, die Hinterbliebenen zu trösten und ihnen zu helfen – besonders, wenn es eine Frau ist. In vielen Fällen hat der Mann immer alles erledigt, und die Frau hat keine

Ahnung, was jetzt zu tun ist. Also hilfst du ihr. War der Mann ein Kriegsveteran, nahm ich sie mit ins Amt für Veteranen, das damals noch drüben in der Belmont war. Billy Duffy – als er starb, habe ich auch ihn beerdigt – füllte alle Formulare für sie aus, damit sie ihre Unterstützung bekam. Dann begleitete ich sie zum Sozialhilfebüro, um einen Antrag auf Unterstützung zu stellen. Anschließend gingen wir – falls sie eine Versicherung hatten – gemeinsam zum Büro der Versicherung. Die Leute sagten immer, wie nett ich wäre und solche Sachen. Ich hatte natürlich die Zeit dazu. So groß war mein Geschäft ja nun auch wieder nicht.

Anfangs hatten viele Bestattungsunternehmer Angst, Aidstote herzurichten. Wir machten den Anfang. Den ersten Fall hatte ich, glaube ich, 1985. Der Mann war ein sehr guter Freund von mir. Bei irgendeiner Gelegenheit sagte ich zu ihm: »Du siehst gar nicht gut aus.« Er erwiderte: »Ich kann nicht zum Arzt – kein Geld.« Ich redete mit einem anderen Freund, und der erklärte: »Bring ihn ins Krankenhaus und lasse ihn einfach dort; die müssen sich um ihn kümmern.« Ich fuhr ihn zur University of Illinois. Am nächsten Tag wollte ich ihn besuchen, aber seine Tür war verschlossen. Die Schwester sagt: »Da können Sie nicht rein.« – »Was soll das heißen?« Sie klärt mich auf: »Sie müssen einen Kittel und eine Maske überziehen, wir glauben, er hat Tuberkulose.« Ich zog also Maske und Kittel an. Als ich am folgenden Tag wiederkam, war da ein Schild: VOR DEM EINTRETEN BEI DER STATIONSSCHWESTER MELDEN. Ich ging hin, und dort hieß es: »Sie müssen einen kompletten Schutzanzug und eine Maske anlegen.« Ich erklärte: »Ja, das kenne ich schon von gestern.« – »Nein, er hat Aids«, sagt sie. »Sie müssen *sehr* vorsichtig sein.« So habe ich angefangen.

Ich saß in der Direktorenkommission der Bestattungsunternehmen von Chicago und war für den Ausschuß für Infektionskrankheiten zuständig. Ich sprach mit den verschiedenen Ärzten. Sie sagten mir, was zu tun war. Ein Bestattungsunternehmer aus Libertyville rief mich an: »Ich habe hier einen Fall mit Aids. Den will ich nicht haben. Wie sieht es bei Ihnen aus? Am liebsten würde ihn zu Ihnen runterschicken.« Ich stimmte zu: »Ja, kein Problem.« Und so kamen die Leute an und erzählten mir: »Wir waren in drei Bestattungsinstituten. Keines wollte ihn übernehmen. Ich sage Ihnen gleich, mein Bruder hat Aids gehabt.« –

»Kein Problem«, meinte ich. Die konnten sich gar nicht mehr einkriegen, daß sie schließlich doch jemanden gefunden hatten, der sich seiner annahm. Die anderen hatten Angst, sie würden es sich selbst einfangen. Es sprach sich herum, ich sei bei Leuten mit Aids recht verständnisvoll, und so bekam ich allmählich Anrufe aus der ganzen Stadt und den Vororten. Alle kamen zu mir. Ich ging zur Howard Brown Clinic* und redete mit denen, und die erklärten mir, ich müsse hauptsächlich auf das Blut aufpassen – dort treibe das Aidsvirus sein Unwesen. Wenn du jemanden auf die Wange küßt, kannst du es dir nicht holen.

Ich dachte, schließlich hatten wir es schon mit Leuten aus allen Milieus zu tun, und nur weil ein paar von denen schwul waren … wo ist da der Unterschied? Das sind alles Menschen. Ich hatte das Gefühl, einer mußte es machen. Wenn sie hier ankamen, stand ihnen die Erleichterung ins Gesichtern geschrieben. Mein Sohn, der hatte auch keine Probleme damit.

Alles in allem habe ich ziemlich viel erlebt. Als ich Prostatakrebs bekam, betete ich, und in der Kirche beteten sie alle für mich, und bis jetzt bin ich mit fliegenden Fahnen davongekommen. Jeden Abend bete ich. Manchmal glaube ich, vielleicht hat Gott mich gerettet, weil ich anderen Leuten auf diese Weise geholfen habe.

Fünfzehn Jahre lang feierte meine Frau mit den Aids-Leuten in der Illinois Masonic die Kommunion. Kein anderer wollte das machen. Sie befürchteten, sich Aids zu holen, wenn sie mit ihnen die Kommunion feierten. Ihr machte das nie etwas aus.

Drei Jahre lang war ich der einzige, bis 1988. Dann wurde es mit dem American Disabilities Act** zur Pflicht. Sie *mußten* sie nehmen. Ein Fall geht mir nicht aus dem Kopf. Der Mann kam an und sagte: »Mein Partner ist gestorben.« Er hatte eine unbefristete Vollmacht. Nachdem sein Partner gestorben war, wollte er nach Hause zurück. Die Mutter seines Partners sagte: »Wir können dich hier nicht brauchen. Du bist hier nicht mehr willkommen.« Er ging wieder, und eine Woche darauf erhängte er sich. So hatten wir innerhalb einer Woche alle beide hier. Das werde ich nie vergessen.

* Howard Brown Gesundheitszentrum für Schwule, Lesben und Bisexuelle
** Behindertengesetz (Anm. d. Übers.)

Ich habe Schauspieler begraben, Floristen, Gastronomen; auch der Organist der hiesigen Kirche ist an Aids gestorben. Wie ich immer sage, ich habe hier Leute aus allen Milieus gehabt. Einen Fall gab es, da ging es um ein Jungen, der in Vietnam gewesen war; der Vater war, glaube ich, Oberst. Der Junge lief vor einen Zug, der ihn erfaßt hat. Mein Sohn und ich haben acht Stunden daran gearbeitet, ihn wieder zusammenzusetzen. Der Vater bestand darauf, ihn zu sehen. Ein Arm war abgerissen. Wir nähten ihn wieder an. Der Vater warf einen Blick auf ihn und erklärte: »Der sieht aber nicht so aus wie …« Ich erwiderte: »Das ist auch kaum möglich.« Zwar fehlte nichts, nur war infolge des Aufpralls sein Gesicht doppelt so groß wie normal. Wir richteten ihn her, so gut wir konnten. Jetzt meinte er: »Ich möchte Ihnen danken. Das ist er. Aber das sieht nicht aus wie er …« Wir arbeiteten nach einem Photo.

Das Jenseits? Ja. Ich glaube, wenn ich da raufkomme, werde ich alle meine Freunde und Verwandten und so treffen, und wir werden uns prächtig amüsieren. Doch, wirklich. Bevor ich mich abends zum Schlafen hinlege, bete ich und danke dem Herrn, weil er mir ein weiteres Jahr vergönnt hat. Und ich habe viel erreicht. Von der kleinen Klitsche da unten, wo wir nie über hundert Fälle pro Jahr rauskamen, sind wir hierher umgezogen. Im ersten Jahr waren es zweihundertsechs. Ein wenig hat es nachgelassen, weil viele Leute über die Krematoriumsgesellschaft betreut werden. Und die Fälle von Aids sind ziemlich zurückgegangen, weil die inzwischen länger leben.

Die meisten von euren Friedhöfen sind inzwischen voll. Nehmen Sie St. Boniface an der Ecke Lawrence/Clark, der ist voll. St. Henry's in der Ridge – voll. Beerdigt werden nur noch Leute, die eine Grabstelle besitzen. St. Joseph ist voll. Dort liegen meine Großeltern und meine Eltern. Mein Name steht auch schon auf dem Stein. Als meine Mom starb, hat mein Vater wieder geheiratet, und seine zweite Frau wollte ihn nicht da begraben, sondern bei ihrer Familie in St. Boniface. Also fragte ich, ob ich das Grab haben könnte. Da wird es dann eine Doppelbelegung geben. Wer zuerst stirbt, ob meine Frau oder ich, den legen sie auf acht Fuß, der andere kommt dann obendrauf. Neben dem Grab meiner Mom war noch eines, und mein Bruder starb ganz überraschend. Ich hatte ihn gefragt, ob er dieses Grab möchte, und er war einverstanden.

Ich habe keine Angst vor dem Tod. O nein. Es ist mir in diesem Geschäft einige Male passiert, daß ich einem Mann die Hand gebe, der aus der Kirche kommt, und zu Hause erreicht mich dann ein Anruf: »Mr. Soundso ist gestorben.« – »Aber ich bin ihm doch eben erst begegnet, habe ihm in der Kirche die Hand geschüttelt.« – »Doch, er ist von uns gegangen. Er kam heim, ging ins Haus, und aus war es.« Damit ist alles vorbei. Meine Frau und ich, wir haben beide eine Patientenverfügung. Wir wollen nicht an irgendwelche Apparate angeschlossen werden. Ich habe so viele Leute hereinkommen sehen, bei denen der Körper schon am Verrotten ist, aber mit diesen Maschinen halten sie ihn noch am Leben. Ich glaube, das ist grundfalsch. Sie verfaulen, ehe das Herz stillsteht, könnte man sagen.

Ich übernahm den Laden im März 1957, und 1958 starb meine Mutter. Am Abend vorher hatten wir alle noch miteinander gelacht und Scherze gemacht – sie hatte auf unsere Kinder aufgepaßt. Und am nächsten Tag war sie tot. Ich hatte gerade einen Säugling abgeholt, der beerdigt werden mußte, da rief mich mein Vater an und sagte: »Komm schnell rüber – mit deiner Mutter ist etwas nicht in Ordnung.« Sie war schwer zuckerkrank und ins Koma gefallen. Wir benachrichtigten einen Krankenwagen, brachten sie ins Masonic rüber, aber sie starb innerhalb einer Stunde und zwanzig Minuten. Einundfünfzig war sie erst. Und dann habe ich noch eine Schwester verloren, das war 1953 – sie hatte Kehlkopfkrebs, die Speiseröhre. Eine Schwester verlor ich 1957, sie hatte auch Zucker. Mein Vater war siebzig, als er 1975 starb. Auch meinen Bruder habe ich verloren, er war das Nesthäkchen der Familie. Vor zwei Jahren erst mußten wir ihn beerdigen – fünfundsechzig war er geworden. Ich werde im Dezember siebzig, und ich war froh, als ich die Fünfziger hinter mir hatte. Meine Großmutter war, glaube ich, zweiundfünfzig, als sie starb.

Bei meiner Mutter überließ ich die Sache einem Freund, ich selbst war einfach nicht dazu imstande. Die Schwester, die an Krebs gestorben ist, besuchte ich jede Woche, um mit ihr zu reden. Sie lag zu Hause, hatte sich damit abgefunden, sterben zu müssen, und bat: »Bill, du mußt mir versprechen, daß du mich einbalsamierst. Du machst deine Sache wunderbar, das weiß ich.« Auch sie hatte eine Menge Gewicht verloren. Ich widersprach: »Also, Cheryle, das ist ein bißchen viel verlangt.« – »Bitte, Bill, mach es.« Und ich habe es gemacht. Ich habe sie einbalsamiert. Tatsächlich habe ich mich auch um alle anderen in der Familie gekümmert. Nur bei meiner Mutter habe ich es nicht geschafft. Alle meine Tanten und Onkel ... bei denen hat es mir nicht soviel ausgemacht wie bei meinen Geschwistern. Da wird es ein wenig problematisch, wenn es um einen aus deiner Familie geht. Das ist schon hart.

Ich möchte, daß es bei mir mein Sohn erledigt. Wie ich zu meiner Schwester, sagte er zu mir: »Du verlangst eine Menge von mir, Dad.« – »Ich weiß, aber ich halte sehr viel von deiner Arbeit.« Bei jedem, der hierhergebracht wird und um den er sich kümmert, loben dessen Angehörigen: »Also, Ihr Sohn, er hat seine Arbeit wirklich gut gemacht. Meine Mom sieht richtig hübsch aus.«

Eine Menge von den Burschen, die an Aids sterben, schwinden vorher dahin, bis fast nichts mehr von ihnen übrig ist. Ich rekonstruiere sie dann nach einem Photo. Dazu verwende ich Silikon. Die Leute kommen rein, besonders die jeweiligen Partner, und sagen: »Oh, genau so hat er ausgesehen, bevor er krank wurde. Danke, vielen Dank.« Das gibt dir ein gutes Gefühl. Joe ist genauso. Er strengt sich an, damit er diese Ähnlichkeit hinkriegt. Ich war bei einigen Bestattungsunternehmen, da macht man sich nicht diese Mühe. Wenn der Anzug so war, so achtlos, dann bin ich hin und habe ihn glattgestrichen. Oder wenn er sein Haar straff nach hinten getragen hat, und sie legen es mit einem Scheitel seitwärts, dann sage ich: »Nein, er hat es immer nach hinten gebürstet; gebt mir einen Kamm.« Und die Familie erklärt dann: »Danke, vielen Dank. Wir wollten nichts sagen.« Sie hatten nicht den Mut dazu.

Ich beerdigte zwei von den Jungen, die man unter Gacys Haus gefunden hatte*. Bei einem kamen alle Bestattungsunternehmer zusammen. Ich hatte sechs Leichenbestatter als Sargträger. Es waren keine Außenstehenden beteiligt. Damals war ich richtig stolz auf den Verband der Bestattungsunternehmen. Ich glaube, es waren dreizehn oder vierzehn Leichen, die niemand kannte. Die Friedhöfe spendeten die Grabstelle, die Steinmetze den Stein. Der, den ich hatte, kam auf den Irving Park Cemetery, und auf dem Grabstein war zu lesen: »Gott allein weiß, wer er ist.«

* John Wayne Gacy ermordete zahlreiche junge Männer, die er in seinem Haus und darum herum begrub.

Alle wurden vollständig bekleidet rausgetragen, die meisten im Smoking. Als der Smoking aus der Mode kam, brachte ein Freund eine ganze Wagenladung davon an. Wenn sie also gar nichts besaßen, wirklich arm waren – Veteranen aus dem TB-Sanatorium oder der Klinik der Veteranenbehörde – schickte man sie zu mir rüber, und ich beerdigte sie im Auftrag der Veteranen- und Sozialhilfe. Was immer ich dafür bekam, mehr gab es nicht. Ich steckte sie alle in Smokings. Die Leute sagten: »Ich habe gedacht, der hätte keinen Penny, ich war überzeugt, er sei bettelarm.« Ich erwiderte: »Darum habe ich mich gekümmert.« Ich gab ihm Anzug, Hemd, Krawatte, Unterwäsche, einfach alles. Den letzten Weg legten sie alle erster Klasse zurück.

ENDE UND ANFANG

Mamie Mobley

... Doch mit dem dunklen Schurken, da hatte es was auf sich.
Wär älter er gewesen, wär's eine andre Geschicht.
Doch einen Schurken zu metzeln, das machte mehr Spaß
Wär gefährlich er gewesen ohn alles Maß
Mit einer Stimme der rauhen, grimmen Art.
Und seine Geschichte durchsetzt von manch grauser Tat:
Von Knochen gefressener Knecht' und Prinzessinnen fein und zart.

Der Spaß war verdorben und schließlich ganz dahin:
Der Schurke war gewesen ein kleines schwarzes Kind.
Mit vierzehn waren die Augen zu jung, um schmutzig zu sein,
Und auch der Mund glänzte von kindlicher Unschuld rein.

*Gwendolyn Brooks**

Pensionierte Grundschullehrerin in Chicago. 1955 wurde ihr vierzehnjähriger Sohn Emmett Till getötet, als er Verwandte in Mississippi besuchte. Er war ihr einziges Kind gewesen. Zwei Weiße, Roy Bryant und W.J. (»Big Jim«) Milam, wurden wegen dieses Mordes angeklagt. Obwohl die Beweise gegen sie überwältigend waren, wurden sie von einer ausschließlich mit Weißen besetzten Jury freigesprochen. Der Fall erregte international Aufsehen und gilt immer noch als bedeutsames Vorspiel für die Bürgerrechtsbewegung.
Das Gespräch fand im September 2000, fünfundvierzig Jahre später, statt.

* Aus : »A Bronzeville Mother Loiters in Mississippi. Meanwhile, a Mississippi Mother Burns Bacon« von Gwendolyn Brooks. In: *Blacks.* Chicago, Third World Press, 1987.

Emmett erwischte den Zug nach Mississippi gerade noch rechtzeitig. Wir konnten das Pfeifen hören. Als er die Stufen hinaufrannte, rief ich: »Bo« – so nannte ich ihn – »du hast mir keinen Kuß gegeben. Woher willst du wissen, ob ich dich je wiedersehe?« Er drehte sich um und sagte, sanft tadelnd: »Ach, Mama«. Aber er rannte die Treppen wieder herunter und gab mir einen Kuß. Als er sich umwandte, um wieder die Stufen hinaufzugehen, nahm er seine Uhr ab und gab sie mir. »Nimm sie, ich werde sie nicht brauchen«, sagte er. Ich fragte: »Was ist mit dem Ring?« Er trug zum ersten Mal den Ring seines Vaters. Er sagte: »Den will ich meinen Freunden zeigen.« Anhand dieses Rings konnten wir ihn später identifizieren. Ich glaube, es war ein Freimaurer-Ring.

Innerhalb einer Woche bekam ich vier Briefe von ihm. Meine Tante in Mississippi schrieb mir ebenfalls einen langen Brief, in dem sie ihn lobte – wie er ihr in der Küche half, mit der Waschmaschine, beim Zubereiten der Mahlzeiten. So, wie er es auch zu Hause machte. Er sagte immer: »Mama, wenn du draußen Geld verdienen kannst, kann ich mich um den Haushalt kümmern.« Er machte sauber, kaufte Lebensmittel ein, wusch die Wäsche. Erinnern Sie sich daran, wie man das Waschmittel »Tide« auf den Markt brachte? Das war 1953, zwei Jahre, bevor er nach Mississippi fuhr. Er erzählte mir von deren Werbung: »Tide rein, Schmutz raus.« Alle Nachbarn kannten ihn.

Was ihm zugestoßen war, erfuhr ich erst am folgenden Sonntag.

Ich bin achtundsiebzig Jahre alt und habe mich mein Leben lang an das gehalten, was man mir in der Kirche beigebracht hat. Ich habe das Gefühl, ich bin eine sehr starke Frau. Als ich meinen Sohn verlor, habe ich gemerkt, ich habe tatsächlich zwei eigene Füße, auf denen ich stehen *muß*. Ich mußte durchhalten und meine Frau stehen.

Um mich herum war niemand, der mir wirklich helfen konnte. Alle waren in Tränen aufgelöst; *ich* mußte *sie* beruhigen. Sie konnten mir nicht helfen, wenn sie brüllten und schrien. 1955 stellte ich fest, ich bin sehr wohl imstande, etwas zu erledigen, das erledigt werden muß, obwohl ich damals wegen der Tränen nichts sehen konnte.

Das zu schaffen, war ich tatsächlich in der Lage. Der Geist sprach zu mir und sagte: »Geh in die Schule und werde Lehrerin. Ich habe dir einen genommen, doch dafür werde ich dir Tausende geben.« Ich muß das als einen Geist betrachten, der größer ist als ich. Außer mir hat niemand diese Stimme gehört. Ich hatte angeordnet, sie sollten Emmetts Leichnam nach Chicago überführen. Er kam in drei Kisten, und zwar lag er in einer Kiste, die ihrerseits in einer anderen, nochmals in einer Kiste untergebrachten Kiste war. An jeder einzelnen waren das Siegel von Mississippi und ein Vorhängeschloß angebracht. Es war die größte Kiste, die ich je in meinem Leben gesehen habe.

Zu dem Leichenbestatter sagte ich: »Geben Sie mir einen Hammer. Ich möchte die Siegel aufbrechen und werde in die Kiste reinschauen. Ich weiß ja nicht, was ich da begrabe. Es könnte auch eine Kiste voller Steine sein. Oder Zement. Oder Erde. Ich muß mich davon überzeugen, ob tatsächlich mein Sohn in dieser Kiste liegt.«

Sie hatten ihn auf dem Kühltisch aufgebahrt. Sein Körper steckte immer noch in einem Leichensack. *(Es fällt ihr schwer weiterzusprechen. Lange Pause)* Der Bestatter zog den Reißverschluß des Sacks auf. Und da sah ich, daß alles voller Kalk war. Sie spritzten ihn ab. Und dann, o Gott, dann wurde mir klar, was das für ein Geruch war. Es war nicht der Kalk, es war mein Sohn, dessen Geruch mir in die Nase stieg.

Ich warf einen Blick auf seinen Kopf, aber da oben war es so fürchterlich, ich mußte mich einfach abwenden. Also fing ich bei den Füßen an. Ich kannte bestimmte Merkmale an ihm. Ich wußte, wie seine Knie aussahen, seine Knöchel und seine Füße. Ich betrachtete ihn langsam von den Füßen bis hinauf zur Mitte und identifizierte alles, was ich konnte.

Und dann entdeckte ich die lange Zunge, die ihm aus dem Mund hing. Was, um alles in der Welt, war denn das! Die anderen hielten mich fest, hatten Angst, daß ich umkippe, aber ich erklärte: »Laßt mich los – ich habe eine Aufgabe zu erledigen. Ich darf jetzt nicht ohnmächtig werden.« Ich begann eine sehr genaue Untersuchung. Ich sah nach seinen Zähnen; nur noch etwa vier waren übrig. Er hatte so schöne Zähne gehabt. Dann die Nase. Sie sah aus, als hätte jemand ein Fleischerbeil genommen und damit auf den Nasenrücken eingehackt. Einzelne Stücke waren herausgefallen. Als ich mir dann seine Augen ansehen wollte, lag das eine auf seiner Wange. Aber ich konnte die Farbe erkennen. Ich sagte: »Das ist das Auge meines Sohnes.« Ich sah nach dem anderen, und da war es so, als hätte jemand einen Spatel genommen und es einfach herausgehebelt. Da war kein Auge mehr. Jetzt die Ohren. Wie Sie sehen, liegen meine Ohren nicht am Kopf an und sind oben irgendwie gekräuselt. Bei ihm war das genauso. Aber da war kein Ohr. Es war weg. Ich schaute mir sein Gesicht von der Seite an und konnte das Tageslicht von der anderen Seite durchschimmern sehen. »O mein Gott«, murmelte ich. Die Tränen flossen, und ich wischte sie ab, denn ich mußte ja etwas sehen.

Später las ich in der Heiligen Schrift. Und sie erzählte davon, wie Jesus die ganze Nacht hindurch von Gerichtssaal zu Gerichtssaal geschleppt worden war, wie er geschlagen worden war – so entsetzlich geschlagen worden war, wie kein Mensch es je aushalten würde. Daß sein Gesicht regelrecht zerfetzt wurde. Und ich dachte darüber nach und murmelte: »Herr, möchtest Du mir damit sagen, daß die Schläge, die Emmett ertragen mußte, nicht jenen gleichkamen, die man Jesus gab?« Und fügte hinzu: »Mein Gott, wie sehr muß Jesus gelitten haben.«

Und dann dachte ich über einige der Bilder nach, die wir sehen, auf denen er diese ordentliche kleine Dornenkrone trägt, und man sieht ein paar Blutrinnsale herabfließen, aber sein Gesicht ist unbeschädigt. Doch laut der Schrift ist das nicht wahr. Sein Gesicht war stärker entstellt, als das eines anderen Menschen es je war oder sein wird.

Und da begriff ich wahrhaftig, was Jesus für uns getan hat, welche Liebe er für uns empfand.

Und ich sah Emmett und seine Wunden. Herrgott, ich sah die Wundmale von Jesus. Der Geist sprach so klar zu mir, wie ich jetzt mit Ihnen rede. Jesus ist auf die Welt gekommen und gestorben, damit wir ein Recht auf das ewige Leben oder auf ewige Hölle und Verdammnis erlangen. Emmett ist gestorben, damit Menschen hier auf Erden die Freiheit erlangen. Damit wir ein Recht auf Leben haben.

Das war der dunkelste Augenblick für mich, als mir klar wurde, die riesige Kiste enthielt die sterblichen Überreste meines Sohnes. Ich hatte einen ungemein liebenswerten Jungen auf eine Ferienreise geschickt – Emmett, den alle im Viertel kannten. Sie riefen ihn immer, wenn sie etwas erledigt haben wollten. »Mom, ich muß Mrs. Bailey helfen.« Er war der Botenjunge des ganzen Häuserblocks.

Was hätte gewesen sein können? Meinen Gedanken ist er nie fern. Wie Jesus Christus für unsere Sünden gestorben ist, hat Emmett Till unsere Vorurteile ertragen, also …

Dr. Marvin Jackson

arbeitet als Neurochirurg am George Washington Hospital in Washington, D.C. Er ist fünfunddreißig. 1965 hatte ich seine Großmutter Lucille Dickerson besucht. Zu jener Zeit war sie Krankenhaushelferin gewesen, die ihre Freizeit zumeist damit verbrachte, Taschenbücher zu lesen. Zu ihren Lieblingsautoren gehörten Charles Dickens, Theodore Dreiser, Richard Wright und Nelson Algren. Gegen Ende des Abends hatte sie ihrer schwangeren Tochter, die auf dem Diwan saß, ein Zeichen gegeben. »Mir ist nur noch eines geblieben, das mir Auftrieb gibt – ich will mein Enkelkind zur Welt kommen sehen und schauen, was ich für es tun kann. Ist das nicht die reine Freude? Ich werde mir Dinge leisten können, die ihm einen Anreiz zum Malen, zur Musik, zur Literatur bieten, zu all jenen Dingen, die seiner kleinen Seele Freiheit geben. Was zählt, ist Wissen. Und Gefühl. Wissen Sie, es gibt so etwas wie einen Gefühlsklang. Wenn du das nicht hast, bist du tot.«*

Sie und ich, wir waren zusammen im selben Raum, aber ich fürchte, ich kann mich nicht daran erinnern. *(Lacht)* Mir blieben noch eine oder auch zwei Wochen, bis ich geboren wurde. Meine Großmutter hat gelegentlich davon gesprochen.

Wir wohnten drüben in den Sozialbauten an der Ecke Roosevelt/Loomis. An einem war meine Großmutter mehr interessiert als an allem anderen: Ausbildung und Erziehung für die Kinder. Denn Geld für schwarze Kinder bekamen die Schulen nie.

Sie starb am 9. Mai 1984. Ich war gerade neunzehn geworden – es war damals mein erstes Semester in Stanford. Ich war von einer Chemieprüfung zurückgekommen und fand an der Tür eine Nachricht: ZU HAUSE ANRUFEN. NOTFALL. Mein Onkel sagte mir, sie sei gestorben. Es war, als hätte man mir den Boden unter den Füßen weggezogen. Mein ganzes Leben …

* Sie war die »Lucy Jefferson« in *Division Street: America*, vgl. Fußnote S. 277

Frühe Erinnerungen an sie? So viele! Ich ging immer mir ihr zum Malcolm X College. Sie besuchte Kurse. *(Lacht)* Während des Unterrichts saß ich ganz hinten im Schulzimmer und kritzelte etwas oder machte kleine Zeichnungen. Sie nahm mich überallhin mit – weil meine Mutter arbeitete. In der Küche hatten wir einen Tisch stehen. Da saß sie und las die Zeitung, während ich meine Hausaufgaben machte. Alles wurde am Küchentisch erledigt.

Als ich nach St. Ignatius* kam, änderte sich mein Leben von Grund auf. Ich wurde sehr, sehr fleißig. *(Seufzt)* Während meiner Abschlußprüfungen für das erste Studienjahr wurde ich zur Tür hinauskomplimentiert, als meine Großmutter einen Herzanfall hatte. Ich wollte zu ihr, aber ich *mußte* zur Schule. Ich *mußte* diese Examen bestehen. Sie wollte es so.

Sie hörte auf zu rauchen, gab das Trinken auf, setzte sich zur Ruhe. Ihr Leben wurde gemächlicher. Sie lebte eigentlich nur, um in mir ihren Traum wahr werden zu sehen.

Als ich nach Stanford ging, schrieb sie mir so ziemlich jede Woche. Alle möglichen Zeitungsausschnitte aus Chicago schickte sie mir, einfach damit ich mir wie zu Hause vorkam. Ungefähr einmal die Woche kam so ein kleines Päckchen.

Mein Geburtstag war der 6. Mai. An jenem Tag machte ich gerade die Prüfungen zur Trimestermitte. Sie hatte wieder einen Herzanfall, wahrscheinlich an meinem Geburtstag – aber bis zum 9. riefen sie mich nicht an, um mir zu sagen, daß sie gestorben war. Ich habe das Gefühl, sie sagte den anderen in ihren letzten Minuten – sie wußte, ich legte gerade diese Prüfungen ab –, sie sollten mich nicht anrufen. Vierundsiebzig war sie geworden.

Ich flog zurück … meinen Schmerz kann ich gar nicht beschreiben. Es tat so ungeheuer weh. Zwei Jahre brauchte ich, um einigermaßen darüber hinwegzukommen. Ich schloß das Schuljahr ab. Doch nie mehr war ich der gleiche wie vorher.

Ich kam mir vor, als wäre ich allein draußen in der Wildnis. Und ich hatte das Gefühl, nirgendwo mehr einen Halt zu haben. Nirgendwo hin-

* Katholische Schule in Chicago, die für ihr hohes Niveau gerühmt wurde. Er war dort Stipendiat.

zugehören. In Stanford schlug ich mich durch, so gut ich eben konnte. Wahrlich keine großartige Zeit. Nicht einmal, was das Studium betraf – meine Leistungen waren nicht gut – nicht gut genug. Aber es reichte. In den letzten Semestern bekam ich allmählich eine Vorstellung davon, was ich machen wollte. Ich wollte Arzt werden. So wollte ich die Welt verändern, einen Menschen nach dem anderen. Nach fünf Jahren an der Medizinischen Hochschule der UCLA* wußte ich, was ich mit meinem Leben anfangen wollte – ich wollte Neurochirurg werden.

Allerdings hatte ich dort Schwierigkeiten. Ich glaube fast, man erwartete von mir, daß ich scheitern, nicht erfolgreich sein würde. In der Klasse von zweihundert Studenten waren etwa dreißig Afroamerikaner. Die Einstellung der Fakultät wie auch einiger Studenten war für mich völlig klar. Doch ich dachte die ganze Zeit über an meine Großmutter. Ich mußte es schaffen.

Da meine Großmutter mit vierundsiebzig starb und ich heute fünfunddreißig bin, habe ich den Eindruck, die Hälfte meines Lebens ist vielleicht schon vorbei. Doch etwas anderes beginnt. Meine Ehe beginnt, meine Karriere beginnt, und meine Frau ist ebenfalls Ärztin.

Die Trauer um meine Großmutter wird nie enden, aber du findest einen Weg, so damit umzugehen, daß du die guten Dinge erkennst. Sie ist nicht mehr da, doch irgendwie, in gewisser Weise, weiß ich, sie spielt nach wie vor eine Rolle. Da ist diese Verbundenheit, dieses Maß an Verständnis, der *Gefühlsklang*, von dem meine Großmutter Ihnen vor vielen, vielen Jahren erzählt hat. *Und ich war im Zimmer, als sie es sagte. (Lacht leise)*

Sie hatte ein Gespür für mich, sie wollte, daß ich ein Leben führen sollte, wie es keiner in unserer Familie je gelebt hatte. Und ich glaube, sie spielt noch immer eine Rolle bei dem, was ich mache, wohin ich gehe, wie ich die Dinge anpacke. In meinen Erinnerungen ist sie sehr lebendig: In der Art, wie ich verstehe und mich erinnere, in der Art, wie ich mein Leben zu führen versuche. Ich hoffe, eines Tages einen Sohn oder eine Tochter zu haben, denen ich alles beibringen kann, angefangen von der Medizin bis hin zum Ölwechsel oder zum Rasenmähen.

Ich glaube, das hilft mir auch in der Neurochirurgie. Ich habe Men-

* UCLA = University of California in Los Angeles (Anm. d. Übers.)

schen erklären müssen, daß ihre Angehörigen nicht mehr da sind, obwohl sie noch die Hülle eines menschlichen Wesens sehen. Die Person, die sie kannten, der Geist, den sie kannten, all das ist nicht mehr vorhanden. Sobald du das sagst, begreifen die Leute. Und vielleicht ist es ihnen ein Trost, ich weiß es nicht …

Ich schaue mir die Schwesternhelferinnen an, die im Krankenhaus arbeiten, und ich erinnere mich an eine lange zurückliegende Zeit, in der meine Großmutter eine von ihnen war. Ich spreche mit ihnen. Ich kenne ihre Namen. Ich sehe meine Großmutter, und ich sehe den Kampf, den gerade diese Frauen – von denen die meisten schwarz und alleinstehend sind, Kinder haben, versuchen, ihre Familie großzuziehen – zu bestehen versuchen. Ich sehe, auf welchem Weg sie unterwegs sind, weil ich am anderen Ende dieses Weges stehe: Ich weiß, wohin sie zu gelangen versuchen.

Und wenn sie ihre kleinen Söhne oder Töchter mit in die Klinik bringen, fällt mir wieder ein, wie meine Großmutter mich ins Krankenhaus mitnahm, damit ich die Klinik und die Patienten und Ärzte sehe.

Ich sehe die Krankenhaushelferin in einer anderen Familie, die für ihr Kind ebenso wichtig ist, wie meine Großmutter es für mich war. Jemand, der die gleichen Träume für seine Kinder und Enkel hat und alles tun würde, um ihren Seelen zur Freiheit zu verhelfen.